陈莲舫医著大成

主编◎宋咏梅

近代名医医著大成

总主编◎王振国

『十二五』国家重点图书

北京·中国中医药出版社

图书在版编目（CIP）数据

陈莲舫医著大成/宋咏梅主编.—北京：中国中医药出版社，2019.1（2024.7重印）
（近代名医医著大成）
ISBN 978-7-5132-4695-8

Ⅰ.①陈…　Ⅱ.①宋…　Ⅲ.①中医临床-经验-中国-近代
Ⅳ.①R249.6

中国版本图书馆CIP数据核字（2017）第310304号

中国中医药出版社出版
北京经济技术开发区科创十三街31号院二区8号楼
邮政编码　100176
传真　010-64405721
北京盛通印刷股份有限公司印刷
各地新华书店经销

开本787×1092　1/16　印张31.25　字数719千字
2019年1月第1版　2024年7月第2次印刷
书号　ISBN 978-7-5132-4695-8

定价　148.00元
网址　www.cptcm.com

服务热线　010-64405510
购书热线　010-89535836
维权打假　010-64405753

微信服务号　zgzyycbs
微商城网址　https://kdt.im/LIdUGr
官方微博　http://e.weibo.com/cptcm
天猫旗舰店网址　https://zgzyycbs.tmall.com

如有印装质量问题请与本社出版部联系（010-64405510）

近代名医医著大成专家指导委员会

陈莲舫医著大成编委会

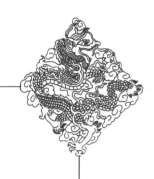

主　编　宋咏梅
副主编　崔利锐　董利利
编　委　(以姓氏笔画为序)
　　　　　李军伟　李学博　宋咏梅　陈　聪
　　　　　勇　行　崔利锐　董利利

前　言

从1840年6月第一次鸦片战争到1949年10月中华人民共和国成立，近代百余年是中国社会政治、思想、文化、科技发生巨大变革的时代。具有悠久历史和灿烂文化的中华民族，面临数千年未遇之变局。国家的内忧外患以及思想文化领域的各种论争，诸如学校与科举之争、新学与旧学之争、西学与中学之争、立宪与革命之争、传统文化与新文化之争等，成为近代中医学生存发展的大背景。在这样浓墨重彩的大背景下，作为中国科技文化重要组成部分的中医学，发生了影响深远的重大变革，研究方法的出新与理论体系的嬗变，使近代中医学呈现出与传统中医学不同的面貌。“近代”在当代中国历史的语境下通常是指从1840～1919年“五四”新文化运动这一历史阶段，但为了较为完整地呈现中医学术的近代嬗变，本文的相关表述下延至1949年。

西学东渐与存亡续绝
——近代中医面临的社会文化科技环境

19世纪中叶后，西学东渐日趋迅速。尤其是甲午战争、庚子事变等一系列事件之后，有识之士在悲愤之余，开始反思传统与西学的孰优孰劣。从一开始引进军工科技等实用技术，到后来逐步借鉴和采纳西方的政治、经济体制，西学慢慢渗入中国的传统政治、经济、文化体系核心。两种文明与文化的冲突与融合因之愈显突出，成为近代中国社会发展无可回避的问题。

西医学早在明末清初便由西方传教士传入中国，但影响不大，少数接触到这些早期西医学著作的传统医家也多持抗拒态度。鸦片战争后，西医学之传入除固有之目的与途径外，也常因强健国人体质以抵御外辱之需要而被政府广泛提倡。简言之，西医学在中国的传播，经历了从猜疑到肯定，从被动抗拒到主动吸收的过程。而随着国人对西医学的了解，中西医比较逐渐成为热门话题。

另一点不容忽视的是，西方近代科学哲学思想对中国人思维方式的影响。机械唯物论的严密推理，实验科学的雄辩事实，细胞、器官、血液循环等生理病理的崭新概念，伴随着西方科学的时代潮流日益深入人心，并在中国学术界逐渐占据了主导地位。中国医学领域内中西两种医学并存的格局，成为世界医学史上极为独特的一幕。

近代中医的历史命运一直与中西医碰撞紧密连接在一起，对中医学术的走向产生了难以估量的影响。受当时洋务派和"改良主义"思想的影响，中医产生了"中西汇通派"。中西汇通派的工作在于力图用西说印证中医，证明中西医学原理相通；同时深入研究比较中西医学的理论形态、诊治方式、研究方法上的异同，通其可通，存其互异；在临床治疗上主张采用中药为主加少量西药的方式。代表人物有朱沛文、恽铁樵、张锡纯等。中西汇通派的研究目的，主要在于缓和两种医学体系的冲突，站稳中医的脚跟，虽然成效不大，但启两种医学交流之端，功不可没。

进入20世纪后，中医的发展面临更加艰难的局面。1912年，北洋政府以中西医"致难兼采"为由，在新颁布的学制及学校条例中，只提倡专门的西医学校，而把中医挡在门外，此即近代史上著名的"教育系统漏列中医案"。消息一经传出，顿起轩然大波，中西医第一次论争的序幕就此拉开。1913年，北洋政府教育总长汪大燮再次提出废除中医中药。随后，教育部公布的教育规程均置中医于教育体系之外。中医界对此进行了不懈抗争，中医学校大量创办。1929年2月，南京国民政府卫生部召开了第一届中央卫生委员会，提出"废止旧医案"。政府在教育制度和行政立法层面对中医施行的干预，使围绕中西医比较问题的论争逐渐脱离了学术轨道，而转化成了中医存废问题，中医面临着"张皇学术，存亡续绝"的重大抉择，并因此引发了一系列抗争。3月17日，全国281名代表在上海召开全国医药团体代表大会，成立了"全国医药团体总联合会"，组成请愿团，要求政府立即取消此案。社会舆论也支持中医界，提出"取缔中医就是致病民于死命"等口号。奋起抗争、求存图兴成为中医界的共同目标。在政治上进行抗争的同时，医界同仁自强不息，兴学校，办杂志，精研基础理论，证诸临床实效，涌现出一批承前启后的中医大家。

借助他山与援儒入墨
——近代医家对中医学出路的探索

中国近代史堪称一部文化碰撞史，一方面是学习借鉴西方文化，另一方面是从各个角度批判中国传统文化。一百多年来，一批思想家“以冲破网罗”的精神向传统文化发起攻击，一再在价值观念领域宣判中国传统文化的死刑。这是一个“事事以翻脸不认古人为标准的时代”（闻一多），也是“科学”这一名词“几乎坐到了无上尊严的地位”的时代（胡适）。在这种情势之下，中国社会和教育的现代化不得不从移植西方文化开始。随着模仿西方的教育制度的建立，从西方传入的近代科学知识逐渐变成教育的核心内容，形成了对中国近代思想影响巨大的“唯科学主义”。中医学作为中国传统学术的一个重要组成部分，当然也不能摆脱这种命运。在“中学为体，西学为用”的改良主义思潮和“变法维新”的思想影响下，中医界的一些开明人士试图“损益乎古今”，“参酌乎中外”，“不存疆域异同之见，但求折衷归于一是”（唐容川），力求以“通其可通，而并存其互异”（朱沛文）的方式获得社会认同，由此开始了以近代科学解释中医，用近代研究手段研究中医，力求“中西汇通”以发展中医的艰难探索。

经历了“衷中参西”“中西汇通”“中医科学化”等近代以来种种思潮的冲击，传统的中医理论体系被重新审视。近代纵有清醒如恽铁樵者，指出：“天下之真是，原只有一个，但究此真是之方法，则殊途同归……故西方科学，不是学术唯一之途，东方医术自有立脚点。”并强调只能借助西医学理补助中医，“可以借助他山，不能援儒入墨”，但终究未能脱离“居今日而言医学改革，苟非与西洋医学相周旋，更无第二途径”的学术藩篱。近人研究中医学术的基本思路大体上是“整理固有医学之精华，列为明显之系统，运用合乎现代之论，制为完善之学”。

这个过程的核心，是以“科学”的方法，以“衷中参西”或“中西汇通”为主导思想对中医传统理论体系进行整理，并通过仿西制办学校、设学会、创杂志等方式试图达到中医内部结构“科学化”、外部形式“现代化”的目标，新的学科范式按照西学模式逐步建立起来，中医学术体系发生了巨大的嬗变，我们称之为“近代模式”。这种“范式”，实际上规定了近代中医研究者共同的基本观点、基本理论和基本方法，提供了共同的理论模型和解决问题的框架，影响至今不衰。

发皇古义与融会新知
——近代中医各科的重要成就

在近代特定的历史条件下，中医学界涌现出一批著名医家和颇具特色的著作。据《中国中医古籍总目》统计，从1840—1949年，现存的中医各科著述数目为：温病类133种，伤寒类149种，金匮类56种，内科综合类368种，骨伤科177种，外科221种，妇科135种，儿科197种，针灸101种，喉科127种，中药类241种，方剂类460种。这些著作只是近代中医发展的缩影，整个社会医学的进步更有其自身的风采。众多活跃在城乡各地的医家，虽诊务繁忙，无暇著述，却积累了丰富的临床诊疗经验，在群众中享有崇高威望，形成别具一格的地域性学术流派或医学世家。如江苏孟河医派、近代北平四大名医、上海青浦陈氏十九世医学、浙江萧山竹林寺女科、岭南医学流派等，成为中医近代史上的重要代表。一些医家历经晚清、民国，阅历丰富，戮力图存，造诣深湛。虽学术主张不同，思想立场各异，但均以中医学术发展为根本追求，各张其说，独领风骚。其中既有继承清代乾嘉学派传统，重视经典研究，考证、校勘、辑复、诠释、传播中医学术的理论家，也有立足临床，以卓越的临证疗效固守中医阵地的临床家，更有致力于中西医学汇通和融合，办学校，编教材，探索中医发展新路的先驱者。

近代中医学术最尖锐的论争，是中西医之间的论争，而历史上长期遗留的一些论争，如伤寒与温病之争、经方与时方之争等，则渐趋和缓，有些已达统一融合。由于西医的传入，中医在生理病理、诊断治疗等方面，常常掺杂或借鉴一些西医理论，甚至有医家试图完全用西医的理论解释中医，也有医家主张西医辨病与中医辨证相结合。医经的诠释，除了传统的考证、注释等研究外，出现了用哲学及西理诠释经典的新视角。在伤寒与温病方面，随着伤寒学说与温病学说的融汇，许多医家在辨治方法上，将伤寒六经辨证与温病卫气营血辨证结合在一起，特别是将伤寒阳明病辨证与温病辨证相结合。时疫、烂喉痧的辨治，有了很大的突破。内科出现了一批专病著作，涌现了许多擅治专病的大家。外科及骨伤科有了较大发展，多取内外兼治，以传统手法与个人经验相结合。妇科、儿科、眼科、喉科等，亦各有千秋。随着各地诸多中医院校的成立，许多著名的中医教育家兼临床家组织编写了中医院校的课本。一些致力于中西汇通的医家，编撰中西汇通方面的著作，并翻译了一系列西医典籍。总之，在特殊的社会、政治、文化背景下，近代中医学各科的发展，呈现了与以往不同的新格局。

医经的研究，视角新颖，诸法并存。陆懋修运用考据学，进行《内经》难字的音义研究，著《内经难字音义》（1866 年），又运用运气学说解释《内经》，著《内经运气病释》（1866 年）、《内经运气表》（1866 年），其著作汇编为《世补斋医书》（1886 年）。杨则民著《内经之哲学的检讨》（1933 年），从哲学高度诠释《内经》。秦伯未对《内经》研习颇深，素有“秦内经”之美誉，著有《内经类证》（1929 年）、《内经学讲义》（1932 年）、《秦氏内经学》（1934 年）。杨百诚以西理结合中医理论阐释《内经》，著《灵素生理新论》（1923 年）、《灵素气化新论》（1927 年）。蔡陆仙《内经生理学》（1936 年）、叶瀚《灵素解剖学》（1949 年），则借鉴了解剖学的知识。

本草研究，除多种对《神农本草经》进行辑佚、注释的著作外，近代医家更注重单味药的研究，于药物炮炙、产地、鉴定等专题有较多发挥。近代制药学的发展，为本草学注入了新的生机。吴其濬根据文献记载，结合实地考察，编撰《植物名实图考》《植物名实图考长编》（1848 年），图文并茂，对于植物形态的描绘十分精细，可作为药物形态鉴定的图鉴。郑奋扬《伪药条辨》（1901 年）及曹炳章《增订伪药条辨》（1927 年），对伪药的鉴别有重要意义。1930 年中央卫生部编《中华药典》，系政府编撰的药典。方书方面，除了编辑整理前代著作外，在方义、功效等方面进行发挥者亦不少，经验方、救急方、成药药方的编撰，是此期的一大特色，如胡光墉编《胡庆余堂丸散膏丹全集》（1877年）、丁甘仁编《沐树德堂丸散集》（1907年）、北京同济堂编《同济堂药目》（1923年）等。以"方剂学"命名的医书开始出现，如杨则民《方剂学》（1925年）、王润民《方剂学讲义》（1934年）、盛心如《方剂学》（1937年）等，"讲义"类书多为各种中医学校教材。

中医理论研究方面，除了传统的理论研究外，常借鉴西医知识诠释中医。朱沛文《中西脏腑图象合纂》（1892年），刘廷桢《中西骨格辨证》《中西骨格图说》（1897年），张山雷《英医合信全体新论疏证》（1927年），皆带有中西汇通的性质。此期间出现了许多以"生理"命名的书籍，如陈汝来《生理学讲义》（1927年）、秦伯未《生理学》（1939年）等。陈登铠《中西生理论略》（1912年），将中医生理与西医生理进行对比研究，带有明显的中西汇通的特点。中医基础类书的编撰亦较多，如叶劲秋、姜春华、董德懋，分别编撰过《中医基础学》。病理研究的著作，除传统的中医病因病机理论探讨外，亦出现中西病理相对比的研究。石寿棠《医原》（1861年），强调致病因素中的燥湿之气。陆廷珍《六因条辨》（1906年），以"六因"为纲，对外感热病及温病的病因理论条分缕析。以"病理"命名的书开始出现，如汪洋、顾鸣盛合编《中西病理学讲义》（1926年），恽铁樵《病理概论》《病理各论》（1928年）等，其中包含了部分西医病理的内容。

中医四诊研究，既体现了传统中医学的特色，也借助了西医的方法与手段。周学海《形色外诊简摩》，在望诊方面有重要意义。周氏在脉学方面造诣亦深，著《脉义简摩》（1886年）、《脉简补义》（1891年）、《诊家直诀》（1891年）、《辨脉平脉章句》（1891年），合称《脉学四种》。曹炳章《彩图辨舌指南》（1920年），对舌的生理解剖、舌苔生成原理、辨舌要领及证治进行论述，附舌苔彩图119幅。时逸人《时氏诊断学》（1919年），在当时影响较大。秦伯未《诊断学讲义》（1930年），为中医院校教材。

对《伤寒论》的注释、发微，仍是传统经典研究中的重彩之笔，论著颇多。如黄竹斋《伤寒论集注》（1924 年）、吴考槃《百大名家合注伤寒论》（1926 年）。包识生概括伤寒辨证八字纲领，即“阴阳表里寒热虚实”，著《伤寒论章节》（1902 年）、《伤寒论讲义》（1912 年）。注重从临证角度阐释仲景学说，陈伯坛不落旧注窠臼，发明新意，著《读过伤寒论》《读过金匮卷十九》（1929 年）。曹颖甫《经方实验录》（1937 年），更具临床实用性。中西汇通的伤寒研究著作也成为一时风尚，恽铁樵著《伤寒论研究》（1923 年），以传统研究“兼及西国医学”。陆渊雷少习训诂，长于治经，同时主张中医科学化，借助西医有关知识，以“科学”方法研究伤寒，著《伤寒论今释》（1930 年）。伤寒方的研究，有姜国伊《伤寒方经解》（1861 年）、陆懋修《金鉴伤寒方论》（1866 年）。

伤寒与温病的辨治，出现了融合的趋势。陆懋修认为“阳明为成温之薮”，以伤寒阳明病阐释温病，著《伤寒论阳明病释》（1866 年）。丁甘仁主张融合二家之说，将温病卫气营血辨证与伤寒六经辨证相结合。祝味菊重视人体阳气，治病偏用温热重剂，因擅用附子，人称“祝附子”，伤寒方面独有卓见，在伤寒传变的理论上，创“五段”之说代替六经传变之说，著《伤寒新义》（1931 年）、《伤寒方解》（1931 年）、《伤寒质难》（1935 年）等。

温病时病的论著较多。对时病的辨治，较为突出的是雷丰，主张“时医必识时令，因时令而治时病，治时病而用时方”，对“四时六气”时病及新感与伏邪等理论进行论述，撰写《时病论》（1882 年），论病列方，并附病案。时逸人擅长治疗温疫时病，著《中国时令病学》（1931 年），指出时令病是因四时气候变化、春夏秋冬时令变迁导致的疾病，虽有一定的传染性，但与传染性疾病不同，包括感冒病及伤寒、温病，融合了寒温思想。又著《中国急性传染病学》（1932 年），专门讨论急性传染性疾病的辨治。冉雪峰擅长治疗时疫温病，对伤寒亦有深研，认为“伤寒原理可用于温病，温病治疗可通于伤寒”，后人整理出版其未竟著作《冉注伤寒论》（1982 年）。叶霖《伏气解》（1937 年），对伏气致病理论进行阐述。此外，在鼠疫、霍乱、梅毒等方面，也都有相关论著问世。

内科诊治，出现较多专病治疗论著。王旭高长于温病的治疗，尤其重视肝病的辨证，提出治疗肝病三十法，著《西溪书屋夜话录》(1843年)、《退思集类方歌注》(1897年)等，后人汇编为《王旭高医书六种》(1897年)。唐宗海擅长治疗内科各种出血病证，阐发气血水火之间的关系，治疗上提出止血、消瘀、宁血、补血四法，著《血证论》(1884年)。施今墨力图将西医辨病与中医辨证结合，将西医病名引入中医诊疗，主张中医标准化、规范化，曾拟订《整理国医学术标准大纲》(1933年)。徐右丞擅治肿瘤及杂病，治疗肿瘤辨其虚实，施以攻补。关月波精于内科及妇科，提倡气血辨证，对肝硬化腹水的治疗有独特之处，在治疗时疫病如天花、麻疹、猩红热方面亦有专长。内科专病性的著作，有赵树屏《肝病论》(1931年)、朱振声《肾病研究》(1934年)、蔡陆仙《肠胃病问答》(1935年)等。

外科伤科的诊治，继承了传统手法，并有所发明。吴尚先擅长用外治法，用薄贴（膏药）结合其他手法治疗内外科病，撰有著名外科专著《理瀹骈文》(1864年)。马培之秉承家学，内外兼长，特别强调外科治病要整体辨证，内外兼施，同时善用传统的刀针治法，主要著作《马评外科证治全生集》(1884年)、《外科传薪集》(1892年)、《马培之外科医案》(1892年)、《医略存真》(1896年)等，后孟河名医丁甘仁尽得其长。石筱山擅长伤科，总结骨伤科整骨手法“十二字诀”，同时擅用内治法，强调气血兼顾，以气为主，晚年有《正骨疗法》(1959年)、《伤科石筱山医案》(1965年)。

妇科有较大的发展，著述较多。包岩《妇科一百十七症发明》(1903年)，列述辨析经、带、胎、产117症，其理论承自竹林寺女科并有所发展，通过妇女生理病理特点，指出妇女缠足的危害。陈莲舫《女科秘诀大全》（又名《女科实验秘本》）(1909年)，引述诸贤并有所发挥。张山雷《沈氏女科辑要笺正》(1917年)，系清人沈尧封《女科辑要》，先经王孟英评按，再经张氏笺正，学理致深，成为浙江兰溪中医专门学校妇科读本，影响较大。顾鸣盛《中西合纂妇科大全》(1917年)，用中西医对比的方法，论述妇科病的病因、治法、方药。其他如恽铁樵《妇科大略》(1924年)，秦伯未《妇科学讲义》(1930年)，时逸人《中国妇科病学》(1931年)，各有发挥。

儿科著述亦多，其中综合性论著有顾鸣盛《中西合纂幼科大全》（1917年）、施光致《幼科概论》（1936年）、钱今阳《中国儿科学》（1942年）等，总体论述了儿科生理、病理、诊断、治疗方面的内容。而专病性的论著，则对小儿常见的麻、痘、惊、疳进行论述，突出了儿科特色。如王惇甫《牛痘新书济世》（1865年），在清人邱浩川《引痘略》基础上进行发挥，对牛痘的人工接种法进行详细记述，戴昌祚《重刊引种牛痘新书》（1865年）翻刻王氏书。以上牛痘专著，反映了此时期人工预防接种的水平。叶霖《痧疹辑要》（1886年），对小儿麻疹病进行辨析；恽铁樵《保赤新书》（1924年），主要论述麻疹与惊风的辨治；秦伯未《幼科学讲义》（1930年），论述痘疮（天花）的分期以及治疗。小儿推拿方面的专著，如张振鋆《厘正按摩要术》（1888年），对小儿推拿按摩的理论、手法进行了详细论述。

眼科在前代的基础上有所发展，借助西医解剖知识对眼科医理进行发挥。如徐遮遥《中医眼科学》（1924年），糅合了部分西医学知识，而陈滋《中西医眼科汇通》（1936年）最具代表性，运用西医眼部解剖知识进行论述，每病皆冠以中西医病名。其他眼科著作，如刘耀先《眼科金镜》（1911年）、康维恂《眼科菁华录》（1935年），对眼科理论及治疗，都有不同程度的发挥。

喉科辨治，较为突出的是白喉与烂喉痧。许多医家从病因、治疗方面辨识二者之不同，有“喉痧应表，有汗则生，白喉忌表，误表则危”的普遍说法。白喉著作，有张绍相《时疫白喉捷要》（1864年）。烂喉痧第一部专著，为陈耕道《疫痧草》（1801年）。丁甘仁《喉痧症治概要》（1927年），对烂喉痧论述较为系统，辨析白喉与烂喉痧的不同，颇具实用性，自述“诊治烂喉痧麻之症，不下万余人”。

针灸治疗方面也有一定进步，重要代表人物如承澹盦，他参考西医解剖、生理方面的内容，结合临床经验，对针灸理论及手法进行发挥，著《中国针灸治疗学》（1931年），此书连续出版增订，成为当时影响极大的一部针灸著作。其他如姚寅生《增图编纂针灸医案》（1911年）、焦会元《古法新解会元针灸学》（1937年）、曾天治《科学针灸治疗学》（1942年），从不同角度对针灸理论、手法进行发挥，其中结合了西医理论。气功方面的著作，如蒋维乔《因是子静坐法》(1914 年)、《因是子静坐法续编》(1922 年)，较具代表性。

中西医汇通方面的著作较多，唐宗海《中西汇通医书五种》(1884 年)，张锡纯《医学衷中参西录》(1909 年)，吴锡璜《中西温热串解》(1920 年)、《中西脉学讲义》(1920 年)，都是这方面的重要代表。丁福保曾留学日本，致力于中西汇通，翻译及编撰医书多达 160 种，其中翻译多部日文西医著作，如《化学实验新本草》(1909 年)、《中外医通》(1910 年)、《汉方实验谈》(1914 年)、《汉法医典》(1916 年)等。又与弟子共同编撰《四部总录·医药编》(1955 年)。

本次整理的原则要求

名家名著：丛书所收，并非诸位名医的全部著作，而是从学术价值、社会影响、流传情况等各方面综合考虑，选择该医家具有代表性、影响力和独到创见的著作。

底本选择：择其善本、精本为底本，主校本亦择善而从。

校注原则：尊重历史，忠实原著，校注简洁明了，精确可靠，尽量做到“一文必求其确、一义必析其微”，但不做繁琐考证。

本丛书因为工程量较大，参与整理者较多，不足之处在所难免，望各位专家及读者多多指教。

《近代名医医著大成》编委会

校注说明

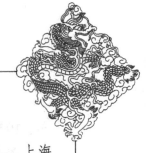

陈莲舫（1840—1914），名秉钧，别署庸叟，又号乐余老人，上海市青浦县人。世代业医，名医辈出，陈莲舫为第19代传人，后自称为“十九世医陈”。其曾祖父陈佑槐（字学山）为清代著名外科医生，其祖父陈焘、父陈垣，亦皆以行医为业。陈氏自幼学习儒业，同时随其祖父习医。进学至廪生，补生员，后纳资为官，入京任刑部主事，后因仕途坎坷，回归故里，潜心医学，尽得家传，精通内、外、妇、儿诸科，尤其是祖传外治法多有奇效。光绪二十四年（1898），由盛杏荪、刘坤一、张之洞等推荐入京，为德宗视疾。其后十年间，陈莲舫先生奉召五入京城，敕封为三品刑部荣禄大夫，充御医，受命当值御药房。德宗死后，迁居上海，在斜桥邸中开设诊所，因有御医名号，求诊者甚多。晚年在上海行医时曾任上海广仁堂医务总裁以及各善堂施诊所董事等职。光绪二十八年（1902），陈莲舫先生联合俞伯陶、李平书、黄春圃等，创办我国中医界最早的学术团体——上海医会，提出编写中医教材、开办中医学校，筹办医院等，并向工部局提请兴办卫生事业。此后，他专心致力于中医教育事业，并以经典著作为素材，通过加按语、眉批的方式，编辑成授课教材，先后课徒300余人。陈莲舫先生秘制丹药，必定亲手修合，不假于人，以致积年药毒浸染，1914年因疽发于手而去世，享年74岁。

陈莲舫先生一生著述颇丰，现存著作主要有《加批校正金匮要略心典》《加批时病论》《女科秘诀大全》《陈莲舫先生医案》《陈莲舫先生医案秘钞》。此外，《黄寿南抄辑医书——七家会诊张越阶方案》《清代名医医案精华》等皆收有陈莲舫先生的医案。另有《恩荣五召堂医案全集》《瘟疫议》《风痨臌膈四大证论》《庸庵课徒草》《医言》《加批伤寒集注》等，均佚失不存。本次整理收录包括《加批校正金匮要略心典》《加批时病论》《女科秘诀大全》《陈莲舫先生医案》《陈莲舫先生医案秘钞》。

各书的底本及校本选用情况如下：

《加批校正金匮要略心典》现存主要版本有1914年、1923年、1928

年、1931 年、1932 年、1935 年上海广益书局石印本。本次整理以 1935 年上海广益书局石印本为底本，以中国中医药出版社 2006 年校注本《尤在泾医学全书·金匮要略心典》等为他校本。《加批时病论》现存有 1914 年、1923 年、1928 年、1931 年、1932 年、1935 年上海广益书局石印本。本次整理以 1935 年上海广益书局石印本为底本，以人民卫生出版社 2007 年校注本《时病论》等为他校本。

《女科秘诀大全》现存有 1914 年、1923 年、1928 年、1931 年、1932 年、1935 年上海广益书局石印本。本次整理以 1935 年上海广益书局石印本为底本，以人民卫生出版社 2007 年校注本《妇人大全良方》等为他校本。

《陈莲舫先生医案》现存版本为上海中医药大学图书馆藏抄本，本次整理以此为底本。

《陈莲舫先生医案秘钞》现存 1927 年中华图书集成公司出版的铅印本，本次整理以此为底本，以 1982 年中医古籍出版社影印本《黄寿南抄辑医书——七家会诊张越阶方案》等为校本。

主要校注原则如下：

1. 全书采用简体横排，并加标点。

2. 凡底本中字形属一般笔画之误，径改，不出校记。底本中的异体字、古体字、俗写字，统一以规范字律齐，不出校。

3. 文中代表上下文的“右”“左”字，径改为“上”“下”。

4. 生疏难解的字词、古病证名、人名、地名均于首见处作简明注释。

5. 底本中药物异名不改，少见难懂者，出注说明。

6. 目录据校定后的正文重新编排。

7. 《加批金匮要略心典》《加批时病论》内容层次采用不同字体字号予以区别，其中陈莲舫先生所加眉批，用【】标明，插入相应正文中。

8. 《加批校正金匮要略心典》卷首原题有“张仲景先生原著　尤在泾先生集注　青浦御医陈莲舫加批　古吴后学江忍庵校正”，今删。

总 目 录

加批校正金匮要略心典

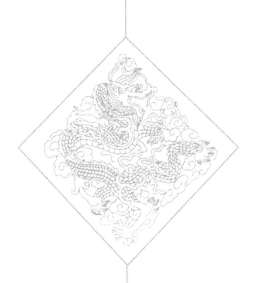

内容提要

《加批校正金匮要略心典》是陈莲舫先生的课徒之作。陈莲舫先生认为历代金匮注家，当推《金匮要略心典》一书为巨擘，是书精审确当，剀切详明，洵足启前人之秘论，为后学之津梁，加惠医林，功匪浅鲜，故而采他家评注，择其惬心者补之，且于每节之上挈领提纲，点清眉目，以供门生习读。书中所加眉批，主要包括如下内容：①指出内容要点，启迪读者。②提示不同篇章内容之间的联系，指出阅读过程中应注意的问题。③引经据典进一步阐发《金匮要略》的旨归。④指出前人所论不详之处，并指明深入学习应读的经典。⑤指出前人在校读《金匮要略》过程中出现的错误。

徐序

今之称医宗者则曰四大家，首仲景，次河间，次东垣，次丹溪，且曰仲景专于伤寒。自有明以来，莫有易其言者也。然窃尝考神农著《本草》以后，神圣辈出，立君臣佐使之制，分大小奇偶之宜，于是不称药而称方，如《内经》中所载半夏秫米等数方是已。迨商而有伊尹汤液之说，大抵汤剂之法至商而盛，非自伊尹始也。若扁仓诸公，皆长于禁方，而其书又不克传。惟仲景则独祖经方而集其大成，远接轩皇①，近兼众氏，当时著书垂教必非一种，其存者有《金匮要略》及《伤寒论》两书，当宋以前本合为一，自林亿等校刊遂分为两焉。夫伤寒乃诸病之一病耳，仲景独著一书者，因伤寒变证多端，误治者众，故尤加意，其自序可见矣。且《伤寒论》中一百十三方，皆自杂病方中检入，而《伤寒》之方又无不可以治杂病，仲景书具在，燎如②也。若三家之书，虽各有发明，其去仲景相悬，不可以道里计，四家并称，已属不伦，况云仲景专于伤寒乎？呜呼！是尚得为读仲景之书者乎，《金匮要略》正仲景治杂病之方书也，其方亦不必尽出仲景，乃历圣相传之经方也，仲景则汇集成书，而以己意出入焉耳。何以明之？如首卷栝蒌桂枝汤，乃桂枝加栝蒌也，然不曰桂枝加栝蒌汤，而曰栝蒌桂枝汤，则知古方本有此名也；六卷桂枝加龙骨牡蛎汤，即桂枝加龙骨、牡蛎也，乃不别名何汤，而曰桂枝加龙骨牡蛎汤，则知桂枝汤为古方，而龙骨、牡蛎则仲景所加者也。如此类者，不可胜举。因知古圣治病方法，其可考者惟此两书，真所谓经方之祖，可与《灵》《素》并垂者。苟有心于斯道，可舍此不讲乎？说者又曰：古方不可以治今病。执仲景之方以治今之病，鲜效而多害，此则尤足叹者。仲景之方犹百钧之弩也，如其中的，一举贯革，如不中的，弓劲矢疾，去的弥远。乃射者不恨己之不能审的，而恨强弓之不可以命中，不亦异乎？其有审病虽是，药稍加减又不验者，则古今之本草殊也。详本草惟《神农本经》为得药之正性，古方用药悉本于是。晋唐以后诸人，各以私意加入，至张洁古辈出而影响依附，互相

---

① 轩皇：即轩辕黄帝。

② 燎如：指事理清楚明白，如看火一样。典出清·黄宗羲《朱康流先生墓志铭》："二千一百二十五年之治乱，燎若观火。"

辩驳，反失《本草》之正传，后人遵用不易，所以每投辄拒。古方不可以治今病，遂为信然。嗟乎，天地犹此天地，人物犹此人物，若人气薄则物性亦薄，岂有人今而药独古也。故欲用仲景之方者，必先学古穷经，辨症知药，而后可以从事。尤君在泾，博雅之士也，自少即喜学此艺，凡有施治，悉本仲景，辄得奇中，居恒叹古学之益衰，知斯理之将坠，因取《金匮要略》，发挥正义，朝勤夕思，穷微极本，凡十易寒暑而后成。其间条理通达，指归明显，辞不必烦而意已尽，语不必深而旨已传，虽此书之奥妙不可穷际，而由此以进，虽入仲景之室无难也。尤君与余有同好，嘱为序。余读尤君之书而重有感也，故举平日所尝论说者识于端。尤君所以注此书之意，亦谓是乎。

雍正十年壬子阳月松陵徐大椿序

自　序

《金匮要略》者，汉张仲景所著，为医方之祖，而治杂病之宗也。其方约而多验，其文简而难通。唐宋以来注释阙如，明兴之后始有起而论之者，迄于今乃不下数十家，莫不精求深讨，用以发蒙而解惑。然而性高明者，泛骛远引以曲逞其说，而其失则为浮；守矩矱者，寻行数墨[①]而畏尽其辞，而其失则为隘。是隘与浮者，虽所趣不同而其失则一也。余读仲景书者数矣，心有所得，辄笔诸简端，以为他日考验学问之地，非敢举以注是书也。日月既深，十已得其七八，而未克遂竟其绪。丙午秋日，抱病斋居，勉谢人事，因取《金匮》旧本，重加寻绎[②]。其未经笔记者补之，其记而未尽善者复改之，覃精研思，务求当于古人之心而后已。而其间深文奥义，有通之而无可通者则阙之，其系传写之误者则拟正之，其或类后人续入者则删汰之，断自"脏腑经络之下"，终于"妇人杂病"，凡二十有二篇，厘为上中下三卷，仍宋林亿之旧也。集既成，颜曰《心典》，谓"以吾心求古人之心，而得其典要"云尔。虽然刘氏扰龙，宋人刻楮[③]，力尽心劃，要归[④]罔用，余之是注，安知其不仍失之浮，即失之隘也耶。世有哲人箴予阙失而赐之教焉，则予之幸也。

雍正己酉春日饮鹤山人尤怡题于北郭之树下小轩

---

① 寻行数墨：指只会诵读文句，而不能理解义理。寻行，一行行地读；数墨，一字字地读。

② 寻绎：考究推求。

③ 刘氏扰龙宋人刻楮：比喻做事极其用力，但结果并不理想。"刘氏扰龙"典出《左传》："刘累以扰龙事孔甲，赐为御龙氏，以更豕韦之后。""宋人刻楮"典出《韩非子·喻老》："宋人有为其君以象为楮叶者，三年而成。丰杀茎柯，毫芒繁泽，乱之楮叶之中而不可别也。"

④ 要归：总归。

陈　序

人第知治伤寒难，而不知治杂病为尤难。何以知其难也？盖病有专属内症者，有专属外症者，有内症发为外症者，有外症牵引内症者，又有纯系阳症者，有纯系阴症者，有阳症陷为阴症者，有阴症状似阳症者，错综变化不一而足。噫！病情既若是其复杂，则治法亦因之而各殊，虽不离乎上下之经脉与夫表里之虚实，而概以治伤寒者治之，鲜有不败者矣！故仲景于《伤寒》外，复有《金匮》之作也。《金匮》专为杂病而设，文字简洁，意义精深，断非初学者所能进窥其堂奥①，因是先贤辈加以注释。自有明以迄于今，不下数十家，各有心得，初无待余之轩轾，然就目光所及，当推《金匮心典》一书为巨擘，是书系古吴尤在泾先生所著，精审确当，剀切②详明，洵足启前人之秘论，为后学之津梁，加惠医林，功匪浅鲜。余早岁颇得力于是，后即用此以课徒，其中或有胜义，及有未尽善处，则兼采他家评注，择其惬心③者补之，批列简端，藉资商榷，且于每节之上挈领提纲，点清眉目，非敢自诩有心得也，即或参入己意，亦不过百中之一二耳。余本不欲取以问世，乃迫于门弟子之请，付诸剞劂，爰志数语以为序。

宣统二年春三月上澣④陈莲舫谨识

---

① 堂奥：深奥的义理；深远的意境。

② 剀切：切中事理。

③ 惬心：满意。

④ 上澣：上旬。

加批校正金匮要略心典目录

卷 上

脏腑经络先后病脉证治第一

问曰：上工治未病，何也？师曰：夫治未病者，见肝之病，知肝传脾，当先实脾。四季脾王不受邪，即勿补之。中工不晓相传，见肝之病，不解实脾，惟治肝也。夫肝之病，补用酸，助用焦苦，益用甘味之药调之。酸入肝，焦苦入心，甘入脾。脾能伤肾，肾气微弱，则水不行；水不行，则心火气盛，则伤肺；肺被伤，则金气不行；金气不行，则肝气盛，则肝自愈。此治肝补脾之要妙也。肝虚则用此法，实则不在用之。经曰：虚虚实实，补不足，损有余。是其义也。余脏准此。

按《素问》云：邪气之客于身也，以胜相加。肝应木而胜脾土，以是知肝病当传脾也。实脾者，助令气王，使不受邪，所谓治未病也。设不知而徒治其肝，则肝病未已，脾病复起，岂上工之事哉？肝之病补用酸者，肝不足，则益之以其本味也。与《内经》“以辛补之”之说不同。然肝以阴脏而含生气，以辛补者所以助其用，补用酸者所以益其体，言虽异而理各当也。助用苦焦者，《千金》所谓“心王则气感于肝”也。益用甘味之药调之者，越人所谓“损其肝者缓其中”也。

“酸入肝”以下十五句，疑非仲景原文，类后人谬添注脚，编书者误收之也。盖仲景治肝补脾之要，在脾实而不受肝邪，非补脾以伤肾，纵火以刑金之谓。果尔，则是所全者少，而所伤者反多也。且脾得补而肺将自旺，肾受伤必虚及其子，何制金强木之有哉！细按语意，“见肝之病”以下九句，是答上工治未病之辞，“补用酸”三句，乃别出肝虚正治之法。观下文云“肝虚则用此法，实则不在用之”，可以见矣。盖脏病惟虚者受之，而实者不受；脏邪惟实则能传，而虚则不传，故治肝实者，先实脾土，以杜滋蔓之祸；治肝虚者，直补本官，以防外侮之端。此仲景虚实并举之要旨也。后人不察肝病缓中之理，谬执“甘先入脾”之语，遂略酸与焦苦，而独于甘味曲穷其说，以为是即治肝补脾之要妙。昔贤云：诐辞[①]知其所蔽，此之谓耶。【此节论脏腑不仅指肝而言，特借肝病治法以为例耳。肝属风，风为百病之长，故次节不言他证，亦举风气以为例。徐彬[②]曰：假如肝经之病，肝木胜脾土，知邪必传脾经，治宜实脾为先，此脾未病而先实之，所谓治未病也。不忧本脏之虚，而忧相传不已，其病益深，故先以实脾为急务也。高世栻曰：实脾专为制水，使火盛金衰，肝不受制则肝自愈，其理甚精微，故曰治肝补脾之要妙也。】

夫人禀五常，因风气而生长。风气虽能生万物，亦能害万物，如水能浮舟，亦能覆舟。若五脏元真通畅，人即安和；客

---

① 诐辞：偏邪不正的言论。

② 徐彬：字忠可，秀水（今浙江嘉兴）人，清代医学家。撰有《伤寒方论》《金匮要略论注》《伤寒图说》《注许氏伤寒百证歌》等。

气邪风，中人多死。千般疢难，不越三条：一者经络受邪，入脏腑，为内所因也；二者四肢九窍，血脉相传，壅塞不通，为外皮肤所中也；三者房室、金刃、虫兽所伤。以此详之，病由都尽。若人能养慎，不令邪风干忤经络；适中经络，未流传腑脏，即医治之；四肢才觉重滞，即导引、吐纳、针灸、膏摩，勿令九窍闭塞；更能无犯王法，禽兽、灾伤，房室勿令竭乏，服食节其冷热、苦酸辛甘，不遗形体有衰，病则无由入其腠理。腠者，是三焦通会元真之处；理者，是皮肤脏腑之文理也。

人禀阴阳五行之常，而其生其长，则实由风与气。盖非八风，则无以动荡而协和；非六气，则无以变易而长养。然有正气，即有客气；有和风，即有邪风。其生物、害物，并出一机，如浮舟、覆舟，总为一水。故得其和则为正气，失其和即为客气，得其正则为和风，失其正即为邪风。其生物有力，则其害物亦有力，所以中人多死。然风有轻重，病有浅深，约而言之，不越三条：一者邪从经络入脏腑而深，为内所因；二者邪在四肢九窍皮肤，沿流血脉而浅，为外所因；三者病从王法、房室、金刃、虫兽而生，为不内外因，所谓病之由也。人于此慎养，不令邪风异气干忤经络，则无病；适入经络，未入脏腑，可汗吐或和解而愈，所谓医治之也，此应前内因一段。若风气外侵四肢，将及九窍，即吐纳、导引以行其气，针灸、膏摩以逐其邪，则重滞通快，而闭塞无由，此应前外因一段。更能不犯王法、禽兽，则形体不伤，又虽有房室而不令竭乏，则精神不敝，此应前房室一段。腠理云者，谓凡病纠缠于身，不止经络血脉，势必充溢腠理，故必慎之使无由入。腠者，三焦与骨节相贯之处。此神气所往来，故曰元真通会；理者，合皮肤脏腑，内外皆有其理，细而不紊，故曰纹理。仲景此论，以风气中人为主，故以经络入脏腑者，为深为内；自皮肤流血脉者，为浅为外；若房室、金刃、虫兽所伤，则非客气邪风中人之比，与经络脏腑无相干涉者，为不内外因也。节徐氏

按陈无择《三因方》，以六淫邪气所触为外因，五脏情志所感为内因，饮食、房室、跌扑、金刃所伤为不内外因。盖仲景之论，以客气邪风为主，故不从内伤外感为内外，而以经络脏腑为内外，如徐氏所云是也。无择合天人表里立论，故以病从外来者为外因，从内生者为内因，其不从邪气情志所生者，为不内外因亦最明晰，虽与仲景并传可也。【此节统言脏腑经络内外受病之原因。按《金鉴》云：此篇乃一书之纲领，当冠之于首，以统大意。五气之中，风其一也，而是节只言风气者，盖风实贯乎四气而操生杀之权也。经云风为百病之长，即此故欤。】

问曰：病人有气色见于面部，愿闻其说？师曰：鼻头色青，腹中痛，苦冷者死；鼻头色微黑者，有水气；色黄者，胸上有寒；色白者，亡血也；设微赤非时者死。其目正圆者，痉，不治。又色青为痛，色黑为劳，色赤为风，色黄者便难，色鲜明者有留饮。

此气色之辨，所谓望而知之者也。鼻头，脾之部；青，肝之色；腹中痛者，土受木贼也；冷则阳亡而寒水助邪，故死。肾者主水，黑，水之色，脾负而肾气胜之，故有水气。色黄者，面黄也，其病在脾，脾病则生饮，故胸上有寒。寒，寒饮也。色白亦面白也，亡血者不华于色，故白；血亡则阳不可更越，设微赤而非火令之时，其为虚阳上泛无疑，故死。目正圆者阴之绝也，痉为风强病，阴绝阳强，故

不治。痛则血凝泣而不流，故色青。劳则伤肾，故色黑。经云：肾虚者面如漆柴也。风为阳邪，故色赤。脾病则不运，故便难。色鲜明者有留饮。经云：水病，人目下有卧蚕，面目鲜泽也。【此节言气色主病，不过大略而已，欲得其详，当从《内经》中求之，外分五色，内主五脏，并合乎五行生克之理，故医家治病，当以辨别气色为第一要义。】

师曰：病人语声寂寂然，喜惊呼者，骨节间病；语声喑喑然不彻者，心膈间病；语声啾啾然细而长者，头中病。

语声寂寂然喜惊呼者，病在肾肝，为筋髓寒而痛时作也；喑喑然不彻者，病在心肺，则气道塞，而音不彰也；啾啾然细而长者，痛在头中，则声不敢扬，而胸膈气道自如，故虽细而仍长也。此音声之辨，闻而知之者也。然殊未备，学者一隅三反可矣。【此节言声音主病之大略，殊欠完备，亦当参看《内经》，以求其详。上言望气色，此言闻声音，可见望、闻二字，均为医家治病之要素。"头中病"之"病"字，一作"痛"字，又《金鉴》易"头"字为"腹"字，则未免臆断矣。】

师曰：息摇肩者，心中坚；息引胸中上气者，咳；息张口短气者，肺痿吐沫。

心中坚者，气实而出入阻，故息则摇肩；咳者，气逆而肺失降，则息引胸中上气；肺痿吐沫者，气伤而布息难，则张口短气，此因病而害于气者也。【此节言病人之气息，较声音尤为切要。】

师曰：吸而微数，其病在中焦，实也，当下之则愈，虚者不治；在上焦者，其吸促；在下焦者，其吸远。此皆难治。呼吸动摇振振者，不治。

息兼呼吸而言，吸则专言入气也。中焦实，则气之入者不得下行，故吸微数，数犹促也，下之则实去气通而愈。若不系实而系虚，则为无根失守之气，顷将自散，故曰不治。或云中焦实而元气虚者，既不任受攻下，而又不能自和，故不治，亦通。其实在上焦者，气不得入而辄还，则吸促，促犹短也；实在下焦者，气欲归而不骤及，则吸远，远犹长也。上下二病，并关脏气，非若中焦之实，可从下而去者，故曰难治。呼吸动摇振振者，气盛而形衰，不能居矣，故亦不治。【此节申言气之为病，更当听呼吸以定虚实，或可治，或难治，或不治，悉基于此矣。】

师曰：寸口脉动者，因其王时而动。假令肝王色青，四时各随其色。肝色青而反色白，非其时色脉，皆当病。

王时，时至而气王，脉乘之而动，而色亦应之。如肝王于春，脉弦而色青，此其常也。推至四时，无不皆然。若色当青而反白，为非其时而有其色，不特肝病，肺亦当病矣，犯其王气故也。故曰：色脉皆当病。【此节言脉兼言色，亦如首节之举肝以为例。脉动法乎四时，命乎五脏，因时而动者为平脉，否则病矣。】

问曰：有未至而至，有至而不至，有至而不去，有至而太过，何谓也？师曰：冬至之后，甲子夜半少阳起。少阳之时，阳始生，天得温和。以未得甲子，天因温和，此为未至而至也；以得甲子，而天未温和，为至而不至也；以得甲子，而天大寒不解，此为至而不去也；以得甲子，而天温如盛夏五六月时，此为至而太过也。

上之至谓时至，下之至谓气至，盖时有常数而不移，气无定刻而或迁也。冬至之后甲子，谓冬至后六十日也。盖古造历者，以十一月甲子朔夜半冬至为历元。依此推之，则冬至后六十日，当复得甲子，而气盈朔虚，每岁递迁，于是至日不必皆值甲子。当以冬至后六十日花甲一周，正当雨水之候为正。雨水者，冰雪解散而为雨水，天气温和之始也。云少阳起者，阳方起而出地，阳始生者。阳始盛而生物，非冬至一阳初生之谓也，窃尝论之矣。夏至一阴生，而后有小暑、大暑；冬至一阳生，而后有小寒、大寒。非阴生而反热，阳生而反寒也。天地之道，否不极则不泰；阴阳之气，剥不极则不复。夏至六阴尽于地上，而后一阴生于地下，是阴生之时，正阳极之时也；冬至六阳尽于地上，而后一阳生于地下，是阳生之时，正阴极之时也。阳极而大热，阴极而大寒，自然之道也。则所谓阳始生天得温和者，其不得与冬至阳生同论也审矣。至未得甲子而天已温，或已得甲子而天反未温，及已得甲子而天大寒不解，或如盛夏五六月时，则气之有盈有缩，为候之或后或先，而人在气交之中者，往往因之而病。惟至人为能与时消息而无忤耳。【此节承接上文，不言脉而言时。时有太过，有不及，而病遂因之，故设此问以示后人。】

师曰：病人脉，浮者在前，其病在表；浮者在后，其病在里。腰痛背强不能行，必短气而极也。

前，谓关前；后，谓关后。关前为阳，关后为阴。关前脉浮者，以阳居阳，故病在表；关后脉浮者，以阳居阴，故病在里。然虽在里而系阳脉，则为表之里，而非里之里，故其病不在肠肾，而在腰背膝胫，而及其至，则必短气而极。所以然者，形伤不去，穷必及气，表病不除，久必归里也。【此节言脉浮有阴阳之辨，病证有表里之分。脉在肤上行曰浮，关前为寸脉，寸脉浮者，病在表也；关后为尺脉，尺脉浮者，病在里也。在表故主腰痛背强不能行，在里故主短气而极。】

问曰：经云厥阳独行，何谓也？师曰：此为有阳无阴，故称厥阳。

厥阳独行者，孤阳之气，厥而上行，阳失阴则越，犹夫无妻则荡也。《千金方》云：阴脉且解，血散不通，正阳遂厥，阴不往从。此即厥阳独行之旨欤！【此节言阴阳相失，而有孤阳上逆之患。李彣①言：厥阳即阳厥也。《内经》云：阳气衰于下则为寒厥，阴气衰于下则为热厥，此厥阳独行有阳无阴之大概也。】

问曰：寸脉沉大而滑，沉则为实，滑则为气，实气相搏，血气入脏即死，入腑即愈，此为卒厥，何谓也？师曰：唇口青，身冷，为入脏，即死；如身和汗自出，为入腑，即愈。

实谓血实，气谓气实，实气相搏者，血与气并而俱实也。五脏者，藏而不泻，血气入之，卒不得还，神去机息，则唇青身冷而死；六腑者，传而不藏，血气入之，乍满乍泻，气还血行，则身和汗出而愈。经云：血之与气，并走于上，则为大厥，厥则暴死。气复反则生，不返则死是也。【此节申言阳厥、阴厥生死之义。沈明宗曰：邪气入脏，神明昏愦，卒倒无知，谓之卒厥。若唇口青身冷，神机不能出入，脏气垂绝所以主死。经曰：血气并走于上，则为大厥、暴厥是也。若身和汗出，乃邪气入腑，不得出入，一时卒倒，非脏绝之比，顷时阳机外达，邪气随之外泄，故知入腑即愈。】

问曰：脉脱入脏即死，入腑即愈，何谓也？师曰：非为一病，百病皆然。譬如浸淫疮，从口起流向四肢者，可治；从四肢流来入口者，不可治；病在外者可治，入里者即死。

脉脱者，邪气乍加，正气被遏，经隧不通，脉绝似脱，非真脱也，盖即暴厥之

① 李彣：清代著名医家，撰有《金匮要略广注》。

属。经曰：趺阳脉不出，脾不上下，身冷肤硬。又曰：少阴脉不至，肾气微，少精血，为尸厥，即脉脱之谓也。厥病入脏者，深而难出，气竭不复则死；入腑者，浅而易通，气行脉出即愈。浸淫疮，疮之浸淫不已，《外台》所谓转广有汁流绕周身者也。从口充向四肢者，病自内而之外，故可治；从四肢流来入口者，病自外而之里，故不可治。李玮西云：病在外二句，概指诸病而言，即上文“百病皆然”之意。入里者死如痹气入腹，脚气冲心之类。【此节申言入脏即死，入腑即愈之义。赵良曰：脱者去也，经脉乃脏腑之隧道，为邪气所逼，故绝气脱去其脉而入于内。五脏阴也，六腑阳也。阴主死而阳主生，所以入脏即死，入腑即愈而可治，非惟脏腑之阴阳为然也。凡内外阴阳之邪毒出入表里者皆然也。】

问曰：阳病十八，何谓也？师曰：头痛，项、腰、脊、臂、脚掣痛。阴病十八，何谓也？师曰：咳、上气、喘、哕、咽、肠鸣、胀满、心痛、拘急。五脏病各有十八，合为九十病。人又有六微，微有十八病，合为一百八病。五劳、七伤、六极，妇人三十六病，不在其中。清邪居上，浊邪居下，大邪中表，小邪中里，谷饪[①]之邪，从口入者，宿食也。五邪中人，各有法度，风中于前，寒中于暮，湿伤于下，雾伤于上，风令脉浮，寒令脉急，雾伤皮腠，湿流关节，食伤脾胃，极寒伤经，极热伤络。

头、项、腰、脊、臂、脚，六者病兼上下，而通谓之阳者，以共在躯壳之外也。咳、上气、喘、哕、咽、肠鸣、胀满、心痛、拘急，九者病兼脏腑，而通谓之阴者，以其在躯壳之里也。在外者有营病、卫病、营卫交病之殊，是一病而有三也，三而六之，合则为十八，故曰阳病十八也。在里者有或虚或实之异，是一病而有二也，九而二之，合则为十八，故曰阴病十八也。五脏病各有十八，六微病又各有十八，则皆六淫邪气所生者也。盖邪气之中人者，有风、寒、暑、湿、燥、火之六种，而脏腑之受邪者，又各有气分、血分、气血并受之三端，六而三之，则为十八病。至于五劳、七伤、六极，则起居、饮食、情志之所生也。妇人三十六病，则月经、产乳、带下之疾也。均非六气外淫所致，故曰不在其中。清邪，风露之邪，故居于上；浊邪，水土之邪，故居于下；大邪温风，虽大而力散，故中于表；小邪户牖隙风，虽小而气锐，故中于里；谷饪饮食之属，入于口而伤于胃者也。是故邪气有清浊大小之殊，人身亦有上下、表里之别，莫不各随其类以相从，所谓各有法度也。故风为阳而中于前，寒为阴而中于暮，湿气浊而伤于下，雾气清而伤于上，经脉阴而伤于寒，络脉阳而伤于热，合而言之，无非阳邪亲上，阴邪亲下，热气归阳，寒气归阴之理。【此节详言阴阳六淫病证之数。按《金鉴》以小邪为七情人邪，与本注有别。“榖饪”旧本作“檠饪”。】

问曰：病有急当救里救表者，何谓也？师曰：病，医下之，续得下利清谷不止，身体疼痛者，急当救里；后身疼痛，清便自调者，急当救表也。

治实证者，以逐邪为急；治虚证者，以养正为急。盖正气不固，则无以御邪而却疾，故虽身体疼痛，而急当救里。表邪不去，势必入里而增患，故既清便自调，则仍当救表也。【此节言表里急救之治病法，与《伤寒论·太阴篇》同。】

---

① 饪：中国古代一种水煮的面食，类似于现代的煮面片。

夫病痼疾，加以卒病，当先治其卒病，后乃治其痼疾也。

卒病易除，故当先治，痼疾难拔，故宜缓图，且勿使新邪得助旧疾也。读二条，可以知治病缓急先后之序。【此节言病有新旧而治亦有先后。沈明宗曰：此有旧疾，复感新邪，当分先后治也。痼者邪气坚固难拔，卒者邪气骤至而易去也。若病者素有痼疾，而忽加卒病，务当先治卒病，不使邪气相并，转增旧疾，但久病乃非朝夕可除，须当缓图，所以后乃治其痼疾也。】

师曰：五脏病各有所得者愈，五脏病各有所恶，各随其所不喜者为病。病者素不应食，而反暴思之，必发热也。

所得、所恶、所不喜，该居处服食而言。如《脏气法时论》云：肝色青，宜食甘；心色赤，宜食酸；肺色白，宜食苦；肾色黑，宜食辛；脾色黄，宜食咸。又，心病禁温食、热衣；脾病禁温食、饱食、湿地、濡衣；肺病禁寒饮食、寒衣；肾病禁焠㶼热食、温炙衣。《宣明五气篇》所云：心恶热，肺恶寒，肝恶风，脾恶湿，肾恶燥。《灵枢·五味篇》所云：肝病禁辛，心病禁咸，脾病禁酸，肺病禁苦，肾病禁甘之属皆是也。五脏病有所得而愈者，谓得其所宜之气之味之处，足以安脏气而却病气也。各随其所不喜为病者，谓得其所禁所恶之气之味之处，足以忤脏气而助病邪也。病者素不应食，而反暴思之者，谓平素所不喜之物，而反暴思之，由病邪之气变其脏气使然，食之则适以助病气而增发热也。【此节言五脏之能愈，在乎有所得而无所忤也。程林[①]曰：《内经》云肝色青宜食甘，心色赤宜食酸，肺色白宜食苦，脾色黄宜食咸，肾色黑宜食辛，此五脏得饮食而愈者。肝病愈于丙丁，起于甲乙；心病愈于戊己，起于丙丁；脾病愈于庚辛，起于戊己；肺病愈于壬癸，起于庚辛；肾病愈于甲乙，起于壬癸，此五脏自得其位而愈者。五脏所恶，心恶热，肺恶寒，肝恶风，脾恶湿，肾恶燥，各随其所恶而不喜者为病也。若病人素不食而暴食之，则入于阴，长气于阳，必发热也。】

夫诸病在脏，欲攻之，当随其所得而攻之，如渴者，与猪苓汤。余皆仿此。

无形之邪，入结于脏，必有所据，水、血、痰、食，皆邪薮也。如渴者，水与热得，而热结在水，故与猪苓汤利其水，而热亦除。若有食者，食与热得，而热结在食，则宜承气汤下其食，而热亦去。若无所得，则无形之邪，岂攻法所能去哉？【此节言欲攻在脏之病，有随其所得一语，似承上文而来，下复言渴者与猪苓汤，是教人先利其小便，未可率意妄攻也。按《金鉴》云，“如渴者”之下，当有“小便不利”四字。】

猪苓汤方见后消渴证中

痉湿暍病脉证治第二

太阳病，发热无汗，反恶寒者，名曰刚痉；太阳病，发热汗出而不恶寒，名曰柔痉。

成氏曰：《千金》云：太阳中风，重感寒湿则变痉。太阳病，发热无汗为表实，则不当恶寒，今反恶寒者，则太阳中风，重感于寒，为痉病也，以其表实有寒，故曰刚痉；太阳病，发热汗出为表虚，则当恶寒，今不恶寒者，风邪变热，外伤筋脉为痉病也，以其表虚无寒，故曰

---

① 程林：清代著名医家，新安（今安徽歙县）人，撰有《伤寒论集注》《金匮要略直解》等。

柔痉。然痉者强也，其病在筋，故必兼有颈项强急，头热足寒，目赤头摇，口噤背反等证。仲景不言者，以“痉”字该之也。《活人书》亦云：痉证发热恶寒与伤寒相似，但其脉沉迟弦细，而项背反张为异耳。【此节言痉病属太阳，故亦以太阳虚实例之。刚痉者，强而有力也，是为实邪；柔痉者，强而无力也，是为虚邪。按《金鉴》云：“反恶寒”之“反”字，当作衍文。】

太阳病，发热，脉沉而细者，名曰痉，为难治。

太阳脉本浮，今反沉者，风得湿而伏，故为痉。痉脉本紧弦，今反细者，阴气适不足，故难治。【此节言阳病见阴脉，表里兼病，治之故难。】

太阳病，发汗太多，因致痉。夫风病下之则痉，复发汗，必拘急。疮家虽身疼痛，不可发汗，汗出则痉。

此原痉病之由，有此三者之异。其为脱液伤津则一也。盖病有太阳风寒不解，重感寒湿而成痉者；亦有亡血竭气，损伤阴阳，而病变成痉者。经云：气主煦之，血主濡之。又云：阳气者，精则养神，柔则养筋。阴阳既衰，筋脉失其濡养，而强直不柔矣。此痉病标本虚实之异，不可不辨也。【此三节皆言发汗之误，汗出则表益虚而血益竭，营卫两衰，均为致痉之由，故连类及之。】

病者身热足寒，颈项强急，恶寒，时头热，面赤，目赤，独头动摇，卒口噤，背反张者，痉病也。若发其汗者，寒湿相得，其表益虚，即恶寒甚。发其汗已，其脉如蛇。

痉病不离乎表，故身热恶寒；痉为风强病，而筋脉受之，故口噤、头项强、背反张、脉强直。经云：诸暴强直，皆属于风也。头热足寒，面目赤，头动摇者，风为阳邪，其气上行而又主动也。寒湿相得者，汗液之湿，与外寒之气相得不解，而表气以汗而益虚，寒气得湿而转增，则恶寒甚也。其脉如蛇者，脉伏而曲，如蛇行也。痉脉本直，汗之则风去而湿存。故脉不直而曲也。【此节总论刚、柔二痉之病状，下言发汗之误，似根据上文而来。按《金鉴》以此节为痉病之总纲，冠之于首，又以“若发其汗”六句，移入下节“为欲解”上，删去“暴腹胀大者”五字，文义似较通顺。李彣曰：手三阳之筋，结入于颔颊；足阳明之筋，上挟于口，风寒乘虚入其筋则挛，故牙关急而口噤。】

暴腹胀大者，为欲解。脉如故，反伏弦者，痉。

此即上文风去湿存之变证。魏氏云：风去不与湿相丽，则湿邪无所依着，必顺其下坠之性，而入腹作胀矣。风寒外解，而湿下行，所以为欲解也。如是诊之，其脉必浮而不沉，缓而不弦矣。乃其脉如故，而反加伏弦，知其邪内连太阴，里病转增，而表病不除，乃痉病诸证中之一变也。【此节言汗后之变证，故《金鉴》以上节“若发其汗者”六句，移置于“为欲解”之上，而删去“暴腹胀大者”五字，致与本注稍异，特志之以资商榷。】

夫痉脉，按之紧如弦，直上下行。

紧如弦，即坚直之象。李氏曰：上下行者，自寸至尺，皆见紧直之脉也。《脉经》亦云：痉病脉坚伏，直上下行。【此节言痉病之脉象。】

痉病有灸疮，难治。

有灸疮者，脓血久溃，穴俞不闭。娄全善云：即破伤风之意。盖阴伤不胜风热，阳伤而不任攻伐也。故曰难治。【此节言痉病宜灸。灸之而反成疮者，足证其营卫已绝，表里俱虚也。】

太阳病，其证备，身体强，几几然，脉反沉迟，此为痉，栝楼桂枝汤主之。

太阳证备者，赵氏谓：太阳之脉，自足上行，循背至头项，此其所过之部而为之状者，皆是其证也。几几，背强连颈之貌。沉，本痉之脉，迟非内寒，乃津液少而营卫之行不利也。伤寒项背强几几，汗出恶风者，脉必浮数，为邪风盛于表。此证身体强几几，然脉反沉迟者，为风淫于外，而津伤于内，故用桂枝则同，而一加葛根以助其散，一加栝楼根兼滋其内，则不同也。【此节言太阳表证悉备，脉当浮数，而今反沉迟者，是太阳见太阴之脉也，故宜表里兼治，而与栝楼桂枝汤。】

栝楼桂枝汤方

栝楼根二两　桂枝三两　芍药三两　甘草二两　生姜三两　大枣十二枚

上六味，以水九升，煮取三升，分温三服，微汗。汗不出，食顷，啜热粥发。

太阳病，无汗而小便反少，气上冲胸，口噤不得语，欲作刚痉，葛根汤主之。

无汗而小便反少者，风寒湿甚，与气相持，不得外达，亦并不下行也。不外达，不下行，势必逆而上冲，为胸满，为口噤不得语，驯至面赤头摇，项背强直，所不待言，故曰欲作刚痉。葛根汤，即桂枝汤加麻黄、葛根，乃刚痉无汗者之正法也。

按，痉病多在太阳、阳明之交，身体强、口噤不得语，皆其验也。故加麻黄以发太阳之邪，加葛根兼疏阳明之经，而阳明外主肌肉，内主津液，用葛根者，所以通隧谷而逐风湿，加栝楼者，所以生津液而濡经脉也。【此节言刚痉在表之治法。按葛根汤兼治太阳、阳明二经，为刚痉无汗之正法。】

葛根汤方

葛根四两　麻黄三两，去节　桂枝　甘草　芍药各二两　生姜三两　大枣十二枚

上七味，以水一斗，先煮麻黄、葛根，减二升，去沫，内诸药，煮取三升，去滓，温服一升，覆取微似汗，不须啜粥，余如桂枝汤法将息及禁忌。

痉为病，胸满，口噤，卧不着席，脚挛急，必龂齿，可与大承气汤。

此痉病之属阳明瘀热者。阳明之筋起于足，结于跗；其直者，上结于髀。阳明之脉，入齿中，挟口环唇；其支者，循喉咙，入缺盆，下膈，故为是诸证。然无燥实见证，自宜涤热而勿荡实，乃不用调胃而用大承气者，岂病深热极，非此不能治欤。然曰可与，则犹有斟酌之意。用者慎之。【此节言痉病入里之治法。痉病之起，多在太阳、阳明之交，今既全属阳明，而有种种热盛之见象，方可用大承气汤以涤其热。】

大承气汤方

大黄四两，酒洗　厚朴半斤，去皮　枳实五枚，炙　芒硝三合

上四味，以水一斗，先煮枳、朴，取五升，去滓，内大黄，煮二升，去滓，内芒硝，更上微火一两沸，分温再服，得下，余勿服。

太阳病，关节疼痛而烦，脉沉而细者，此名中湿，亦名湿痹。湿痹之候，小便不利，大便反快，但当利其小便。

湿为六淫之一，故其感人，亦如风寒之先在太阳。但风寒伤于肌腠，而湿则流入关节。

风脉浮，寒脉紧，而湿脉则沉而细。湿性濡滞而气重着，故亦名痹。痹者闭也。然中风者，必先有内风而后召外风；中湿者，亦必先有内湿而后感外湿，故其人平日土德不及而湿动于中，由是气化不

速，而湿侵于外，外内合邪，为关节疼烦，为小便不利，大便反快。治之者必先逐内湿，而后可以除外湿，故曰当利其小便。东垣亦云：治湿不利小便，非其治也。然此为脉沉而小便不利者设耳，若风寒在表，与湿相抟，脉浮恶风，身重疼痛者，则必以麻黄、白术、薏苡、杏仁、桂枝、附子等，发其汗为宜矣。详见后条。【此节言太阳中湿证。有利小便之一法。赵良①曰：痹痛也，因其关节烦疼，脉沉而细，则名曰湿痹也。经云湿胜则濡泻，小便不利，大便反快者，是湿气内盛也。但当先利小便，以泻腹中湿气，故曰治湿不利小便，非其治也。设小便利已，而关节之痹不去，又必自表治之。】

湿家之为病，一身尽疼，发热，身色如熏黄也。

湿外盛者，其阳必内郁。湿外盛为身疼，阳内郁则发热。热与湿合，交蒸互郁，则身色如熏黄。熏黄者，如烟之熏，色黄而晦，湿气沉滞故也。若热黄则黄而明，所谓身黄如橘子色也。【此节言湿家发黄证。与《伤寒》发黄有别。徐彬曰：此言全乎湿而久郁为热者，若湿挟风者，风走空窍，故痛只在关节。今单湿为病，则浸淫遍体，一身尽痛，不止关节矣。然湿久而郁，郁则热，故发热。热久而气蒸于皮毛，故疼之所至，即湿之所至；湿之所至，即热之所至，而色如熏黄者，熏火气也，湿为火气所熏，故发色黄带黑而不亮也。】

湿家，其人但头汗出，背强，欲得被覆向火。若下之早则哕，或胸满，小便不利，舌上如胎者，以丹田有热，胸上有寒，渴欲得饮而不能饮，则口燥烦也。

寒湿居表，阳气不得外通而但上越，为头汗出，为背强，欲得被覆向火，是宜驱寒湿以通其阳。乃反下之，则阳更被抑，而哕乃作矣。或上焦之阳不布而胸满，或下焦之阳不化而小便不利，随其所伤之处而为病也。舌上如胎者，本非胃热，而舌上津液燥聚，如胎之状，实非苔也。盖下后阳气反陷于下，而寒湿仍聚于上，于是丹田有热而渴欲得饮，胸上有寒而复不能饮，则口舌燥烦，而津液乃聚耳。【此节言湿家汗出畏寒之病状。使人知是病之不宜早下，故复详述误下后之见证。】

湿家下之，额上汗出，微喘，小便利者死，若下利不止者亦死。

湿病在表者宜汗，在里者宜利小便，苟非湿热蕴积成实，未可遽用下法。额汗出，微喘，阳已离而上行；小便利，下利不止，阴复决而下走。阴阳离决，故死。一作小便不利者死，谓阳上游而阴不下济也，亦通。【此节承上文误下而言。申明湿家头汗之死证。李玮西②曰：前云湿家当利小便，以湿气内瘀，于小便原自不利，宜用药利之，此下后里虚，小便自利，液脱而死，不可以一例概也。】

风湿相抟，一身尽疼痛，法当汗出而解，值天阴雨不止，医云此可发其汗。汗之病不愈者，何也？盖发其汗，汗大出者，但风气去，湿气在，是故不愈也。若治风湿者，但微微似欲汗出者，风湿俱去也。

风、湿虽并为六淫之一，然风无形而湿有形，风气迅而湿气滞，值此雨淫湿胜之时，自有风易却而湿难除之势，而又发之速而驱之过，宜其风去而湿不与俱去也。故欲湿之去者，但使阳气内蒸而不骤泄，肌肉关节之间充满流行，而湿邪自无

---

① 赵良：清代医家，撰有《金匮方衍义》。

② 李玮西：清代医家，曾注解《金匮要略》。

地可容矣。此发其汗，但微微似欲汗出之旨欤?【此节言风湿虽宜汗解，而亦在乎用法之得其当也。徐彬曰：此言风湿当汗解，而不可过也，谓风湿相抟疼痛，原当汗解，值天阴雨则湿更甚，可汗无疑，而不愈何故?盖风性急可骤驱，湿性滞当渐解，汗大出则骤，风去而湿不去，故不愈。若发之，微则出之缓，缓则风湿均去矣。然则湿在人身，黏滞难去，骤汗且不可，而况骤下乎。故前章曰：下之死，此但云不愈，见用法不当，而非误下比也。】

湿家病，身疼发热，面黄而喘，头痛鼻塞而烦，其脉大，自能饮食，腹中和无病，病在头中寒湿，故鼻塞，内药鼻中则愈。

寒湿在上，则清阳被郁。身疼、头痛、鼻塞者，湿上甚也。发热、面黄、烦、喘者，阳上郁也。而脉大，则非沉细之比，腹和无病，则非小便不利，大便反快之比。是其病不在腹中而在头，疗之者宜但治其头，而毋犯其腹。内药鼻中，如瓜蒂散之属，使黄水出则寒湿去而愈，不必服药以伤其和也。【此节言湿病之在上者，不必治及其中下二部也。盖药所以治病，而治其无病之处，则反伤其正气矣。魏荔彤曰：头中为诸阳之首，非寒湿能犯之地。今头中有寒湿，则热气挟之上炎，非寒湿外邪自能热也。有温热则内为之主持也。热引湿邪，上干清分，鼻必为塞，故用纳鼻药宣通清气而病愈矣。】

湿家身烦疼，可与麻黄加术汤，发其汗为宜，慎不可以火攻之。

身烦疼者，湿兼寒而在表也。用麻黄汤以散寒，用白术以除湿。喻氏曰：麻黄得术，则虽发汗，不至多汗。而术得麻黄，并可以行表里之湿。不可以火攻者，恐湿与热合而反增发热也。【此节言湿家宜微发其汗，不可用火攻以生他变。赵良曰：湿与寒合，令人身痛，大法表实成热则可发汗，无热是阳气尚微，汗之恐虚其表。是证虽不云热，而烦以生，烦由热也，所以服药不敢大发其汗，且湿亦非暴汗可散，用麻黄汤治寒，加术去湿，使其微汗耳，不可火攻。火攻则增其热，必有他变，所以戒人慎之。】

麻黄加术汤方

麻黄三两，去节　桂枝二两　甘草一两，炙　白术四两　杏仁七十个，去皮尖

上五味，以水九升，先煮麻黄，减二升，去上沫，内诸药，煮取二升半，去滓，温服八合，覆取微汗。

病者一身尽疼，发热，日晡所剧者，此名风湿。此病伤于汗出当风，或久伤取冷所致也。可与麻黄杏仁薏苡甘草汤。

此亦散寒除湿之法。日晡所剧，不必泥定肺与阳明，但以湿无来去，而风有休作，故曰此名风湿。然虽言风而寒亦在其中，观下文云“汗出当风”，又曰“久伤取冷”，意可知矣。盖痉病非风不成，湿痹无寒不作，故以麻黄散寒，薏苡除湿，杏仁利气，助通泄之用，甘草补中，予胜湿之权也。【此节连下三节，皆言风湿病状及治法。程林曰：一身尽疼发热，风湿在表也。日晡，申时也。阳明王于申酉，戊土恶湿，今为风湿所干，当其王时，邪正相搏，则反剧也。汗亦湿类，或汗出当风而成湿者，或劳伤汗出而入冷水者，皆成风湿之病也。】

麻黄杏仁薏苡甘草汤方

麻黄半两　杏仁十个，去皮尖　薏苡半两　甘草一两，炙

上剉麻豆大，每服四钱匕，水一盏半，煎八分，去滓，温服，有微汗，避风。

风湿，脉浮、身重、汗出恶风者，防

己黄芪汤主之。

风湿在表，法当以汗而解，乃汗不待发而自出，表尚未解而已虚，汗解之法不可守矣。故不用麻黄出之皮毛之表，而用防己驱之肌肤之里。服后如虫行皮中，及以腰下如冰，皆湿下行之征也。然非芪、术、甘草，焉能使卫阳复振，而驱湿下行哉？【此节言风湿之有汗者，有汗不解而恶风，是为虚邪，不宜重发其汗，以伤卫气。故用此去湿固表之剂。】

防己黄芪汤方

防己一两　甘草半两，炙　白术七钱半　黄芪一两一分

上剉麻豆大，每抄五钱匕，生姜四片，大枣一枚，水盏半，煎八分，去滓，温服。喘者，加麻黄半两；胃中不和者，加芍药三分；气上冲者，加桂枝三分；下有陈寒者，加细辛三分。服后当如虫行皮中，从腰下如冰，后坐被上，又以一被绕腰下，温令微汗，差。

伤寒八九日，风湿相抟，身体疼烦，不能自转侧，不呕不渴，脉浮虚而涩者，桂枝附子汤主之。若大便坚，小便自利者，去桂枝加白术汤主之。

身体疼烦，不能自转侧者，邪在表也；不呕不渴，里无热也；脉浮虚而涩，知其风湿外持，而卫阳不正，故以桂枝汤去芍药之酸收，加附子之辛温，以振阳气而敌阴邪。若大便坚，小便自利，知其在表之阳虽弱，而在里之气犹治，则皮中之湿，自可驱之于里，使从水道而出，不必更发其表，以危久弱之阳矣。故于前方去桂枝之辛散，加白术之苦燥，合附子之大力健行者，于以并走皮中而逐水气，亦因势利导之法也。【此节言伤寒中之风湿病。程林曰：风淫所胜则身烦疼，湿淫所胜则身体难转侧，风湿相抟于荣卫之间，不干于里，故不呕不渴也。脉浮为风，涩为湿，以其脉近于虚，故用桂枝附子汤温经以散风。小便利者，大便必鞕，桂枝近于解肌，恐大汗，故去之；白术能去肌湿，不妨乎内，故加之。】

桂枝附子汤方

桂枝四两　附子三枚，炮去皮，破八片　生姜三两，切　甘草二两，炙　大枣十二枚，擘

上五味，以水六升，煮取二升，去滓，分温三服。

白术附子汤方

白术一两　附子一枚，炮去皮　甘草二两，炙　生姜一两半　大枣六枚

上五味，以水三升，煮取一升，去滓，分温三服。一服觉身痹，半日许再服，三服都尽，其人如冒状，勿怪，即是术、附并走皮中，逐水气未得除故耳。

风湿相抟，骨节疼烦，掣痛不得屈伸，近之则痛剧，汗出短气，小便不利，恶风不欲去衣，或身微肿者，甘草附子汤主之。

此亦湿胜阳微之证。其治亦不出助阳散湿之法。云得微汗则解者，非正发汗也，阳复而阴自解耳。夫风湿在表，本当从汗而解，麻黄加术汤、麻黄杏仁薏苡甘草汤，其正法也。而汗出表虚者，不宜重发其汗，则有防己黄芪实表行湿之法，而白术附子则又补阳以为行者也；表虚无热者，不可遽发其阳，则有桂枝附子温经散湿之法，而甘草附子则兼补中以为散者也。即此数方，而仲景审病之微，用法之变，盖可见矣。【此节治法，可与上节互相发明，以极其错综变化之妙。】

甘草附子汤方

甘草二两，炙　附子二枚，炮去皮　白术二两　桂枝四两

上四味，以水六升，煮取三升，去滓。温服一升，日三服，初服得微汗则解。能食，汗出复烦者，服五合。恐一升

多者，宜服六七合为妙。

太阳中暍，发热恶寒，身重而疼痛，其脉弦细芤迟。小便已，洒洒然毛耸，手足逆冷，小有劳，身即然，口开，前板齿燥。若发其汗，则恶寒甚；加温针，则发热甚；数下之，则淋甚。

中暍即中暑，暑亦六淫之一，故先伤太阳而为寒热也。然暑，阳邪也，乃其证反身重疼痛，其脉反弦细而迟者，虽名中暍，而实兼湿邪也。小便已，洒洒毛耸者，太阳主表，内合膀胱，便已而气馁也。手足逆冷者，阳内聚而不外达，故小有劳，即气出而身热也。口开前板齿燥者，热盛于内，而气淫于外也。盖暑虽阳邪，而气恒与湿相合，阳求阴之义也。暑因湿入，而暑反居湿之中，阴包阳之象也。治之者一如分解风湿之法，辛以散湿，寒以清暑可矣。若发汗则徒伤其表，温针则更益其热，下之则热且内陷，变证随出，皆非正治暑湿之法也。【此节言中暑之病状，并以汗下温针为戒，欲人知以下二节之治法也。程林曰：《内经》云：先夏至为病温，后夏至为病暑。又曰热病者皆伤寒之类也，以其太阳受病，与伤寒相似，亦令发热身重而疼痛也。经曰：寒伤形，暑伤气，气伤则气消而脉虚弱，所以弦细芤迟也。小便已毛耸者，阳气内陷，不能卫外，手足亦逆冷也。劳动则扰乎阳，故热盛则口开，口开则前板齿燥也。发汗虚其阳，则恶寒甚；温针动火邪，则发热甚；下之亡津液，则淋甚也。】

太阳中热者，暍是也。汗出恶寒，身热而渴，白虎加人参汤主之。

中热亦即中暑，暍即暑之气也。恶寒者，热气入则皮肤缓，腠理开，开则洒然寒，与伤寒恶寒者不同。发热汗出而渴，表里热炽，胃阴待涸，求救于水，故与白虎加人参以清热生阴，为中暑而无湿者之法也。【此节言中暑无湿者之治法。李彣曰：热伤气，气泄则汗出，气虚则恶寒，热蒸肌腠则身热，热伤津液则作渴，此恶寒身热与伤寒相类。然所异者，伤寒初起，无汗不渴；中暍初起，即汗出而渴也。】

白虎加人参汤方

知母六两　石膏一斤，碎，绵裹　甘草二两，炙　粳米六合　人参三两

上五味，以水一斗，煮米熟汤成，去滓，温服一升，日三服。

太阳中暍，身热疼重而脉微弱，此以夏月伤冷水，水行皮中所致也，一物瓜蒂汤主之。

暑之中人也，阴虚而多火者，暑即寓于火之中，为汗出而烦渴；阳虚而多湿者，暑即伏于湿之内，为身热而疼重。故暑病恒以湿为病，而治湿即所以治暑。瓜蒂苦寒，能吐能下，去身面四肢水气，水去而暑无所依，将不治而自解矣。此治中暑兼湿者之法也。【此节言中暑兼湿者之治法。周扬俊[①]曰：无形之热，伤其肺金，则用白虎加人参汤；有形之水，伤其肺金，则用瓜蒂汤，各有所主也。李彣曰：中暍形在表，故身热；伤冷水，故身疼。中暑伤气，气虚故脉微弱也。瓜蒂治身面四肢浮肿，散皮肤中水气，苦以泄之也。】

瓜蒂汤方

瓜蒂二十个

上剉，以水一斗，煮取五合，去滓，顿服。

---

① 周扬俊：字禹载，苏州府（今江苏苏州）人，清代医家。撰《伤寒论三注》，又补注《金匮方论衍义》而成《金匮玉函经二注》。

百合狐惑阴阳毒病证治第三

论曰：百合病者，百脉一宗，悉致其病也。意欲食复不能食，常默然，欲卧不能卧，欲行不能行，饮食或有美时，或有不用闻食臭时，如寒无寒，如热无热，口苦，小便赤，诸药不能治，得药则剧吐利，如有神灵者，身形如和，其脉微数。每溺时头痛者，六十日乃愈；若溺时头不痛，淅淅然者，四十日愈；若溺快然，但头眩者，二十日愈。其证或未病而预见，或病四五日而出，或二十日，或一月微见者，各随证治之。

百脉一宗者，分之则为百脉，合之则为一宗。悉致其病，则无之非病矣。然详其证，意欲食矣，而复不能食；常默然静矣，而又躁不得卧；饮食或有时美矣，而复有不用闻食臭时；如有寒如有热矣，而又不见为寒不见为热；诸药不能治，得药则剧吐利矣，而又身形如和。全是恍惚去来，不可为凭之象。惟口苦、小便赤、脉微数，则其常也。所以者何？热邪散漫，未统于经，其气游走无定，故其病亦去来无定。而病之所以为热者，则征于脉，见于口与便，有不可掩然者矣。夫膀胱者，太阳之府，其脉上至巅顶，而外行皮肤。溺时头痛者，太阳乍虚，而热气乘之也；淅然快然，则递减矣。夫乍虚之气，溺已即复，而热淫之气，得阴乃解。故其甚者，必六十日之久，诸阴尽集，而后邪退而愈。其次四十日，又其次二十日，热差减者，愈差速也。此病多于伤寒热病前后见之。其未病而预见者，热气先动也。其病后四五日，或二十日，或一月见者，遗热不去也。各随其证以治，具如下文。【此节总论百合病之形证。李彣曰：《活人书》云：伤寒大病后，血气未得平复，变成百合病。由百脉一宗悉致其病观之，当是心肺二经之病也，如行卧饮食寒热等证，皆有莫可形容之状。在《内经》解㑊病似之。观篇中有如神灵者，岂非以心藏神，肺藏魄，人生神魄失守，斯有恍惚错妄之情乎。】

百合病，发汗后者，百合知母汤主之。

人之有百脉，犹地之有众水也，众水朝宗于海，百脉朝宗于肺，故百脉不可治，而可治其肺。百合味甘平微苦，色白入肺，治邪气，补虚清热，故诸方悉以之为主，而随证加药治之，用知母者，以发汗伤津液故也。【此节言百合病误汗后之治法。】

百合知母汤方

百合七枚　知母三两

上先以水洗百合，渍一宿，当白沫出，去其水，别以泉水二升，煎取一升，去滓；别以泉水二升，煎知母取一升；后合煎取一升五合，分温再服。

百合病，下之后者，百合滑石代赭汤主之。

百合病不可下而下之，必伤其里，乃复以滑石、代赭者，盖欲因下药之势，而抑之使下，导之使出，亦在下者引而竭之之意也。【此节言百合病误下后之治法。】

百合滑石代赭汤方

百合七八枚[①]，擘　滑石三两，碎，绵裹　代赭石如弹丸大一枚，碎，绵裹

上先煎百合如前法，别以泉水二升，煎滑石、代赭，取一升，去滓，后合和重煎，取一升五合，分温再服。

百合病，吐之后者，百合鸡子汤主之。

《本草》：鸡子安五脏，治热疾。吐

---

① 枚：原脱，据体例补。

后脏气伤而病不去，用之不特安内，亦且攘外也。【此节言百合病误吐后之治法。】

百合鸡子汤方

百合七枚，擘　鸡子黄一枚

上先煎百合如前法了，内鸡子黄搅匀，煎五分，温服。

百合病，不经吐、下、发汗，病形如初者，百合地黄汤主之。

此则百合病正治之法也。盖肺主行身之阳，肾主行身之阴。百合色白入肺，而清气中之热；地黄色黑入肾，而除血中之热。气血既治，百脉俱清，虽有邪气，亦必自下。服后大便如漆，则热除之验也。《外台》云：大便当出黑沫。【此节言百合病未经吐下发汗前之治法。】

百合地黄汤方

百合七枚，擘　生地黄汁一升

上先煎百合如前法了，内地黄汁，煎取一升五合，温，分再服。中病勿更服。大便当如漆。

百合病，一月不解，变成渴者，百合洗方主之。

病久不解而变成渴，邪热留聚在肺也。单用百合渍水外洗者，以皮毛为肺之合，其气相通故也。洗已食煮饼。按，《外台》云：洗身讫，食白汤饼，今馎饦也。《本草》：粳米、小麦并除热止渴，勿以咸豉者，恐咸味耗水而增渴也。【此节言百合病变成渴者之治法。】

百合洗方

百合一升，以水一斗，渍之一宿，以洗身。洗已食煮饼，勿以咸豉也。

百合病，渴不差者，栝楼牡蛎散主之。【此节承上文来，言用洗方而渴不差者之治法。】

病变成渴，与百合洗方而不差者，热盛而津伤也。栝楼根苦寒，生津止渴，牡蛎咸寒，引热下行，不使上烁也。

栝楼牡蛎散方

栝楼根　牡蛎熬，等分

上为细末，饮服方寸匕，日三服。

百合病，变发热者，百合滑石散主之。

病变发热者，邪聚于里而见于外也。滑石甘寒，能除六腑之热。得微利，则里热除而表热自退。【此节言百合病变发热者之治法。】

百合滑石散方

百合一两，炙　滑石三两

上为散，饮服方寸匕，日三服。当微利者，止服，热则除。

百合病，见于阴者，以阳法救之；见于阳者，以阴法救之。见阳攻阴，复发其汗，此为逆；见阴攻阳，乃复下之。此亦为逆。

病见于阴，甚必及阳；病见于阳，穷必归阴。以法救之者，养其阳以救阴之偏，则阴以平而阳不伤；补其阴以救阳之过，则阳以和而阴不敝。《内经》用阴和阳，用阳和阴之道也。若见阳之病而攻其阴，则并伤其阴矣，乃复发汗，是重伤其阳也，故为逆；见阴之病而攻其阳，则并伤其阳矣，乃复下之，是重竭其阴也，故亦为逆。以百合为邪少虚多之证，故不可直攻其病，亦不可误攻其无病，如此。【此节言百合病有阴阳之辨。徐彬曰：《内经》所谓用阴和阳，用阳和阴，即是此义。故诸治法皆以百合为主，至病见于阳，加一二味以和其阴；病见于阴，加一二味以和其阳。沈明宗[1]曰：此治百合病之总要法也。微邪伏于荣卫，流行而病表

---

① 沈明宗：字目南，号秋湄，槜李（今浙江嘉兴县）人，清代医家。撰有《伤寒六经纂注》《金匮要略编注》（又名《张仲景金匮要略》）。

里，当分阴阳以施救治可也。】

狐惑之为病，状如伤寒，默默欲眠，目不得闭，卧起不安。蚀于喉为惑，蚀于阴为狐。不欲饮食，恶闻食臭，其面目乍赤、乍黑、乍白。蚀于上部则声嗄，甘草泻心汤主之；蚀于下部则咽干，苦参汤洗之；蚀于肛者，雄黄熏之。

狐惑，虫病，即巢氏所谓䘌病也。默默欲眠，目不得闭，卧起不安，其躁扰之象，有似伤寒少阴热证，而实为䘌之乱其心也。不欲饮食，恶闻食臭，有似伤寒阳明实证，而实为虫之扰其胃也。其面目乍赤、乍黑、乍白者，虫之上下聚散无时，故其色变更不一，甚者脉亦大小无定也。盖虽虫病，而能使人惑乱而狐疑，故名曰狐惑。徐氏曰：蚀于喉为惑，谓热淫于上，如惑乱之气感而生蜮[①]。蚀于阴为狐，谓热淫于下，柔害而幽隐，如狐性之阴也，亦通。蚀于上部，即蚀于喉之谓，故声嗄。蚀于下部，即蚀于阴之谓，阴内属于肝，而咽门为肝胆之候出《千金》，病自下而冲上，则咽干也。至生虫之由，则赵氏所谓湿热停久，蒸腐气血而成瘀浊，于是风化所腐而成虫者当矣。甘草泻心，不特使中气运而湿热自化，抑亦苦辛杂用，足胜杀虫之任。其苦参、雄黄则皆清燥杀虫之品，洗之熏之，就其近而治之耳。【此节言狐惑之病状及其内外治法。程林曰：《灵枢经》云虫动则令悗心，是以有卧起不安等项也。李彣曰：喉、肛与前阴，皆关窍所通津液滋润之处，故虫每蚀于此。】

甘草泻心汤方

甘草四两，炙　黄芩　干姜　人参各三两　半夏半升　黄连一两　大枣十二枚

上七味，以水一斗，煮取六升，去滓，再煎取三升，温服一升，日三服。

苦参汤方

苦参一升，以水一斗，煎取七升，去滓，熏洗，日三。

雄黄熏法

雄黄一味为末，筒瓦二枚合之，烧，向肛熏之。

病者脉数，无热，微烦，默默但欲卧，汗出。初得之三四日，目赤如鸠眼，七八日，目四眦黑。若能食者，脓已成也，赤豆当归散主之。

脉数微烦，默默但欲卧，热盛于里也；无热汗出，病不在表也；三四日目赤如鸠眼者，肝脏血中之热随经上注于目也。经热如此，脏热可知，其为蓄热不去，将成痈肿无疑。至七八日目四眦黑，赤色极而变黑，则痈尤甚矣。夫肝与胃，互为胜负者也，肝方有热。势必以其热侵及于胃，而肝既成痈，胃即以其热并之于肝，故曰：若能食者，知脓已成也。且脓成则毒化，毒化则不特胃和而肝亦和矣。赤豆、当归乃排脓血除湿热之良剂也。

再按此一条，注家有目为狐惑病者，有目为阴阳毒者，要之亦是湿热蕴毒之病，其不腐而为虫者，则积而为痈。不发于身面者，则发于肠脏，亦病机自然之势也。仲景意谓与狐惑阴阳毒同源而异流者，故特论列于此欤？【此节所言，与狐惑病相似，故注家即以狐惑病目之。李彣曰：经云脉数不止而热不解，则生恶疮。今脓成何处，大率在喉与阴肛，盖积热生虫，亦积热成脓，是亦恶疮之类也。】

赤豆当归散方

赤小豆三升，浸令芽出，曝干　当归十分

上二味，杵为散，浆水服方寸匕。日

---

① 蜮（yù，玉）：传说中一种在水里暗中害人的怪物，口含沙粒射人或人的影子，被射中的人就要生疮，被射中影子的也要生病。

三服。

阳毒之为病，面赤斑斑如锦纹，咽喉痛，吐脓血。五日可治，七日不可治。升麻鳖甲汤主之。

阴毒之为病，面目青，身痛如被杖，咽喉痛。五日可治，七日不可治，升麻鳖甲汤去雄黄、蜀椒主之。

毒者，邪气蕴蓄不解之谓。阳毒非必极热，阴毒非必极寒，邪在阳者为阳毒，邪在阴者为阴毒也。而此所谓阴阳者，亦非脏腑气血之谓，但以面赤斑斑如锦纹，喉咽痛，唾脓血，其邪着而在表者谓之阳。面目青，身痛如被杖，咽喉痛，不唾脓血，其邪隐而在表之里者谓之阴耳。故皆得用辛温升散之品，以发其蕴蓄不解之邪，而亦并用甘润咸寒之味，以安其邪气经扰之阴。五日邪气尚浅，发之犹易，故可治；七日邪气已深，发之则难，故不可治。其蜀椒、雄黄二物，阳毒用之者，以阳从阳，欲其速散也；阴毒去之者，恐阴邪不可劫，而阴气反受损也。【此节分详阳毒、阴毒之病状及其治法。按仲景所论阴毒、阳毒，非阴寒极、阳热极之谓也。此二证即今世俗所谓痧症是也。李彣曰：赵献可云此阴阳二毒，是感天地疫疠非常之气，沿家传染，所谓时疫症也。观方内老小再服可见。】

升麻鳖甲汤方

升麻　当归　甘草各二两　蜀椒炒去汗，一两　鳖甲手指大一片，炙　雄黄半两，研

上六味，以水四升，煮取一升，顿服之，老小再服取汗。《肘后》《千金方》阳毒用升麻汤，无鳖甲，有桂。阴毒用甘草汤，无雄黄。

疟病脉证并治第四

师曰：疟脉自弦，弦数者多热，弦迟者多寒。弦小紧者下之差，弦迟者可温之，弦紧者可发汗、针灸也，浮大者可吐之，弦数者风发也，以饮食消息止之。

疟者少阳之邪，弦者少阳之脉，有是邪，则有是脉也。然疟之舍，固在半表半里之间，而疟之气，则有偏多偏少之异。故其病有热多者，有寒多者，有里多而可下者，有表多而可汗、可吐者，有风从热出，而不可以药散者，当各随其脉而施治也。徐氏曰：脉大者为阳，小者为阴，紧虽寒脉，小紧则内入而为阴矣。阴不可从表散，故曰下之愈。迟既为寒，温之无疑。弦紧不沉，为寒脉而非阴脉，非阴故可发汗、针灸也。疟脉概弦，而忽浮大，知邪在高分，高者引而越之，故可吐。喻氏曰：仲景既云弦数者多热矣，而复申一义云，弦数者风发，见多热不已，必至于极热，热极则生风，风生则肝木侮土而传其热于胃，坐耗津液，此非可徒求之药，须以饮食消息，止其炽热，即梨汁、蔗浆，生津止渴之属，正《内经》风淫于内，治以甘寒之旨也。【此节总论诸疟之治法。徐彬曰：自者谓感有风寒而脉惟自弦也，于是脉既有一定之象，而兼数为热，兼迟为寒，此其大纲也。周扬俊曰：人之疟证由外邪之入，每伏于半表半里，入而与阴争则寒，出而与阳争则热，故寒热往来主少阳，谓兼他经证则有之，谓全不涉少阳，则无是理也。】

病疟以月，一日发，当十五日愈，设不差，当月尽解。如其不差，当云何？师曰：此结为癥瘕，名曰疟母，急治之，宜鳖甲煎丸。

天气十五日一更，人之气亦十五日一更，气更则邪当解也。否则三十日天人之气再更，而邪自不能留矣。设更不愈，其邪必假血依痰，结为癥瘕，僻处胁下，将成负固不服之势，故宜急治。鳖甲煎丸，

行气逐血之药颇多，而不嫌其峻，一日三服，不嫌其急，所谓乘其未集而击之也。【此节言疟母之治法。程林曰：五日为一候，三候为一气，一气十五日也。夫人受气于天，气节更移，荣卫亦因之以易也。】

鳖甲煎丸方

鳖甲十二分，炙 乌扇三分，烧，即射干 黄芩三分 柴胡六分 鼠妇三分，熬 干姜 大黄 桂枝 石韦去毛 厚朴 紫葳即凌霄 半夏 阿胶 芍药 牡丹 䗪虫各五分 葶苈 人参各一分 瞿麦二分 蜂窠四分，炙 赤硝十二分 蜣螂六分，熬 桃仁二分

上二十三味，为末，取煅灶下灰一斗，清酒一斛五升，浸灰，俟酒尽一半，着鳖甲于中，煮令泛烂如胶漆，绞取汁，内诸药，煎为丸，如梧子大，空心服七丸，日三服。《千金方》用鳖甲十二片，又有海藻三分，大戟一分，无鼠妇、赤硝二味。

师曰：阴气孤绝，阳气独发，则热而少气烦冤，手足热而欲呕，名曰瘅疟。若但热不寒者，邪气内藏于心，外舍分肉之间，令人消烁肌肉。

此与《内经》论瘅疟文大同。夫阴气虚者，阳气必发，发则足以伤气而耗神，故少气烦冤也。四肢者，诸阳之本，阳盛则手足热也。欲呕者，热干胃也。邪气内藏于心者，瘅为阳邪，心为阳脏，以阳从阳，故邪外舍分肉，而其气则内通于心脏也。消烁肌肉者，肌肉为阴，阳极则阴消也。【此节言瘅疟之病象。当从《内经》中参详之。但热不寒者谓之瘅疟，此为新感证。】

温疟者，其脉如平，身无寒但热，骨节烦疼，时呕，白虎加桂枝汤主之。

此与《内经》论温疟文不同，《内经》言其因，此详其脉与证也。瘅疟、温疟，俱无寒但热，俱呕，而其因不同。瘅疟者，肺素有热，而加外感，为表寒里热之证，缘阴气内虚，不能与阳相争，故不作寒也。温疟者，邪气内藏肾中，至春夏而始发，为伏气外出之证，寒蓄久而变热，故亦不作寒也。脉如平者，病非乍感，故脉如其平时也。骨节烦疼，时呕者，热从肾出，外舍于其合，而上并于阳明也。白虎甘寒除热，桂枝则因其势而达之耳。【此节言温疟之病象及其治法。无寒但热者，谓之温疟。此为伏气外出之。】

白虎加桂枝汤方

知母六两 石膏一斤 甘草二两，炙 粳米二合 桂枝三两

上五味，以水一斗，煮米熟汤成，去滓，温服一升，日三。

疟多寒者，名曰牡疟，蜀漆散主之。

疟多寒者，非真寒也。阳气为痰饮所遏，不得外出肌表，而但内伏心间。心，牡脏也，故名牡疟。蜀漆能吐疟痰，痰去则阳伸而寒愈，取云母、龙骨者，以蜀漆上越之猛，恐并动心中之神与气也。

蜀漆散方

蜀漆烧去腥 云母烧二日夜 龙骨等分

上三味，杵为散，未发前以浆水服半钱匕。

附《外台秘要》三方

牡蛎汤方

牡蛎 麻黄各四两 甘草二两 蜀漆三两

上四味，以水八升，先煮蜀漆、麻黄，去上沫，得六升，内诸药，煮取二升，温服一升。若吐则勿更服。

按此系宋孙奇等所附，盖亦蜀漆散之意，而外攻之力较猛矣。赵氏云：牡蛎软坚消结，麻黄非独散寒，且可发越阳气，使通于外，结散阳通，其病自愈。【此节

言牡疟之治法。牡疟亦作牝疟。李彣曰：牝疟证多阴寒，治宜助阳温散为主。】

柴胡去半夏加栝楼根汤方

治疟病发渴者，亦治劳疟。

柴胡八两 人参 黄芩 甘草各三两 栝楼根四两 生姜二两 大枣十二枚

上七味，以水一斗二升，煮取六升，去滓，再煎，取三升，温服一升。日二服。

柴胡桂姜汤方 治疟。寒多微有热，或但寒不热，服一剂如神。

柴胡半斤 桂枝三两 干姜二两 栝楼根四两 黄芩三两 甘草二两，炙 牡蛎二两，熬

上七味，以水一斗，煮取六升，去滓，再煎，取三升，温服一升，日三。初服微烦，复服汗出便愈。

赵氏曰：此与牡疟相类而实非，牡疟邪客心下，此风寒湿痹于肌表。肌表既痹，阳气不得通于外，遂郁伏于荣血之中。阳气化热，血滞成瘀，着于其处，遇卫气行阳二十五度及之，则病作。其邪之入营者，既无外出之势，而营之素痹者，亦不出而与阳争，故少热或无热也。是用柴胡为君，发其郁伏之阳，黄芩为佐，清其半里之热，桂枝、干姜，所以通肌表之痹，栝楼根、牡蛎，除留热，消瘀血，甘草和诸药，调阴阳也。得汗则痹邪散，血热行，而病愈矣。

中风历节病脉证并治第五

夫风之为病，当半身不遂，或但臂不遂者，此为痹。脉微而数，中风使然。

风彻于上下，故半身不遂，痹闭于一处，故但臂不遂。以此见风重而痹轻，风动而痹着也。风从虚入，故脉微；风发而成热，故脉数。曰中风使然者，谓痹病亦是风病，但以在阳者为风，而在阴者则为痹耳。【此节言中风与痹证之有别。沈明宗曰：此分中风与痹也。风之为病，非伤于卫，即侵于荣，故当半身不遂，谓半身之气伤而不用也。若但臂不遂，此为痹。痹者闭也，谓一节之气闭而不仁也。于是诊之，于脉必微而数；微者，阳之微也；数者，风之数也。此中风使然，谓风乘虚入而后使半身不遂也。】

寸口脉浮而紧，紧则为寒，浮则为虚，寒虚相搏，邪在皮肤。浮者血虚，络脉空虚，贼邪不泻，或左或右，邪气反缓，正气即急，正气引邪，㖞僻不遂。邪在于络，肌肤不仁。邪在于经，即重不胜邪入于腑，即不识人；邪入于脏，舌即难言，口吐涎。

寒虚相搏者，正不足而邪乘之，为风寒初感之诊也。浮为血虚者，气行脉外而血行脉中，脉浮者沉不足，为血虚也。血虚则无以充灌皮肤，而络脉空虚，并无以捍御外气，而贼邪不泻，由是或左或右，随其空处而留着矣。邪气反缓，正气即急者，受邪之处，筋脉不用而缓，无邪之处，正气独治而急，缓者为急者所引，则口目为僻，而肢体不遂，是以左㖞者邪反在右，右㖞者邪反在左。然或左或右，则有邪正缓急之殊，而为表为里，亦有经络脏腑之别。经云：经脉为里，支而横者为络，络之小者为孙。是则络浅而经深，络小而经大，故络邪病于肌肤，而经邪病连筋骨，甚而入腑，又甚而入脏，则邪递深矣。盖神藏于脏而通于腑，腑病则神窒于内，故不识人。诸阴皆连舌本，脏气厥不至舌下，则机息于上，故舌难言而涎自出也。【此节言虚邪贼风之为病，有经络脏腑深浅之别。】

侯氏黑散 治大风四肢烦重，心中恶寒不足者。

菊花四十分 白术 防风各十分 桔梗

八分　黄芩五分　细辛　干姜　人参　茯苓　当归　川芎　牡蛎　矾石　桂枝各三分

上十四味，杵为散，酒服方寸匕，日一服，初服二十日，温酒调服，禁一切鱼肉大蒜，常宜冷食，六十日止，即药积腹中不下也，热食即下矣，冷食自能助药力。

此方亦孙奇等所附，而祛风、除热、补虚、下痰之法具备。以为中风之病，莫不由是数者所致云尔，学者得其意，毋泥其迹可也。

寸口脉迟而缓，迟则为寒，缓则为虚。营缓则为亡血，卫缓则为中风。邪气中经，则身痒而瘾疹。心气不足，邪气入中，则胸满而短气。

迟者行之不及，缓者至而无力，不及为寒，而无力为虚也。沉而缓者为营不足，浮而缓者为卫中风，卫在表而营在里也。经不足而风入之，血为风动，则身痒而瘾疹。心不足而风中之，阳用不布，则胸满而短气，经行肌行，而心处胸间也。【此节言营卫虚邪之为病。营血不足，卫气失守，风邪遂乘虚而中之。在表犹浅，入里则深。】

风引汤　除热瘫痫。

大黄　干姜　龙骨各四两　桂枝三两　甘草　牡蛎各二两　寒水石　滑石　赤石脂　白石脂　紫石英　石膏各六两

上十二味，杵粗筛，以韦①囊盛之，取三指撮，井花水三升，煮三沸，温服一升。治大人风引，少小惊痫瘈疭，日数发，医所不疗。除热方。巢氏云：脚气宜风引汤。

此下热清热之剂，孙奇以为中风多以热起，故特附于此欤。中有姜桂石脂龙蛎者，盖以涩驭泄，以热监寒也。然亦猛剂，用者审之。

防己地黄汤　治病如狂状，妄行，独语不休，无热，其脉浮。

防己　甘草各一分　桂枝　防风各三分

上四味，以酒一杯，渍之，绞取汁。生地黄二斤，㕮咀，蒸之如斗米饭久，以铜器盛药汁，更绞地黄汁，和，分再服。

狂走谵语，身热脉大者，属阳明也，此无寒热，其脉浮者，乃血虚生热，邪并于阳而然。桂枝、防风、防已、甘草，酒浸取汁，用是轻清，归之于阳，以散其邪，用生地黄之甘寒，熟蒸使归于阴，以养血除热。盖药生则散表，熟则补衰，此煎煮法，亦表里法也。赵氏

头风摩散

大附子一枚　盐等分

上二味为散，沐了，以方寸匕，摩疾上，令药力行。

寸口脉沉而弱，沉即主骨，弱即主筋，沉即为肾，弱即为肝。汗出入水中，如水伤心，历节痛，黄汗出，故曰历节。

此为肝肾先虚，而心阳复郁，为历节黄汗之本也。心气化液为汗，汗出入水中，水寒之气从汗孔入侵心脏，外水内火，郁为湿热，汗液则黄，浸淫筋骨，历节乃痛。历节者，遇节皆痛也。盖非肝肾先虚，则虽得水气，未必便入筋骨，非水湿内侵，则肝肾虽虚，未必便成历节。仲景欲举其标，而先究其本，以为历节多从虚得之也。

按后《水气篇》中云：黄汗之病，以汗出入水中浴，水从汗孔入得之。合观二条，知历节、黄汗，为同源异流之病。其瘀郁上焦者，则为黄汗，其并伤筋骨者，则为历节也。【此节言历节痛风证。赵良曰：肾主水，骨与之合，故脉沉者病在骨也；肝藏血，筋与之合，血虚则脉

① 韦：经去毛加工制成的柔皮。

弱，故病在筋也；心主汗，汗出入水，其汗为水所阻，水汗相搏，聚以成湿，久变为热，湿热相蒸，是以历节发出黄汗也。】

趺阳脉浮而滑，滑则谷气实，浮则汗自出。少阴脉浮而弱，弱则血不足，浮则为风，风血相搏，即疼痛如掣。盛人脉涩小，短气，自汗出，历节疼，不可屈伸，此皆饮酒汗出当风所致。

趺阳脉浮者风也，脉滑者谷气盛也。汗生于谷，而风性善泄，故汗自出。风血相搏者，少阴血虚而风复扰之，为疼痛如掣也。趺阳、少阴二条合看，知阳明谷气盛者，风入必与汗偕出；少阴血不足者，风入遂着而成病也。盛人脉涩小短气者，形盛于外，而气歉于内也。自汗出，湿复胜也。缘酒客湿本内积，而汗出当风，则湿复外郁，内外相召，流入关节，故历节痛不可屈伸也。合三条观之，汗出入水者，热为湿郁也，风血相搏者，血为风动也，饮酒汗出当风者，风湿相合也。历节病因，有是三者不同，其为从虚所得则一也。【此三节，一为湿蒸内热，一为血虚风动，一为风湿相合，皆黄汗历节之病因也。谷气者，胃气也。胃热郁蒸而为汗，其甚者则黄汗出矣。李彣曰：风在血中，则慓悍劲切，无所不至，为风血相搏。盖血主营养筋骨者也，若风以燥之，则血愈耗而筋骨失其所养，故疼痛若掣。昔人曰：治风先养血，血生风自灭，以其治也。徐彬曰：盛人，肥人也。肥人湿多，脉得涩小，此痹象也。于是气为湿所搏而短，因风作使而自汗，气血为邪所痹，而疼痛不可屈伸。然肥人故多湿，何以脉骤涩小，岂非酒湿困之乎？何以疼痛有加而汗出不已？岂非湿而挟风乎？脉证不同，因风则一，故曰此皆饮酒汗出当风所致。】

诸肢节疼痛，身体尫羸，脚肿如脱，头眩短气，温温欲吐，桂枝芍药知母汤主之。

诸肢节疼痛，即历节也。身体尫羸，脚肿如脱，形气不足，而湿热下甚也。头眩短气，温温欲吐，湿热且从下而上冲矣，与脚气冲心之候颇同。桂枝、麻黄、防风散湿于表，芍药、知母、甘草，除热于中，白术、附子，驱湿于下，而用生姜最多，以止呕降逆，为湿热外伤肢节，而复上冲心胃之治法也。【此节言历节痛之病状及其治法。李彣曰：此历节病由气血两虚而致者也。风湿相搏，四肢节节皆痛，即历节病也。身体尫羸，邪胜正衰也；脚肿如脱，气绝于下也；头眩短气，气虚于上也；温温欲吐，气逆于中也。此三焦气血两虚，故是汤主祛风湿而温气血。】

桂枝芍药知母汤方

桂枝四两　芍药三两　甘草　麻黄　附子各二两　白术　知母　防风各四两　生姜五两

上九味，以水七升，煮取二升，温服七合，日三服。

味酸则伤筋，筋伤则缓，名曰泄。咸则伤骨，骨伤则痿，名曰枯。枯泄相搏，名曰断泄。营气不通，卫不独行，营卫俱微，三焦无所御，四属断绝，身体羸瘦，独足肿大，黄汗出，胫冷。假令发热，便为历节也。

此亦内伤肝肾，而由于滋味不节者也。枯泄相搏，即筋骨并伤之谓。曰断泄者，言其生产不续，而精神时越也。营不通因而卫不行者，病在阴而及于阳也。不通不行非壅而实，盖即营卫涸流之意。四属，四肢也。营卫者，水谷之气，三焦受气于水谷，而四肢禀气于三焦，故营卫微，则三焦无气而四属失养也。由是精微不化于上，而身体羸瘦，阴浊独注于下，而足肿胫冷黄汗出，此病类似历节黄汗，而实非水湿为病，所谓肝肾虽虚，未必便成历节者是也。而虚病不能发热，历节则未有不热者，故曰假令发热，便为历节。后《水气篇》中又云：黄汗之病，两胫自冷，假令发热，此属历节。盖即黄汗历节而又致其辨也。详见本文。【此节申言“寸口脉沉而弱”一节之义。沈明宗曰：《金匮》补示饮食内伤脾胃、心肺、肝肾致病，名曰历节。然出脉证，皆因饮酒湿壅内热而招外邪合病，谓饮酒汗出当风所致。即邪之所凑，其气必虚是矣，或外风而合内湿，外寒而合内湿，内寒而招外湿，内热而招外湿，此等关头，不可不晓。又当分别风寒湿气偏多偏少，而处发表、温中、行阳、补虚、散邪之法。故治此当与《灵》《素》《金匮》合看则备，若泛用成方，则非良工所为之事也。】

病历节不可屈伸，疼痛，乌头汤主之。

此治寒湿历节之正法也。寒湿之邪，非麻黄、乌头不能去，而病在筋节，又非如皮毛之邪，可一汗而散者，故以黄芪之补，白芍之收，甘草之缓，牵制二物，俾得深入而去留邪。如卫瓘监钟邓入蜀，使其成功而不及于乱，乃制方之要妙也。【此节言历节之正当治法，惟内热而招外湿者不可用。】

乌头汤　亦治脚气疼痛，不可屈伸。

麻黄　芍药　黄芪　甘草各三两，炙　乌头五枚，㕮咀，以蜜二升，煎取一升，即出乌头

上四味，以水三升，煮取一升，去滓，内蜜煎中，更煎之，服七合。不知，尽服之。

矾石汤　治脚气冲心。

矾石二两

上一味，以浆水一斗五升，煎三五沸，浸脚良。

脚气之病，湿伤于下，而气冲于上。矾石味酸涩，性燥，能却水收湿解毒，毒解湿收，上冲自止。

附方

古今录验续命汤　治中风痱，身体不能自收持，口不能言，冒昧不知痛处，或拘急不得转侧。

麻黄　桂枝　甘草　干姜　石膏　当归　人参各三两　杏仁四十粒　川芎一两五钱

上九味，以水一斗，煮取四升，温服一升，当小汗，薄覆脊，凭几坐，汗出则愈，不汗更服。无所禁，勿当风。并治但伏不得卧，咳逆上气，面目浮肿。

痱者，废也。精神不持，筋骨不用，非特邪气之扰，亦真气之衰也。麻黄、桂枝所以散邪；人参、当归所以养正；石膏合杏仁助散邪之力；甘草合干姜为复气之需。乃攻补兼行之法也。

千金三黄汤　治中风手足拘急，百节疼痛，烦热心乱，恶寒，经日不欲饮食。

麻黄五分　独活四分　细辛　黄芪各二分　黄芩三分

上五味，以水六升，煮取二升，分温三服，一服小汗出，二服大汗出。心热加大黄二分，满加枳实一枚，气逆加人参三分，悸加牡蛎三分，渴加栝楼根三分，先有寒加附子一枚。

近效术附汤　治风虚头重眩，苦极，不知食味，暖肌补中，益精气。

白术一两　附子一枚半，炮去皮　甘草一两，炙

上三味剉，每五钱匕，姜五片，枣一枚，水盏半，煎七分，去滓温服。

崔氏八味丸　治脚气上入少腹不仁。

熟地黄八两　山茱萸　山药各四两　泽泻　茯苓　牡丹皮各三两　桂附子各一两，炮

上八味，末之，炼蜜和丸梧子大，酒下十五丸，日再服。

肾之脉，起于足而入于腹，肾气不治，湿寒之气，随经上入，聚于少腹，为之不仁，是非驱湿散寒之剂所可治者，须以肾气丸补肾中之气，以为生阳化湿之用也。

千金越婢加术汤 治肉极热，则身体津脱，腠理开，汗大泄，历风气，下焦脚弱。

麻黄六两 石膏半斤 生姜三两 甘草二两 白术四两 大枣十五枚

上六味，以水六升，先煮麻黄，去上沫，内诸药，煮取三升，分温三服。恶风加附子一枚，炮。

血痹虚劳病脉证并治第六

问曰：血痹之病，以何得之？师曰：夫尊荣人，骨弱肌肤盛，重因疲劳汗出，卧不时动摇，加被微风，遂得之。但以脉自微涩，在寸口、关上小紧，宜针引阳气，令脉和紧去则愈。

阳气者，卫外而为固也。乃因疲劳汗出，而阳气一伤，卧不时动摇，而阳气再伤，于是风气虽微，得以直入血中而为痹。经云：邪入于阴则痹也。脉微为阳微，涩为血滞，紧则邪之征也。血中之邪，始以阳气伤而得入，终必得阳气通而后出。而痹之为病，血既以风入而痹于外，阳亦以血痹而止于中，故必针以引阳使出，阳出而邪去，邪去而脉紧乃和，血痹乃通，以是知血分受痹，不当独治其血矣。【此节言血痹之病象。周扬俊曰：天下惟尊崇人为形乐志苦，形乐故肌肤盛；志苦故骨弱。骨弱则不耐劳，肌盛则气不固，稍有劳困即汗出也。汗出而阳气虚，虽微风且得以袭之，则血为之痹，故一见脉微，则知其阳之不足；一见脉涩，则知其阴之多阻，此血痹之本脉也，而其邪入之处，则自形其小紧，小为正气拘抑之象，紧为寒邪入中之征，然仲景明言微风，何以反得寒脉也。盖邪随血脉上下，阻滞汁沫，未有不痛者，故痛为紧脉也，针以泄之，引阳外出，则邪去而正自伸也。】

血痹，阴阳俱微，寸口关上微，尺中小紧，外证身体不仁，如风痹状，黄芪桂枝五物汤主之。

阴阳俱微，该人迎、趺阳、太溪为言。寸口关上微，尺中小紧，即阳不足而阴为痹之象。不仁者，肌体顽痹，痛痒不觉，如风痹状，而实非风也。黄芪桂枝五物和荣之滞，助卫之行，亦针引阳气之意。以脉阴阳俱微，故不可针而可药，经所谓阴阳形气俱不足者，勿刺以针而调以甘药也。【此节言血痹衰弱之脉象，不宜针而宜药。故详言其治法，以调养荣卫为本。周扬俊曰：此申上条既痹之后，未能针引以愈，遂令寸口微者，今则阴阳俱微，且寸关俱微矣，且尺中小紧矣。夫小紧既见于尺，则邪之入也愈深而愈不得出，何也？正虚之处，便是容邪之处也。】

黄芪桂枝五物汤方

黄芪三两 芍药三两 桂枝三两 生姜六两 大枣十二枚

上五味，以水六升，煮取二升，温服七合，日三服。

夫男子平人，脉大为劳，脉极虚亦为劳。

阳气者，烦劳则张，故脉大。劳则气耗，故脉极虚。李氏曰：脉大非气盛也，重按必空濡。大者，劳脉之外暴者也；极虚者，劳脉之内衰者也。【此节总言虚劳之脉象。魏荔彤曰：夫男子平人脉大为劳，极虚亦为劳，脉大者邪气盛也，极虚者精气夺也。此二句揭虚劳之总，而未尝言其大在何脉，虚在何经，是在主治者随五劳七伤之故而谛审之也。】

男子面色薄，主渴及亡血，卒喘悸。脉浮者，里虚也。

渴者，热伤阴气，亡血者，不华于色。故面色薄者，知其渴及亡血也。李氏曰：劳者气血俱耗，气虚则喘，血虚则悸。卒者，猝然见此病也。脉浮为里虚，以劳则真阴失守，孤阳无根，气散于外，而精夺于内也。【此节言虚劳表里之象。李彣曰：此节以亡血为主。《内经》云：精明五色者，气之华也。又云：心之华在面，其充在血脉，劳则气耗火动，逼血妄行，必致亡血。盖血主濡之，血亡则精彩夺而面色薄，津液去而烦且渴矣。又劳者气血俱耗，肺主气，气虚则喘；心主血，血虚则悸，卒者猝然见此病也。】

男子脉虚沉弦，无寒热，短气里急，小便不利，面色白，时目瞑兼衄，少腹满，此为劳使之然。劳之为病，其脉浮大，手足烦，春夏剧，秋冬差，阴寒精自出，痠削不能行。男子脉浮弱而涩，为无子，精气清冷。

脉虚沉弦者，劳而伤阳也，故为短气里急，为小便不利，少腹满，为面色白，而其极则并伤其阴，而目瞑兼衄。目瞑，目不明也。脉浮者，劳而伤阴也，故为手足烦，为痠削不能行，为春夏剧而秋冬瘥，而其极则并伤其阳，而阴寒精自出，此阴阳互根，自然之道也。若脉浮弱而涩，则精气交亏而清冷不温，此得之天禀薄弱，故当无子。【上二节言虚劳之脉证，有伤阳、伤阴之别。末一节虽非虚劳，而精气清冷，亦由于本质之虚弱也，故连类及之。】

夫失精家，少腹弦急，阴头寒，目眩，发落，脉极虚芤迟，为清谷、亡血、失精。脉得诸芤动微紧，男子失精，女子梦交，桂枝龙骨牡蛎汤主之。

脉极虚芤迟者，精失而虚及其气也，故少腹弦急，阴头寒而目眩。脉得诸芤动微紧者，阴阳并乖而伤及其神与精也，故男子失精，女子梦交。沈氏所谓劳伤心气，火浮不敛，则为心肾不交，阳泛于上，精孤于下，火不摄水，不交自泄，故病失精。或精虚心相内浮，扰精而出，则成梦交者是也。徐氏曰：桂枝汤外证得之，能解肌去邪气，内证得之，能补虚调阴阳，加龙骨、牡蛎者，以失精梦交为神精间病，非此不足以收敛其浮越也。【此节言失精家之虚劳脉证。按《金鉴》云，此条亡血之下等句，与上文义不属，当另作一条。程林曰：肾主闭藏，肝主疏泄，失精则过于疏泄，故少腹弦急也。阴头为宗筋之所聚，真阳日虚故阴头寒也。目眩则精衰，发落则血竭，是以脉虚芤迟，虚主失精，芤主亡血，迟主下利清谷也。徐彬曰：失精之家，脉复不一，苟得诸芤动微紧，是男子以阴虚而挟火则失精，女子以阴虚而挟火则梦交，主以桂枝龙骨牡蛎汤者。盖阴虚之人，大概当助肾，故以桂枝芍药通阳固阴，甘草姜枣和中，龙骨牡蛎固精也。】

桂枝龙骨牡蛎汤方

桂枝　芍药　生姜各三两　甘草二两　大枣十二枚　龙骨　牡蛎各三两

上七味，以水七升，煮取三升，分温三服。

天雄散方

天雄三两，炮　白术八两　桂枝六两　龙骨三两

上四味，杵为散，酒服半钱匕，日三服，不知，稍增之。

按，此疑亦后人所附，为补阳摄阴之

用也。

男子平人，脉虚弱细微者，喜盗汗也。人年五六十，其病脉大者，痹侠背行，若肠鸣、马刀、侠瘿者，皆为劳得之。脉沉小迟，名脱气。其人疾行则喘喝，手足逆寒，腹满，甚则溏泄，食不消化也。脉弦而大，弦则为减，大则为芤，减则为寒，芤则为虚，虚寒相搏，此名为革。妇人则半产漏下，男子则亡血失精。

平人，不病之人也。脉虚弱细微，则阴阳俱不足矣。阳不足者不能固，阴不足者不能守，是其人必善盗汗。人年五六十，精气衰矣，而病脉反大者，是其人当有风气也。痹侠背行，痹之侠脊者，由阳气不足，而邪气从之也。若肠鸣、马刀、侠瘿者，阳气以劳而外张，火热以劳而上逆。阳外张，则寒动于中而为腹鸣，火上逆，则与痰相搏而为马刀、侠瘿。李氏曰：瘿生乳腋下曰马刀，又夹生颈之两旁者为侠瘿。侠者，挟也。马刀，蛎蛤之属，疮形似之，故名马刀。瘿，一作缨，发于结缨之处。二疮一在头，一在腋下，常相联络，故俗名疬串。脉沉小迟，皆阴象也。三者并见，阴盛而阳乃亡矣，故名脱气，其人疾行则喘喝者，气脱而不固也。由是外无气而手足逆冷，胃无气而腹满，脾无气而溏泄食不化，皆阳微气脱之证也。脉弦者阳不足，故为减为寒，脉大者阴不足，故为芤为虚，阴阳并虚，外强中干，此名为革，又变革也。妇人半产、漏下，男子亡血、失精，是皆失其产乳生育之常矣，故名曰革。【此四节均言虚劳之脉象及其证候。分之则有脉大脉小、阴虚阳虚之别，合之则皆为劳，故并列之。】

虚劳里急，悸，衄，腹中痛，梦失精，四肢痠疼，手足烦热，咽干，口燥，小建中汤主之。

此和阴阳调营卫之法也。夫人生之道，曰阴曰阳，阴阳和平，百疾不生。若阳病不能与阴和，则阴以其寒独行，为里急，为腹中痛，而实非阴之盛也。阴病不能与阳和，则阳以其热独行，为手足烦热，为咽干、口燥，而实非阳之炽也。昧者以寒攻热，以热攻寒，寒热内贼，其病益甚。惟以甘酸辛药，和合成剂，调之使和，则阳就于阴，而寒以温，阴就于阳，而热以和，医之所以贵，识其大要也，岂徒云寒可治热，热可治寒而已哉。或问：和阴阳调营卫是矣，而必以建中者，何也？曰：中者，脾胃也，营卫生成于水谷，而水谷转输于脾胃，故中气立，则营卫流行而不失其和。又中者，四运之轴，而阴阳之机也，故中气立，则阴阳相循，如环无端，而不极于偏。是方甘与辛合而生阳，酸得甘助而生阴，阴阳相生，中气自立，是故求阴阳之和者，必于中气，求中气之立者，必以建中也。【此节言虚劳之证候及其治法。合下六节，皆论虚劳各有所主之方。虚劳之证虽不一，而推究病原，均由阴阳不和，营卫失调所致。故用建中法以调和之。】

小建中汤方

桂枝三两　甘草二两　芍药六两　大枣十二枚　生姜三两　饴糖一升

上六味，以水七升，煮取三升，去滓，内胶饴，更上微火消解，温服一升，日三服。

虚劳里急，诸不足，黄芪建中汤主之。

里急者，里虚脉急，腹中当引痛也。诸不足者，阴阳诸脉，并俱不足，而眩、悸、喘喝、失精、亡血等证，相因而至也。急者缓之必以甘，不足者补之必以温，而充虚塞空，则黄芪尤有专长也。【此节承上文而言。魏荔彤曰：气虚甚加黄芪，津枯甚加人参，以治虚劳里急，非单指里急之谓也，乃虚劳诸不足腹痛之谓也，故名其汤为建中，正所以扶持其中气，使渐生阴阳达于营卫，布于肢体也。】

黄芪建中汤方　即小建中汤内加黄芪一两半，余依上法。气短、胸满者，加生姜；腹满者，去枣，加茯苓一两半；及疗肺虚损不足，补气，加半夏三两。

虚劳腰痛，少腹拘急，小便不利者，八味肾气丸主之。

下焦之分，少阴主之，少阴虽为阴脏，而中有元阳，所以温经脏，行阴阳，司开阖者也。虚劳之人，损伤少阴肾气，是以腰痛，少腹拘急，小便不利，程氏所谓肾间动气已损者是矣。八味肾气丸补阴之虚，可以生气，助阳之弱可以化水，乃补下治下之良剂也。【此节言肾经虚劳之证，法以补肾为主。程林曰：腰者肾之外候，肾虚则腰痛，肾与膀胱为表里，不得三焦之阳气以决渎，则小便不利而少腹拘急矣。与是方以益肾间之气，气强则便溺行而少腹拘急亦愈矣。】

八味肾气丸方见妇人杂病

虚劳诸不足，风气百疾，薯蓣丸主之。

虚劳证多有挟风气者，正不可独补其虚，亦不可着意去风气。仲景以参、地、芎、归、苓、术补其气血，胶、麦、姜、枣、甘、芍益其营卫，而以桔梗、杏仁、桂枝、防风、柴胡、白蔹、黄卷、神曲去风行气，其用薯蓣最多者，以其不寒不热，不燥不滑，兼擅补虚去风之长，故以为君，谓必得正气理而后风气可去耳。【此节言虚劳兼风气之证，并详治法。徐彬曰：虚劳不足证多有兼风者，正不可作急治风气，故仲景以四君、四物养其气血，麦冬、阿胶、干姜、大枣补其肺胃，而以桔梗、杏仁开提肺气，桂枝行阳，防风运脾，神曲开郁，黄卷宣肾，柴胡升少阳之气，白蔹化入荣之风，虽有风气，未尝专治之，谓正气运而风气自去也。然以薯蓣名丸者，取其不寒、不热、不燥、不滑，脾肾兼宜，故多用以为君，则诸药相助以为理耳。】

薯蓣丸方

薯蓣三十分　人参七分　白术六分　茯苓五分　甘草二十分　当归十分　干地黄十分　芍药六分　芎䓖六分　麦冬六分　阿胶七分　干姜三分　大枣百枚，为膏　桔梗五分　杏仁六分　桂枝十分　防风六分　神曲十分　豆黄卷十分　柴胡五分　白蔹二分

上二十一味，末之，炼蜜和丸如弹子大，空腹酒服一丸，一百丸为剂。

虚劳虚烦不得眠，酸枣仁汤主之。

人寤则魂寓于目，寐则魂藏于肝。虚劳之人，肝气不荣，则魂不得藏，魂不藏，故不得眠。酸枣仁补肝敛气，宜以为君。而魂既不归容，必有浊痰燥火乘间而袭其舍者，烦之所由作也，故以知母、甘草清热滋燥，茯苓、川芎行气除痰。皆所以求肝之治，而宅其魂也。【此节言肝经虚劳之治法。李彣曰：虚烦不得眠者，血虚生内热而阴气不敛也。《内经》云：气行于阳，阳气满不得入于阴，阴气虚故目不得暝，酸枣汤养血虚而敛阴气也。】

酸枣仁汤方

酸枣仁二升　甘草一两　知母　茯苓各二两　芎䓖一两

上五味，以水八升，煮酸枣仁得六升，内诸药，煮取三升，分温三服。

五劳虚极羸瘦，腹满不能饮食，食伤、忧伤、饮伤、房室伤、饥伤、劳伤、经络荣卫气伤，内有干血，肌肤甲错，两目暗黑；缓中补虚，大黄䗪虫丸主之。

虚劳症有挟外邪者，如上所谓风气百

疾是也。有挟瘀郁者，则此所谓五劳诸伤，内有干血者是也。夫风气不去，则足以贼正气而生长不荣；干血不去，则足以留新血而渗灌不周，故去之不可不早也。此方润以濡其干，虫以动其瘀，通以去其闭，而仍以地黄、芍药、甘草和养其虚，攻血而不专主于血，一如薯蓣丸之去风而不着意于风也。喻氏曰：此世俗所称干血劳之良治也。血瘀于内，手足脉相失者宜之，兼入琼玉膏补润之剂尤妙。【此节言干血劳之治法。程林曰：此条单指内有干血而言，夫人或因七情，或因饮食，或因房劳，皆令正气内伤，血脉凝积，致有干血积于中而尫羸见于外也。血积则不能以濡肌肤，故肌肤甲错，不能荣于目，则两目黯黑，与大黄䗪虫丸以下干血，则邪除正王矣。非大黄䗪虫丸能缓中补虚也。】

大黄䗪虫丸方

大黄十分蒸　黄芩二两　甘草三两　桃仁一升　杏仁一升　芍药四两　干地黄十两　干漆一两　虻虫一升　水蛭百枚　蛴螬百枚　䗪虫半升

上十二味，末之，炼蜜和丸，小豆大，酒服五丸，日三服。

附方

千金翼炙甘草汤　治虚劳不足，汗出而闷，脉结悸，行动如常，不出百日，危急者十一日死。

甘草四两，炙　桂枝　生姜各三两　麦冬半升　麻仁半升　人参　阿胶各二两　大枣三十枚　生地黄一斤

上九味，以酒七升，水八升，先煮八味，取三升，去滓，内胶消尽，温服一升，日三服。

脉结是荣气不行，悸则血亏而心无所养，营滞血亏，而更出汗，岂不立槁乎？故虽行动如常，断云不出百日，知其阴亡而阳绝也。人参、桂枝、甘草、生姜行身之阳，胶、麦、麻、地行身之阴，盖欲使阳得复行阴中而脉自复也。后人只喜用胶、地等而畏姜、桂，岂知阴凝燥气，非阳不能化耶。徐氏

肘后獭肝散　治冷劳，又主鬼疰一门相染。

獭肝一具，炙干末之，水服方寸匕，日三服。

肺痿肺痈咳嗽上气病脉证治第七

问曰：热在上焦者，因咳为肺痿。肺痿之病，从何得之？师曰：或从汗出，或从呕吐，或从消渴，小便利数，或从便难，又被快药下利，重亡津液，故得之。曰：寸口脉数，其人咳，口中反有浊唾涎沫者，何？师曰：为肺痿之病。若口中辟辟燥，咳即胸中隐隐痛，脉反滑数，此为肺痈，咳唾脓血。脉数虚者为肺痿，数实者为肺痈。

此设为问答，以辨肺痿、肺痈之异。热在上焦二句，见五脏风寒积聚篇，盖师有是语，而因之以为问也。汗出、呕吐、消渴、二便下多，皆足以亡津液而生燥热，肺虚且热，则为痿矣。口中反有浊唾涎沫者，肺中津液，为热所迫而上行也，或云肺既痿而不用，则饮食游溢之精气，不能分布诸经，而但上溢于口，亦通。口中辟辟燥者，魏氏以为肺痈之痰涎脓血，俱蕴蓄结聚于肺脏之内，故口中反干燥，而但辟辟作空响燥咳而已。然按下肺痈条亦云，其人咳，咽燥不渴，多唾浊沫，则肺痿、肺痈，二证多同，惟胸中痛，脉滑数，唾脓血，则肺痈所独也。比而论之，痿者萎也，如草木之萎而不荣，为津烁而肺焦也；痈者壅也，如土之壅而不通，为热聚而肺瘍也。故其脉有虚实不同，而其

数则一也。【此节辨明肺痿、肺痈之虚实不同。沈明宗曰：此肺痿、肺痈之辨也。心居上，肾水不足，心火刑金，为热在上焦，肺阴日消，气逆则咳，故致肺痿。然《本经》明其始病之因，或从病后阴虚过汗伤液，呕吐伤津消渴，血虚津竭，或利小便数而伤阴，或大便难，反被快下利而重亡津液，以致肺金枯燥，虚热熏蒸，故寸口脉数，其人咳嗽气弱不振，津液不布，化为浊唾涎沫而成肺痿。若口中辟辟然燥咳，即胸中隐隐痛者，乃风寒侵入肺中，凝滞荣血为痈，故脉滑数，而咳吐脓血。因无形虚热致痿，故脉数虚；因有形气血凝滞成痈，故脉数实。此明肺痈属实，肺痿属虚也。】

问曰：病咳逆，脉之，何以知此为肺痈？当有脓血，吐之则死，其脉何类？师曰：寸口脉微而数，微则为风，数则为热，微则汗出，数则恶寒。风中于卫，呼气不入，热过于营，吸而不出。风伤皮毛，热伤血脉。风舍于肺，其人则咳，口干喘满，咽燥不渴，多唾浊沫，时时振寒。热之所过，血为之凝滞，蓄结痈脓，吐如米粥。始萌可救，脓成则死。

此原肺痈之由，为风热蓄结不解也。凡言风脉多浮或缓，此云微者，风入营而增热，故脉不浮而反微，且与数俱见也。微则汗出者，气伤于热也，数则恶寒者，阴反在外也，呼气不入者，气得风而浮，利出而艰入也，吸而不出者，血得热而壅，气亦为之不伸也。肺热而壅，故口干而喘满，热在血中，故咽燥而不渴。且肺被热迫，而反以热化，为多唾浊沫，热盛于里，而外反无气，为时时振寒。由是热蓄不解，血凝不通，而痈脓成矣。吐如米粥，未必便是死证，至浸淫不已，肺叶腐败，则不可治矣，故曰始萌可救，脓成则死。【此节言肺痈之脉象及其证候。】

上气面浮肿，肩息，其脉浮大，不治，又加利尤甚。上气喘而躁者，此为肺胀，欲作风水，发汗则愈。

上气面浮肿，肩息，气但升而不降矣。脉复浮大，则阳有上越之机。脉偏盛者，偏绝也。又加下利，是阴从下脱矣，阴阳离决，故当不治。肩息，息摇肩也。上气喘而躁者，水性润下，风性上行，水为风激，气凑于肺，所谓激而行之，可使在山者也，故曰欲作风水。发汗令风去，则水复其润下之性矣，故愈。【此二节皆言肺气上逆，而有虚实之分，实者可治，虚者不可治，故并列之。徐彬曰：此言肺痈之治，元气备者为难治也。谓肺痈由风，风性上行，必先上气。若兼面浮肿肩息，气升不降也。又脉浮大，元气不能复敛，则补既不可，汗又不可，况内外皆逆气，非风之比，可尽汗泄乎？故云不治。加利则阳从上脱，阴从下脱，故曰尤甚。又曰：有邪者尚可治也。若上气但喘而躁，则喘为风之扇，躁为风之烦，其逆上之涎沫，将挟风势而为风水，今使先泄于肌表，水无风战，自然顺趋而从下，故曰可汗而愈。】

肺痿吐涎沫而不咳者，其人不渴，必遗尿，小便数，所以然者，以上虚不能制下故也。此为肺中冷，必眩，多涎唾，甘草干姜汤以温之。若服汤已渴者，属消渴。

此举肺痿之属虚冷者，以见病变之不同。盖肺为娇脏，热则气烁，故不用而痿；冷则气沮，故亦不用而痿也。遗尿、小便数者，肺金不用而气化无权，斯膀胱无制而津液不藏也。头眩、多涎唾者，经云上虚则眩，又云上焦有寒，其口多涎也。甘草、干姜，甘辛合用，为温肺复气之剂。服后病不去而加渴者，则属消渴，盖小便数而渴者为消，不渴者非下虚即肺

冷也。【此节言肺痿之属于寒者，以药温之，转化为热而成消渴，又当别作治法。】

甘草干姜汤方

甘草四两，炙 干姜二两，炮

上㕮咀，以水三升，煮取一升五合，去滓，分温再服。

咳而上气，喉中水鸡声，射干麻黄汤主之。

咳而上气，肺有邪，则气不降而反逆也。肺中寒饮，上入喉间，为呼吸之气所激，则作声如水鸡。射干、紫菀、款冬降逆气，麻黄、细辛、生姜发邪气，半夏消饮气，而以大枣安中，五味敛肺，恐劫散之药，并伤及其正气也。【此节不言肺痿，而言肺中有寒饮，气逆作声，当以温散为法。】

射干麻黄汤方

射干三两 麻黄 生姜各四两 细辛 紫菀 款冬花各三两 大枣七枚 半夏半升 五味半升

上九味，以水一斗二升，先煮麻黄两沸，去上沫，内诸药，煮取三升，分温三服。

咳逆上气，时时吐浊，但坐不得眠，皂荚丸主之。

浊，浊痰也。时时吐浊者，肺中之痰，随上气而时出也。然痰虽出而满不减，则其本有固而不拔之势，不迅而扫之，不去也。皂荚味辛入肺，除痰之力最猛，饮以枣膏，安其正也。【此节所言，是属痰饮证，并详治法。魏荔彤曰：咳逆上气，时时吐浊，但坐不得眠，则较重于喉中水鸡声者矣，声滞者挟外感之因，吐浊则内伤之故，但坐不得眠而肺痈之证将成矣。是上焦有热，痰血包裹结聚成患，不可不急为宣通其结聚，而后可津液徐生，枯干获润也，皂荚丸主之，此为预治肺痈，将成者主治也。】

皂荚丸方

皂荚八两，刮去皮，酥炙

上一味，末之，蜜丸梧子大，以枣膏和汤，服三丸，日三夜一服。

咳而脉浮者，厚朴麻黄汤主之。咳而脉沉者，泽漆汤主之。

此不详见证，而但以脉之浮沉为辨而异其治。按厚朴麻黄汤与小青龙加石膏汤大同，则散邪蠲饮之力居多。而厚朴辛温，亦能助表，小麦甘平，则同五味敛安正气者也。泽漆汤以泽漆为主，而以白前、黄芩、半夏佐之，则下趋之力较猛，虽生姜、桂枝之辛，亦只为下气降逆之用而已，不能发表也。仲景之意，盖以咳皆肺邪，而脉浮者气多居表，故驱之使从外出为易；脉沉者气多居里，故驱之使从下出为易，亦因势利导之法也。【此二节同为咳证。一属外邪，宜散之，一属内饮，宜逐之。】

厚朴麻黄汤方

厚朴五两 麻黄四两 石膏如鸡子大 杏仁半升 半夏六升 干姜 细辛各二两 小麦一升 五味半升

上九味，以水一斗二升，先煮小麦熟，去滓，内诸药，煮取三升，温服一升，日三服。

泽漆汤方

半夏半升 泽漆三升，以东流水五斗，煮取一斗五升 紫参 生姜 白前各五两 甘草 黄芩 人参 桂枝各三两

上九味，㕮咀，内泽漆汤中，煮取五升，温服五合，至夜尽。

火逆上气，咽喉不利，止逆下气，麦门冬汤主之。

火热挟饮致逆，为上气，为咽喉不利，与表寒挟饮上逆者悬殊矣。故以麦冬之寒治火逆，半夏之辛治饮气，人参、甘

草之甘以补益中气。盖从外来者，其气多实，故以攻发为急；从内生者，其气多虚，则以补养为主也。【此节言火气上逆之治法。喻昌曰：此胃中津液枯燥，虚火上炎之证。麦冬汤乃治本之良法也。】

麦门冬汤方

麦门冬七升　半夏一升　人参　甘草各二两　粳米三合　大枣十二枚

上六味，以水一斗二升，煮取六升，温服一升，日三夜一服。

肺痈喘不得卧，葶苈大枣泻肺汤主之。

肺痈喘不得卧，肺气被迫，亦已甚矣，故须峻药顿服，以逐其邪。葶苈苦寒，入肺泄气闭，加大枣甘温以和药力，亦犹皂荚丸之饮以枣膏也。【此节为肺痈急治之法。赵良曰：此治肺痈吃紧之方也。肺中生痈，不泻何待？恐日久痈脓已成，泻之无益，日久肺气已索，泻之转伤，乘其血结而脓未成，当急以泻之之法夺之。况喘不得卧，不亦甚乎。】

葶苈大枣泻肺汤方

葶苈熬令黄色，捣丸如鸡子大　大枣十二枚

上先以水三升，煮枣取二升，去枣，内葶苈，煮取一升，顿服。

咳而胸满，振寒脉数，咽干不渴，时出浊唾腥臭，久久吐脓如米粥者，为肺痈，桔梗汤主之。

此条见证，具如前第二条所云，乃肺痈之的证也。此病为风热所壅，故以苦梗开之，热聚则成毒，故以甘草解之。而甘倍于苦，其力似乎太缓，意者痈脓已成，正伤毒溃之时，有非峻剂所可排击者，故药不嫌轻耳，后附《外台》桔梗白散，治证与此正同，方中桔梗、贝母同用，而无甘草之甘缓，且有巴豆之毒热，似亦以毒攻毒之意。然非病盛气实，非峻药不能为功者，不可侥幸一试也，是在审其形之肥瘠与病之缓急而善其用焉。【此节为治肺痈之轻剂。高世栻曰：吐水如米粥，亦脓也。何以上文云脓成则死？若谓如米粥非脓，上文既曰蓄结痈脓吐如米粥？此又云吐脓如米粥，既吐脓矣，何有始萌脓成之别也？余曰：上文先咳逆而呼吸不利，后凝滞而血脉成脓，阴阳血气皆伤，故脓成则死。若上节言肺痈而气机不利，此节言肺痈而经络不和。病阳气者不病阴，病血脉者不伤阳，故可治也。】

桔梗汤方

桔梗一两　甘草三两

上以水三升，煮取一升，分温再服，则吐脓血也。

咳而上气，此为肺胀，其人喘，目如脱状，脉浮大者，越婢加半夏汤主之。

外邪内饮，填塞肺中，为胀，为喘，为咳而上气，越婢汤散邪之力多，而蠲饮之力少，故以半夏辅其未逮。不用小青龙者，以脉浮且大，病属阳热，故利辛寒，不利辛热也。目如脱状者，目睛胀突，如欲脱落之状，壅气使然也。【此节言表邪入肺作胀之证，故治法重在散邪。】

越婢加半夏汤方

麻黄六两　石膏半斤　生姜三两　大枣十五枚　甘草二两　半夏半升

上六味，以水六升，先煮麻黄，去上沫，内诸药，煮取三升，分温三服。

肺胀，咳而上气，烦躁而喘，脉浮者，心下有水，小青龙加石膏汤主之。

此亦外邪内饮相搏之证，而兼烦躁，则挟有热邪。麻、桂药中必用石膏，如大青龙之例也。又此条见证与上条颇同，而心下寒饮则非温药不能开而去之，故不用越婢加半夏，而用小青龙加石膏，温寒并进，水热俱捐，于法尤为密矣。【此节言邪挟水气入肺作胀之证。故治法重在蠲饮。沈明宗曰：此互详上条肺胀治法也。

风寒之邪，入于荣卫，挟饮上逆，则咳而上气也。烦躁而喘，肺气壅逆，谓之肺胀，即肺痈未成之初也。】

小青龙加石膏汤方

麻黄 芍药 桂枝 细辛 干姜 甘草各三两 五味 半夏各半升 石膏二两

上九味，以水一斗，先煮麻黄，去上沫，内诸药，煮取三升，强人服一升，羸者减之。日三服，小儿服四合。

附方

外台炙甘草汤 治肺痿涎唾多，心中温温液液者。方见虚劳

千金甘草汤方

甘草一味，以水三升，煮减半，分温三服。

千金生姜甘草汤 治肺痿咳唾涎沫不止，咽燥而渴。

生姜五两 人参三两 甘草四两 大枣十五枚

上四味，以水七升，煮取三升，分温三服。

千金桂枝去芍药加皂荚汤 治肺痿吐涎沫。

桂枝 生姜各三两 甘草二两 大枣十枚 皂荚一枚，去皮、子，炙焦

上五味，以水七升，微火煮取三升，分温三服。

按以上诸方，俱用辛甘温药，以肺既枯痿，非湿剂可滋者，必生气行气以致其津，盖津生于气，气至则津亦至也。又方下俱云，吐涎沫多不止，则非无津液也，乃有津液而不能收摄分布也，故非辛甘温药不可，加皂荚者，兼有浊痰也。

外台桔梗白散 治咳而胸满振寒，脉数，咽干不渴，时出浊唾腥臭，久久吐脓如米粥者，为肺痈。

桔梗 贝母各三两 巴豆一分，去皮，熬，研如脂

上三味为散，强人饮服半钱匕，羸者减之。病在膈上者吐脓，在膈下者泻出，若下多不止，饮冷水一杯则定。

千金苇茎汤 治咳有微热，烦满，胸中甲错，是为肺痈。

苇茎二升 薏苡仁半升 桃仁五十粒 瓜瓣半升

上四味，以水一斗，先煮苇茎得五升，去滓，内诸药，煮取二升，服一升，再服，当吐如脓。

按此方具下热散结通瘀之力，而重不伤峻，缓不伤懈，可以补桔梗汤、桔梗白散二方之偏，亦良法也。

葶苈大枣泻肺汤 治肺痈胸满胀，一身面目浮肿，鼻塞清涕出，不闻香臭酸辛，咳逆上气，喘鸣迫塞。方见上。三日一剂，可至三四剂，先服小青龙汤一剂，乃进。

按此方原治肺痈喘不得卧，此兼面目浮，鼻塞清涕，则肺有表邪宜散，故先服小青龙一剂乃进。

又按肺痈诸方，其于治效，各有专长，如葶苈大枣用治痈之始萌而未成者，所谓乘其未集而击之也；其苇茎汤则因其乱而逐之者耳；桔梗汤剿抚兼行，而意在于抚，洵为王者之师；桔梗白散则捣坚之锐师也。比而观之，审而行之，庶几各当而无误矣。

卷 中

奔豚气病脉证治第八

师曰：病有奔豚，有吐脓，有惊怖，有火邪，此四部病，皆从惊发得之。

奔豚具如下文。吐脓有咳与呕之别，其从惊得之旨未详。惊怖即惊恐，盖病从惊得，而惊气即为病气也。火邪见后《惊悸部》及《伤寒·太阳篇》，云太阳病，以火熏之，不得汗，其人必躁，到经不解，必圊血，名为火邪，然未尝云以惊发也。《惊悸篇》云：火邪者，桂枝去芍药加蜀漆牡蛎龙骨救逆汤主之，此亦是因火邪而发惊，非因惊而发火邪也。即后奔豚证治三条，亦不必定从惊恐而得，盖是证有杂病伤寒之异。从惊恐得者，杂病也，从发汗及烧针被寒者，伤寒也。其吐脓、火邪二病，仲景必别有谓，姑阙之以俟知者。或云，东方肝火，其病发惊骇，四部病皆以肝为主。奔豚、惊怖皆肝自病，奔豚因惊而发病，惊怖即惊以为病也。吐脓者，肝移热于胃，胃受热而生痈脓也。火邪者，木中有火，因惊而发，发则不特自燔，且及他脏也，亦通。【此节言奔豚而兼及吐脓等三症，是推究其病因之相同也。愚按：奔豚与吐脓、惊咳、火邪四者，皆属气逆上行之证。其从惊发得之者，盖因惊恐发汗而得也。此“发”字方有着落，统观下数节便知。】

师曰：奔豚病从少腹上冲咽喉，发作欲死，复还止，皆从惊恐得之。

前云惊发，此兼言恐者，肾伤于恐，而奔豚为肾病也。豚，水畜也；肾，水脏也。肾气内动，上冲胸喉，如豕之突，故名奔豚。亦有从肝病得者，以肾肝同处下焦，而其气并善上逆也。【此节言惊恐而得之奔豚证。张从正曰：惊者，为自不知故也；恐者，为自知也。周扬俊曰：少阴脉循喉咙，因其所系之经而上冲殊使也。】

奔豚，气上冲胸，腹痛，往来寒热，奔豚汤主之。

此奔豚气之发于肝邪者，往来寒热，肝脏有邪而气通于少阳也。肝欲散，以姜、夏、生葛散之，肝苦急，以甘草缓之，芎、归、芍药理其血，黄芩、李根下其气。桂、苓为奔豚主药，而不用者，病不由肾发也。【此节言奔豚之轻证，并详治法以调血散逆为主。】

奔豚汤方

甘草　芎䓖　当归　黄芩　芍药各二两　半夏　生姜各四两　生葛五两　甘李根白皮一升

上九味，以水二斗，煮取五升，温服一升，日三夜一服。

发汗后，烧针令其汗，针处被寒，核起而赤者，必发奔豚，气从少腹上至心。灸其核上各一壮，与桂枝加桂汤主之。

此肾气乘外寒而动，发为奔豚者。发汗后，烧针复汗，阳气重伤，于是外寒从针孔而入通于肾，肾气乘外寒而上冲于心，故须灸其核上，以杜再入之邪，而以桂枝汤外解寒邪，加桂内泄肾气也。【此节言发汗及烧针后之奔豚证，并详治法。

周扬俊曰：奔豚，北方肾邪也。烧针令汗，纵不合法，与少阴何与而作奔豚？盖太阳相表里也，针处被寒，核起而赤。吾知前此之邪未散，后此之邪又入。惟桂能伐肾邪也，所以用桂加入桂枝汤，一以外解风邪，一以内泄阴气也。先灸核上者，因寒而肿，惟灸消之也。】

桂枝加桂汤方

桂枝五两　芍药　生姜各三两　甘草二两，炙　大枣十二枚

上五味，以水七升，微火煮取三升，去滓，服一升。

发汗后，脐下悸者，欲作奔豚，茯苓桂枝甘草大枣汤主之。

此发汗后心气不足，而后肾气乘之，发为奔豚者。脐下先悸，此其兆也。桂枝能伐肾邪，茯苓能泄水气。然欲治其水，必益其土，故又以甘草、大枣补其脾气。甘澜水者，扬之令轻，使不益肾邪也。【此节亦言发汗后欲作奔豚证，并详治法。周扬俊曰：汗本心之液，发汗而脐下病悸者，心气虚而肾气动也。】

茯苓桂枝甘草大枣汤方

茯苓半斤　甘草二两　大枣十五枚　桂枝四两

上四味，以甘澜水一斗，先煮茯苓，减二升，内诸药，煮取三升，去滓，温服一升，日三服。甘澜水法：取水二斗，置大盆内，以杓扬之，上有珠子五六千颗相逐，取用之也。

胸痹心痛短气病脉证治第九

师曰：夫脉当取太过不及，阳微阴弦，即胸痹而痛，所以然者，责其极虚也。今阳虚知在上焦，所以胸痹、心痛者，以其阴弦故也。

阳微，阳不足也；阴弦，阴太过也。阳主开，阴主闭，阳虚而阴干之，即胸痹而痛。痹者，闭也。夫上焦为阳之位，而微脉为虚之甚，故曰责其极虚。以虚阳而受阴邪之击，故为心痛。【此节言胸痹心痛证之脉象。李彣曰：《内经》云：胃脉平者，不可见太过、不及，见则病矣。寸脉为阳，以候上焦，正应胸中部分。若阳脉不及而微，则为阳虚，主病上焦，故受病胸痹。尺脉太过而弦，则为阴盛，知在下焦，故上逆而为痛也。】

平人无寒热，短气不足以息者，实也。

平人，素无疾之人也。无寒热，无新邪也，而乃短气不足以息，当是里气暴实，或痰或食或饮，碍其升降之气而然。盖短气有以素虚宿疾而来者，有以新邪暴遏而得者，二端并否，其为里实无疑。此审因察病之法也。【此节言表无邪而里有实之证。李彣曰上节云责其极虚，此又云实，何也？经云：邪之所凑，其气必虚，留而不去，其病为实是也。然短气与少气有辨，少气者，气少不足于言。《内经》云：言而微，终日乃复言，此夺气是也。短气者，气短不能相续，似喘非喘，若有气上冲，故似喘不摇肩，似呻吟而无痛是也。】

胸痹之病，喘息咳唾，胸背痛，短气，寸口脉沉而迟，关上小紧数，栝楼薤白白酒汤主之。

胸中，阳也，而反痹，则阳不用矣，阳不用，则气之上下不相顺接，前后不能贯通，而喘息、咳唾、胸背痛、短气等证见矣。更审其脉，寸口亦阳也，而沉迟，则等于微矣。关上小紧，亦阴弦之意，而反数者，阳气失位，阴反得而主之，《易》所谓阴疑于阳，《书》所谓牝鸡之晨也。是当以通胸中之阳为主。薤白、白酒，辛以开痹，温以行阳，栝楼实者，以

阳痹之处，必有痰浊阻其间耳。【此节言胸痹之脉证及其治法。赵良曰：凡寒浊之邪滞于上焦，则阻其上下往来之气，塞其前后阴阳之位，遂令为喘息，为咳唾，为痛，为短气也。程林曰：胸中者，心肺之分，故作喘息、咳唾也。诸阳受气于胸而转行于背，气痹不行，则胸背为痛，而气为短也。】

栝楼薤白白酒汤方

栝蒌实一枚，捣　薤白半升　白酒七升

上三味，同煮，取二升，分温再服。

胸痹不得卧，心痛彻背者，栝楼薤白半夏汤主之。

胸痹不得卧，是肺气上而不下也，心痛彻背，是心气塞而不和也。其痹为尤甚矣。所以然者，有痰饮以为之援也，故于胸痹药中，加半夏以逐痰饮。【上节胸痹只言胸背痛，此节云心痛彻背不得卧，气逆甚矣。故用前方加半夏，以降其逆气。】

栝楼薤白半夏汤方

栝楼实一枚，捣　薤白三两　半夏半升　白酒一斗

上四味，同煮，取四升，温服一升，日三服。

胸痹，心中痞气，气结在胸，胸满，胁下逆抢心，枳实薤白桂枝汤主之，人参汤亦主之。

心中痞气，气痹而成痞也，胁下逆抢心，气逆不降，将为中之害也。是宜急通其痞结之气，否则速复其不振之阳。盖去邪之实，即以安正；养阳之虚，即以逐阴。是在审其病之久暂，与气之虚实而决之。【此节言胸痹治法有二，当分别虚实及先后施之。魏荔彤曰：胸痹自是阳微阴盛矣。心中痞气，气结在胸，正胸痹之病状也。再连胁下之气俱逆而抢心，则痰饮水气，俱乘阴寒之邪，动而上逆，胸胃之阳气全难支拒矣。故用枳实薤白桂枝汤行阳开郁，温中降气。犹必先后煮治，以融和其气味，俾缓缓荡除其结聚之邪也。再或虚寒已甚，无敢恣为开破者，故人参汤亦主之，以温补其阳，使正气旺而邪气自消也。】

栝楼薤白桂枝汤方

枳实四枚　薤白半斤　桂枝一两　厚朴四两　栝楼实一枚，捣

上五味，以水五升，先煮枳实、厚朴，取二升，去滓，内诸药，煮数沸，分温三服。

人参汤方

人参　甘草　干姜　白术各三两

上四味，以水八升，煮取三升，温服一升，日三服。

胸痹，胸中气塞，短气，茯苓杏仁甘草汤主之，橘枳生姜汤亦主之。

此亦气闭气逆之证，视前条为稍缓矣。二方皆下气散结之剂，而有甘淡苦辛之异，亦在酌其强弱而用之。【此节言胸痹轻证之二治法。魏荔彤曰：此证乃邪实而正不甚虚，阳微而阴不甚盛。盖痹则气必塞，塞则必短气，前言之矣。今开降其气，而诸证自除矣。】

茯苓杏仁甘草汤方

茯苓三两　杏仁五十个　甘草一两

上三味，以水一斗，煮取五升，温服一升，日三服，不差更服。

橘枳生姜汤方

橘皮一斤　枳实三两　生姜半斤

上三味，以水五升，煮取三升，分温再服。

胸痹缓急者，薏苡附子散主之。

阳气者，精则养神，柔则养筋，阳痹不用，则筋失养而或缓或急，所谓大筋软短，小筋弛长者是也。故以薏苡仁舒筋脉，附子通阳痹。【此节言胸痹痛有缓急

者之治法。李彣曰：缓急者，或缓而痛暂止，或急而痛复作也。薏苡仁入肺利气，附子温中行阳，为散服则其效更速矣。】

薏苡附子散方

薏苡仁十五两　大附子十枚，炮

上二味，杵为散，服方寸匕，日三服。

心中痞，诸逆，心悬痛，桂枝生姜枳实汤主之。

诸逆，该痰饮、客气而言。心悬痛，谓如悬物动摇而痛，逆气使然也。桂枝、枳实、生姜，辛以散逆，苦以泄痞，温以祛寒也。【此节承前心中痞气而言，惟前云气逆抢心而不痛，此云心悬痛，故又另立治法。】

桂枝生姜枳实汤方

桂枝　生姜各三两　枳实五两

上三味，以水六升，煮取三升，分温三服。

心痛彻背，背痛彻心，乌头赤石脂丸主之。

心背彻痛，阴寒之气，遍满阳位，故前后牵引作痛。沈氏云：邪感心包，气应外俞，则心痛彻背，邪袭背俞，气从内走，则背痛彻心。俞脏相通，内外之气相引，则心痛彻背，背痛彻心，即经所谓寒气客于背俞之脉。其俞注于心，故相引而痛是也。乌、附、椒、姜同力协济，以振阳气而逐阴邪，取赤石脂者，所以安心气也。【此节承前心痛彻背而言，复云背痛彻心，是痛无已时而阴寒益盛也。故别用大辛大热之剂以治之。李彣曰：心痛在内而彻背，则内而达于外矣。背痛在外而彻心，则外而入于内矣。故既有附子之温，而又有乌头之迅，佐干姜行阳大散其寒，蜀椒下气大开其郁。恐过于大散大开，故复佐赤石脂入心，以固涩而收阳气也。】

乌头赤石脂丸方

乌头一分，炮　蜀椒　干姜各一两　附子半两　赤石脂一两

上五味，末之，蜜丸如桐子大，先食服一丸，日三服，不知稍加服。

附方

九痛丸　治九种心疼。

附子三两，炮　生狼牙　巴豆去皮熬，研如膏　干姜　吴茱萸　人参各一两

上六味，末之，炼蜜丸如梧子大，酒下，强人初服三丸，日三服，弱者二丸。兼治卒中恶，腹胀，口不能言。又治连年积冷流注，心胸痛，并冷冲上气，落马坠车血疾等皆主之。忌口如常法。

按九痛者，一虫、二注、三风、四悸、五食、六饮、七冷、八热、九去来痛是也，而并以一药治之者，岂痛虽有九，其因于积冷结气所致者多耶。

腹满寒疝宿食病脉证治第十

趺阳脉微弦，法当腹满，不满者必便难，两胠疼痛，此虚寒欲下上也，当以温药服之。

趺阳，胃脉也；微弦，阴象也。以阴加阳，脾胃受之，则为腹满，设不满，则阴邪必旁攻胠胁而下闭谷道，为便难，为两胠疼痛。然其寒不以外入而从下上，则病自内生，所谓肾虚则寒动于中也，故不当散而当温。【此节言虚寒腹满之脉证，虽无主治之方，而云当以温药服之，则后人不难按证立方矣。】

病者腹满，按之不痛为虚，痛者为实，可下之。舌黄未下者，下之黄自去。

腹满按之不痛者，无形之气，散而不收，其满为虚，按之而痛者，有形之邪结而不行，其满为实。实者可下，虚者不可下也。舌黄者热之征，下之实去，则黄亦

去。【此节言腹满，以痛不痛辨虚实。赵良曰：腹满亦有属实，实则非虚寒也明矣。岂概以温药治之乎！故有试之之法，在痛与不痛之分，虚实较然矣。盖胃必热，热蒸必舌黄，下其实热，舌黄不自已乎。有此一辨，并虚者愈审已。】

腹满时减，复如故，此为寒，当与温药。

腹满不减者，实也，时减复如故者，腹中寒气得阳而暂开，得阴而复合也。此亦寒以内生，故曰当与温药。【此节申言虚寒腹满之证及当用温药之意。按《金鉴》云当与温药之下，当有“宜厚朴生姜甘草半夏人参汤主之”十四字，阅《伤寒论·太阴篇》自知。魏荔彤曰：腹满或服下药，或服补药，有时减退，未几旋腹满如故，则不可作实与热治也。】

病者痿黄，燥而不渴，胸中寒实而利不止者，死。

痿黄，脾虚而色败也。气不至，故燥，中无阳，故不渴。气竭阳衰，中土已败，而复寒结于上，脏脱于下，何恃而可以通之止之乎。故死。【此节言虚寒之败证。程林曰：痿黄者，脾胃病也。见燥而渴者为热，不渴者为寒。病人既痿黄，又兼下利不禁，则脾气衰绝，故死。】

寸口脉弦者，即胁下拘急而痛，其人啬啬恶寒也。

寸口脉弦，亦阴邪加阳之象，故胁下拘急而痛，而寒从外得，与趺阳脉弦之两胠疼痛有别，故彼兼便难，而此有恶寒也。【此节申言首节两胠疼痛属寒之义。程林曰：弦，肝脉，阴也。肝脉循胁里，寒主收引，故胁下拘急而痛。以寒胜于内，而阳气不行于外，故外亦啬啬而恶寒也。】

夫中寒家，喜欠，其人清涕出，发热色和者，善嚏。

阳欲上而阴引之则欠，阴欲入而阳拒之则嚏。中寒者，阳气被抑，故喜欠，清涕出、发热色和，则邪不能留，故善嚏。【此节言中寒之病象。】

中寒，其人下利，以里虚也，欲嚏不能，此人肚中寒。

中寒而下利者，里气素虚，无为捍蔽，邪得直侵中脏也，欲嚏不能者，正为邪逼，既不得却又不甘受，于是阳欲动而复止，邪欲去而仍留也。【此节承上文善嚏而言，申明欲嚏不能之为中寒证。沈明宗曰：此脾经受寒现证也。寒中太阴，阴寒湿盛，阳虚不固，其人下利，但通多不足，故为里虚。盖阳和则嚏，欲嚏不能，乃阴寒凝滞于里，所以肚中病也。】

夫瘦人绕脐痛，必有风冷，谷气不行，而反下之，其气必冲，不冲者，心下则痞。

瘦人脏虚气弱，风冷易入，入则谷气留滞不行，绕脐疼痛，有似里实，而实为虚冷，是宜温药以助脾之行者也。乃反下之，谷出而风冷不与俱出，正乃益虚，邪乃无制，势必犯上无等，否亦窃据中原[①]也。【此节言虚寒作痛者之不可妄下。】

病腹满，发热十日，脉浮而数，饮食如故，厚朴七物汤主之。

腹满，里有实也，发热脉浮数，表有邪也。而饮食如故，则当乘其胃气未病而攻之。枳、朴、大黄所以攻里，桂枝、生姜所以攻表，甘草、大枣则以其内外并攻，故以之安脏气，抑以和药气也。【此节言腹满而兼发热，故用表里并治之法。程林曰：腹满者，内有实热也。十日脉尚浮而数，浮为在表，表热邪未已，故发热。数为在里，里热能消谷，故饮食如故，此方荡腹满而除表热。夫表里俱实，

---

① 中原：中焦脾胃。

当先解表，乃可攻里，今表邪微而里邪甚，故用承气、桂枝二汤相合，以和表里，如伤寒之用大柴胡汤，此其义也。】

厚朴七物汤方

厚朴半斤　甘草　大黄各三两　大枣十枚　枳实五枚　桂枝二两　生姜五两

上七味，以水一斗，煮取四升，温服八合，日三服。呕者加半夏五合，下利去大黄，寒多者加生姜至半斤。

腹中寒气，雷鸣切痛，胸胁逆满呕吐，附子粳米汤主之。

下焦浊阴之气，不特肆于阴部，而且逆于阳位，中土虚而堤防撤矣，故以附子辅阳驱阴，半夏降逆止呕，而尤赖粳米、甘、枣培令土厚，而使敛阴气也。【此节言寒气腹痛之治法。】

附子粳米汤方

附子一枚，炮　半夏　粳米各半斤　甘草一两　大枣十枚

上五味，以水八升，煮米熟汤成，去滓，温服一升，日三服。

痛而闭者，厚朴三物汤主之。

痛而闭，六腑之气不行矣。厚朴三物汤，与小承气同，但承气意在荡实，故君大黄；三物意在行气，故君厚朴。【此节言腹痛气闭者之治法。】

厚朴三物汤方

厚朴八两　大黄四两　枳实五枚

上三味，以水一斗二升，先煮二味，取五升，内大黄，煮取三升，温服一升，以利为度。

按之心下满痛者，此为实也，当下之，宜大柴胡汤。

按之而满痛者，为有形之实邪。实则可下，而心下满痛，则结处尚高，与腹中满痛不同，故不宜大承气而宜大柴胡。承气独主里实，柴胡兼通阳痹也。【此节承前痛者为实可下之一语，详其治法。按《金鉴》云：按之心下满痛者之下，当有"有潮热"三字，方宜用此汤方。】

大柴胡汤方

柴胡半斤　黄芩　芍药各三两　半夏半升　枳实四枚　大黄二两　大枣十二枚　生姜五两

上八味，以水一斗二升，煮取六升，去滓，再煎，温服一升，日三服。

腹满不减，减不足言，当下之，宜大承气汤。

减不足言，谓虽减而不足云减，所以形其满之至也，故宜大下。已上三方，虽缓急不同，而攻泄则一，所谓中满者泻之于内也。【此节言实满之当下。】

大承气汤方见痉

心胸中大寒痛，呕不能饮食，腹中满，上冲皮起，出见有头足，上下痛而不可触近者，大建中汤主之。

心腹寒痛，呕不能食者，阴寒气盛，而中土无权也。上冲皮起，出见有头足，上下痛而不可独近者，阴凝成象，腹中虫物乘之而动也。是宜大建中脏之阳，以胜上逆之阴。故以蜀椒、干姜温胃下虫，人参、饴糖安中益气也。【此节言腹中阴寒，坚凝成积，痛连心胸，上逆作呕，是寒之甚者也，故宜用大建中温之。】

大建中汤方

蜀椒二合，炒去汗　干姜四两　人参一两

上三味，以水四升，煮取二升，去滓，内胶饴一升，微火煎取二升，分温再服，如一炊顷，可饮粥二升，后更服，当一日食糜粥，温覆之。

胁下偏痛，发热，其脉紧弦，此寒也，以温药下之，宜大黄附子汤。

胁下偏痛而脉紧弦，阴寒成聚，偏着一处，虽有发热，亦是阳气被郁所致。是以非温不能已其寒，非下不能去其结，故曰宜以温药下之。程氏曰："大黄苦寒，

走而不守，得附子、细辛之大热，则寒性散而走泄之性存是也。"【此节言下寒实之治法。按《金鉴》云：胁下偏痛之"偏"字，当是"满"字。】

大黄附子汤方

大黄三两　附子三枚　细辛二两

上三味，以水五升，煮取二升，分温三服。若强人煮取二升半，分温三服。服后如人行四五里，进一服。

寒气厥逆，赤丸主之。

寒气厥逆，下焦阴寒之气厥而上逆也。茯苓、半夏降其逆，乌头、细辛散其寒，真朱体重色正，内之以破阴去逆也。【此节言寒气厥逆之治法。】

赤丸方

乌头二两，炮　茯苓四两　细辛一两　半夏四两

上四味，末之，内真朱为色，炼蜜为丸如麻子大，先食饮，酒下三丸，日再夜一服，不知稍增，以知为度。

腹满脉弦而紧，弦则卫气不行，即恶寒，紧则不欲食，邪正相搏，即为寒疝。寒疝绕脐痛，若发则白津出，手足厥冷，其脉沉紧者，大乌头煎主之。

弦紧脉皆阴也，而弦之阴从内生，紧之阴从外得。弦则卫气不行而恶寒者，阴出而痹其外之阳也；紧则不欲食者，阴入而痹其胃之阳也。卫阳与胃阳并衰，而外寒与内寒交盛，由是阴反无畏而上冲，阳反不治而下伏，所谓邪正相搏，即为寒疝者也。绕脐痛，发则白津出，手足厥冷，其脉沉紧，皆寒疝之的证。白津，汗之淡而不咸者，为虚汗也，一作自汗，亦通。大乌头煎大辛大热，为复阳散阴之峻剂，故云不可一日更服。【此节言寒疝之重者，当治以辛热之峻剂。按《金鉴》云：此条脉重出，下条有证无脉，"其脉沉紧者"五字，当在下条里急之下。】

大乌头煎

乌头大者五枚，熬去皮，不必咀

上以水三升，煮取一升，去滓，内蜜二升，煎令水气尽，取二升，强人服七合，弱人五合，不差，明日更服，不可一日更服。

寒疝腹中痛及胁痛里急者，当归生姜羊肉汤主之。

此治寒多而血虚者之法。血虚则脉不荣，寒多则脉绌急，故腹胁痛而里急也。当归、生姜温血散寒，羊肉补虚益血也。【此节言寒疝之轻证，并详治法。沈明宗曰：按此连冲脉为疝，治当温补也。肝木受邪，乘脾则腹中痛，本经之气不舒，故胁亦痛，连及冲脉则里急矣，所以当归补养冲任而散风寒，羊肉温补荣卫之气，脾邪散而痛自止。方后云痛而多呕，乃肝气上逆临胃，故加橘术补之。】

当归生姜羊肉汤方

当归三两　生姜五两　羊肉一斤

上三味，以水八升，煮取三升，温服七合，日三服。若寒多，加生姜成一斤；痛多而呕者，加橘皮二两，白术一两。加生姜者，亦加水五升，煮取三升二合，服之。

寒疝腹中痛，逆冷，手足不仁，若身疼痛，灸刺、诸药不能治，抵当乌头桂枝汤主之。

腹中痛，逆冷，阳绝于里也，手足不仁或身疼痛，阳痹于外也。此为寒邪兼伤表里，故当表里并治。乌头温里，桂枝解外也。徐氏曰：灸刺、诸药不能治者，是或攻其内，或攻其外，邪气牵制不服也。如醉状则荣卫得温而气胜，故曰知。得吐则阴邪不为阳所容而上出，故为中病。【此节为寒疝表里兼治之法，以乌头攻寒，桂枝汤和荣卫，所谓七分治里，三分治表也。】

乌头桂枝汤方

乌头

上一味，以水二升，煎减半，去滓，以桂枝汤五合解之，令得一升后，初服五合，不知，即服三合，又不知，复加至五合。其知者如醉状，得吐者为中病。

其脉数而紧乃弦，状如弓弦，按之不移。脉数弦者，当下其寒，脉紧大而迟者，必心下坚，脉大而紧者，阳中有阴，可下之。

脉数为阳，紧弦为阴，阴阳参见，是寒热交至也。然就寒疝言，则数反以弦，故其数为阴疑于阳之数，非阳气生热之数矣。如就风疟言，则弦反从数，故其弦为风从热发之弦，而非阴气生寒之弦者，与此适相发明也。故曰脉数弦者，当下其寒。紧而迟，大而紧亦然，大虽阳脉，不得为热，正以形其阴之实也。故曰阳中有阴，可下之。【此节亦寒实之当下者，可辨其脉象以施治法也。按《金鉴》云："其脉数而紧，乃弦状如弓弦，按之不移，脉弦数者"十九字，当是衍文。阅《伤寒论》辨脉法自知，"当下其寒"四字，应在必"心下坚"之下，文义始属。】

附方

外台乌头汤 治塞疝，腹中绞痛，贼风入攻五脏，拘急不得转侧，发作有时，令人阴缩，手足厥逆。即大乌头煎。

外台柴胡桂枝汤 治心腹卒中痛者。

柴胡四两 黄芩 人参 芍药 桂枝 生姜各一两半 甘草一两 半夏二合半 大枣六枚

上九味，以水六升，煮取三升，温服一升，日三服。

外台走马汤 治中恶心痛，腹胀，大便不通。

巴豆二枚，去皮、心，熬 杏仁二枚

上二味，以绵缠，捶令碎，热汤二合，捻取白汁饮之，当下。老小量之。通治飞尸鬼击病。

问曰：人病有宿食，何以别之？师曰：寸口脉浮而大，按之反涩，尺中亦微而涩，故知有宿食，大承气汤主之。脉数而滑者，实也，此有宿食，下之愈，宜大承气汤。下利不欲食者，此有宿食，当下之，宜大承气汤。

寸口脉浮大者，谷气多也。谷多不能益脾而反伤脾。按之脉反涩者，脾伤而滞，血气为之不利也。尺中亦微而涩者，中气阻滞，而水谷之精气不能逮下也，是因宿食为病，则宜大承气下其宿食。脉数而滑，与浮大同，盖皆有余之象，为谷气之实也。实则可下，故亦宜大承气。谷多则伤脾，而水谷不分，谷停则伤胃，而恶闻食臭，故下利不欲食者，知其有宿食当下也。夫脾胃者，所以化水谷而行津气，不可或止者也。谷止则化绝，气止则机息，化绝机息，人事不其顿乎？故必大承气速去其停谷，谷去则气行，气行则化续，而生以全矣。若徒事消克，将宿食未去，而生气已消，岂徒无益而已哉。【此三节均属伤食病，辨其脉象及形证，知为胃实，故皆宜大承气一法而并列之。】

大承气汤方见痉病

宿食在上脘，当吐之，宜瓜蒂散。

食在下脘者，当下；食在上脘者，则不当下而当吐。经云：其高者，因而越之也。【此节言宿食在上脘，不当下而当吐，故另立吐之一法。】

瓜蒂散方

瓜蒂一分，熬黄 赤小豆三分，煮

上二味，杵为散，以香豉七合，煮取汁，和散一钱匕，温服之。不吐者少加之，以快吐为度而止。

脉紧如转索无常者，宿食也。脉紧，

头痛风寒，腹中有宿食不化也。

脉紧如转索无常者，紧中兼有滑象，不似风寒外感之紧，为紧而带弦也。故寒气所束者，紧而不移，食气所发者，乍紧乍滑，如以指转索之状，故曰无常。脉紧头痛风寒者，非既有宿食，而又感风寒也。谓宿食不化，郁滞之气，上为头痛，有如风寒之状，而实为食积类伤寒也。仲景恐人误以为外感而发其汗，故举以示人曰：腹中有宿食不化。意亦远矣。【此二节均言脉紧，欲人知宿食与伤寒之不同也。李彣曰：按此脉与证，似伤寒而非伤寒者，以身不痛，腰脊不强故也。然脉紧亦有辨，浮而紧者为伤寒，沉而紧者为伤食。《甲乙经》曰：人迎紧甚伤于寒，气口紧甚伤于食，则寒与食又以左右手为辨已。】

五脏风寒积聚病脉证并治第十一

肺中风者，口燥而喘，身运而重，冒而肿胀。肺中寒，吐浊涕。肺死脏，浮之虚，按之弱如葱叶，下无根者，死。

肺中风者，津结而气壅，津结则不上潮而口燥，气壅则不下行而喘也。身运而重者，肺居上焦，治节一身，肺受风邪，大气则伤，故身欲动而弥觉其重也。冒者，清肃失降，浊气反上，为蒙冒也。肿胀者，输化无权，水聚而气停也。肺中寒，吐浊涕者，五液在肺为涕，寒气闭肺窍而蓄脏热，则浊涕从口出也。肺死脏者，肺将死而真脏之脉见也。浮之虚，按之弱如葱叶者，沈氏所谓有浮上之气，而无下翕之阴是也。《内经》云：真肺脉至，大而虚，如以毛羽中人肤。亦浮虚中空，而下复无根之象尔。【此三言皆肺脏病，一言中风，一言中寒，一言死脉。李彣曰：肺主气，风邪中之，则气壅而津液不行，故口燥。气逆而呼吸不利，故气喘也。又曰：五液入肺为涕，肺合皮毛，开窍于鼻，寒邪从皮毛而入于肺，则肺窍不利而鼻塞，涕唾浊涎壅遏不通，吐出于口也。程林曰：真肺脉至如以毛羽中人肤，非浮之虚乎。葱叶中空，按之弱如葱叶，下又无根，则浮毛虚弱，是无胃气也，此真脏已见，故死。】

肝中风者，头目瞤，两胁痛，行常伛，令人嗜甘。肝中寒者，两臂不举，舌本燥，善太息，胸中痛，不得转侧，食则吐而汗出也。肝死脏，浮之弱，按之如索不来，或曲如蛇行者，死。

肝为木脏，而风复扰之，以风从风动而上行，为头目瞤也。肝脉布胁肋，风胜则脉急，为两胁痛而行常伛也。嗜甘者，肝苦急，甘能缓之，抑木胜而土负，乃求助于其味也。肝中寒，两臂不举者，肝受寒而筋拘急也。徐氏曰：四肢虽属脾，然两臂如枝木之体也。中寒则木气困，故不举。亦通。肝脉循喉咙之后，中寒者逼热于上，故舌本燥。肝喜疏泄，中寒则气被郁，故喜太息。太息，长息也。肝脉上行者，挟胃贯膈，故胸痛不能转侧，食则吐而汗出也。浮之弱，不荣于上也。按之如索不来，有伏而不起，劲而不柔之象。曲如蛇行，谓虽左右奔引，而不能夭矫上行，亦伏而劲之意。按《内经》云：真肝脉至，中外急，如循刀刃，责责然，如按琴瑟弦。与此稍异，而其劲直则一也。【此三节为肝脏病。一言中风，一言中寒，一言死脉。周扬俊注第三节云：按之如索，则弦紧俱见，脉有来去，乃阴阳往复之理。今曰不来但去，是无胃气也，否则真气将散，出入勉强，有委而不前屈，而难伸之状，故曲如蛇行也。】

肝着，其人常欲蹈其胸上，先未苦

时，但欲饮热，旋覆花汤主之。

肝脏气血郁滞，着而不行，故名肝着。然肝虽着，而气反注于肺，所谓横之病也，故其人常欲蹈其胸上。胸者肺之位，蹈之欲使气内鼓而出肝邪，以肺犹橐籥，抑之则气反出也。先未苦时，但欲饮热者，欲着之气，得热则行，迨既着则亦无益矣。旋覆花咸温下气散结，新绛和其血，葱叶通其阳，结散阳通，气血以和，而肝着愈，肝愈而肺亦和矣。【此节言肝着病之治法。按《金鉴》云："旋覆花汤主之"六字，与肝着之病不合，当是衍文。李彣曰：肝主疏泄，着则气郁不伸，常欲人蹈其胸上，以舒其气。又以寒气固结于中，欲饮热以胜其寒也。】

旋覆花汤方

旋覆花三两　葱十四茎　新绛少许

上三味，以水三升，煮取一升，顿服。

心中风者，翕翕发热，不能起，心中饥，食即呕吐。心中寒者，其人苦病心如啖蒜状，剧者心痛彻背，背痛彻心，譬如虫注。其脉浮者，自吐乃愈。心伤者，其人劳倦，即头面赤而下重，心中痛而自烦，发热，当脐跳，其脉弦，此为心脏伤所致也。心死脏，浮之实如麻豆，按之益躁疾者，死。

翕翕发热者，心为阳脏，风入而益其热也，不能起者，君主病而百骸皆废也，心中饥，食则呕者，火乱于中，而热格于上也。心中如啖蒜者，寒束于外，火郁于内，似痛非痛，似热非热，懊侬无奈，甚者心背彻痛也。如虫注者，言其自心而背，自背而心，如虫之往来交注也。若其脉浮，则寒有外出之机，设得吐则邪去而愈，然此亦气机自动而然，非可以药强吐之也，故曰其脉浮者，自吐乃愈。心伤者，其人劳倦，即头面赤而下重。盖血虚者，其阳易浮，上盛者下必无气也。心中痛而自烦发热者，心虚失养而热动于中也。当脐跳者，心虚于上而肾动于下也。心之平脉累累如贯珠，如循琅玕，又胃多微曲曰心平，今脉弦，是变温润圆利之常而为长直劲强之形矣，故曰此为心脏伤所致也。经云：真心脉至，坚而搏，如循薏苡子，累累然。与此浮之实如麻豆，按之益躁疾者，均为上下坚紧，而往来无情也，故死。【此四节为心脏病。一中风，二中寒，三心伤，四死脉。徐彬注第二节云：寒则为阴邪，外束之则火内郁，故如啖蒜状，其似辣而非痛也，剧则邪盛，故外攻背痛，内攻心痛，彻者相应也。譬如虫注，状其绵绵不息，若脉浮是邪未结，故自吐而愈。】

邪哭使魂魄不安者，血气少也。血气少者属于心，心气虚者，其人则畏，合目欲眠，梦远行而精神离散，魂魄妄行。阴气衰者为颠，阳气衰者为狂。

邪哭者，悲伤哭泣，如邪所凭，此其标有稠痰浊火之殊，而其本则皆心虚而血气少也。于是瘖瘵恐怖，精神不守，魂魄不居，为颠为狂，势有必至者矣。经云：邪入于阳则狂，邪入于阴则颠，此云阴气衰者为颠，阳气衰者为狂。盖必正气虚而后邪气入。经言其为病之故，此言其致病之源也。【此节言心脏属虚之病象。】

脾中风，翕翕发热，形如醉人，腹中烦重，皮目瞤瞤而短气。脾死脏，浮之大坚，按之如覆杯洁洁，状如摇者，死。

风气中脾，外淫肌肉，为翕翕发热，内乱心意，为形如醉人也。脾脉入腹而其合肉，腹中烦重，邪胜而正不用也，皮目瞤瞤而短气，风淫于外而气阻于中也。李氏曰：风属阳邪，而气疏泄。形如醉人，言其面赤而四肢软也。皮目，上下眼胞也。又曰：脉弱以滑，是有胃气。浮之大坚，则胃绝，真脏见矣，按之如覆杯，言其外实而中空无有也。徐氏曰：洁洁状如摇，是不能成至而欲倾圮之象，故其动非活动，转非圆转，非脏气将绝而何？故死。【此二节为脾脏病，言中风及死脉，而不言中寒，此中殆有缺文乎。】

趺阳脉浮而涩，浮则胃气强，涩则小便数，浮涩相搏，大便则坚，其脾为约，麻仁丸主之。

浮者阳气多，涩者阴气少，而趺阳见之，是为胃强而脾弱。约，约束也，犹弱者受强之约束而气馁也。又约，小也，胃不输精于脾，脾乃干涩而小也。大黄、枳实、厚朴所以下令胃弱，麻仁、杏仁、芍药所以滋令脾厚，用蜜丸者，恐速下而伤及脾也。【此节言脾约病之治法。徐彬曰：脾约病用丸不作汤者，取其缓以开结，不敢骤伤元气也。要知人至脾约，皆因元气不充，津液不到所致耳。】

麻仁丸方

麻仁二升　芍药半斤　大黄去皮　枳实各一斤　厚朴一尺，去皮　杏仁一升，去皮尖，熬，别作脂

上六味，末之，炼蜜和丸桐子大，饮服十丸，日三服，渐加，以知为度。

肾着之病，其人身体重，腰中冷，如坐水中，形如水状，反不渴，小便自利，饮食如故，病属下焦。身劳汗出，衣里冷湿，久久得之，腰以下冷痛，腹重如带五千钱，甘姜苓术汤主之。

肾受冷湿，着而不去，则为肾着，身重，腰中冷，如坐水中，腰下冷痛，腹重如带五千钱，皆冷湿着肾，而阳气不化之征也。不渴，上无热也；小便自利，寒在下也；饮食如故，胃无病也，故曰病属下焦。身劳汗出，衣里冷湿，久久得之，盖所谓清湿袭虚，病起于下者也。然其病不在肾之中脏，而在肾之外腑。故其治法，不在温肾以散寒，而在燠土以胜水。甘、姜、苓、术，辛温甘淡，本非肾药，名肾着者，原其病也。【此节言肾脏病，并详肾着病之治法，独缺中风、中寒二条，意者有脱简耶。】

甘姜苓术汤方【一名肾着汤】

甘草　白术各二两　干姜　茯苓各四两

上四味，以水五升，煮取三升，分温三服，腰中即温。

肾死脏，浮之坚，按之乱如转丸，益下入尺中者，死。

肾脉本石，浮之坚，则不石而外鼓，按之乱如转丸，是变石之体而为躁动，真阳将搏跃而出矣。益下入尺，言按之至尺泽，而脉犹大动也。尺下脉宜伏，今后动，真气不固而将外越，反其封蛰之常，故死。【此节言肾脏死脉。程林曰：肾脏死浮之坚，与《内经》“辟辟如弹石曰肾死”同意，皆坚之象也。按之则乱如转丸，下入尺中者，此阴阳离决之状也，故死。】

问曰：三焦竭部，上焦竭，善噫，何谓也？师曰：上焦受中焦气，未和，不能消谷，故能噫耳。下焦竭，即遗溺失便，其气不和，不能自禁止，不须治，久则愈。

上焦在胃上口，其治在膻中，而受气于中焦，今胃未和，不能消谷，则上焦所受者，非精微之气，而为陈滞之气矣，故为噫。噫，嗳食气也。下焦在膀胱上口，其治在脐下，故其气乏竭，即遗溺失便。然上焦气未和，不能约束禁制，亦令遗溺失便，所谓上虚不能制下者也。云不须治者，谓不须治其下焦，俟上焦气和，久当自愈。夫上焦受气于中焦，而下焦复受气于上焦，推而言之，肾中之元阳不正，则脾胃之转运不速，是中焦中复受气于下焦也。盖虽各有分部，而实相助为理如此。

此造化自然之妙也。【此节言三焦有互相为用之妙，否则上、中、下交受其病矣。程林曰：竭虚也。《本经》云：三焦不归其部，上焦不归者，噫而酢吞；中焦不归者，不能消谷引食；下焦不归者，则遗溲。上焦，胃口上也；中焦，脾也。脾善噫，脾不和则食息迫逆于胃口而为噫也。《经》云：膀胱不约为遗溺，因气不和则溲便不约，故遗失而不能自禁制也。】

师曰：热在上焦者，因咳为肺痿，热在中焦者，则为坚。热在下焦者，则尿血，亦令淋闭不通。大肠有寒者，多鹜溏；有热者，便肠垢。小肠有寒者，其人下重便血；有热者，必痔。

热在上焦者，肺受之，肺喜清肃而恶烦热，肺热则咳，咳久则肺伤而痿也。热在中焦者，脾胃受之，脾胃者，所以化水谷而行阴阳者也，胃热则实而硬，脾热则燥而闭，皆为坚也。下焦有热者，大小肠膀胱受之，小肠为心之腑，热则尿血，膀胱为肾之腑，热则癃闭不通也。鹜溏如鹜之后，水粪杂下。大肠有寒，故泌别不职，其有热者，则肠中之垢，被迫而下也。下重，谓腹中重而下坠。小肠有寒者，能腐而不能化，故下重，阳不化则阴下溜，故便血，其有热者，则下注广肠而为痔。痔，热疾也。【此节言三焦各部所受之病。徐彬曰：小肠为受盛之官，与心为表里。丙，小肠也。挟火以济阴而阴不滞，挟气以化血而血归经。有寒则气不上通而下重，血无主气而妄行矣。直肠者，大肠之头也，门为肛。小肠有热，则大肠传导其热而气结于肛门，故痔。痔者，滞其丙小肠之热于此也。】

问曰：病有积，有聚，有谷气，何谓也？师曰：积者，脏病也，终不移。聚者，腑病也，发作有时，展转痛移，为可治。谷气者，胁下痛，按之则愈，复发，为谷气。

积者，迹也，病气之属阴者也，脏属阴，两阴相得，故不移，不移者，有专痛之处而无迁改也。聚则如市中之物，偶聚而已，病气之属阳者也，腑属阳，两阳相比，则非如阴之凝，故寒气感则发，否则已，所谓有时也。既无定着，则痛无常处，故展转痛移，其根不深，故比积为可治。谷气者，食气也，食积太阴，敦阜之气抑遏肝气，故病在胁下，按之则气行而愈。复发者，饮食不节，则其气仍聚也。徐氏【此节言积聚、谷气之有别，在脏在腑，深浅更有不同。】

诸积大法，脉来细而附骨者，乃积也。寸口，积在胸中；微出寸口，积在喉中；关上，积在脐旁；上关上，积在心下；微下关，积在少腹；尺中，积在气冲。脉出左，积在左；脉出右，积在右；脉两出，积在中央。各以其部处之。

诸积，该气、血、痰、食而言。脉来细而附骨，谓细而沉之至，诸积皆阴故也。又积而不移之处，其气血营卫不复上行而外达，则其脉为之沉细而不起，故历举其脉出之所，以决其受积之处，而复益之曰：脉两出，积在中央，以中央有积，其气不能分布左右，故脉之见于两手者，俱沉细而不起也。各以其部处之，谓各随其积所在之处而分治之耳。【此承上节而言诸积之大法。李彣曰：积为脏病，深入在里，故脉细而附骨也。寸关尺上下左右，别积病之所在，皆指细而附骨之部分，即《内经》前以候前，后以候后。上竟上者，胸喉中事也；下竟下者，少腹腰股膝胫足中事也。】

痰饮咳嗽病脉证治第十二

问曰：夫饮有四，何谓也？师曰：有

痰饮，有悬饮，有溢饮，有支饮。

问曰：四饮何以为异？师曰：其人素盛今瘦，水走肠间，沥沥有声，谓之痰饮；饮后水流在胁下，咳唾引痛，谓之悬饮；饮水流行，归于四肢，当汗出而不汗出，身体疼重，谓之溢饮；咳逆倚息不得卧，其形如肿，谓之支饮。

谷入而胃不能散其精，则化而为痰，水入而脾不能输其气，则凝而为饮。其平素饮食所化之精津，凝结而不布，则为痰饮。痰饮者，痰积于中，而饮附于外也。素盛今瘦，知其精津尽为痰饮，故不复外充形体而反下走肠间也。饮水流溢者，水多气逆，徐氏所谓水为气吸不下者是也。其流于胁下者，则为悬饮，其归于四肢者，则为溢饮。悬者，悬于一处，溢者溢于四旁，其偏结而上附心肺者则为支饮。支饮者，如水之有派，木之有枝，附近于脏而不正中也。咳逆倚息不得卧者，上迫肺也。【此二节设问以详四饮之名。赵良曰：水行走下，而高原之水入于川，川入于海，塞其川则洪水泛溢，而人之饮水亦若是。《内经》曰：饮入于胃，游溢精气，上输于脾，脾气散精，上归于肺，通调水道，下输膀胱，水精四布，五经并行。今所饮之水，或因脾气而不上散，或因肺气而不下通，以致流溢，随处停积而为病也。】

水在心，心下坚筑，短气，恶水不欲饮。水在肺，吐涎沫，欲饮水。水在脾，少气身重。水在肝，胁下支满，嚏而痛。水在肾，心下悸。

水即饮也。坚筑，悸动有力，筑筑然也。短气者，心属火而畏水，水气上逼，则火气不伸也。吐涎沫者，气水相激而水从气泛也。欲饮水者，水独聚肺，而诸经失溉也。脾为水困，故少气。水淫肌肉，故身重。土本制水，而水盛反能制土也。肝脉布胁肋，水在肝，故胁下支满，支满犹偏满也。嚏出于肺，而肝脉上注肺，故嚏则相引而痛也。心下悸者，肾水盛而上凌心火也。【此五节是言水之在五脏者。】

夫心有留饮，其人背寒冷如掌大。留饮者，胁下痛引缺盆，咳嗽则辄已。胸中有留饮，其人短气而渴，四肢历节痛。脉沉者，有留饮。

留饮，即痰饮之留而不去者也。背寒冷如掌大者，饮留之处阳气所不入也。魏氏曰：背为太阳，在易为艮止之象，一身皆动，背独常静，静处阴邪常客之，所以风寒自外入，多中于背，而阴寒自内生，亦多踞于背也。胁下痛引缺盆者，饮留于肝而气运于肺也。咳嗽则辄已者，饮被气击而欲移，故辄已。一作咳嗽则转甚，亦通。盖即水流胁下，咳唾引痛之谓。气为饮滞，故短，饮结者津液不周，故渴。四肢历节痛，为风寒湿在关节。若脉不浮而沉，而又短气而渴，则知是留饮为病，而非外入之邪矣。【此三节言留饮之病状。】

膈上病痰，满喘咳唾，发则寒热，背痛腰疼，目泣自出，其人振振身瞤剧，必有伏饮。

伏饮亦即痰饮之伏而不觉者，发则始见也。身热、背痛、腰疼，有似外感，而兼见喘满、咳唾，则是《活人》所谓痰之为病，能令人憎寒发热，状类伤寒者也。目泣自出，振身瞤动者，饮发而上逼液道，外攻经隧也。【此节言伏饮之病状。程林曰：痰饮留于膈则令人喘咳吐，发于外则令人寒热背痛腰疼，咳甚则肺叶举而目泣出，喘甚则息摇肩而振振身瞤，如此剧者，必有伏饮。】

夫病人饮水多，必暴喘满。凡食少饮多，水停心下，甚者则悸，微者短气。脉双弦者寒也，皆大下后喜虚。脉偏弦者饮也。

饮水过多，水溢入肺者，则为喘满。水停心下者，甚则水气凌心而悸，微则气被饮抑而短也。双弦者，两手皆弦，寒气固体也。偏弦者，一手独弦，饮气偏注也。【此节亦为心肺间之留饮症。程林曰：饮水多则水气停，泛于胸膈，必暴喘满也。凡人食少饮多，则胃土不能游溢精气，甚者必停于心下而为悸，微者则阻于胸膈而为短气也。】

肺饮不弦，但苦喘、短气。支饮亦喘而不能卧，加短气，其脉平也。

肺饮，饮之在肺中者。五脏独有肺饮，以其虚而能受也。肺主气而司呼吸，苦喘短气，肺病已著，脉虽不弦，可以知其有饮矣。支饮上附于肺，即同肺饮，故亦喘而短气，其脉亦平而不必弦也。按，后第十四条云：咳家其脉弦，为有水。夫咳为肺病，而水即是饮。而其脉弦，此云肺饮不弦，支饮脉平。未详何谓。【此二节言饮之在于肺者，支饮与肺饮同，故并列之。李彣曰：弦为肝脉，故肺饮不弦，苦喘短气，肺邪迫塞也。前云咳逆倚息短气，为支饮是也。按《金鉴》云其脉平，谓见肺之平脉，或浮，或涩，或短，此详申上条不弦之义也。】

病痰饮者，当以温药和之。心下有痰饮，胸胁支满，目眩，苓桂术甘汤主之。

痰饮，阴邪也，为有形，以形碍虚则满，以阴冒阳则眩。苓桂术甘温中去湿，治痰饮之良剂，是即所谓温药也。盖痰饮为结邪，温则易散，内属脾胃，温则能运耳。【此二节言痰饮之治法。李彣注第二节云：胸胁支满，痰饮停滞于中也。目眩，阻遏阳气不上升也。茯苓淡渗以利水饮，桂枝宣导以行阳气，白术去湿健脾，甘草和中益气，同为补土制水之剂。】

苓桂术甘汤方

茯苓　桂枝　白术各三两　甘草二两

上四味，以水六升，煮取三升，分温三服。小便则利。

夫短气有微饮，当从小便去之，苓桂术甘汤主之，肾气丸亦主之。

气为饮抑则短，欲引其气，必蠲其饮。饮，水类也。治水必自小便去之，苓桂术甘益土气以行水，肾气丸养阳气以化阴，虽所主不同，而利小便则一也。【此节言去饮利便之二治法。】

苓桂术甘汤方见上

肾气丸方见妇人杂病

病者脉伏，其人欲自利，利反快，虽利，心下续坚满，此为留饮欲去故也，甘遂半夏汤主之。

脉伏者，有留饮也。其人欲自利，利反快者，所留之饮从利而减也，虽利，心下续坚满者，未尽之饮，复注心下也。然虽未尽而有欲去之势，故以甘遂、半夏因其势而导之。甘草与甘遂相反，而同用之者，盖欲其一战而留饮尽去，因相激而相成也。芍药、白蜜不特安中，抑缓药毒耳。【此节言留饮之脉证，并详治法。程林曰：留者行之，用甘遂以决水饮。结者散之，用半夏以散痰饮。甘遂之性直达，恐其过于行水，缓以甘草、白蜜之甘，收以芍药之酸。虽甘草、甘遂相反，而实有以相使。此酸收甘缓约之之法也。】

甘遂半夏汤方

甘遂大者三枚　半夏十二枚，以水一升，煮取半升，去滓　芍药五枚　甘草如指大一枚，炙

上四味，以水二升，煮取半升，去滓，以蜜半升和药汁，煎取八合，顿服之。

脉浮而细滑，伤饮。脉弦数，有寒饮，冬夏难治。脉沉而弦者，悬饮内痛。病悬饮者，十枣汤主之。

伤饮，饮过多也。气资于饮，而饮多反伤气，故脉浮而细滑，则饮之征也。脉

弦数而有寒饮，则病与脉相左，魏氏所谓饮自寒而挟自热是也。夫相左者必相持，冬则时寒助饮，欲以热攻，则脉数必甚，夏则时热助脉，欲以寒治，则寒饮为碍，故曰难治。脉沉而弦，饮气内聚也，饮内聚而气击之则痛。十枣汤蠲饮破癖，其力颇猛，《三因方》以三味为末，枣肉和丸，名十枣丸，亦良。【此三节言饮症之脉象，并详悬饮之治法。李彣注第一节云：饮脉当沉，今脉浮者，水在肺也。《金鉴》按第二节云：脉弦数之“数”字，当是“迟”字。始与寒饮之理合。赵良注第三节云：脉沉，病在里也。凡弦者，为痛，为饮，为癖。悬饮结积在内作痛，故脉见沉弦。】

十枣汤方

芫花熬　甘遂　大戟各等分

上三味，捣筛，以水一升一合，先煮肥大枣十枚，取八合，去滓，内药末，强人服一钱匕，羸人服半钱，平旦温服之，不下者，明日更加半钱，得快利后，糜粥自养。

病溢饮者，当发其汗，大青龙汤主之，小青龙汤亦主之。

水气流行，归于四肢，当汗出而不汗出，身体重痛，谓之溢饮。夫四肢阳也，水在阴者宜利，在阳者宜汗，故以大青龙发汗去水，小青龙则兼内饮而治之者耳。徐氏曰：大青龙合桂、麻而去芍药，加石膏，则水气不甚而挟热者宜之。倘饮多而寒伏，则必小青龙为当也。【此节为溢饮者之二治法。但同一发汗，亦有寒热之别。热者用辛凉之大青龙汤，寒者用辛温之小青龙汤。】

大青龙汤方

麻黄六两　桂枝　甘草各二两　生姜三两　杏仁四十个　大枣十二枚　石膏如鸡子大一枚

上七味，以水九升，先煮麻黄，减二升，去上沫，内诸药，煮取三升，去滓，温服一升，取微似汗，汗多者温粉粉之。

小青龙汤方

麻黄去节，三两　芍药三两　五味子半升　干姜　甘草炙　细辛　桂枝各三两　半夏半升

上八味，以水一斗，先煮麻黄，减二升，去上沫，内诸药，煮取三升，去滓，温服一升。

膈间支饮，其人喘满，心下痞坚，面色黧黑，其脉沉紧，得之数十日，医吐下之，不愈，木防己汤主之。虚者即愈，实者三日复发，复与不愈者，宜木防己汤去石膏加茯苓芒硝汤主之。

支饮上为喘满，而下为痞坚，则不特碍其肺，抑且滞其胃矣。面色黧黑者，胃中成聚，营卫不行也。脉浮紧者为外寒，沉紧者为里实。里实可下，而饮气之实，非常法可下，痰饮可吐，而饮之在心下者，非吐可去，宜其得之数十日，医吐下之而不愈也。木防己、桂枝，一苦一辛，并能行水气而散结气，而痞坚之处，必有伏阳，吐下之余，定无完气，书不尽言，而意可会也。故又以石膏治热，人参益虚，于法可谓密矣。其虚者外虽痞坚，而中无结聚，即水去气行而愈，其实者中实有物，气暂行而复聚，故三日复发也。魏氏曰：后方去石膏加芒硝者，以其既散复聚，则有坚定之物，留作包囊，故以坚投坚而不破者，即以软投坚而即破也。加茯苓者，亦引饮下行之用耳。【此节为支饮虚实之二治法。李彣曰：喘满痞坚，膈间支饮逆上也。面黑者，饮属北方水色也。脉沉为饮，紧为寒，皆阴脉，以水饮禀阴寒之气也。吐下俱行不愈，则阴阳之气俱虚。木防己汤补虚散饮，虚者受补即愈，实者饮邪固结不解，故复发不愈，乃寒气

凝聚未解，故去石膏，恐寒胃也，加茯苓，淡以渗饮，咸以软坚。】

木防己汤方

木防己三两　石膏如鸡子大二枚　桂枝二两　人参四两

上四味，以水六升，煮取二升，分温再服。

木防己去石膏加茯苓芒硝汤方

木防己　桂枝各二两　茯苓　人参各四两　芒硝三合

上五味，以水六升，煮取二升，去滓，内芒硝，再微煎，分温再服，微利则愈。

心下有支饮，其人苦冒眩，泽泻汤主之。

水饮之邪，上乘清阳之位，则为冒眩。冒者，昏冒而神不清，如有物冒蔽之也，眩者，目眩转而乍见玄黑也。泽泻泻水气，白术补土气，以胜水也。高鼓峰云：心下有水饮，格其心火不能下行，而但上冲头目也。亦通。【此节言支饮而仅苦冒眩，是症之轻者也。故用泽泻汤轻剂治之。】

泽泻汤方

泽泻五两　白术二两

上二味，以水二升，煮取一升，分温再服。

支饮胸满者，厚朴大黄汤主之。

胸满疑作腹满，支饮多胸满，此何以独用下法？厚朴、大黄与小承气同，设非腹中痛而闭者，未可以此轻试也。【此节言支饮而兼腹痛，是症之重者也。故用厚朴大黄汤重剂治之。】

厚朴大黄汤方

厚朴一尺　大黄六两　枳实四枚

上三味，以水五或，煮取二升，分温再服。

支饮不得息，葶苈大枣泻肺汤主之。

不得息，肺满而气闭也。葶苈入肺，通闭泻满，用大枣者，不使伤正也。【此节为支饮在肺之治法。】

葶苈大枣泻肺汤方见肺痈

呕家本渴，渴者为欲解，今反不渴，心下有支饮故也，小半夏汤主之。

此为饮多而呕者言。渴者饮从呕去，故欲解，若不渴，则知其支饮仍在，而呕亦未止。半夏味辛性燥，辛可散结，燥能蠲饮，生姜制半夏之悍，且以散逆止呕也。【此节言呕家有支饮之治法。李彣曰：此专以治呕言。呕家渴者为欲解，以胃气复而津液生也。若心下素有支饮则不燥，自当不渴泛溢而呕也。半夏、生姜温能和胃气，辛能散逆气，为呕家圣药。】

小半夏汤方

半夏一升　生姜半斤

上二味，以水七升，煮取一升半，分温再服。

腹满，口舌干燥，此肠间有水气，己椒苈黄丸主之。

水既聚于下，则无复润于上，是以肠间有水气而口舌反干燥也。后虽有水饮之入，只足以益下趋之势，口燥不除而腹满益甚矣。防己疗水湿，利大小便；椒目治腹满，去十二种水气；葶苈、大黄泄以去其闭也。渴者知胃热甚，故加芒硝。经云：热淫于内，治以咸寒也。【此节为水在肠间之治法。李彣曰：腹满，水聚于胃也。肠间有水气，则湿渍中焦，津液不为灌溉，故口舌干燥。前云水走肠间，沥沥有声为痰饮，此肠间有水气，即痰饮也。】

己椒苈黄丸方

防己　椒目　葶苈　大黄各一两

上四味，末之，蜜丸如梧子大，先食饮服一丸，日三服，稍增，口中有津液。渴者加芒硝半两。

卒呕吐，心下痞，膈间有水，眩悸者，小半夏加茯苓汤主之。

饮气逆于胃则呕吐，滞于气则心下痞，凌于心则悸，蔽于阳则眩。半夏、生姜止呕降逆，加茯苓去其水也。【此节言水在膈间之治法。】

小半夏加茯苓汤方

半夏一升　生姜半斤　茯苓四两

上三味，以水七升，煮取一升五合，分温再服。

假令瘦人脐下有悸，吐涎沫而颠眩，此水也，五苓散主之。

瘦人不应有水，而脐下悸，则水动于下矣；吐涎沫，则水逆于中矣；甚而颠眩，则水且犯于上矣。形体虽瘦，而病实为水，乃病机之变也。颠眩即头眩。苓、术、猪、泽甘淡渗泄，使肠间之水从小便出，用桂者，下焦水气非阳不化也。曰多服暖水汗出者，盖欲使表里分消其水，非挟有表邪而欲两解之谓。【此节为水在脐下之治法。按《金鉴》云："瘦人"之"瘦"字，当是"病"字。】

五苓散方

泽泻一两一分　猪苓　茯苓　白术各三分　桂枝二分

上五味为末，白饮服方寸匕，日三服，多服暖水，汗出愈。

附方

外台茯苓饮　治心胸中有停痰宿水，自吐出水后，心胸间虚，气满不能食，消痰气，令能食。

茯苓　人参　白术各三两　枳实二两　橘皮二两半　生姜四两

上六味，以水六升，煮取一升八合，分温三服，如人行八九里进之。

咳家其脉弦，为有水，十枣汤主之。

脉弦为水，咳而脉弦，知为水饮渍入肺也。十枣汤逐水气自大小便去，水去则肺宁而咳愈。按许仁则论饮气咳者，由所饮之物停滞在胸，水气上冲，肺得此气便成咳嗽。经久不已，渐成水病，其状不限四时昼夜，遇诸动嗽物即剧，乃至双眼突出，气如欲断，汗出，大小便不利，吐痰饮涎沫无限，上气喘急肩息，每旦眼肿，不得平眠，此即咳家有水之证也。著有干枣三味丸方亦佳，大枣六十枚，葶苈一斤，杏仁一升，合捣作丸，桑白皮饮下七八丸，日再，稍稍加之，以大便通利为度。【此节为肺饮作咳之治法。魏荔彤曰：仲景命之曰咳家，专为痰饮在内逆气上冲之咳嗽言也，故其脉必弦，无外感家之浮，无内虚家之数，但见弦者，知有水饮在中为患也。主用以大枣汤，使水邪有所制，斯下注而免于上厥也。】

十枣汤方见上

夫有支饮家，咳烦，胸中痛者，不卒死，至一百日或一岁，宜十枣汤。

胸中支饮扰乱清道，赵氏所谓动肺则咳，动心则烦，搏击阳气则痛者是也。其甚者荣卫遏绝，神气乃亡，为卒死矣，否则延久不愈，至一百日或一岁，则犹有可治，为其邪差缓而正得持也。然以经久不去之病，而仍与十枣攻击之药者，岂非以支饮不去，则其咳烦胸痛，必无止期。与其事敌以苟安，不如悉力一决之，犹或可图耶，然亦危矣。【此节为支饮作咳之治法。】

久咳数岁，其脉弱者可治，实大数者死，其脉虚者必苦冒。其人本有支饮在胸中故也，治属饮家。

久咳数岁不已者，支饮渍肺而咳，饮久不已，则咳久不愈也。咳久者其气必虚，而脉反实大数，则其邪犹盛，以犹盛之邪，而临已虚之气，其能久持乎？故死。若脉虚者，正气固虚，而饮气亦衰，故可治。然饮虽衰而正不能御，亦足以上蔽清阳之气，故其人必苦冒也。此病为支饮所致，去其饮则病自愈，故曰治属饮家。【此节言久咳之脉象，以定死生，并证明其有支饮，而以治饮为法。】

咳逆倚息不得卧，小青龙汤主之。

倚息，倚几而息，能俯而不能仰也，肺居上焦而司呼吸，外寒内饮，壅闭肺气，则咳逆上气，甚则但坐不得卧也。麻黄、桂枝散外入之寒，半夏消内积之饮，细辛、干姜治其咳满，芍药、五味监麻、桂之性，使人饮去邪也。【此节亦为肺饮咳逆之治法。】

小青龙汤方见上

青龙汤下已，多唾口燥，寸脉沉，尺脉微，手足厥逆，气从小腹上冲胸咽，手足痹，其面翕热如醉状，因复下流阴股，小便难，时复冒者，与茯苓桂枝五味甘草汤治其气冲。

服青龙汤已，设其人下实不虚，则邪解而病除，若虚则麻黄、细辛辛甘温散之品，虽能发越外邪，亦易动人冲气。冲气，冲脉之气也。冲脉起于下焦，挟肾脉上行至喉咙。多唾口燥，气冲胸咽，面热如醉，皆冲气上人之候也。寸沉尺微，手足厥而痹者，厥气上行，而阳气不治也。下流阴股，小便难，时复冒者，冲气不归，而仍上逆也。茯苓、桂枝能抑冲气使之不行，然逆气非敛不降，故以五味之酸敛其气，土厚则阴火自伏，故以甘草之甘补其中也。【此节承上文而言，或因服小青龙而变生他证，冲气上逆者，当以茯苓桂枝五味甘草汤治之。】

桂苓五味甘草汤方

桂枝　茯苓各四两　五味半升　甘草三两，炙

上四味，以水八升，煮取三升，去滓，分温三服。

冲气即低，而反更咳胸满者，用桂苓五味甘草汤去桂加干姜、细辛以治其咳满。

服前汤已，冲气即低，而反更咳胸满者，下焦冲逆之气既伏，而肺中伏匿之寒饮续出也。故去桂枝之辛而导气，加干姜、细辛之辛而入肺者，合茯苓、五味、甘草消饮驱寒，以泄满止咳也。【此节承前冲气而言，如冲气平而又咳满者，又当用前汤加减治之。】

苓甘五味姜辛汤方

茯苓四两　甘草　干姜　细辛各三两　五味子半升

上五味，以水八升，煮取三升，去滓，温服半升，日三。

咳满即止，而更复渴，冲气复发者，以细辛、干姜为热药也。服之当遂渴，而渴反止者，为支饮也。支饮者法当冒，冒者必呕，呕者复内半夏以去其水。

冲脉之火，得表药以发之则动，得热药以逼之亦动。而辛热气味，既能劫夺胃中之阴，亦能布散积饮之气。仲景以为渴而冲气动者，自当治其冲气，不渴而冒与呕者，则当治其水饮，故内半夏以去其水。而所以治渴而冲气动者，惜未之及也。约而言之，冲气为麻黄所发者，治之如桂、苓、五味、甘草，从其气而导之矣，其为姜、辛所发者，则宜甘淡咸寒，益其阴以引之，亦自然之道也。若更用桂枝，必扞格不下，即下亦必复冲，所以然者，伤其阴故也。【此节衔接上文，如或咳满止而前病复发者，此属支饮，更加之以呕，故就前方中加半夏主之。】

苓甘五味姜辛半夏汤方

茯苓四两　甘草　细辛　干姜各二两　半夏　五味各半升

上六味，以水八升，煮取三成，去滓，温服半升，日三服。

水去呕止，其人形肿者，加杏仁主

之。其证应内麻黄，以其人遂痹，故不内之。若逆而内之者，必厥，所以然者，以其人血虚，麻黄发其阳故也。

水在胃者，为冒，为呕；水在肺者，为喘，为肿。呕止而形肿者，胃气和而肺壅未通也，是惟麻黄可以通之。而血虚之人，阳气无偶，发之最易厥脱，麻黄不可用矣。杏仁味辛能散，味苦能发，力虽不及，与证适宜也。【此节亦衔接上文，如或呕止而形肿者，又当就前方中加杏仁以治之。】

苓甘五味加姜辛半夏杏仁汤方

茯苓四两 甘草 干姜 细辛各三两 五味 半夏 杏仁各半升

上七味，以水一斗，煮取三升，去滓，温服半升，日三服。

若面热如醉，此为胃热上冲熏其面，加大黄以利之。

水饮有挟阴之寒者，亦有挟阳之热者，若面热如醉，则为胃热随经上冲之证，胃之脉上行于面故也。即于消饮药中加大黄以下其热。与冲气上逆，其面翕热如醉者不同，冲气上行者，病属下焦阴中之阳，故以酸温止之，此属中焦阳明之阳，故以苦寒下之。【此节亦从上文中来，如非阴寒而属阳热者，不妨就前方加大黄以利之。】

苓甘五味加姜辛半杏大黄汤方

茯苓四两 甘草二两 干姜 细辛各三两 五味 半夏 杏仁各半升 大黄三两

上八味，以水一斗，煮取三升，去滓，温服半升，日三服。

先渴后呕，为水停心下，此属饮家，小半夏加茯苓汤主之。

先渴后呕者，本无呕病，因渴饮水，水多不下而反上逆也，故曰此属饮家。小半夏止呕降逆，加茯苓去其停水。盖始虽渴而终为饮，但当治饮，而不必治其渴也。【此节说明先渴后呕，欲人知病源在饮而不在渴也。魏荔彤曰：水停心下，阻隔正气，不化生津液，止于胸咽，故渴也。渴必饮水，水得水而愈恣其冲逆，所以先渴而后必呕也，此属饮家，当治其饮，不可以为渴家治其渴也。治饮则用辛燥，治渴必用寒润，大相迳庭。可不明其属于何家而妄治之乎？】

小半夏加茯苓汤方见上

消渴小便不利淋病脉证治第十三

厥阴之为病，消渴，气上冲心，心中疼热，饥而不欲食，食则吐蛔，下之利不止。

此邪热入厥阴而成消渴，成氏所谓邪愈深者热愈甚也。气上冲心，心中疼热者，火生于木，肝气通心也。饥而不欲食者，木喜攻土，胃虚求食，而客热复不能消谷也。食即吐蛔者，蛔无食而动，闻食臭而出也。下之利不止者，胃气重伤，而邪热下注也。夫厥阴风木之气，能生阳火而烁阴津，津虚火实，脏燥无液，求救于水，则为消渴。消渴者，水入不足以制火，而反为火所消也。【此节与《伤寒论·厥阴篇》同，但一为正病，一为杂病耳。】

寸口脉浮而迟，浮即为虚，迟即为劳，虚则卫气不足，劳则荣气竭。趺阳脉浮而数，浮即为气，数即消谷而大坚，气盛则溲数，溲数则坚，坚数相搏，即为消渴。

诊寸口而知荣卫之并虚，诊趺阳而知胃气之独盛。合而观之，知为虚劳内热而成消渴也。夫所谓气盛者，非胃气盛也，胃中之火盛也。火盛则水谷去而胃乃坚，如土被火烧而坚硬如石也，故曰数即消谷而大坚。胃既坚硬，水入不能浸润，但从旁下转，而又为火气所迫而不留，故曰气盛则溲数，溲数则坚。愈数愈坚，愈坚愈数，是以饮水多而渴不解也。【此节言虚劳内热之消渴。按《金鉴》以趺阳脉另为一节，而以寸口脉一节为错简，当列入虚劳篇中。】

男子消渴，小便反多，以饮一斗，小便一斗，肾气丸主之。

男子以肾为事，肾中有气，所以主气化，行津液，而润心肺者也。此气即虚，则不能上至，气不至，则水亦不至，而心肺失其润矣。盖水液属阴，非气不至，气虽属阳，中实含水，水之与气，未尝相离也。肾气丸中有桂、附，所以斡旋肾中颓堕之气，而使上行心肺之分，故名曰肾气。不然，则滋阴润燥之品同于饮水无济，但益下趋之势而已，驯至阳气全消，有降无升，饮一溲二而死不治。夫岂知饮入于胃，非得肾中真阳，焉能游溢精气，而上输脾肺耶。

按消渴证，有太阴、厥阴、阳明、少阴之异。系太阴者，心热移肺也；系厥阴者，风胜则干，抑火从木出也；系阳明者，火燔而土燥也；系少阴者，水虚不能制火也。然此不言水虚不能制火，而言火虚不能化水，则法之变而论之精也。惟火不化水，故饮一斗，水亦一斗，不然，未有不为火所消者矣。推而言之，厥阴内热之渴，水为热所消，其小便必不多。阳明内坚之渴，水入不能内润而从旁转，其小便虽数，而出亦必少也。【此节言肾亏消渴。《金鉴》云：饮水多而小便少者，水消于上，故名上消也。食谷多而大便坚者，食消于中，故名中消也。饮水多而小便反少者，水消于下，故名下消也。上中二消属热，惟下消寒热兼之，以肾为水火之脏也。沈明宗曰："男子"二字，是指房劳伤肾，火旺水亏而成消渴者。】

肾气丸方见妇人杂病

脉浮，小便不利，微热消渴者，宜利小便，发汗，五苓散主之。

热渴饮水，水入不能已其热，而热亦不能消其水，于是水与热结，而热浮水外，故小便不利，而微热消渴也。五苓散利其与热俱结之水，兼多饮暖水取汗，以去其水外浮溢之热，热除水去，渴当自止。【此节为湿热消渴之治法。《金鉴》云：脉浮微热，热在表也。小便不利，水停中也。水停则不化津液，故消渴也。发表利水、止渴生津之剂，惟五苓散能之。】

五苓散方见痰饮

渴欲饮水，水入则吐者，名曰水逆，五苓散主之。

热渴饮水，热已消而水不行，则逆而成呕，乃消渴之变证。曰水逆者，明非消渴而为水逆也，故亦宜五苓散去其停水。【此节为消渴之变证，亦当用前法以去其水。李彣曰：内有积水，故水入则拒格而上吐，名水逆也。五苓散利水，故主之。】

渴欲饮水不止者，文蛤散主之。

热渴饮水，水入不能消其热，而反为热所消，故渴不止。文蛤味咸性寒，寒能除热，咸能润下，用以折炎上之势，而除热渴之疾也。【前节言饮水即吐，是里有水也。此节云饮水不止，是非水邪盛矣，故不用五苓而以文蛤主之。按《金鉴》以文蛤即五倍子，与所食之花蛤不同，是取其生津止渴，非取其利水胜热耳。此说与本注有别，故志之以资参考。】

文蛤散方

文蛤五两

上一味，杵为散，以沸汤五合，和服方寸匕。

淋之为病，小便如粟状，小腹弦急，痛引脐中。

淋病有数证，云小便如粟状者，即后世所谓石淋是也。乃膀胱为火热燔灼，水液结为滓质，犹海水煎熬而成咸碱也。小腹弦急，痛引脐中者，病在肾与膀胱也。按巢氏云：淋之为病，由肾虚而膀胱热也。肾气通于阴，阴，水液下流之道也。膀胱为津液之府，肾虚则小便数，膀胱热则水下涩，数而且涩，淋沥不宣，故谓之淋，其状小便出少起多，小腹弦急，痛引脐。又有石淋、劳淋、血淋、气淋、膏淋之异，详见本论，其言颇为明晰，可补仲景之未备。【此节言膀胱热结之石淋证。】

趺阳脉数，胃中有热，即消谷引饮，大便必坚，小便则数。

胃中有热，消谷引饮，即后世所谓消谷善饥，为中消者是也。胃热则液干，故大便坚，便坚则水液独走前阴，故小便数。亦即前条消渴胃坚之证，而列于淋病之下，疑错简也。

淋家不可发汗，发汗则便血。【此节即前第二节消渴胃坚之证，当列入第二节之下。】

淋家热结在下，而反发其汗，热气乘心之虚而内扰其阴，则必便血。【此节证明淋家发汗之误。高世栻曰：淋家之膀胱津液先虚，故不可发汗。若发汗更夺其津液，则膀胱气竭，胞中并虚，故必便血。便血，溺血也。】

小便不利者，有水气，其人若渴，栝楼瞿麦丸主之。

此下焦阳弱气冷，而水气不行之证，故以附子益阳气，茯苓，瞿麦行水气。观方后云："腹中温为知"可以推矣。其人若渴，则是水寒偏结于下，而燥火独聚于上，故更以薯蓣、栝楼根，除热生津液也。夫上浮之炎，非滋不熄，下积之阴，非暖不消，而寒润辛温，并行不背，此方为良法矣。欲求变通者，须于此三复焉。【此节为上热下寒之治法。李彣曰：此方与五苓散同为利水生津之剂，此用薯蓣，即五苓散用白术之义也。但五苓兼外有微热，故用桂枝走表，此内惟水气，故用附子温下也。】

栝楼瞿麦丸方

薯蓣 茯苓各三两 栝楼根二两 附子一枚，炮 瞿麦一两

上五味，末之，炼蜜丸如梧子大，饮服二丸，日三服，不知，增至七八丸，以小便利，腹中温为知。

小便不利，蒲灰散主之，滑石白鱼散、茯苓戎盐汤并主之。

蒲，香蒲也。宁原云香蒲去湿热，利小便，合滑石为清利小便之正法也。《别录》云：白鱼开胃下气，去水气，血余疗转胞，小便不通，合滑石为滋阴益气，以利其小便者也。《纲目》：戎盐即青盐，咸寒入肾，以润下之性，而就渗利之职，为驱除阴分水湿之法也。仲景不详见证，而并出三方，以听人之随证审用，殆所谓引而不发者欤。【此节为小便不利之三治法。】

蒲灰散方

蒲灰半分 滑石三分

上二味，杵为散，饮服方寸匕，日三服。

滑石白鱼散方

滑石 乱发烧 白鱼各二分

上三味，杵为散，饮服方寸匕，日三服。

茯苓戎盐汤方

茯苓半斤 白术二两 戎盐弹丸大一枚

上三味，先将茯苓、白术煎成，入戎盐再煎，分温三服。

温欲饮水，口干燥者，白虎加人参汤

主之。

此肺胃热盛伤津，故以白虎清热，人参生津止渴。盖即所谓上消膈消之证，疑亦错简于此也。【此节为盛热消渴之治法。按本节与下节当列入第四节之下。】

白虎加人参汤方见暍

脉浮发热，渴欲饮水，小便不利者，猪苓汤主之。

此与前五苓散病证同，而药则异。五苓散行阳之化，热初入者宜之；猪苓汤行阴之化，热入久而阴伤者宜之也。【此节治热久阴伤之消渴证。按本节与第四节文同义异。《金鉴》以为在有汗、无汗之间，故一则以五苓散利水发汗，一则以猪苓汤利水滋干耳。】

按渴欲饮水，本文共有五条，而脉浮发热，小便不利者，一用五苓，为其水与热结故也；一用猪苓，为其水与热结，而阴气复伤也。其水入则吐者，亦用五苓，为其热消而水停也。渴不止者，则用文蛤，为其水消而热在也。其口干燥者，则用白虎加人参，为其热甚而津伤也。此为同源而异流者，治法亦因之各异，如此，学者所当细审也。

猪苓汤方

猪苓去皮　茯苓　阿胶　滑石　泽泻各一两

上五味，以水四升，先煮四味，取二升，去滓，内胶烊消，温服七合，日三服。

水气病脉证并治第十四

师曰：病有风水，有皮水，有正水，有石水，有黄汗。风水其脉自浮，外证骨节疼痛，恶风；皮水其脉亦浮，外证胕肿，按之没指，不恶风，其腹如鼓，不渴，当发其汗；正水其脉沉迟，外证自喘；石水其脉自沉，外证腹满不喘；黄汗其脉沉迟，身发热，胸满，四肢头面肿，久不愈，必致痈脓。

风水，水为风激，因风而病水也。风伤皮毛，而湿流关节，故脉浮恶风而骨节疼痛也。皮水，水行皮中，内合肺气，故其脉亦浮，不兼风，故不恶风也。其腹如鼓，即《内经》鼟鼟然不坚之意，以其病在皮肤，而不及肠脏，故外有胀形，而内无满喘也。水在皮者，宜从汗解，故曰当发其汗。正水，肾脏之水自盛也。石水，水之聚而不行者也。正水乘阳之虚而侵及上焦，故脉沉迟而喘，石水因阴之盛而结于少腹，故脉沉腹满而不喘也。黄汗，汗出沾衣如柏汁，得之湿热交病，而湿居热外，其盛于上而阳不行，则身热胸满，四肢头面肿，久则侵及于里而荣不通，则逆于肉理而为痈脓也。【此节统言诸水之脉象证状。程林曰：风水与皮水相类，属表。正水与石水相类，属里。但风水恶风，皮水不恶风，正水自喘，石水不自喘，为异耳。】

脉浮而洪，浮则为风，洪则为气，风气相搏，风强则为瘾疹，身体为痒，痒者为泄风，久为痂癞，气强则为水，难以俯仰。风气相击，身体洪肿，汗出乃愈。恶风则虚，此为风水。不恶风者，小便通利，上焦有寒，其口多涎，此为黄汗。

风，天之气；气，人之气，是皆失其和者也。风气相搏，风强则气从风而侵淫肌体，故为瘾疹。气强则风从气而鼓涌水液，故为水。风气并强，两相搏击，而水液从之，则为风水。汗之则风去而水行，故曰汗出乃愈。然风水之病，其状与黄汗相似，故仲景于此复辨其证，以恶风者为风水，不恶风者为黄汗，而风水之脉浮，黄汗之脉沉，更不必言矣。【此节言风水之脉证，并申明恶风不恶风，以示与黄汗

有别。】

寸口脉沉滑者，中有水气，面目肿大有热，名曰风水。视人之目窠上微肿，如蚕新卧起状，其颈脉动，时时咳，按其手足上陷而不起者，风水。

风水其脉自浮，此云沉滑者，乃水脉，非风脉也。至面目肿大有热，则水得风而外浮，其脉亦必变而为浮矣。仲景不言者，以风水该之也。目窠上微肿，如蚕新卧起状者，《内经》所谓水为阴，而目下亦阴，聚水者必微肿先见于目下是也。颈脉动者，颈间人迎脉动甚，风水上凑故也。时时咳者，水渍入肺也。按其手足上陷而不起，与《内经》以手按其腹，随手而起，如裹水之状者不同。然腹中气大，而肢间气细，气大则按之随手而起，气细则按之窅而不起，而其浮肿则一也。【此节亦言风水之脉证。赵良曰：《内经》云脉沉曰水，脉滑曰风，面肿曰风，目肿如新卧起之状曰水。又肾风者面胕庞然，少气时热，其有胕肿者，亦曰本于肾，名风水，皆出《内经》也。】

太阳病，脉浮而紧，法当骨节疼痛，反不疼，身体反重而痠，其人不渴，汗出即愈，此为风水。恶寒者，此为极虚发汗得之。渴而不恶寒者，此为皮水。身肿而冷，肿如周痹，胸中窒，不能食，反聚痛，暮躁不得眠，此为黄汗，痛在骨节。咳而喘，不渴者，此为肺胀，其状如肿，发汗则愈。然诸病此者，渴而下利，小便数者，皆不可发汗。

太阳有寒，则脉紧骨疼，有湿则脉濡身重，有风则脉浮体痠，此明辨也。今得伤寒脉而骨节不疼，身体反重而痠，即非伤寒，乃风水外胜也。风水在表而非里，故不渴。风固当汗，水在表者亦宜汗，故曰汗出即愈，然必气盛而实者，汗之乃愈，不然则其表益虚，风水虽解，而恶寒转增矣。故曰恶寒者，此为极虚发汗得之，若其渴而不恶寒者，则非病风，而独病水，不在皮外，而在皮中，视风水为较深矣。其证身肿而冷，状如周痹，周痹为寒湿痹其阳，皮水为水气淫于肤也。胸中窒，不能食者，寒袭于外，而气窒于中也。反聚痛，暮躁不得眠者，热为寒郁，而寒甚于暮也。寒湿外淫，必流关节，故曰此为黄汗，痛在骨节也。其咳而喘不渴者，水寒伤肺，气攻于表，有如肿病，而实同皮水，故曰发汗则愈。然此诸病，若其人渴而不利，小便数者，则不可以水气当汗而概发之也。仲景叮咛之意，岂非虑人之津气先亡耶。【此节分别风水、皮水、黄汗、肺胀之虚实，发汗与否，当随其虚实定之。魏荔彤曰：其状如肿者，按其手足未至陷而不起，故曰如肿似肿，而实非肿也。】

或问前二条云风水外证，骨节疼，此云骨节反不疼，身体反重而痠，前条云皮水不渴，此云渴，何也？曰：风与水合而成病，其流注关节者，则为骨节疼痛，其侵淫肌体者，则骨节不疼，而身体痠重，由所伤之处不同故也。前所云皮水不渴者，非言皮水本不渴也，谓腹如鼓而不渴者，病方外盛而未入里，犹可发其汗也。此所谓渴而不恶寒者，所以别于风水之渴而恶风也。程氏曰：水气外留于皮，内薄于肺，故令人渴是也。

里水者，一身面目黄肿，其脉沉，小便不利，故令病水。假令小便自利，此亡津液，故令渴，越婢加术汤主之。方见中风

里水，水从里积，与风水不同，故其脉不浮而沉。而盛于内者必溢于外，故一身面目悉黄肿也。水病小便当不利，今反自利，则津液消亡，水病已而渴病起矣。越婢加术是治其水，非治其渴也。以其身面悉肿，故取麻黄之发表，以其肿而且

黄，知其湿中有热，故取石膏之清热，与白术之除湿。不然，则渴而小便利者，而顾犯不可发汗之戒耶。或云此治小便利，黄肿未去者之法，越婢散肌表之水，白术止渴生津也，亦通。【此节言里水之治法，当从小便利不利辨之。】

趺阳脉当伏，今反紧，本自有寒，疝瘕，腹中痛，医反下之，即胸满短气。趺阳脉当伏，今反数，本自有热，消谷，小便数，今反不利，此欲作水。

趺阳虽系胃脉，而出于阴部，故其脉当伏，今反紧者，以其腹中宿有寒疾故也。寒则宜温而反下之，阳气重伤，即胸满短气。其反数者，以其胃中有热故也。热则当消谷而小便数，今反不利，则水液日积，故欲作水。夫阴气伤者，水为热蓄而不行；阳气竭者，水与寒积而不下。仲景并举二端，以见水病之原有如此也。【此二节言里水有兼寒、兼热之别，医者当审其病原，切勿仅因里水而妄下之。赵良曰：趺阳当伏者，非趺阳胃气之本脉也。为水蓄于下，其气伏故脉亦伏，脉法曰伏者为水。】

寸口脉浮而迟，浮脉则热，迟脉则潜，热潜相搏，名曰沉。趺阳脉浮而数，浮脉即热，数脉即止，热止相搏，名曰伏。沉伏相搏，名曰水。沉则络脉虚，伏则小便难，虚难相搏，水走皮肤，即为水矣。

热而潜，则热有内伏之势，而无外发之机矣，故曰沉。热而止，则热有留滞之象，而无运行之道矣，故曰伏。热留于内而不行，则水气因之而蓄，故曰沉伏相搏，名曰水。热留于内，则气不外行，而络脉虚，热止于中，则阳不下化，而小便难，以不化之水，而当不行之气，则惟有浸淫躯壳而已，故曰虚难相搏，水走皮肤，即为水矣。此亦所谓阴气伤者，水为热蓄不下者也。【此节言水病之脉象。】

寸口脉弦而紧，弦则卫气不行，即恶寒，水不沾流，走于肠间。少阴脉紧而沉，紧则为痛，沉则为水，小便即难。

此二条并阳衰阴胜之证。而寸口则主卫气，少阴则主肾阳。主卫气者，寒以外得，而阳气被抑，主肾阳者，寒自内生，而气化不速。亦即所谓阳气竭者，水与寒积而不行者也。【此二节均为水证兼寒之脉象，盖水为阴寒，阴寒之气不能运行，是以知其阳气衰竭耳。】

脉得诸沉，当责有水，身体肿重。水病脉出者，死。

水为阴，阴盛故令脉沉。又水行皮肤，营卫被遏，亦令脉沉。若水病而脉出，则真气反出邪水之上，根本脱离而病气独胜，故死。出与浮迥异，浮者盛于上而弱于下，出则上有而下绝无也。【此节言水病之脉当沉，若忽上出而下绝者，是为无根之脉，故可决其死也。沈明宗曰：脉得诸沉，沉为气郁不行于表，则络脉虚，虚即水泛肌肤皮肉，故身体肿重，当责有水，但沉为正水，而正水乃阴盛阳郁，脉必沉极。若陡见浮起，是真气离根之象，故曰水病脉出者死。若风、皮二水脉浮洪，决不在此例。】

夫水病人，目下有卧蚕，面目鲜泽，脉伏，其人消渴。病水腹大，小便不利，其脉沉绝者，有水，可下之。

目下有卧蚕者，目下微肿，如蚕之卧，经所谓水在腹者，必使目下肿也。水气足以润皮肤壅荣卫，故面目鲜泽，且脉伏不起也。消渴者，阳气被郁而生热也。病水，因水而为病也。夫始因水病而生渴，继因消渴而益病水，于是腹大，小便不利，其脉沉绝，水气瘀壅而不行，脉道被遏而不出，其势亦太甚矣，故必下其水，以通其脉。【此节言水病当下之证。

赵良曰：《内经》色泽者病溢饮，溢饮者渴而多饮，溢于肠胃之外，又曰水阴也。目下亦阴也，腹者至阴之所居也，故水在腹便目下肿也。《灵枢》曰：水始起也，目下微肿如蚕，如新卧起之状，其人初由水谷不化津液以成消渴，必多饮，多饮则水积，水积则气道不宣，故脉伏矣。】

问曰：病下利后，渴饮水，小便不利，腹满因肿者，何也？答曰：此法当病水，若小便自利，及汗出者，自当愈。

下利后阴亡无液，故渴欲饮水，而土虚无气，不能制水，则又小便不利，腹满因肿，知其将聚水为病矣。若小便利，则从下通，汗出则从外泄，水虽聚而旋行，故病当愈。然其所以汗与利者，气内复而机自行也，岂辛散淡渗所能强责之哉。【此节言下利后之水病。程林曰：病下利则脾土衰而津液竭，故渴引饮，而土又不能制水，故小便不利。脾恶湿故腹满，肾主水故阴肿，此为病水无疑。若小便利则水行，汗出则水散，虽不药而亦自愈矣。】

心水者，其身重而少气，不得卧，烦而躁，其人阴肿。肝水者，其腹大，不能自转侧，胁下腹痛，时时津液微生，小便续通。肺水者，其身肿，小便难，时时鸭溏。脾水者，其腹大，四肢苦重，津液不生，但苦少气，小便难。肾水者，其腹大，脐肿腰痛，不得溺，阴下湿如牛鼻上汗，其足逆冷，面反瘦。

心，阳脏也，而水困之，其阳则弱，故身重而少气也。阴肿者，水气随心气下交于肾也。肝病喜归脾，脾受肝之水而不行，则腹大不能转侧也。肝之腑在胁，而气连少腹，故胁下腹痛也。时时津液微生，小便续通者，肝喜冲逆而主疏泄，水液随之而上下也。肺主气化，治节一身，肺以其水行于身则重，无气以化其水，则小便难。鸭溏，如鸭之后，水粪杂下也。脾主腹而气四肢，脾受水气，则腹大四肢重，津气生于谷，谷气运于脾，脾湿不运，则津液不生而少气。小便难者，湿不行也。身半以下，肾气主之，水在肾，则腰痛，脐肿腹大也。不得溺，阴下湿如牛鼻上汗，其足逆冷者，肾为阴，水亦为阴，两阴相得，阳气不行，而湿寒独胜也。面反瘦者，面为阳，阴盛于下，则阳衰于上也。【此五节言五脏之水病。魏荔彤曰：夫水邪亦积聚之类也，切近于其处，则伏留于其脏，即可以脏而名证。】

师曰：诸有水者，腰以下肿，当利小便；腰以上肿，当发汗乃愈。

腰以下为阴，阴难得汗而易下泄，故当利小便。腰以上为阳，阳易外泄，故当发汗。各因其势而利导之也。【此节言治水有利小便、发汗二法。赵良曰：身半以上，天之分，阳也；身半以下，地之分，阴也。而身之腠理行天分之阳，小便通地分之阴。故水停于天者，开腠理而水从汗散；水停于地者，决其出关而水自出矣。即《内经》“开鬼门，洁净府”法也。】

师曰：寸口脉沉而迟，沉则为水，迟则为寒，寒水相搏。趺阳脉伏，水谷不化，脾气衰则鹜溏，胃气衰则身肿。少阳脉卑，少阴脉细，男子则小便不利，妇人则经水不通，经为血，血不利则为水，名曰血分。

此合诊寸口、趺阳，而知为寒水胜而胃阳不行也。胃阳不行，则水谷不化，水谷不化，则脾胃俱衰。脾气主里，故衰则鹜溏；胃气主表，故衰则身肿也。少阳者生气也，少阴者地道也，而俱受气于脾胃，脾胃衰则少阳脉卑而生气不荣，少阴脉细而地道不通，男子则小便不利，妇人则经血不通，而其所以然者，则皆阳气不行，阴气乃结之故。曰血分者，谓虽病于水，而实出于血。【此节言气血衰弱之水病。赵良曰：仲景脉法，寸口多与趺阳合，何也？盖寸口属肺手太阴之所过，肺朝百脉十二经，各以其时来见于寸口。脾胃二经出在右关，胃乃水谷之海，五脏皆禀气于胃，则胃又五脏之本，所以经脉尤为诸经之要领也。邪或干于胃者，必再就趺阳诊之。趺阳，胃脉之源也。】

师曰：寸口脉沉而数，数则为出，沉则为入，出则为阳实，入则为阴结。趺阳脉微而弦，微则无胃气，弦则不得息。少阴脉沉而滑，沉则为在里，滑则为实，沉滑相搏，血结胞门，其瘕不泻，经络不通，名曰血分。

此合诊寸口、趺阳、少阴，而知其气壅于阳，胃虚于中，而血结于阴也。出则为阳实者，肺被热而治不行也，弦则不得息者，胃受制而气不利也。夫血结在阴，惟阳可以通之，而胃虚受制，肺窒不行，更何恃而开其结，行其血耶，惟有凝聚癃闭，转成水病而已，故曰血结胞门，其瘕不泻，经络不通，名曰血分，亦如上条所云也。但上条之结，为血气虚少而行之不利也，此条之结，为阴阳壅郁而欲行不能也，仲景并列于此，以见血之病，虚实不同如此。【此节言血结在阴之水病。】

问曰：病有血分、水分，何也？师曰：经水前断，后病水，名曰血分，此病难治；先病水，后经水断，名曰水分，此病易治。何以故？去水，其经自下。

此复设问答，以明血分、水分之异。血分者，因血而病为水也。水分者，因水而病及血也。血病深而难通，故曰难治；水病浅而易行，故曰易治。【此节承上二节而言，证明血分、水分之不同。】

问曰：病者苦水，面目身体四肢皆肿，小便不利，脉之不言水，反言胸中痛，气上冲咽，状如炙肉，当微咳喘，审如师言，其脉何类？师曰：寸口脉沉而紧，沉为水，紧为寒，沉紧相搏，结在关元，始时尚微，年盛不觉，阳衰之后，荣卫相干，阳损阴盛，结寒微动，肾气上冲，咽喉塞噎，胁下急痛。医以为留饮而大下之，气系不去，其病不除。复重吐之，胃家虚烦，咽燥欲饮水，小便不利，水谷不化，面目手足浮肿。又与葶苈丸下水，当时如小差，食饮过度，肿复如前，胸胁苦痛，象若奔豚，其水扬溢，则咳喘逆，当先攻击冲气，令止，乃治咳，咳止，其喘自差。先治新病，病当在后。

此水气先得，而冲气后发之证。面目肢体俱肿，咽喉塞噎，胸胁满痛，有似留饮，而实挟冲气也。冲气宜温降，不宜攻下，下之亦未必去，故曰气系不去，其病不除。医乃不知而复吐之，胃气重伤，胃液因尽，故咽燥欲饮水，而小便不利，水谷不化，且聚水而成病也。是当养胃气以行水，不宜径下其水，水虽下，终必复聚，故暂差而寻复如前也。水聚于中，气冲于下，其水扬溢，上及肺位，则咳且喘逆，是不可攻其水，当先止其冲气，冲气既止，然后水气可去，水去则咳与喘逆俱去矣。先治新病，病当在后者，谓先治其冲气，而后治其水气也。【此节言水病之不宜妄下，宜先治其冲气，亦即急则治标之意。】

风水，脉浮身重，汗出恶风者，防已黄芪汤主之，腹痛者加芍药。

此条义详《痓湿暍篇》。虽有风水、风湿之异，然而水与湿非二也。【此节为风水表虚之治法。】

防已黄芪汤方见湿病

风水，恶风，一身悉肿，脉浮不渴，续自汗出，无大热，越婢汤主之。

此与上条证候颇同，而治特异。麻黄之发阳气十倍，防已乃反减黄芪之实表，增石膏之辛寒，何耶？脉浮不渴句或作脉浮而渴，渴者热之内炽，汗为热逼，与表虚出汗不同，故得以石膏清热，麻黄散肿，而无事兼固其表耶。【此节为风水有内热之治法。】

越婢汤方

麻黄六两　石膏半斤　生姜三两　甘草二两　大枣十二枚

上五味，以水六升，先煮麻黄，去上沫，内诸药，煮取三升，分温三服。恶风加附子一枚，风水加术四两。

皮水为病，四肢肿，水气在皮肤中，四肢聂聂动者，防己茯苓汤主之。

皮中水气，浸淫四末，而壅遏卫气，气水相逐，则四肢聂聂动也。防己、茯苓善驱水气，桂枝得茯苓，则不发表而反行水，且合黄芪、甘草，助表中之气，以行防己、茯苓之力也。【此节言皮水之病状，并详治法。】

防己茯苓汤方

防己　黄芪　桂枝各三两　茯苓六两　甘草二两

上五味，以水六升，煮取二升，分温三服。

里水，越婢加术汤主之，甘草麻黄汤亦主之。

里水，即前一身面目黄肿，脉沉，小便不利之证。越婢汤义见前，甘草麻黄亦内助土气，外行水气之法也。【此节为里水之治法。《金鉴》以为里水之“里”字，当是“皮”字。因里水无用麻黄之理也。】

越婢加术汤方见上

甘草麻黄汤方

甘草二两　麻黄四两

上二味，以水五升，先煮麻黄，去上沫，内甘草，煮取三升，温服一升，重覆汗出，不汗，再服，慎风寒。

水之为病，其脉沉小，属少阴，浮者为风。无水虚胀者，为气。水，发其汗即已。脉沉者，宜麻黄附子汤；浮者，宜杏子汤。

水气脉沉小者属少阴，言肾水也。脉浮者为风，即风水也。其无水而虚胀者，则为气病而非水病矣。气病不可发汗，水病发其汗则已。然而发汗之法，亦自不同，少阴则当温其经，风水即当通其肺，故曰脉沉者，宜麻黄附子汤，脉浮者，宜杏子汤。沉谓少阴，浮谓风也。【此节为风水之治法。气水即风水也，故可发汗。】

麻黄附子汤方

麻黄三两　甘草二两　附子一枚

上三味，以水七升，先煮麻黄，去上沫，内诸药，煮取二升半，温服八合，日三服。

杏子汤方缺，恐是麻黄杏仁甘草石膏汤

厥而皮水者，蒲灰散主之。

厥而皮水者，水邪外盛，隔其身中之阳，不行于四肢也。此厥之成于水者，去其水则厥自愈，不必以附子、桂枝之属助其内伏之阳也。蒲灰散义见前。【此节亦皮水之治法。按《金鉴》云，“厥而”二字当是衍文。】

蒲灰散方见消渴

问曰：黄汗之为病，身体肿，发热汗出而渴，状如风水，汗沾衣，色正黄如柏汁，脉自沉，何从得之？师曰：以汗出入水中浴，水从汗孔入得之，宜芪芍桂酒汤主之。

黄汗之病，与风水相似，但风水脉浮，而黄汗脉沉，风水恶风，而黄汗不恶风为异。其汗沾衣，色正黄如柏汁，则黄汗之所独也。风水为风气外合水气，黄汗为水气内遏热气，热被水遏，水与热得，交蒸互郁，汗液则黄。黄芪、桂枝、芍药行阳益阴，得酒则气益和而行愈周，盖欲

使荣卫大行，而邪气毕达耳。云苦酒阻者，欲行而未得遽行，久积药力，乃自行耳，故曰服至六七日乃解。

按前第二条云，小便通利，上焦有寒，其口多涎，此为黄汗。第四条云，身肿而冷，状如周痹。此云黄汗之病，身体肿，发热汗出而渴，后又云剧者不能食，身疼重，小便不利，何前后之不侔也，岂新久微甚之辨欤？夫病邪初受，其未郁为热者，则身冷，小便利，口多涎；其郁久而热甚者，则身热而渴，小便不利，亦自然之道也。【此节为黄汗治法。李升玺曰：按汗出浴水，亦是偶举一端言之耳。大约黄汗由脾胃湿久生热，积热成黄，湿热交蒸而汗出矣。魏荔彤曰：黄汗者，汗出之色黄而身不黄，与发黄之证不同也。】

芪芍桂酒汤方

黄芪五两　芍药　桂枝各三两

上三味，以苦酒一升，水七升相合，煮取三升，温服一升，当心烦，服至六七日乃解。若心烦不止者，以苦酒阻故也。

黄汗之病，两胫自冷，假令发热，此属历节。食已汗出，又身尝暮盗汗出者，此劳气也。若汗出已反发热者，久久其身必甲错。发热不止者，必生恶疮。若身重，汗出已辄轻者，久久必身瞤，瞤即胸中痛，又从腰以上汗出，下无汗，腰髋弛痛，如有物在皮中状，剧者不能食，身疼重，烦躁，小便不利，此为黄汗，桂枝加黄芪汤主之。

两胫自冷者，阳被郁而不下通也。黄汗本发热，此云假令发热便为历节者，谓胫热，非谓身热也，盖历节黄汗，病形相似，而历节一身尽热，黄汗则身热而胫冷也。食已汗出，又身尝暮卧盗汗出者，荣中之热，因气之动而外浮，或乘阳之间而潜出也。然黄汗郁证也，汗出则有外达之机，若汗出已反发热者，是热与汗俱出于外，久而肌肤甲错，或生恶疮，所谓自内之外而盛于外也。若汗出已身重辄轻者，是湿与汗俱出也，然湿虽出而阳亦伤，久必身瞤而胸中痛。若从腰以上汗出，下无汗者，是阳上通而不下通也，故腰髋弛痛，如有物在皮中状。其病之剧而未经得汗者，则窒于胸中而不能食，壅于肉理而身体重，郁于心而烦躁，闭于下而小便不通利也。此其进退微甚之机，不同如此，而要皆水气伤心之所致，故曰此为黄汗。桂枝、黄芪亦行阳散邪之法，而尤赖饮热稀粥取汗，以发交郁之邪也。【此节申言上节黄汗之病状，并详治法。】

桂枝加黄芪汤方

桂枝　芍药　甘草　黄芪各二两　生姜三两　大枣十二枚

上六味，以水八升，煮取三升，温服一升，须臾，啜热稀粥一升余，以助药力，温覆取微汗，若不汗，更服。

师曰：寸口脉迟而涩，迟则为寒，涩为血不足。趺阳脉微而迟，微则为气，迟则为寒。寒气不足，即手足逆冷，手足逆冷，则荣卫不利，荣卫不利，则腹满胁鸣相逐，气转膀胱。荣卫俱劳，阳气不通即身冷，阴气不通即骨疼，阳前通则恶寒，阴前通则痹不仁。阴阳相得，其气乃行，大气一转，其气乃散，实则失气，虚则遗溺，名曰气分。

微则为气者，为气不足也。寒气不足，该寸口、趺阳为言，寒而气血复不足也。寒气不足，则手足无气而逆冷，荣卫无源而不利，由是脏腑之中，真气不充，而客寒独胜，则腹满胁鸣相逐。气转膀胱，即后所谓失气，遗溺之端也。荣卫俱劳者，荣卫俱乏竭也。阳气温于表，故不通则身冷，阴气荣于里，故不通即骨疼。不通者，虚极而不能行，与有余而壅者不同。阳前通则恶寒，阴前通则痹不仁者，阳先行而阴不与俱行，则阴失阳而恶寒，阴先行而阳不与俱行，则阳独滞而痹不仁也。盖阴与阳常相须也，不可失，失则气机不续而邪乃着，不失则上下交通而邪不容，故曰阴阳相得，其气乃行，大气一转，其气乃散。失气、遗溺，皆相失之征。曰气分者，谓寒气乘阳之虚，而病于气也。【此节言阳虚之气分病。程林曰：气散必从前后而去。邪气实必失气于后，正气虚则遗溺于前也。】

气分，心下坚，大如盘，边如旋盘，桂甘姜枣麻辛附子汤主之。

气分即寒气乘阳之虚而结于气者，心下坚大如盘，边如旋盘，其势亦已甚矣。然不直攻其气，而以辛甘温药，行阳以化气，视后人之袭用枳、朴、香、砂者，工拙悬殊矣。云当汗出如虫行皮中者，盖欲使既结之阳，复行周身而愈。【此节言病之属于气分者，故以行阳散气法治之。】

桂甘姜枣麻辛附子汤方

桂枝　生姜各三两　细辛二两　甘草　麻黄各二两　附子一枚，炮　大枣十二枚

上七味，以水七升，先煮麻黄，去沫，内诸药，煮取二升，分温三服，当汗出如虫行皮中，即愈。

心下坚，大如盘，边如旋盘，水饮所作，枳术汤主之。

证与上同，曰水饮所作者，所以别于气分也。气无形，以辛甘散之；水有形，以苦泄之也。【此节言病之属于水饮者，故治法异于前条。赵良曰：心下，胃上脘也。胃气弱则所饮之水，入而不消，痞结而坚，必强其胃乃可消痞。白术健脾强胃。枳实善消心下痞，逐停水，散滞气。】

枳术汤方

枳实七枚　白术二两

上二味，以水五升，煮取三成，分温三服，腹中软，即当散也。

附方

外台防己黄芪汤　治风水，脉浮为在表，其人或头汗出，表无他病，病者但下重，从腰以上为和，腰以下当肿及阴，难以屈伸。方见风湿

卷　下

黄瘅病脉证并治第十五

寸口脉浮而缓，浮则为风，缓则为痹。痹非中风，四肢苦烦，脾色必黄，瘀热以行。

脉浮为风，脉缓为湿，云为痹者，风与湿合而痹也，然非风痹疼痛之谓，故又曰痹非中风。所以然者，风得湿而变热，湿应脾而内行，是以四肢不疼而苦烦，脾脏瘀热而色黄。脾者四运之轴也，脾以其所瘀之热，转输流布，而肢体面目尽黄矣，故曰瘀热以行。【此节言湿瘀热郁为黄疸病之发原，瘅与疸同，下仿此。】

趺阳脉紧而数，数则为热，热则消谷，紧则为寒，食即为满。尺脉浮为伤肾，趺阳脉紧为伤脾，风寒相搏，食谷即眩，谷气不消，胃中苦浊，浊气下流，小便不通，阴被其寒，热流膀胱，身体尽黄，名曰谷瘅。

趺阳脉数为热者，其热在胃，故消谷，脉紧为寒者，其寒在脾，故满，满者必生湿，胃热而脾湿，亦黄病之原也。尺脉浮为伤肾者，风伤肾也，趺阳脉紧为伤脾者，寒伤脾也，肾得风而生热，脾得寒而生湿，又黄病之原也。湿热相合，其气必归脾胃，脾胃者，仓廪之官也，谷入而助其热则眩，谷不消而气以瘀，则胃中苦浊，浊气当出下窍。若小便通，则浊随溺去，今不通，则浊虽下流而不外出，于是阴受其湿，阳受其热，转相流被而身体尽黄矣。曰谷瘅者，病虽始于风寒，而实成于谷气耳。【此节言谷瘅之脉象与病状。】

额上黑，微汗出，手足中热，薄暮即发，膀胱急，小便自利，名曰女劳瘅。腹如水状，不治。肾劳而热，黑色上出，犹脾病而黄外见也。额于部为庭，《灵枢》云：庭者，颜也。又云：肾病也，颧与颜黑。微汗出者，肾热上行，而气通于心也。手足心热，薄暮即发者，病在里在阴也。膀胱急者，肾热所逼也。小便自利，病不在腑也。此得之房功过度，热从肾出，故名曰女劳瘅。若腹如水状，则不特阴伤，阳亦伤矣，故曰不治。【此节言女劳瘅之病状。】

心中懊侬而热，不能食，时欲吐，名曰酒瘅。

懊侬，郁闷不宁之意。热内蓄则不能食，热上冲则时欲吐，酒气熏心而味归脾胃也，此得之饮酒过多所致，故名酒瘅。【此节言酒瘅之病状。】

阳明病，脉迟，食难用饱，饱则发烦头眩，小便必难，此欲作谷瘅。虽下之，腹满如故，所以然者，脉迟故也。

脉迟胃弱，则谷化不速，谷化不速，则谷气郁而生热，而非胃有实热，故虽下之而腹满不去。伤寒里实，脉迟者尚未可攻，况非里实者耶？【此节言胃弱脾寒之欲作谷瘅者。不得误为湿热发黄而下也。】

夫病酒黄瘅，必小便不利，其候心中热，足下热，是其证也。酒黄瘅者，或无热，静言了了，腹满欲吐。其脉浮者，先吐之；沉弦者，先下之。酒瘅，心中热，

欲吐者，吐之愈。

酒之湿热，积于中而不下出，则为酒瘅，积于中则心中热，注于下则足下热也。酒黄瘅者，心中必热，或亦有不热，静言了了者，则其热不聚于心中，而或从下积为腹满，或从上冲为欲吐鼻燥也。腹满者，可下之；欲吐者，可因其势而越之；既腹满且欲吐，则可下亦可吐。然必审其脉浮者，则邪近上，宜先吐；脉沉弦者，则邪近下，宜先下也。【此三节言酒瘅证，并详下吐二法。程林注第一节云：夫小便利则湿热行，不利则湿留于膈。胃脉贯胃下足跗，上熏胃脘，则心中热，下注足跗，则足下热也。】

酒瘅下之，久久为黑瘅，目青面黑，心中如啖蒜状，大便正黑，皮肤爪之不仁，其脉浮弱，虽黑微黄，故知之。

酒瘅虽有可下之例，然必审其腹满脉沉弦者而后下之，不然，湿热乘虚陷入血中，则变为黑瘅。目青面黑，皮肤不仁，皆血变而瘀之征也。然虽曰黑瘅，而其原则仍是酒家，故心中热气熏灼，如啖蒜状，一如懊侬之无奈也。且其脉当浮弱，其色虽黑当微黄，必不如女劳瘅之色纯黑而脉必沉也。【此节言酒瘅之不可妄下，致生变证。赵良曰：酒瘅之黑，非女劳疸之黑也。盖女劳之黑，肾气所发也；酒疸之黑，败血之黑也。】

师曰：病黄瘅，发热烦渴，胸满口燥者，以病发时火劫其汗，两热所得。然黄家所得，从湿得之。一身尽发热而黄，肚热，热在里，当下之。

烦、满、燥、渴，病发于热，而复以火劫之，以热遇热，相得不解，则发黄瘅。然非内兼湿邪，则热与热相攻，而反相散矣，何瘅病之有哉？故曰黄家所得，从湿得之，明其病之不独因于热也。而治此病者，必先审其在表在里，而施或汗或下之法。若一身尽热而腹热尤甚，则其热为在里，里不可从表散，故曰当下。【此节言湿热发黄之宜下不宜汗。"渴"一作"喘"。程林曰：湿淫于内则烦喘胸满；热淫于内则发热口燥。复以火迫劫其汗，反致两热相搏，殊不知黄家之病必得之湿热，瘀于脾土，故一身尽发热而黄，正以明火劫之误也。若肚有热，则热在腹，可下之以去其湿热。】

脉沉，渴欲饮水，小便不利者，皆发黄。腹满，舌痿黄，躁不得睡，属黄家。

脉沉者，热难外泄，小便不利者，热不下出，而渴饮之水与热相得，适足以蒸郁成黄而已。脾之脉，连舌本，散舌下，满舌痿，脾不行矣。脾不行者有湿，躁不得睡者有热，热湿相搏，则黄瘅之候也。【此二节言发黄之脉证。李彣注第一节云：脉沉而渴，渴欲饮水，小便不利，则湿热内蓄，无从分消，故发黄也。徐彬注第二节云：腹满，里证也。乃有腹满而加身痿黄，躁不得眠，瘀热外行，此发黄之渐也。故曰属黄家。按舌痿黄之"舌"字，一作"身"字。】

黄瘅之病，当以十八日为期，治之十日以上瘥，反剧为难治。

土无定位，寄王于四季之末各十八日。黄者土气也，内伤于脾，故即以土王之数，为黄病之期。盖谓十八日脾气至而虚者当复，即实者亦当通也。治之十日以上差者，邪浅而正胜之，则易治，否则，邪反胜正而增剧，所谓病胜脏者也，故难治。【此节言黄病之时期。高世栻曰：十八日乃脾土寄旺于四季之期，十日土之成数也。黄疸之病在于脾土，故当以十八日为期，然治之宜先，故治之十日以上即当瘥，至十日以上不当瘥，而疸病反剧者，是谓难治，谓土气虚败不可治也。】

瘅而渴者，其瘅难治；瘅而不渴者，

其瘅可治。发于阴部，其人必呕；阳部，其人振寒而发热也。

瘅而渴，则热方炽而湿且日增，故难治；不渴，则热已减而湿亦自消，故可治。阴部者，里之脏腑，关于气，故呕；阳部者，表之躯壳，属于形，故振寒而发热，此阴阳内外浅深微甚之辨也。【此节辨疸证之渴与不渴，有轻重表里之分也。】

谷瘅之病，寒热不食，食即头眩，心胸不安，久久发黄为谷瘅，茵陈蒿汤主之。

谷瘅为阳明湿热瘀郁之证。阳明既郁，荣卫之源壅而不利，则作寒热，健运之机窒而不用，则为不食，食入则适以助湿热而增逆满，为头眩，心胸不安而已。茵陈、栀子、大黄，苦寒通泄，使湿热从小便出也。【此节为谷瘅之治法。】

茵陈蒿汤方

茵陈蒿六两　栀子十四枚　大黄二两

上三味，以水一斗，先煮茵陈，减六升，内二味，煮取三升，去滓，分温三服，小便当利，尿如皂角汁状，色正赤，一宿腹减，黄从小便去也。

黄家日晡所发热而反恶寒，此为女劳得之。膀胱急，少腹满，身尽黄，额上黑，足下热，因作黑瘅，其腹胀如水状，大便必黑，时溏，此女劳之病，非水病也。腹满者难治，硝石矾石散主之。

黄家日晡所本当发热，乃不发热而反恶寒者，此为女劳肾热所致，与酒瘅、谷瘅不同。酒瘅、谷瘅热在胃，女劳瘅热在肾，胃浅而肾深，热深则外反恶寒也。膀胱急，额上黑，足下热，大便黑，皆肾热之征。虽少腹满胀，有如水状，而实为肾热而气内蓄，非脾湿而水不行也。惟是证兼腹满，则阳气并伤，而其治为难耳。硝石咸寒除热，矾石除痼热在骨髓，骨与肾合，用以清肾热也。大麦粥和服，恐伤胃也。【此节详女劳瘅之症状及治法。】

硝石矾石散方

硝石熬黄　矾石烧，等分

上二味，为散，大麦粥汁和服方寸匕，日三服。病随大小便去，小便正黄，大便正黑。是其候也。

酒瘅，心中懊憹，或热痛，栀子大黄汤主之。

酒家热积而成实，为心中懊憹，或心中热痛，栀子、淡豉彻热于上，枳实、大黄除实于中，亦上下分消之法也。【此节为酒瘅之治法。】

栀子大黄汤方

栀子十四枚　大黄二两　枳实五枚　豉一升

上四味，以水六升，煮取二升。分温三服。

诸病黄家，但利其小便，假令脉浮，当以汗解之，宜桂枝加黄芪汤主之。

小便利，则湿热除而黄自已，故利小便为黄家通法。然脉浮则邪近在表，宜以汗解，亦脉浮者先吐之之意。但本无外风而欲出汗，则桂枝发散之中，必兼黄芪固卫，斯病去而表不伤，抑亦助正气以逐邪气也。【此节言诸黄于利小便之外，又有当汗之一法。】

桂枝加黄芪汤方见水气

诸黄，猪膏发煎主之。

此治黄瘅不湿而燥者之法。按《伤寒类要》云：男子、女人黄瘅，饮食不消，胃胀，热生黄衣，在胃中有燥屎使然，猪膏煎服则愈。盖湿热经久，变为坚燥，譬如盦曲，热久则湿去而干也。《本草》猪脂利血脉，解风热，乱发消瘀，开关格，利水道。故曰病从小便出。【此节为诸黄之又一治法，然轻症可愈，重者恐不足恃。】

猪膏发煎方

猪膏半斤　乱发如鸡子大三枚

上二味，和膏中煎之，发消药成，分再服。病从小便出。《千金》云：太医校尉史脱家婢黄病，服此，胃中燥粪下，便差，神验。

黄瘅病，茵陈五苓散主之。

此正治湿热成瘅者之法。茵陈散结热，五苓利水去湿也。【此节为湿热成瘅之治法。】

茵陈五苓散方

茵陈十分，末　五苓散五分

上二味和，先食饮服方寸匕，日三服。

黄瘅腹满，小便不利而赤，自汗出，此为表和里实，当下之，宜大黄硝石汤。

腹满小便不利而赤为里实，自汗出为表和。大黄硝石亦下热去实之法，视栀子大黄及茵陈蒿汤较猛也。【此节为下热去实之治法。】

大黄硝石汤方

大黄　黄柏　硝石各四两　栀子十五枚

上四味，以水六升，煮取二升，去滓，内硝，更煮取一升，顿服。

黄瘅病，小便色不变，欲自利，腹满而喘，不可除热，热除必哕。哕者小半夏汤主之。

便清自利，内无热征，则腹满非里实，喘非气盛矣。虽有瘅热，亦不可以寒药攻之。热气虽除，阳气则伤，必发为哕。哕，呃逆也。魏氏谓胃阳为寒药所坠，欲升而不能者是也。小半夏温胃止哕，哕止然后温理中脏，使气盛而行健，则喘满除，黄病去，非小半夏能治瘅也。【此节为湿盛无热之阴黄证。虽腹满与前节同，而治法各异，故明辨之。高世栻曰：小便色不变，非赤也，欲自利非下利也。若腹满而喘，虽似里实，不可投寒剂以除热，如大黄硝石汤，不可用也。若投寒剂而除热，则必哕。哕，呃逆也，半夏生姜辛温散寒，故哕者，当小半夏汤主之也。】

小半夏汤方见痰饮

诸黄，腹痛而呕者，宜柴胡汤。

腹痛而呕，病在少阳，脾胃病者，木邪易张也。故以小柴胡散邪气，止痛呕，亦非小柴胡能治诸黄也。【此节为诸黄腹痛兼呕之治法。愚按腹痛可下，而呕则病在上焦，故不用大柴胡而以小柴胡和解之。】

柴胡汤方即小柴胡汤，见呕吐

男子黄，小便自利，当与虚劳小建中汤。

小便利者，不能发黄，以热从小便去也。今小便利而黄不去，知非热病，乃土虚而色外见，宜补中而不可除热者也。夫黄瘅之病，湿热所郁也，故在表者汗而发之，在里者攻而去之，此大法也。乃亦有不湿而燥者，则变清利为润导，如猪膏发煎之治也。不热而寒，不实而虚者，则变攻为补，变寒为温，如小建中之法也。其有兼证错出者，则先治兼证而后治本证，如小半夏及小柴胡之治也。仲景论黄瘅一证，而于正变虚实之法，详尽如此，其心可谓尽矣。【此节为虚劳发黄之治法。高世栻曰：女为阴，男为阳；阴主血，阳主气。男子黄，阳气虚也。黄者土之色，阳气虚而土色外呈，中无湿热，故小便自利，此为虚也，故当以小建中汤和其阴阳，调其气血也。】

附方

瓜蒂散　治诸黄。方见暍

按《删繁方》云：服讫，吐出黄汁，亦治脉浮欲吐者之法也。

千金麻黄醇酒汤　治黄瘅。

麻黄三两

上一味，以美酒五升，煮取二升半，顿服尽。冬月用酒，春月用水煮之。

惊悸吐衄下血胸满瘀血病脉证治第十六

寸口脉动而弱，动即为惊，弱则为悸。

惊则气乱，故脉动，悸属里虚，故脉弱。动即为惊者，因惊而脉动，病从外得。弱则为悸者，因弱而为悸，病自内生。其动而且弱者，则内已虚，而外复干之也。【此节言惊悸之脉象。李彣曰：此寸口脉兼三部而言。盖惊自外至者也，惊则气乱，故脉动而不宁；悸自内惕者也，悸因中虚，故脉弱而无力。】

师曰：尺脉浮，目睛晕黄，衄未止；晕黄去，目睛慧了，知衄今止。

尺脉浮，知肾有游火，目睛晕黄，知肝有蓄热，衄病得此，则未欲止。盖血为阴类，为肾肝之火热所逼而不守也。若晕黄去，目睛且慧了，知不独肝热除，肾热亦除矣，故其衄今当止。【此节证明衂血之止与不止。"衂"当作"衄"，鼻血也。】

又曰：从春至夏衄者，太阳，从秋至冬衄者，阳明。

血从阴经并冲任而出者则为吐，从阳经并督脉而出者则为衄，故衄病皆在阳经。但春夏阳气浮，则属太阳，秋冬阳气伏，则属阳明为异耳。所以然者，就阴阳言，则阳主外，阴主内，就三阳言，则太阳为开，阳明为阖，少阳之脉不入鼻頞，故不主衄也。

或问衄皆在阳是已，然所谓尺脉浮，目睛晕黄者，非阴中事乎？曰：前所谓尺脉浮，目睛晕黄者，言火自阴中出，非言衄自阴中来也。此所谓太阳、阳明者，言衄所从出之路也，谁谓病之在阳者，不即为阴之所迫而然耶。【此节言四时衄血皆属于阳经。李彣曰：衄血出于鼻，手太阳经上颇抵鼻，目下为颇。足太阳经从巅入络脑，鼻与脑通。手阳明经挟鼻孔，足阳明经起鼻交頞中。四经皆循鼻分，故皆能致衄。】

衄家不可汗，汗出必额上陷，脉紧急，直视不能眴，不得眠。

血与汗皆阴也，衄家复汗，则阴重伤矣。脉者血之府，额上陷者，额上两旁之动脉，因血脱于上而陷下不起也。脉紧急者，寸口之脉，血不荣而失其柔，如木无液而枝乃劲也。直视不眴不眠者，阴气亡则阳独胜也。经云夺血者无汗，此之谓夫。

面无色，血脱者色白不泽也，无寒热，病非外感也。衄因外感者，其脉必浮大，阳气重也，衄因内伤者，其脉当沉弦，阴气厉也，虽与前尺脉浮不同，其为阴之不靖则一也。若脉浮弱，按之绝者，血下过多，而阴脉不充也。烦渴者，血从上溢，而心肺焦燥也。此皆病成而后见之诊也。【此节言衄家以发汗为禁。赵良曰：足太阳经主表，上巅入额，贯目睛，衄则在上络脉之血已脱，若更发汗，是重竭津液，津液竭则脉枯，故额上陷中脉紧而急，牵引其目，视不能合也，无血阴虚，故不得眠。】

夫吐血，咳逆上气，其脉数而有热，不得卧者，死。病人面无色，无寒热，脉沉弦者，衄；脉浮弱，手按之绝者，下血；烦渴者，必吐血。

脉数身热，阳独胜也，吐血咳逆上气不得卧，阴之烁也。以既烁之阴，而从独胜之阳，有不尽不已之势，故死。【此节言吐血之死证。程林曰：吐血咳逆上气，则肺脏伤矣。脉数则虚热不去，火来刑金

矣。阴血消亡，故不得卧，死可必矣。】

夫酒客咳者，必致吐血，此因极饮过度所致也。

酒之热毒，积于胃而熏于肺则咳，久之肺络热伤，其血必随咳而吐出。云此因极饮过度所致者，言当治其酒热，不当治其血也。【此节言饮酒伤肺之咳血证。徐彬曰：此言吐血不必由于气不摄血，亦不必由于阴火炽盛。其有酒客而致咳，则肺伤已极，又为咳所击动，必致吐血，故曰极饮过度所致，则治之者当以清热为主也。】

寸口脉弦而大，弦则为减，大则为芤，减则为寒，芤则为虚，虚寒相搏，此名为革，妇人则半产漏下，男子则亡血。

此条已见虚劳病中，仲景复举之者，盖谓亡血之证，有从虚寒得之者耳。【此节为虚寒亡血证，参看虚劳病中。】

亡血不可发其表，汗出即寒栗而振。

亡血者亡其阴也，更发其表，则阳亦伤矣。阳伤者外不固，故寒栗，阴亡者内不守，故振振动摇。前衄血复汗，为竭其阴，此则并亡其阳，皆所谓粗工嘻嘻者也。【此节言亡其阴者，不可再亡其阳。李彣曰：夺血者无汗，以汗与血俱属心液。血亡液竭，无复余液作汗也。今又发表，则阴虚且更亡阳，表间卫气虚极，故寒栗而振。】

病人胸满唇痿，舌青口燥，但欲漱水不欲咽，无寒热，脉微大来迟，腹不满，其人言我满，为有瘀血。病者如有热状，烦满，口干燥而渴，其脉反无热，此为阴伏，是瘀血也，当下之。

此二条辨瘀血之见证。胸满者，血瘀而气为之不利也，唇痿舌青，血不荣也，口燥欲漱水者，血结则气燥也，无寒热，病不由表也，脉微大来迟，血积经隧，则脉涩不利也，腹不满，其人言我满，外无形而内实有滞，知其血积在阴，而非气壅在阳也。故曰为有瘀血。

如有热状，即下所谓烦满口干燥而渴也。脉无热，不数大也。有热证而无热脉，知为血瘀不流，不能充泽所致，故曰此为阴伏。阴伏者，阴邪结而伏于内也，故曰当下。【此二节言瘀血之病象。李彣注第二节云：血瘀内无实热，故外证但如热状，而其脉不数疾反无热也。烦满者血瘀经气不舒，烦渴者血瘀津液不布。血属阴，瘀则脉伏于内，故为阴伏，当下之以祛瘀生新也。】

火邪者，桂枝去芍药加蜀漆牡蛎龙骨救逆汤主之。

此但举火邪二字，而不详其证。按《伤寒论》云：伤寒脉浮，医以火迫劫之，亡阳，必惊狂，起卧不安。又曰：太阳病，以火熏之，不得汗，其人必躁，到经不解，必圊血，名为火邪。仲景此条殆为惊悸下血备其证欤。桂枝汤去芍药之酸，加蜀漆之辛，盖欲使火气与风邪一时并散，而无少有留滞，所谓从外来者，驱而出之于外也。龙骨、牡蛎则收敛其浮越之神与气尔。【此节为火邪惊狂之治法。】

桂枝去芍药加蜀漆牡蛎龙骨救逆汤方

桂枝三两，去皮　甘草二两，炙　龙骨四两　牡蛎五两，熬　生姜三两　大枣十二枚　蜀漆三两，烧去腥

上为末，以水一斗二升，先煮蜀漆，减二升，内诸药，煮取三升，去滓，温服一升。

心下悸者，半夏麻黄丸主之。

此治饮气抑其阳气之法。半夏蠲饮气，麻黄发阳气，妙在作丸与服，缓以图之，则麻黄之辛甘，不能发越津气，而但升引阳气。即半夏之苦辛，亦不特蠲除饮气，而并和养中气。非仲景神明善变者，其孰能与于此哉。【此节为心下悸者之

治法。】

半夏麻黄丸方

半夏　麻黄各等分

上二味，末之，炼蜜和丸小豆大，饮服三丸，日三服。

吐血不止者，柏叶汤主之。

按《仁斋直指》云：血遇热则宣行，故止血多用凉药。然亦有气虚挟寒，阴阳不相为守，荣气虚散，血亦错行者，此干姜、艾叶之所以用也。而血既上溢，其浮盛之势，又非温药所能御者，故以柏叶抑之使降，马通引之使下，则妄行之血顺而能下，下而能守矣。【此节为吐血不止之治法。程林曰：《神农经》云柏叶止吐血，干姜止唾血，艾叶止吐血。马通者，白马屎也。凡屎必达洞肠乃出，故曰通，亦微温止吐血。四味皆辛温行阳之品，使血归经，遵行隧道而血自止，故吐血不止，以柏叶汤主之也。】

柏叶汤方

柏叶　干姜各三两　艾三把

上三味，以水五升，取马通汁一升，合，煮取一升，分温再服，《千金》加阿胶三两，亦佳。

下血，先便后血，此远血也，黄土汤主之。

下血先便后血者，由脾虚气寒失其统御之权，而血为之不守也。脾去肛门远，故曰远血。黄土温燥入脾，合白术、附子以复健行之气，阿胶、生地黄、甘草，以益脱竭之血，而又虑辛温之品，转为血病之厉，故又以黄芩之苦寒，防其太过，所谓有制之师也。【此节为先便后血之治法。】

黄土汤方

甘草　干地黄　白术　附子炮　阿胶　黄芩各三两　灶中黄土半斤

上七味，以水八升，煮取三升，分温二服。

下血，先血后便，此近血也，赤豆当归散主之。

下血先血后便者，由大肠伤于湿热，而血渗于下也。大肠与肛门近，故曰近血。赤小豆能行水湿，解热毒，当归引血归经，且举血中陷下之气也。【此节为先血后便之治法。】

心气不足，吐血、衄血，泻心汤主之。

心气不足者，心中之阴气不足也，阴不足则阳独盛，血为热迫，而妄行不止矣。大黄、黄连、黄芩，泻其心之热，而血自宁。寇氏云：若心气独不足，则当不吐衄也，此乃邪热因不足而客之，故令吐衄。以苦泄其热，以苦补其心，盖一举而两得之。此说亦通。《济众方》用大黄、生地汁治衄血，其下热凉血，亦泻心汤类耳。【此节为阴虚热盛之吐衄治法。】

泻心汤方

大黄二两　黄连　黄芩各一两

上三味，以水三升，煮取一升，顿服之。

呕吐哕下利病脉证治第十七

夫呕家有痈脓，不可治呕，脓尽自愈。

痈脓，胃中有痈，脓从呕出也。是因痈脓而呕，脓尽痈已，则呕自愈，不可概以止吐之药治之也。【此节辨胃有痈脓之呕证。】

先呕却渴者，此为欲解。先渴却呕者，为水停心下，此属饮家。呕家本渴，今反不渴者，心下有支饮故也，此属支饮。

呕家必有停痰宿水，先呕却渴者，痰水已去，而胃阳将复也，故曰此为欲解。

先渴却呕者，因热饮水过多，热虽解而饮旋积也，此呕因积饮所致，故曰此属饮家。呕家本渴，水从呕去故也，今反不渴者，以宿有支饮在心下，愈动而愈出也，故曰此属支饮。【此节辨明有饮无饮之呕证。】

问曰：病人脉数，数为热，当消谷引饮，而反吐者，何也？师曰：以发其汗，令阳微，膈气虚，脉乃数，数为客热，不能消谷，胃中虚冷故也。脉弦者，虚也，胃气无余，朝食暮吐，变为胃反。寒在于上，医反下之，令脉反弦，故名曰虚。

脉数为热，乃不能消谷引饮而反吐者，以发汗过多，阳微膈虚所致，则其数为客热上浮之数，而非胃实气热之数矣。客热如客之寄，不久即散，故不能消谷也。脉弦为寒，乃不曰寒而曰虚者，以寒在于上，而医反下之所致，故其弦非阴寒外加之弦，而为胃虚生寒之弦矣。胃虚且寒，阳气无余，则朝食暮吐而变为胃反也。读此知数脉、弦脉，均有虚候，曰热曰寒，盖浅之乎言脉者耳。【此节言表热里寒之呕证。脉数故知其表热，不能消谷引饮，故知其里寒。李彣曰：食不得入，是有火也。食入反出，是无火也，此寒在上者，法当温中始愈，反下之则愈虚而愈吐矣。】

寸口脉微而数，微则无气，无气则荣虚，荣虚则血不足，血不足则胸中冷。

此因数为客热，而推言脉微而数者，为无气而非有热也。气者荣之主，故无气则荣虚，荣者血之源，故荣虚则血不足，营卫俱虚，则胸中之积而为宗气者少矣，故胸中冷。

合上二条言之，客热固非真热，不可以寒治之，胸中冷亦非真冷，不可以热治之，是皆当以温养真气为主。真气，冲和纯粹之气，此气浮则生热，沉则生冷，温之则浮焰自收，养之则虚冷自化。若热以寒治，寒以热治，则真气愈虚，寒热内贼，而其病益甚矣。【此节证明脉数之非真热，数而兼微，虚象益见矣，当扶其正气为本。】

趺阳脉浮而涩，浮则为虚，涩则伤脾，脾伤则不磨，朝食暮吐，暮食朝吐，宿谷不化，名曰胃反。脉紧而涩，其病难治。

此因胃气无余，变为胃反，而推言其病之并在于脾也。夫胃为阳，脾为阴。浮则为虚者，胃之阳虚也，涩则伤脾者，脾之阴伤也。谷入于胃而运于脾，脾伤则不能磨，脾不磨则谷不化。而朝食者暮当下，暮食者朝当下。若谷不化，则不得下，不得下，必反而上出也。夫脾胃，土也。土德本缓，而脉反紧，则肝有余，土气本和，而脉反涩，则血不足，脏真不足，而贼邪有余，故曰难治。【此节言胃反吐食之脉象。徐彬曰：紧为寒盛，涩为液竭，正不胜邪，故曰难治。】

病人欲吐者，不可下之。

病人欲吐者，邪在上而气方逆，若遽下之，病气必与药气相争，而正乃蒙其祸矣。否则里虚邪入，病气转深，或痞或利，未可知也，故曰不可下之。【此节言病在上者之不可下。徐彬曰：治病之法，贵因势利导，故《内经》曰：在上者越之，在下者竭之。今病愈上吐，不可强之使下。凡病皆然，故曰病人欲吐者不可下之。】

哕而腹满，视其前后，知何部不利，利之愈。

哕而腹满者，病在下而气溢于上也，与病人欲吐者不同，故当视其前后二阴，知何部不利而利之，则病从下出，而气不上逆，腹满与哕俱去矣。【此节言哕虽病在上，而腹满则病在下，故宜治下之法。

魏荔彤曰：胃气上逆，冲而为哕，治法当视其前后，审大便、小便调不调也，前部不利者，水邪之送也，当利其小便而哕愈；后部不利者，热邪实也，当利其大便而哕愈。】

呕而胸满者，吴茱萸汤主之。

胸中，阳也。呕而胸满，阳不治而阴乘之也。故以吴茱萸散阴降逆，人参、姜、枣补中益阳气。【此节为胸寒作呕之治法。】

吴茱萸汤方

吴茱萸一升　人参三两　生姜六两　大枣十二枚

上四味，以水五升，煮取三升，温服七合，日一服。

干呕吐涎沫，头痛者，吴茱萸汤主之。

干呕吐涎沫，上焦有寒也。头者诸阳之会，为阴寒之邪上逆而痛，故亦宜茱萸汤，以散阴气而益阳气。【此节为上焦有寒之治法。徐彬曰：上焦有寒，其口多涎。上焦既有寒邪，格阳在上，故主头痛，用吴茱萸温补以驱浊阴也。】

呕而肠鸣，心下痞者，半夏泻心汤主之。

邪气乘虚，陷入心下，中气则痞，中气既痞，升降失常，于是阳独上逆而呕，阴独下走而肠鸣。是虽三焦俱病，而中气为上下之枢，故不必治其上下，而但治其中。黄连、黄芩苦以降阳，半夏、干姜辛以升阴，阴升阳降，痞将自解。人参、甘草则补养中气，以为交阴阳通上下之用也。【此节言下寒上热肠虚胃实之呕证，法当治其中以通下上。】

半夏泻心汤方

半夏半斤，洗　黄芩　干姜　人参各三两　甘草三两，炙　黄连一两　大枣十枚

上七味，以水一斗，煮取六升，去滓，再煮取三升，温服一升，日三服。

干呕而利者，黄芩加半夏生姜汤主之。

此伤寒热邪入里作利，而复上行为呕者之法，而杂病肝胃之火，上冲下注者，亦复有之。半夏、生姜散逆于上，黄芩、芍药除热于里，上下俱病，中气必困，甘草、大枣合芍药、生姜，以安中而正气也。【此节干呕而利，是上下皆病，故宜和三焦而安正气。魏荔彤曰：此呕为热逆之呕，利为挟热之利。】

黄芩加半夏生姜汤方

黄芩　生姜各三两　甘草二两　芍药一两　半夏半升　大枣十二枚

上六味，以水一斗，煮取三升，去滓，温服一升，日再夜一服。

诸呕吐，谷不得下者，小半夏汤主之。

呕吐，谷不得下者，胃中有饮，随气上逆，而阻其谷入之路也。故以半夏消饮，生姜降逆，逆止饮消，谷斯下矣。【此节详诸呕吐之病以明其治法。赵良曰：呕吐，谷不得下者，有寒有热，不可概论也。食入即吐，热也；朝食暮吐，寒也。此则非寒非热，由中焦停饮气结而逆，故用小半夏汤。】

小半夏汤方见痰饮

呕吐而病在膈上，后思水者，解，急与之。思水者，猪苓散主之。

病在膈上，病膈间有痰饮也，后思水者，知饮已去，故曰欲解。即先呕却渴者，此为欲解之义。夫饮邪已去，津液暴竭，而思得水，设不得，则津亡而气亦耗，故当急与。而呕吐之余，中气未复，不能胜水，设过与之，则蓄饮方去，新饮复生，故宜猪苓散以崇土而逐水也。【此节详申前后呕却渴一节治法。魏荔彤曰：呕吐而病在膈上，后思水者，欲解之征

也，即论中所言先呕后渴，此为欲解之义也，急与之，呕吐后伤津液，水入而津液可复也。若夫未曾呕吐即思水者，即论中所言先渴却呕之证也，是为水停心下，应治其支饮而渴可愈也，主以猪苓散利水补土，以治湿邪者治渴，而即以治上逆之呕吐也。】

猪苓散方

猪苓　茯苓　白术各等分

上三味，杵为散，饮服方寸匕，日三服。

呕而脉弱，小便复利，身有微热，见厥者，难治，四逆汤主之。

脉弱便利而厥，为内虚且寒之候。则呕非火邪，而是阴气之上逆，热非实邪，而是阳气之外越矣，故以四逆汤救阳驱阴为主。然阴方上冲，而阳且外走，其离决之势，有未可即为顺接者，故曰难治。或云呕与身热为邪实，厥利脉弱为正虚，虚实互见，故曰难治。四逆汤舍其标而治其本也，亦通。【此节言阴盛格阳之呕证，并详治法。】

四逆汤方

附子一枚，生用　干姜一两半　甘草二两，炙

上三味，以水三升，煮取一升二合，去滓，分温再服。强人可大附子一枚，干姜三两。

呕而发热者，小柴胡汤主之。

呕而发热，邪在少阳之经，欲止其呕，必解其邪，小柴胡则和解少阳之正法也。【此节言呕属少阳，故以和解之法治之。李彣曰：伤寒发热者为表证，然邪欲侵里，里气拒而不纳，则逆而作呕，此半表半里证也。小柴胡汤为治半表半里和解之剂。】

小柴胡汤方

柴胡半斤　半夏一升　黄芩　人参　甘草　生姜各三两　大枣十二枚

上七味，以水一斗，煮取六升，去滓，再煎取三升，温服一升，日三服。

胃反呕吐者，大半夏汤主之。

胃反呕吐者，胃虚不能消谷，朝食而暮吐也。又胃脉本下行，虚则反逆也，故以半夏降逆，人参、白蜜益虚安中。东垣云：辛药生姜之类治呕吐，但治上焦气壅表实之病，若胃虚谷气不行，胸中闭塞而呕者，惟宜益胃推扬谷气而已。此大半夏汤之旨也。【此为胃反呕吐之治法。李升玺曰：呕家不宜甘味，此用白蜜何也？不知此为反自属脾虚，经所谓甘味入脾，归其所喜是也，况君以半夏，味辛而止呕，佐以人参，温气而补中，胃反自立止矣。】

大半夏汤方

半夏二升　人参三两　白蜜一升

上三味，以水一斗二升，和蜜扬之二百四十遍，煮药取二升半，温服一升，余分再服。

食已即吐者，大黄甘草汤主之。

经云：清阳出上窍，浊阴出下窍，本乎天者亲上，本乎地者亲下也。若下既不通，必反上逆，所谓阴阳反作，气逆不从，食虽入胃，而气反出之矣。故以大黄通其大便，使浊气下行浊道，而呕吐自止。不然，止之降之无益也。东垣通幽汤治幽门不通，上冲吸门者，亦是此意，但有缓急之分耳。

再按，经云：阳气者闭塞，地气者冒明，云雾不精，则上应白露不下。夫阳气，天气也，天气闭，则地气干矣。云雾出于地，而雨露降于天，地不承，则天不降矣。可见天地阴阳，同此气机，和则俱和，乖则并乖。人与天地相参，故肺气象天，病则多及二阴脾胃，大小肠象地，病则多及上窍。丹溪治小便不通，用吐法以

开提肺气，使上窍通而下窍亦通，与大黄甘草汤之呕吐，法虽异而理可通也。【此节为食已即吐之治法。高世栻曰：食已即吐者，非宿谷不化之胃反，乃火热攻冲之吐逆。程林曰：经云：诸逆冲上，皆属于火，食已即吐，是胃热上逆而不能容食，与反胃寒呕水饮不同，故用是汤以平胃热。】

大黄甘草汤方

大黄四两　甘草一两

上二味，以水三升，煮取一升，分温再服。

胃反，吐而渴欲饮水者，茯苓泽泻汤主之。

猪苓散治吐后饮水者，所以崇土气，胜水气也。茯苓泽泻汤治吐未已，而渴欲饮水者，以吐未已，知邪未去，则宜桂枝、甘、姜散邪气，苓、术、泽泻消水气也。【此节为胃有停饮之治法。按吐而渴者，津液亡而胃虚燥也，饮水则停水心下，故用此通行津液，和阳散水之剂。】

茯苓泽泻汤方

茯苓半斤　泽泻四两　甘草　桂枝各二两　白术三两　生姜四两

上六味，以水一斗，煮取三升，内泽泻，再煮取二升半，温服八合，日三服。

吐后，渴欲得水而贪饮者，文蛤汤主之。兼主微风，脉紧、头痛。

吐后水去热存，渴欲得水，与前猪苓散证同，虽复贪饮，亦止热甚而然耳，但与除热导水之剂足矣。乃复用麻黄、杏仁等发表之药者，必兼有客邪郁热于肺不解故也。观方下云“汗出即愈”可以知矣。曰兼主微风，脉紧头痛者，以麻杏甘石本擅驱风发表之长耳。【此节为吐后作渴之治法。程林曰：贪饮者饮水必多，多则淫溢上焦，必有溢饮之患，故用此汤以散水饮，方中皆辛甘发散之药，故亦主微风，脉紧、头痛。】

文蛤汤方

文蛤五两　麻黄　甘草　生姜各三两　石膏五两　杏仁二十粒　大枣十二枚

上七味，以水六升，煮取二升，温服一升，汗出即愈。

干呕，吐逆，吐涎沫，半夏干姜散主之。

干呕、吐逆，胃中气逆也，吐涎沫者，上焦有寒，其口多涎也。与前干呕吐涎沫头痛不同，彼为厥阴阴气上逆，此是阳明寒涎逆气不下而已。故以半夏止逆消涎，干姜温中和胃，浆水甘酸，调中引气止呕哕也。【此节为胃寒吐逆之治法。】

半夏干姜散方

半夏　干姜各等分

上二味，杵为散，取方寸匕，浆水一升半，煮取七合，顿服之。

病人胸中似喘不喘，似呕不呕，似哕不哕，彻心中愦愦然无奈者，生姜半夏汤主之。

寒邪搏饮，结于胸中而不得出，则气之呼吸往来，出入升降者阻矣。似喘不喘，似呕不呕，似哕不哕，皆寒饮与气相搏互击之证也。且饮，水邪也，心，阳脏也。以水邪而逼处心脏，欲却不能，欲受不可，则彻心中愦愦然无奈也。生姜半夏汤，即小半夏汤，而生姜用汁，则降逆之力少，而散结之力多，乃正治饮气相搏，欲出不出者之良法也。【此节为寒邪搏饮之治法，并言其欲吐之病状。沈明宗曰：似喘非喘，似呕非呕，似哕非哕，诚不是喘，不是呕，不是哕也。彻者通也，竟是通心中愦愦然无奈，即泛泛恶心之义也。】

生姜半夏汤方

半夏半升　生姜汁一升

上二味，以水三升，煮半夏，取二

升，内生姜汁，煮取一升半，小冷，分四服，日三夜一，呕止，停后服。

干呕、哕，若手足厥者，橘皮汤主之。

干呕、哕非反胃，手足厥非无阳，胃不和则气不至于四肢也。橘皮和胃气，生姜散逆气，气行胃和，呕哕与厥自已，未可便认阳虚而遽投温补也。【此节为呕哕与厥之治法。程林曰：干呕哕则气逆于胸膈间，而不行于四末，故手足为之厥。橘皮能降逆气，生姜呕家圣药，小剂以和之也。然干呕、哕非反胃，厥非无阳，故下咽气行即愈。】

橘皮汤方

橘皮四两　生姜半斤

上二味，以水七升，煮取三升，温服一升，下咽即愈。

哕逆者，橘皮竹茹汤主之。

胃虚而热乘之，则作哕逆。橘皮、生姜和胃散逆，竹茹除热止呕哕，人参、甘草、大枣益虚安中也。【此节为哕逆之治法。李彣曰：哕有属胃寒者，有属胃热者。此哕逆因胃中虚热气逆所致，故用人参、大枣、甘草补虚，橘皮、生姜散逆，竹茹甘寒，疏逆气而清胃热，因以为君。】

橘皮竹茹汤方

橘皮二斤　竹茹二斤　大枣三十枚　生姜半斤　甘草五两　人参一两

上六味，以水一斗，煮取三升，温服一升，日三服。

夫六腑气绝于外者，手足寒，上气，脚缩。五脏气绝于内者，利不禁，下甚者，手足不仁。

六腑为阳，阳者主外，阳绝不通于外，为手足寒，阳不外通，则并而上行，为上气脚缩也。五脏为阴，阴者主内，阴绝不守内，则下利不禁，甚者不交于阳，而隧道痹闭，为手足不仁也。【此节发明呕吐下利之原委。】

下利脉沉弦者，下重，脉大者，为未止；脉微弱数者，为欲自止，虽发热不死。

沉为里为下，沉中见弦，为少阳之气滞于下而不得越，故下重。大为邪盛，又大则病进，故为未止。徐氏曰：微弱者，正衰邪亦衰也。数为阳脉，于微弱中见之，则为阳气将复，故知利欲自止，虽有身热，势必自已，不得比于下利热不止者，死之例也。【此节言下利之脉象。】

下利手足厥冷，无脉者，灸之不温。若脉不还，反微喘者，死。少阴负趺阳者，为顺也。

下利厥冷无脉，阴亡而阳亦绝矣。灸之所以引既绝之阳，乃厥不回，脉不还，而反微喘。残阳上奔，大气下脱，故死。下利为土负水胜之病，少阴负趺阳者，水负而土胜也，故曰顺。【此节言下利之重证。程林曰：人下利而至于手足厥冷无脉，则独阴无阳，灸之以复其阳，而脉绝不来，反微喘者，则正气又脱于上，孤阳无根故死。】

下利有微热而渴，脉弱者，今自愈。下利脉数，有微热，汗出，今自愈，设脉紧为未解。下利脉数而渴者，今自愈，设不差，必圊脓血，以有热故也。下利脉反弦，发热身汗者，愈。

微热而渴者，胃阳复也，脉弱者，邪气衰也。正复邪衰，故今自愈。脉数，亦阳复也，微热汗出者，气方振而势外达，亦为欲愈之候。设脉紧则邪尚盛，必能与正相争，故为未解。脉数而渴，阳气已复，亦下利有微热而渴之意。然脉不弱而数，则阳之复者已过，阴寒虽解，而热气转增，将更伤阴而圊脓血也。弦脉阴阳两属，若与发热身汗并见，则弦亦阳也，与脉数有微热汗出正同，故愈。

按上数条，皆是伤寒邪气入里之候，故或热，或渴，或汗出，或脉数，阳气既复，邪气得达则愈。若杂病湿热下利之证，则发热口渴脉数，均非美证。《内经》云：下利身热者死。仲景云：下利手足不逆冷，反发热者不死。盖《内经》所言者，杂病湿热下利之证；仲景所言者，伤寒阴邪内入之证，二者不可不分也。【此四节皆下利之属于阳者，阳复故知其自愈。程林注第一节云：下利大热而渴则偏于阳，无热不渴则偏于阴，皆不能愈，以微热而渴知阴阳和，脉弱知邪气去，故即自愈。又注第二节云：寒则下利，脉数有微热，则里寒去，汗出则表里俱和，故令自愈。设复紧者，知寒邪尚在，是为未解也。魏荔彤注第三节云：下利固以阳气有余为吉，又不可太盛，或热邪伤阴，致阳复有偏盛之患。】

下利气者，当利其小便。

下利气者，气随利失，即所谓气利是也。小便得利，则气行于阳，不行于阴而愈，故曰当利其小便，喻氏所谓急开支河者是也。【此节言气利当以利小便为法。】

下利寸脉反浮数，尺中自涩者，必圊脓血。

寸浮数者，阴邪强也；尺中涩者，阴气弱也，以强阳而加弱阴，必圊脓血。【此节言下利之脉象，以定其证候。程林曰：寸脉浮数为热有余，尺脉自涩为血不足，以热有余则挟血而便脓血。】

下利清谷，不可攻其表，汗出必胀满。

清与圊同，即完谷也。是为里虚气寒，乃不温养中土，而反攻令汗出，则阳气重虚，阳虚者气不化，故胀满。

下利脉沉而迟，其人面少赤，身有微热，下利清谷者，必郁冒汗出而解，病人必微厥。所以然者，其面戴阳，下虚故也。

喻氏曰：下利脉沉迟，而面少赤，身微热者，阴盛而格阳在上在外也。若其人阳尚有根，其格出者终必复返，阳返而阴未肯降，必郁冒少顷，然后阳胜而阴出为汗，阴出为汗，阴邪乃解，自不下利矣。阳入阴出，俨有龙战于野，其血玄黄之象，病人能无微厥乎？【此节言阴盛格阳之下利危证。按此条亦见《伤寒·厥阴篇》。汪琥注云：郁冒者，头目之际郁热昏冒，乃阳气能胜寒邪，里阳回而表和顺，故解。汗出而解是阳回，里寒散而营卫和，故汗出，非攻表而使之汗出也。】

下利后脉绝，手足厥冷，时脉还，手足温者生，脉不还者死。下利后脉绝，手足厥冷者，阴先竭而阳后脱也。是必俟其晬时经气一周，其脉当还，其手足当温，设脉不还，其手足亦必不温，则死之事也。【此节言下利以决死生。】

下利后腹胀满，身体疼痛者，先温其里，乃攻其表。温里宜四逆汤，攻表宜桂枝汤。

下利腹胀满，里有寒也，身体疼痛，表有邪也。然必先温其里，而后攻其表，所以然者，里气不充，则外攻无力，阳气外泄，则里寒转增，自然之势也。而四逆用生附，则寓发散于温补之中，桂枝有甘、芍，则兼固里于散邪之内，仲景用法之精如此。【此节为下利之表里两治法。】

四逆汤方见上

桂枝汤方

桂枝　白芍　甘草　生姜各三两　大枣十枚

上五味，㕮咀，以水七升，微火煮，取三升，去滓，适寒温，服一升，服已须臾，啜稀热粥一升，以助药力，温覆令一时许，遍身漐漐微似有汗者，益佳，不可令如水流漓，病必不除。若一服汗出病差，停后服。

下利三部脉皆平，按之心下坚者，急下之，宜大承气汤。下利脉迟而滑者，实也，利未欲止，急下之，宜大承气汤。下利脉反滑者，当有所去，下乃愈，宜大承气汤。下利已差，至其年月日时复发者，以病不尽故也，当下之，宜大承气汤。

下利有里虚脏脱者，亦有里实腑闭者，昔人所谓利者不利是也。按之心下坚，其证的矣。脉虽不实大，而亦未见微弱，自宜急下，使实去则利止，通因通用之法也。脉迟为寒，然与滑俱见，则不为寒而反为实，以中实有物，能阻其脉行之机也。夫利因实而致者，实不去则利不已，故宜急下。病已差而至其时复发者，陈积在脾也，脾主信，故按期复发，是当下之，令陈积去，则病本拔而愈。【此四节皆下利之当下者，故同一治法。李彣注第一节云：下利按之心下坚者，实也。设或脉见微弱，犹未可下。今三部脉皆平，则里气不虚可知，自宜急下之。此凭脉又凭证之法也。赵良注第三节云：下利虚证也。脉滑，实脉也。以下利之虚证，而反见滑实之脉，故当有所去也。沈明宗注第四节云：此旧积之邪复病也。下利差后，至其年月日时复发者，是前次下利之邪，隐避肠间，今值脏腑司命之期，触动旧邪而复发，然隐避之根未除，终不能愈，故用大承气汤迅除之耳。】

大承气汤方见痉

下利谵语者，有燥屎也，小承气汤主之。

谵语者，胃实之征，为有燥屎也，与心下坚脉滑者大同。然前用大承气者，以因实而致利，去之惟恐不速也，此用小承气者，以病成而适实，攻之恐伤及其正也。【此节为下利讝语者之治法。“讝”与“谵”同。李彣曰：经云实则谵语，故有燥屎宜下。】

小承气汤方

大黄四两　枳实三枚　厚朴三两，炙

上三味，以水四升，煮取一升，煮取一升二合，去滓，分温二服，得利则止。

下利便脓血者，桃花汤主之。

此治湿寒内淫，脏气不固，脓血不止者之法。赤石脂理血固脱，干姜温胃驱寒，粳米安中益气。崔氏去粳米加黄连、当归，用治热利，乃桃花汤之变法。【此节为久利脓血之治法。】

桃花汤方

赤石脂一斤，一半全用，一半筛末　干姜一两　粳米一升

上三味，以水七升，煮米熟去滓，温服七合，内赤石脂末方寸匕，日三服，若一服愈，余勿服。

热利下重者，白头翁汤主之。

此治湿热下注，及伤寒热邪入里作利者之法。白头翁汤苦以除湿，寒以胜热也。【此节为热利下重治法。程林曰：热利下重，则热迫于肠胃，非苦不足以坚下焦，非寒不足以除热，故加一“热”字，别以上之寒利。】

白头翁汤方

白头翁　黄连　黄柏　秦皮各三两

上四味，以水七升，煮取三升，去滓，温服一升，不愈更服。

下利后更烦，按之心下濡者，为虚烦也，栀子豉汤主之。

下利后更烦者，热邪不从下减，而复上动也，按之心下濡，则中无阻滞可知，故曰虚烦。香豉、栀子能撤热而除烦，得吐则热从上出而愈，因其高而越之之意也。【此节为下利虚烦之治法。】

栀子豉汤方

栀子十四枚，擘　香豉四合，绵裹

上二味，以水四升，先煮栀子，得二升半，内豉，煮取一升半，去滓，分二服，温进一服，得吐则愈。

下利清谷，里寒外热，汗出而厥，通脉四逆汤主之。

挟热下利者，久则必伤脾阴，中寒清谷者，甚则并伤肾阳。里寒外热，汗出而厥，有阴内盛而阳外亡之象。通脉四逆，即四逆加干姜一倍，所谓进而求阳，以收散亡之气也。【此节为寒利亡阳之治法。】

通脉四逆汤方

附子一枚，生用　干姜三两，强人可四两　甘草二两，炙

上三味，以水三升，煮取一升二合，去滓，分温再服。

下利，肺痛，紫参汤主之。

赵氏曰：大肠与肺合，大抵肠中积聚，则肺气不行；肺有所积，大肠亦不固，二害互为病。大肠病而气塞于肺者痛，肺有积者亦痛，痛必通，用紫参通九窍，利大小肠，气通则痛愈，积去则利自止。喻氏曰：后人有疑此非仲景之方者。夫讵知肠胃有病，其所关全在肺气耶。程氏疑是腹痛，《本草》云：紫参治心腹积聚，寒热邪气。【此节当从程氏之说以肺痛为腹痛，较为直截了当。】

紫参汤方

紫参半斤　甘草三两

上二味，以水五升，先煮紫参，取二升，内甘草，煮取一升半，分温三服。

气利，诃黎勒散主之。

气利，气与屎俱失也。诃黎勒涩肠而利气，粥饮安中益肠胃，顿服者，补下治下制以急也。【此节为气利之治法。李彣曰：气利者，下利气虚下陷而滑脱也。诃黎勒性敛涩，能温胃固肠，粥饮和者，假谷气以助胃，顿服者，药味并下更有力也。】

诃黎勒散方

诃黎勒十枚，煨

上一味，为散，粥饮和顿服。

附方

千金翼小承气汤　治大便不通，哕，数谵语。方见上。

外台黄芩汤　治干呕下利。

此与前黄芩加半夏生姜汤治同，而无芍药、甘草、生姜，有人参、桂枝、干姜，则温里益气之意居多，凡中寒气少者，可于此取法焉。其小承气汤，即前下利谵语有燥屎之法，虽不赘可也。

黄芩　人参　干姜各三两　桂枝一两　大枣十二枚　半夏半升

上六味，以水七升，煮取三升，温分三服。

疮痈肠痈浸淫病脉证并治第十八

诸浮数脉，应当发热，而反洒淅恶寒，若有痛处，当发其痈。师曰：诸痈肿，欲知有脓无脓，以手掩肿上，热者为有脓，不热者为无脓。

浮、数脉皆阳也，阳当发热，而反洒淅恶寒者，卫气有所遏而不出也。夫卫主行荣气者也，而荣过实者，反能阻遏其卫。若有痛处，则荣之实者已兆，故曰当发其痈。痈肿之候，脓不成，则毒不化，而毒不聚，则脓必不成。故以手掩其肿上，热者毒已聚，则有脓，不热者毒不聚，则无脓也。【此节言痈肿将发之脉象及已发后之证候。按经云：荣气不从，逆于肉里，乃生痈肿。阳气有余，荣气不行，乃发为痈。】

肠痈之为病，其身甲错，腹皮急，按之濡，如肿状，腹无积聚，身无热，脉数，此为肠内有痈脓，薏苡附子败酱散

主之。

甲错，肌皮干起，如鳞甲之交错，由荣滞于中，故血燥于外也。腹皮急，按之濡，气虽外鼓，而病不在皮间也。积聚为肿胀之根，脉数为身热之候，今腹如肿状而中无积聚，身不发热而脉反见数，非肠内有痈，荣郁成热而何。薏苡破毒肿，利肠胃为君；败酱一名苦菜，治暴热火疮，排脓破血为臣；附子则假其辛热，以行郁滞之气尔。【此节亦肠痈之治法。有脓下脓，无脓下血，为消瘀泻热之良剂也。】

薏苡附子败酱散方

薏苡仁十分　附子二分　败酱五分

上三味，杵为散，取方寸匕，以水二升，煎减半，顿服，小便当下。

肿痈者，少腹肿痞，按之即痛如淋，小便自调，时时发热，自汗出，复恶寒。其脉迟紧者，脓未成，可下之；脉洪数者，脓已成，不可下也，大黄牡丹汤主之。

肿痈，疑即肠痈之在下者，盖前之痈在小肠，而此之痈在大肠也。大肠居小肠之下，逼处膀胱，致小腹肿痞，按之即痛如淋，而实非膀胱为害，故仍小便自调也。小肠为心之合，而气通于血脉，大肠为肺之合，而气通于皮毛，故彼脉数身无热，而此时时发热，自汗出，复恶寒也。脉迟紧者，邪暴遏而荣未变。云可下者，谓可下之令其消散也。脉洪数者，毒已聚而荣气腐。云不可下者，谓虽下之而亦不能消之也。大黄牡丹汤，肠痈已成未成，皆得主之，故曰：有脓当下，无脓当下血。

大黄牡丹汤方

大黄四两　牡丹一两　桃仁五十个　冬瓜仁半斤　芒硝三合

上五味，以水六升，煮取一升，去滓，内芒硝，再煎沸，顿服之，有脓当下，如无脓当下血。

问曰：寸口脉浮微而涩，法当亡血，若汗出。设不汗出者云何？曰：若身有疮，被刀斧所伤，亡血故也。

血与汗皆阴也，阴亡则血流不行，而气亦无辅，故脉浮微而涩也。经云：夺血者无汗，夺汗者无血。兹不汗出而身有疮，则知其被刀斧所伤而亡其血，与汗出不止者，迹虽异而理则同也。【此节言疮家亡血之脉象。李彣曰：汗出亡阳则脉微，亡血伤阴则脉涩，微与涩皆阴脉也。设不汗而疮疡，金疮虽不亡阳而亡血，故亦见微涩之脉也。总是荣卫虚衰之故。】

病金疮，王不留行散主之。

金疮，金刃所伤而成疮者，经脉斩绝，营卫沮弛，治之者必使经脉复行，营卫相贯而后已。王不留行散，则行气血和阴阳之良剂也。【此节为主治金疮之通剂。】

王不留行散方

王不留行十分，八月八日采　蒴藋细叶十分，七月七日采　甘草十八分　桑东南根白皮十分，三月三日采　黄芩二分　川椒三分　厚朴二分　干姜二分　芍药二分

上九味，王不留行、蒴藋、桑皮三味，烧灰存性，各别杵筛，合治之为散，服方寸匕。小疮即粉之，大疮但服之，产后亦可服。

排脓散方

枳实十六枚　芍药六分　桔梗二分

上三味，杵为散，取鸡子黄一枚，以药散与鸡黄相等，揉和令相得，饮和服之，日一服。

枳实苦寒，除热破滞为君，得芍药则通血，得桔梗则利气，而尤赖鸡子黄之甘润，以为排脓化毒之本也。

排脓汤方

甘草二两　桔梗三两　生姜一两　大枣

十枚

上四味，以水三升，煮取一升，温服五合，日再服。此亦行气血和荣卫之剂。

浸淫疮，从口起流向四肢者可治，以四肢流来入口者不可治。浸淫疮，黄连粉主之。

浸淫疮，义如《脏腑经络篇》中。黄连粉方未见，大意以此为湿热浸淫之病，故取黄连一味为粉粉之，苦以燥湿，寒以除热也。【此节言浸淫疮之治法。所谓浸淫者，即今癞疬之类。】

趺蹶手指臂肿转筋狐疝蛔虫病脉证治第十九

师曰：病趺蹶，其人但能前不能却，刺腨入二寸，此太阳经伤也。

人身经络，阳明行身之前，太阳行身之后。太阳伤，故不能却也。太阳之脉，下贯腨内。刺之所以和，利其经脉也。腨，足肚也。【此节治趺蹶证之刺法。】

病患人常以手指臂肿动，此人身体瞤瞤者，藜芦甘草汤主之。

湿痰凝滞关节则肿，风邪袭伤经络则动。手指臂肿动，身体瞤瞤者，风痰在膈，攻走肢体，陈无择所谓痰涎留在胸膈上下，变生诸病，手足项背牵引钓痛，走易不定者是也。藜芦吐上膈风痰，甘草亦能取吐，方虽未见，然大略是涌剂耳。李氏【此节治风痰流入肢体之吐法。】

转筋之为病，其人臂脚直，脉上下行，微弦。转筋入腹者，鸡屎白散主之。

肝主筋，上应风气，肝病生风，则为转筋。其人臂脚直，脉上下行，微弦。经云：诸暴强直，皆属于风也。转筋入腹者，脾土虚而肝木乘之也。鸡为木畜，其屎反利脾气，故取治是病，且以类相求，则尤易入也。【此节言臂脚转筋之脉象，并详治法。】

鸡屎白散方

鸡屎白为散，取方寸匕，以水六合，和温服。

阴狐疝气者，偏有大小，时时上下，蜘蛛散主之。

阴狐疝气者，寒湿袭阴，而睾丸受病，或左或右，大小不同，或上或下，出没无时，故名狐疝。蜘蛛有毒，服之能令人利，合桂枝辛温入阴，而逐其寒湿之气也。【此节为狐疝之治法。李彣曰：偏有大小，以睾丸言，时时上下，以睾丸入小肠出囊中言。】

蜘蛛散方

蜘蛛十四枚，熬焦　桂枝半两

上二味，为散，取八分一匕，饮和服，日再，蜜丸亦可。

问曰：病腹痛有虫，其脉何以别之？师曰：腹中痛，其脉当沉若弦，反洪大，故有蛔虫。

腹痛脉多伏，阳气内闭也，或弦者，邪气入中也。若反洪大，则非正气与外邪为病，乃蛔动而气厥也，然必兼有吐涎心痛等症，如下条所云，乃无疑耳。【此节辨明腹有蛔虫作痛之脉象。】

蛔虫之为病，令人吐涎心痛，发作有时，毒药不止者，甘草粉蜜汤主之。

吐涎，吐出清水也。心痛，痛如咬啮，时时上下是也。发作有时者，蛔饱而静，则痛立止，蛔饥求食，则痛复发也。毒药，即锡粉、雷丸等杀虫之药。毒药者，折之以其所恶也。甘草粉蜜汤者，诱之以其所喜也。白粉即铅白粉，能杀三虫，而杂于甘草、白蜜之中，诱使虫食，甘味既尽，毒性施发，而虫患乃除，此医药之变诈也。【此节证明蛔虫之病状及其治法。李彣曰：《灵枢》云蛔动则胃缓，胃缓则廉泉开，故涎下，令人吐涎也。蛔

上入膈，心在膈上，故心痛，须臾下膈则痛止，故发作有时也。廉泉，任脉穴名，在颔下骨尖中。】

甘草粉蜜汤方

甘草二两　白粉一两　白蜜四两

上三味，以水三升，先煮甘草，取二升，去滓，内粉、蜜，搅令和，煎如薄粥，温服一升，差即止。

蛔厥者，当吐蛔。令病者静而复时烦，此为脏寒。蛔上入其膈，故烦，须臾复止，得食而呕，又烦者，蛔闻食臭出，其人当自吐蛔。蛔厥者，乌梅丸主之。

蛔厥，蛔动而厥，心痛吐涎，手足冷也。蛔动而上逆，则当吐蛔，蛔暂安而复动，则病亦静而复时烦也。然蛔之所以时安而时上者，何也？虫性喜温，脏寒则虫不安而上膈，虫喜得食，脏虚则蛔复上而求食。故以人参、姜、附之属，益虚温胃为主，而以乌梅、椒、连之属，苦酸辛气味，以折其上入之势也。【此节为蛔厥之治法。】

乌梅丸方

乌梅三百个　细辛六两　干姜十两　黄连一斤　当归　川椒各四两　附子炮　桂枝　人参　黄柏各六两

上十味，异捣筛，合治之，以苦酒渍乌梅一宿，去核，蒸之五升米下，饭熟，捣成泥，和药令相得，内臼中，与蜜杵二千下，丸如梧子大，先食饮服十丸，日三服，稍增至二十丸，禁生冷滑臭等食。

妇人妊娠病脉证治第二十

师曰：妇人得平脉，阴脉小弱，其人渴，不能食，无寒热，名妊娠，桂枝汤主之。于法六十日当有此证，设有医治逆者，却一月加吐下者，则绝之。

平脉，脉无病也，即《内经》身有病而无邪脉之意。阴脉小弱者，初时胎气未盛，而阴方受蚀，故阴脉比阳脉小弱。至三四月经血久蓄，阴脉始强。《内经》所谓手少阴脉动者，妊子。《千金》所谓三月尺脉数是也。其人渴，妊子者内多热也，一作呕亦通。今妊妇二三月，往往恶阻不能食是已。无寒热者，无邪气也。夫脉无故而身有病，而又非寒热邪气，则无可施治，惟宜桂枝汤和调阴阳而已。徐氏云：桂枝汤外证得之，为解肌和荣卫；内证得之，为化气调阴阳也。六十日当有此证者，谓妊娠两月，正当恶阻之时，设不知而妄治，则病气反增，正气反损，而呕泻有加矣。绝之谓禁绝其医药也。娄全善云：尝治一二妇恶阻病吐，前医愈治愈吐，因思仲景绝之之旨，以炒糯米汤代茶，止药月余渐安。【此节为妊娠恶阻之证，治法用桂枝汤，与妊娠渴不能食者不合。李䶮曰：此节病证即妊娠恶阻是也。寸为阳脉主气，尺为阴脉主血。阴脉小弱者，血不足也，血以养胎则液竭而渴。又脾为坤土，厚德载物，胎气赖以奠安。不能食者，脾气弱也。凡有他病而渴，不能食者，脉必不平，而有寒热，今虽不能合，反得平脉，又无寒热，故主妊娠。】

妇人宿有癥病，经断未及三月，而得漏下不止，胎动在脐上者，此为癥痼害。妊娠六月动者，前三月经水利时，胎也。下血者，后断三月衃也。所以血不止者，其癥不去故也，当下其癥，桂枝茯苓丸主之。

癥，旧血所积，为宿病也。癥痼害者，宿病之气，害其胎气也。于法妊娠六月，其胎当动，今未三月，胎不当动而忽动者，特以癥痼害之之故。是六月动者胎之常，三月动者胎之变也。夫癥病之人，其经月当不利，经不利，则不受胎。兹前三月经水适利，胞宫净而胎可结矣。胎结故经断不复下，乃未三月而衃血仍下，亦以癥痼害之之故。是血留养胎者其常，血下不止者其变也。要之，其癥不去，则血必不守，血不守，则胎终不安，故曰当下其癥。桂枝茯苓丸，下癥之力颇轻且缓，盖恐峻厉之药将并伤其胎气也。【此节为妊娠有癥病之治法。程林曰：此有癥病而怀胎者，虽有漏血不止，皆癥痼之为害，非胎动、胎漏之证。下其癥痼，妊娠自安。此《内经》所谓有故无殒亦无殒也。】

桂枝茯苓丸方

桂枝　茯苓　丹皮　桃仁去皮尖，熬　芍药各等分

上五味，末之，炼蜜丸如兔屎大，每日食前服一丸，不知，加至三丸。

妇人怀妊六七月，脉弦发热，其胎愈胀，腹痛恶寒，少腹如扇，所以然者，子脏开故也。当以附子汤温其脏。

脉弦发热，有似表邪，而乃身不痛而腹反痛，背不恶寒而腹反恶寒，甚至少腹阵阵作冷，若或扇之者然，所以然者，子脏开不能合，而风冷之气乘之也。夫脏开风入，其阴内胜，则其脉弦为阴气，而发热且为格阳矣。胎胀者，胎热则消，寒则胀也。附子汤方未见，然温里散寒之意，概可推矣。

师曰：妇人有漏下者，有半产后因续下血都不绝者，有妊娠下血者，假令妊娠腹中痛为胞阻，胶艾汤主之。

妇人经水淋沥，及胎产前后下血不止者，皆冲任脉虚，而阴气不能守也，是惟胶艾汤为能补而固之，中有芎、归能于血中行气，艾叶利阴气，止痛安胎，故亦治妊娠胞阻。胞阻者，胞脉阻滞，血少而气不行也。【此节言漏胎、堕胎及胞阻之治法。程林曰：漏下者妊娠经来，《脉经》以阳不足谓之激经也，半产者以四五月堕胎，堕胎必伤其血海，血因续下不绝也。若妊娠下血腹中痛为胞阻，则用胶艾汤以治之。】

胶艾汤方

干地黄六两　川芎　阿胶　甘草各二两　艾叶　当归各三两　芍药四两

上七味，以水五升，清酒三升，合煮取三升，去滓，内胶令消尽，温服一升，日三服，不差更作。

妇人怀妊，腹中㽲痛，当归芍药散主之。

按《说文》，“㽲”音绞，腹中急也，乃血不足，而水反侵之也。血不足而水侵，则胎失其所养，而反得其所害矣，腹中能无㽲痛乎？芎、归、芍药，益血之虚，苓、术、泽泻，除水之气。赵氏曰：此因脾土为木邪所客，谷气不举，湿气下流，搏于阴血而痛，故用芍药多他药数倍，以泻肝木，亦通。【此节为妊妇腹中㽲痛之治法。】

当归芍药散方

当归　川芎各三两　芍药一斤　茯苓　白术各四两　泽泻半斤

上六味，杵为散，取方寸匕，酒和，日三服。

妊娠呕吐不止，干姜人参半夏丸主之。

此益虚温胃之法，为妊娠中虚而有寒饮者设也。夫阳明之脉，顺而下行者也，有寒则逆，有热亦逆，逆则饮必从之，而妊娠之体，精凝血聚，每多蕴而成热者矣。按《外台》方，青竹茹、橘皮、半夏各五两，生姜、茯苓各四两，麦冬、人参各三两，为治胃热气逆呕吐之法，可补仲景之未备也。【此节亦恶阻呕吐之治法。程林曰：寒在胃脘则令呕吐不止，故用干姜散寒，半夏、生姜止呕，人参和胃，半夏、干姜能下胎。娄全善云：余治

娠阻病，累用半夏，未尝动胎，亦有故无殒之义。临病之工，何必拘泥。】

干姜人参半夏丸方

干姜 人参各一两 半夏二两

上三味，末之，以生姜汁糊为丸梧子大，饮服十丸，日三服。

妊娠小便难，饮食如故，当归贝母苦参丸主之。

小便难而饮食如故，则病不由中焦出，而又无腹满身重等证，则更非水气不行，知其血虚热郁，而津液涩少也。《本草》：当归补女子诸不足，苦参入阴利窍除伏热，贝母能疗郁结，兼清水液之源也。【此节为妊娠小便难之治法。按《金鉴》谓为方证不合，必有脱简。】

当归贝母苦参丸方

当归 贝母 苦参各四两

上三味，末之，炼蜜丸如小豆大，饮服三丸，加至十丸。

妊娠有水气，身重，小便不利，洒淅恶寒，起即头眩，葵子茯苓散主之。

妊娠小便不利，与上条同，而身重恶寒头眩，则全是水气为病，视虚热液少者，霄壤悬殊矣。葵子、茯苓滑窍行水，水气既行，不淫肌体，身不重矣；不侵卫阳，不恶寒矣；不犯清道，不头眩矣。经曰：有者求之，无者求之，盛虚之变，不可不审也。【此节亦言小便不利，证明其有水气，故专以通窍利水为主。】

葵子茯苓散方

葵子一升 茯苓三两

上二味，杵为散，饮服方寸匕，日二服，小便利则愈。

妇人妊娠，宜常服当归散主之。

妊娠之后，最虑湿热伤动胎气，故于芎、归、芍药养血之中，用白术除湿，黄芩除热。丹溪称黄芩、白术为安胎之圣药。夫芩、术非能安胎者，去其湿热而胎自安耳。【此节为胎热之治法。】

当归散方

当归 黄芩 芍药 川芎各一斤 白术半斤

上五味，杵为散，酒服方寸匕，日再服，妊娠常服即易产，胎无疾苦，产后百病悉主之。

妊娠养胎，白术散主之。

妊娠伤胎，有因湿热者，亦有因湿寒者，随人脏气之阴阳而各异也。当归散正治湿热之剂，白术散白术、牡蛎燥湿，川芎温血，蜀椒去寒，则正治湿寒之剂也。仲景并列于此，其所以诏示后人者深矣。【此节为胎寒之治法。】

白术散方

白术 川芎 蜀椒去汗 牡蛎各三分

上四味，杵为散，酒服一钱匕，日三服，夜一服。但苦痛加芍药；心下毒痛，倍加芎䓖；心烦吐痛，不能食饮，加细辛一两，半夏大者二十枚服之，后更以醋浆水服之；若呕，以醋浆水服之；复不解者，小麦汁服之；已后渴者，大麦粥服之。病虽愈，服之勿置。

妇人伤胎怀身，腹满不得小便，从腰以下重，如有水状，怀身七月，太阴当养不养，此心气实，当刺泻劳宫及关元，小便微利则愈。

伤胎，胎伤而病也。腹满不得小便，从腰以下重，如有水气，而实非水也。所以然者，心气实故也。心，君火也，为肺所畏，而妊娠七月，肺当养胎，心气实则肺不敢降，而胎失其养，所谓太阴当养不养也。夫肺主气化者也，肺不养胎，则胞中之气化阻，而水乃不行矣，腹满便难身重职是故也。是不可治其肺，当刺劳宫以泻心气，刺关元以行水气，使小便微利，则心气降，心降而肺自行矣。劳宫，心之穴，关元，肾之穴。【此节云不得小便，与前妊娠有水利一节相似，但非真有水也，故不用行水之剂，而用刺法以泻其心气。又按《金鉴》云此穴刺之落胎，则是节或有错简矣。】

妇人产后病脉证治第二十一

问曰：新产妇人有三病，一者病痉，二者病郁冒，三者大便难，何谓也？师曰：新产血虚多汗出，喜中风，故令病痉，亡血复汗，寒多，故令郁冒，亡津液胃燥，故大便难。

痉，筋病也，血虚汗出，筋脉失养，风入而益其劲也。郁冒，神病也，亡阴血虚，阳气遂厥，而寒复郁之，则头眩而目瞀也。大便难者，液病也，胃藏津液而渗灌诸阳，亡津液胃燥，则大肠失其润而便难也。三者不同，其为亡血伤津则一，故皆为产后所有之病。【此节总言产后亡血伤津之三病。】

产妇郁冒，其脉微弱，呕不能食，大便反坚，但头汗出，所以然者，血虚而厥，厥而必冒。冒家欲解，必大汗出。以血虚下厥，孤阳上出，故头汗出。所以产妇喜汗出者，亡阴血虚，阳气独盛，故当汗出，阴阳乃复。大便坚，呕不能食，小柴胡汤主之。

郁冒虽有客邪，而其本则为里虚，故其脉微弱也。呕不能食，大便反坚，但头汗出，津气上行而不下逮之象，所以然者，亡阴血虚，孤阳上厥，而津气从之也。厥者必冒，冒家欲解，必大汗出者，阴阳乍离，故厥而冒，及阴阳复通，汗乃大出而解也。产妇新虚，不宜多汗，而此反喜汗出者，血去阴虚，阳受邪气而独盛，汗出则邪去，阳弱而后与阴相和，所谓损阳而就阴是也。小柴胡主之者，以邪气不可不散，而正虚不可不顾，惟此法为能解散客邪，而和利阴阳耳。【此节申详上节之义，以明其治法。】

小柴胡汤方见呕吐

病解能食，七八日更发热者，此为胃实，宜大承气汤主之。

病解能食，谓郁冒解而能受食也。至七八日更发热，此其病不在表而在里，不属虚而属实矣，是宜大承气以下里实。【此节亦承上文而言，为能食复发热者之治法。盖里虚者固宜和之，而里实不妨下之。】

大承气汤方见痉

产后腹中㽲痛，当归生姜羊肉汤主之，兼主腹中寒疝，虚劳不足。

产后腹中㽲痛，与妊娠腹中㽲痛不同，彼为血虚而湿扰于内，此为血虚而寒动于中也。当归、生姜温血散寒，孙思邈云：羊肉止痛利产妇。【此节为产后腹中㽲痛之治法。虚寒者亦宜用此。魏荔彤曰：妊娠之㽲痛，胞阻于血寒也；产后腹中㽲痛者，里虚而血寒也。一阻一虚，而治法异矣。】

当归生姜羊肉汤方见寒疝

产后腹痛，烦满不得卧，枳实芍药散主之。

产后腹痛，而至烦满不得卧，知血郁而成热，且下病而碍上也，与虚寒㽲痛不同矣。枳实烧令黑，能入血行滞，同芍药为和血止痛之剂也。【此节言腹痛而兼烦满，故知其非虚寒，而以和血止痛为法。】

枳实芍药散方

枳实烧令黑勿太过　芍药等分

上二味，杵为散，服方寸匕，日三服，并主痈脓，大麦粥下之。

师曰：产妇腹痛，法当以枳实芍药散，假令不愈者，此为腹中有瘀血着脐下，宜下瘀血汤主之，亦主经水不利。

腹痛服枳实芍药而不愈者，以有瘀在脐下，着而不去，是非攻坚破积之剂，不能除矣。大黄、桃仁、䗪虫，下血之力颇猛，用蜜丸者，缓其性不使骤发，恐伤上二焦也。酒煎顿服者，补下治上制以急，且去疾惟恐不尽也。【此节言腹痛而有瘀血，故用下之一法治之。】

下瘀血汤方

大黄三两　桃仁二十个　䗪虫二十枚，去足熬

上三味，末之，炼蜜和为四丸，以酒一升煮一丸，取八合，顿服之，新血下如豚肝。

产后七八日，无太阳证，少腹坚痛，此恶露不尽，不大便，烦躁发热，切脉微实，更倍发热，日晡时烦躁者，不食，食则谵语，至夜即愈，宜大承气汤主之，热在里，结在膀胱也。

无太阳证者，无头痛恶寒之表证也。产后七八日，少腹坚痛，恶露不尽，但宜行血去瘀而已。然不大便，烦躁，发热，脉实，则胃之实也。日晡为阳明旺时，而烦躁甚于他时，又胃热之验也。食气入胃，长气于阳，食入而助胃之热则谵语，至夜阳明气衰而谵语愈，又胃热之验也。故曰：热在里，结在膀胱。里即阳明，膀胱即少腹，盖谓不独血结于下，而亦热聚于中也。若但治其血而遗其胃，则血虽去而热不除，即血亦未必能去，而大承气汤中，大黄、枳实均为血药，仲景取之者，盖将一举而两得之欤。【上节言腹痛有瘀血，故只下其血，此节蓄血而兼胃实，故宜涤荡胃府之热，而用大承气汤以下之。然在产后用此，不可不慎。】

产后风，续续数十日不解，头微痛，恶寒，时时有热，心下闷，干呕汗出，虽久，阳旦证续在者，可与阳旦汤。

产后中风，至数十日之久，而头疼寒热等证不解，是未可卜度其虚，而不与解之散之也。阳旦汤治伤寒太阳中风挟热者，此风久而热续在者，亦宜以此治之。夫审证用药，不拘日数，表里既分，汗下斯判。上条里热成实，虽产后七八日，与大承气而不伤于峻，此条表邪不解，虽数十日之久，与阳旦汤而不虑其散，非通于权变者，未足以语此也。【此节为产后中风之治法。按太阳表里有邪谓之阳旦证。】

阳旦汤方即桂枝汤加黄芩

产后中风，发热面正赤，喘而头痛，竹叶汤主之。

此产后表有邪而里适虚之证，若攻其表，则气浮易脱，若补其里，则表多不服。竹叶汤用竹叶、葛根、桂枝、防风、桔梗解外之风热，人参、附子固里之脱，甘草、姜、枣以调阴阳之气，而使其平，乃表里兼济之法。凡风热外淫，而里气不固者，宜于此取则焉。【此节为产后中风表里兼治之法。按《金鉴》云：产后中风之下，当有"病痉者"之三字，始与方合。程林曰：产后血虚，汗多出，喜中风，故令病痉。今证未至背反张，而发热面正赤，头痛，亦风痉之渐也。】

竹叶汤方

竹叶一把　葛根三两　防风　桔梗　桂枝　人参　甘草各一两　附子一枚，炮　生姜五两　大枣十五枚

上十味，以水一斗，煮取二升半，分温三服，覆使汗出。头项强，用大附子一枚，破之如豆大。前药扬去沫。呕者加半夏半升洗。

妇人乳中虚，烦乱呕逆，安中益气，竹皮大丸主之。

妇人乳中虚，烦乱呕逆者，乳子之时，气虚火胜，内乱而上逆也。竹茹、石膏甘寒清胃，桂枝、甘草辛甘化气，白薇

性寒入阳明，治狂惑邪气，故曰安中益气。【此节为气虚火盛之治法。】

竹皮大丸方

生竹茹　石膏各二分　桂枝　白薇各一分　甘草七分

上五味，末之，枣肉和丸弹子大，饮服一丸，日三夜二服，有热倍白薇，烦喘者加柏实一分。

产后下利虚极，白头翁加甘草阿胶汤主之。

伤寒热利下重者，白头翁汤主之，寒以胜热，苦以燥湿也。此亦热利下重，而当产后虚极，则加阿胶救阴，甘草补中生阳，且以缓连、柏之苦也。【此节以白头翁汤治下利，因其产后虚极，故加甘草阿胶以补救之。】

白头翁加甘草阿胶汤方

白头翁　甘草　阿胶各二两　秦皮　黄连　柏皮各三两

上六味，以水七升，煮取二升半，内胶令消尽，分温三服。

附方

千金三物黄芩汤　治妇人在草蓐，自发露得风，四肢苦烦热，头痛者，与小柴胡汤，头不痛，但烦者，此汤主之。

黄芩一两　苦参二两　干地黄四两

上三味，以水六升，煮取二升，温服一升，多吐下虫。

此产后血虚风入而成热之证。地黄生血，苦参、黄芩除热也。若头痛者，风未全变为热，故宜柴胡解之。

千金内补当归建中汤　治妇人产后虚羸不足，腹中刺痛不止，吸吸少气，或苦少腹急，痛引腰背，不能食饮，产后一月。日得服四五剂为善，令人强壮宜。

当归四两　桂枝　生姜各三两　芍药六两　甘草二两　大枣十二枚

上六味，以水一斗，煮取三升，分温三服，一日令尽。若大虚加饴糖六两，汤成内之，于火上暖令饴消。若去血过多，崩伤内衄不止，加地黄六两，阿胶二两，合八味汤成，内阿胶。若无当归，以芎䓖代之，若无生姜，以干姜代之。

妇人杂病脉证并治第二十二

妇人中风，七八日续来寒热，发作有时，经水适断者，此为热入血室，其血必结，故使如疟状，发作有时，小柴胡汤主之。

中风七八日，寒热已止而续来，经水才行而适断者，知非风寒重感，乃热邪与血俱结于血室也。热与血结，攻其血则热亦去，然虽结而寒热如疟，则邪既留连于血室，而亦侵淫于经络。设攻其血，血虽去，邪必不尽，且恐血去而邪得乘虚尽入也。仲景单用小柴胡汤，不杂血药一味，意谓热邪解而乍结之血自行耳。【以下三节，皆属热入血室证，见《伤寒论·少阳篇》中。按热入血室为少阳半表半里证，故认小柴胡汤和解之，此系正当之治法。】

妇人伤寒发热，经水适来，昼日明了，暮则谵语，如见鬼状者，此为热入血室，治之无犯胃气及上二焦，必自愈。

伤寒发汗过多者，邪气离表则入阳明，经水适来者，邪气离表则入血室，盖虚则易入，亦惟虚者能受也。昼日明了，暮则谵语者，血为阴，暮亦为阴，阴邪遇阴乃发也。然热虽入而血不结，其邪必将自解。治之者但无犯胃气及上二焦阳气而已。仲景盖恐人误以发热为表邪未解，或以谵语为阳明胃实，而或攻之或汗之也。【此节表明热入血室之不可汗、吐、下。】

妇人中风，发热恶寒，经水适来，得之七八日，热除脉迟身凉和。胸胁满如结

胸状，谵语者，此为热入血室也，当刺期门，随其实而取之。

热除脉迟身凉和而谵语者，病去表而之里也。血室者，冲任之脉，肝实主之。肝之脉布胁肋，上贯膈，其支者复从肝别上膈，注于肺。血行室空，热邪独胜，则不特入于其宫，而亦得游其部，是以胸胁满如结胸状。许叔微云：邪气蓄血，并归肝经，聚于膻中，结于乳下，以手触之则痛，非汤剂可及，故当刺期门。期门，肝之募，随其实而取之者，随其结之微甚，刺而取之也。【此节用刺法以治热入血室，期门二穴在不容两傍，各去同身寸之一寸五分。汪琥曰：邪传少阳，热入血室，故作谵语等证。仲景恐人误认为阳明腑实证，轻用三承气以伐胃气，故特出一刺期门法以疗之。】

阳明病，下血谵语者，此为热入血室，但头汗出，当刺期门，随其实而泻之，濈然汗出者愈。

阳明之热，从气而之血，袭入胞宫，即下血而谵语。盖冲任之脉，并阳明之经，不必乘经水之来，而后热得入之，故彼为血去而热入，此为热入而血下也。但头汗出者，阳通而闭在阴也，此虽阳明之热，而传入血室，则仍属肝家，故亦当刺期门以泻其实，刺已，周身濈然汗出，则阴之闭才亦通，故愈。【此节见《伤寒论·阳明篇》中。程应旄曰：下血则经脉空虚，热得乘虚而入血室。谵语，以血室虽冲脉所属，而心经实血室之主，室被热扰，故心神不清也。但头汗出者，血下夺则无汗，热上扰则汗蒸也。刺期门者，热入阴分实在阴，随其实而泻之，则荣气和而心气下通，故濈然汗出而解。】

妇人咽中如有炙脔，半夏厚朴汤主之。

此凝痰结气，阻塞咽嗌之间，《千金》所谓咽中帖帖，如有炙肉，吞不下，吐不出者是也。半夏、厚朴、生姜辛以散结，苦以降逆，茯苓佐半夏利痰气，紫苏芳香，入肺以宣其气也。【此节为痰气证，由于七情郁结所致，故用此汤以宣通之。】

半夏厚朴汤方

半夏一升　厚朴三两　茯苓四两　生姜五两　苏叶二两

上五味，以水一斗，煮取四升，分温四服，日三夜一服。

妇人脏燥，喜悲伤欲哭，象如神灵所作，数欠伸，甘麦大枣汤主之。

脏燥，沈氏所谓子宫血虚，受风化热者是也。血虚脏燥，则内火扰而神不宁，悲伤欲哭，有如神灵，而实为虚病。前《五脏风寒积聚篇》所谓邪哭使魂魄不安者，血气少而属于心也。数欠伸者，经云：肾为欠、为嚏，又肾病者，善伸数欠颜黑，盖五志生火，动必关心，脏阴既伤，穷必及肾也。小麦为肝之谷，而善养心气，甘草、大枣甘润生阴，所以滋脏气而止其燥也。【此节言脏燥证，盖指心藏燥热而言，血液既亏则心失所养，致有此等病象，亦由于七情郁结而起，故用此汤以滋养之。】

甘麦大枣汤方

甘草三两　小麦一升　大枣十枚

上三味，以水六升，煮取三升，分温三服，亦补脾气。

妇人吐涎沫，医反下之，心下即痞，当先治其吐涎沫，小青龙汤主之。涎沫止，乃治痞，泻心汤主之。

吐涎沫，上焦有寒也，不与温散而反下之，则寒内入而成痞，如伤寒下早例也。然虽痞而犹吐涎沫，则上寒未已，不可治痞，当先治其上寒，而后治其中痞，亦如伤寒例，表解乃可攻痞也。【此节为

寒饮误下之先后两治法。】

小青龙汤方见肺痈

泻心汤方见惊悸

妇人之病，因虚、积冷、结气，为诸经水断绝，至有历年，血寒积结，胞门寒伤，经络凝坚。在上呕吐涎唾，久成肺痈，形体损分。在中盘结，绕脐寒疝，或两胁疼痛，与脏相连，或结热中，痛在关元，脉数无疮，肌若鱼鳞，时着男子，非止女身。在下来多，经候不匀，令阴掣痛，少腹恶寒，或引腰脊，下根气街，气冲急痛，膝胫疼烦，奄忽眩冒，状如厥癫，或有忧惨，悲伤多嗔，此皆带下，非有鬼神。久则羸瘦，脉虚多寒。三十六病，千变万端，审脉阴阳，虚实紧弦，行其针药，治危得安。其虽同病，脉各异源，子当辨记，勿谓不然。

此言妇人之病，其因约有三端：曰虚，曰冷，曰结气。盖血脉贵充悦，而地道喜温和，生气欲条达也。否则血寒经绝，胞门闭而经络阻矣。而其变证，则有在上在中在下之异。在上者，肺胃受之，为呕吐涎唾，为肺痈，为形体消损，病自下而至上，从炎上之化也。在中者，肝脾受之，或寒疝绕脐，或胁痛连脏，此病为阴。或结热中，痛在关元；或脉数肌干，甚则并着男子，此病为热中，为阴阳之交，故或从寒化，或从热化也。在下者，肾脏受之，为经脱不匀，为阴中掣痛，少腹恶寒，或上引腰脊，下根气街，及膝胫疼痛。肾脏为阴之部，而冲脉与少阴之大络，并起于肾故也。甚则奄忽眩冒，状如厥癫，所谓阴病者，下行极而上也。或有忧惨悲嗔，状如鬼神者，病在阴，则多怒及悲愁不乐也，而总之曰此皆带下。带下者，带脉之下，古人列经脉为病，凡三十六种，皆谓之带下病，非今人所谓赤白带下。至其阴阳虚实之机，针药安危之故，苟非医者辨之有素，乌能施之而无误耶。三十六病者，十二瘕、九痛、七害、五伤、三痼也。【此节为妇人杂病之提纲。盖女子以经调为无病，若经不调，则变病百出矣。病之原因，厥有三端，如虚损、积冷、结气是也。】

问曰：妇人年五十所，病下利数十日不止，暮即发热，少腹里急，腹满，手掌烦热，唇口干燥，何也？师曰：此病属带下。何以故？曾经半产，瘀血在少腹不去。何以知之？其证唇口干燥，故知之。当以温经汤主之。

妇人年五十所，天癸已断而病下利，似非因经所致矣，不知少腹旧有积血，欲行而未得遽行，欲止而不能竟止，于是下利窘急，至数十日不止。暮即不热者，血结在阴，阳气至暮不得入于阴，而反浮于外也。少腹里急腹满者，血积不行，亦阴寒在下也。手掌烦热，病在阴，掌亦阴也。唇口干燥，血内瘀者不外荣也，此为瘀血作利，不必治利，但去其瘀而利自止。吴茱萸、桂枝、丹皮入血散寒而行其瘀，芎、归、芍药、麦冬、阿胶以生新血，人参、甘草、姜、夏以正脾气，盖瘀久者荣必衰，下多者脾必伤也。【此节言妇人经绝后下利挟瘀之治法。《金鉴》云：所病下利之“利”字，当是“血”字。】

温经汤方

吴茱萸三两　当归　芎䓖　芍药　人参　桂枝　阿胶　丹皮　生姜　甘草各二两　半夏半升　麦冬一升

上十二味，以水一斗，煮取三升，分温三服。亦主妇人少腹寒，久不受胎，兼治崩中去血，或月水来过多，及至期不来。】

带下，经水不利，少腹满痛，经一月再见者，土瓜根散主之。

妇人经脉流畅，应期而至，血满则

下，血尽复生，如月盈则亏，月晦复朏也。惟其不利，则蓄泄失常，似通非通，欲止不止，经一月而再见矣。少腹满痛，不利之验也。土瓜根主内痹瘀血月闭，䗪虫蠕动逐血，桂枝、芍药行荣气而正经脉也。【此节为带下经不调之治法。】

土瓜根散方

土瓜根　芍药　桂枝　䗪虫各三分

上四味，杵为散，酒服方寸匕，日三服。

寸口脉弦而大，弦则为减，大则为芤，减则为寒，芤则为虚，寒虚相搏，此名为革，妇人则半产漏下，旋覆花汤主之。

本文已见《虚劳篇》中，此去男子亡血亡精句，而益之曰旋覆花汤主之，盖专为妇人立法也。详《本草》旋覆花治结气，去五脏间寒热，通血脉。葱主寒热，除肝邪。绛帛入肝理血，殊与虚寒之旨不合。然而肝以阴脏而舍少阳之气，以生化为事，以流行为用，是以虚不可补，解其郁聚，即所以补。寒不可温，行其血气，即所以温。固不可专补其血，以伤其气，亦非必先散结聚，而后温补，如赵氏、魏氏之说也。【此节详辨病脉，专指妇人而言，为半产漏下之治法。】

旋覆花汤方

旋覆花三两　葱十四茎　新绛少许

上三味，以水三升，煮取一升，顿服之。

妇人陷经，漏下黑不解，胶姜汤主之。

陷经，下而不止之谓。黑则因寒而色瘀也。胶姜汤方未见，然补虚温里止漏，阿胶、干姜二物已足。林亿云：恐是胶艾汤。按《千金》胶艾汤有干姜，似可取用。【此节为经血下陷之治法。李彣曰：陷经漏下，谓经脉下陷，而血漏下不止，乃气不摄血也。黑不解者，瘀血不去，新血不生，荣气腐败。然气血喜温恶寒，用胶姜汤温养气血，则气盛血充，推陈致新而经自调矣。】

妇人少腹满如敦状，小便微难而不渴，生后者，此为水与血俱结在血室也，大黄甘遂汤主之。

敦，音对。按《周礼》注：槃以盛血，敦以盛食，盖古器也。少腹满如敦状者，言少腹有形高起，如敦之状，与《内经》“胁下大如覆杯”之文略同。小便难，病不独在血矣。不渴，知非上焦气热不化。生后即产后，产后得此，乃是水血并结，而病属下焦也。故以大黄下血甘遂逐水，加阿胶者，所以去瘀浊而兼安养也。【此节为妇人蓄血与水之治法。】

大黄甘遂汤方

大黄四两　甘遂　阿胶各二两

上三味，以水三升，煮取一升，顿服，其血当下。

妇人经水不利下，抵当汤主之。

经水不利下者，经脉闭塞而不下，比前条下而不利者有别矣。故彼兼和利，而此专攻逐也。然必审其脉证并实而后和之。不然，妇人经闭，多有血枯脉绝者矣。虽养冲任，犹恐不至，而可强责之哉。【此节为经水不通利之治法。但用药太峻。若非有少腹结痛，大便黑，小便利，发狂善忘等证，不可轻用。】

抵当汤方

水蛭熬　虻虫熬，各三十　桃仁二十　大黄三两，酒浸

上四味，为末，水五升，煮取三升，去滓，温服一升。

妇人经水闭不利，脏坚癖不止，中有干血，下白物，矾石丸主之。

脏坚癖不止者，子脏干血，坚凝成癖而不去也。干血不去，则新血不荣，而经

闭不利矣。由是蓄泄不时，胞宫生湿，湿复生热，所积之血，转为湿热所腐，而成白物，时时自下，是宜先去其脏之湿热。矾石却水除热，合杏仁破结润干血也。【此节为经闭成癖，湿热带下之治法。】

矾石丸方

矾石三分，烧　杏仁一分

上二味，末之，炼蜜丸枣核大，内脏中，剧者再内之。

妇人六十二种风，腹中血气刺痛，红蓝花酒主之。

妇人经尽产后，风邪最易袭入腹中，与血气相搏而作刺痛。刺痛，痛如刺也。六十二种病未详。红蓝花苦辛温，活血止痛，得酒尤良。不更用风药者，血行而风自去耳。【此节为风邪入腹作痛之治法。盖治风先治血，血行风自去矣。】

红蓝花酒方

红蓝花一两

上一味，酒一大升，煎减半，顿服一半，未止再服。

妇人腹中诸疾痛，当归芍药散主之。

妇人以血为主，而血以中气为主。中气者，土气也。土燥不生物，土湿亦不生物。芎、归、芍药滋其血，苓、术、泽泻治其湿，燥湿得宜，而土能生物，疾痛并蠲矣。【此节为妇人诸疾腹痛之通剂。】

当归芍药散方见妊娠

妇人腹中痛，小建中汤主之。

营不足则脉急，卫不足则里寒，虚寒里急，腹中则痛，是必以甘药补中缓急为主，而合辛以生阳，合酸以生阴，阴阳和而营卫行，何腹痛之有哉。【此节为妇人虚寒腹痛之治法。】

小建中汤方见虚劳

问曰：妇人病饮食如故，烦热不得卧，而反倚息者，何也？师曰：此名转胞，不得溺也，以胞系了戾，故致此病，肾气丸主之。

饮食如故，病不由中焦也。了戾与缭戾同，胞系缭戾而不顺，则胞为之转，胞转则不得溺也。由是下气上逆而倚息，上气不能下通而烦热不得卧。治以肾气者，上焦之气肾主之，肾气得理，庶缭者顺，戾者平，而闭乃通耳。【此节为转胞不得小便之治法。胞谓尿胞，非血胞也。赵良曰：此方在虚劳中，治腰痛小便不利，小便拘急，此亦用之，何也？盖因肾虚用也。用此补肾则气化，气化则水行而愈矣。然转胞之病，岂尽由下焦肾虚气不化所致耶？或中焦脾虚，不能散精归于胞，及上焦肺虚，不能下输布于胞，或胎重压其胞，或忍溺入房，皆足成此病。必求其所因以治之也。】

肾气丸方

干地黄八两　山药　山茱萸各四两　泽泻　丹皮　茯苓各三两　桂枝　附子炮，各一两

上八味，末之，炼蜜和丸梧子大，酒下十五丸，加至二十丸，日再服。

妇人阴寒，温阴中，坐药蛇床子散主之。

阴寒，阴中寒也。寒则生湿，蛇床子温以去寒，合白粉燥以除湿也。此病在阴中而不关脏腑，故但内药阴中自愈。【此节为妇人阴中寒冷之治法。沈明宗曰：此治阴掣痛、少腹恶寒之方也。胞门阳虚受寒，现证不一，非惟少腹恶寒之一证也。但寒从阴户所受，不从表出，当温其受邪之处，则病得愈。故以蛇床子一味，大热温助其阳，纳入阴中，俾子宫得暖，邪去病自愈矣。】

蛇床子散方

蛇床子

上一味，末之，以白粉少许，和合相得，如枣大，绵裹内之，自然温。

少阴脉滑而数者，阴中即生疮，阴中蚀疮烂者，狼牙汤洗之。脉滑者湿也，脉数者热也，湿热相合，而系在少阴，故阴中即生疮，甚则蚀烂不已。狼牙味酸苦，除邪热气，疥瘙恶疮，去白虫，故取治是病。【此节为妇人阴中蚀疮之治法。李彣曰：少阴属肾，阴中肾之窍也。《内经》曰：滑者，阴气有余。又云：数则为热，故阴中生疮蚀烂，皆湿热所致。狼牙味苦性寒，寒能胜热，苦能杀虫，故主洗之。按《金鉴》云：狼牙非狼之牙，乃狼牙草也。】

狼牙汤方

狼牙三两

上一味，以水四升，煮取半升，以绵缠筯如茧，浸汤沥阴中，日四遍。

胃气下泄，阴吹而正喧，此谷气之实也，膏发煎主之。

阴吹，阴中出声，如大便失气之状，连续不绝，故曰正喧。谷气实者，大便结而不通，是以阳明下行之气，不得从其故道，而乃别走旁窍也。猪膏发煎润导大便，便通，气自归矣。【此节为妇人阴中出声之治法。】

膏发煎方见黄瘅

小儿疳虫蚀齿方

雄黄　葶苈

上二味，末之，取腊月猪脂熔，以槐枝绵裹头四五枚，点药烙之。

加批时病论

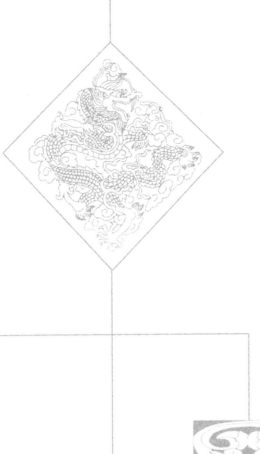

内容提要

《加批时病论》是陈莲舫先生的课徒之作。先生认为雷丰的“《时病论》一书，遵经训以立言，按时令以审证，伏气、新感辨别精详，学识贯夫天人，方法通乎今古”，且“是书简明浅显，深合乎时，间尝作课徒之本”。书中陈莲舫先生所加批注逾万字，主要包括四个方面的内容：①引述历代名家所述，羽翼原书之论。②指明前人对经意之误读。③结合临证经验，提出个人见解。④点明中心旨意，启迪后学深思。

陈　序

泥古而不能通今者，迂儒也；守常而不能济变者，庸医也。医之治人如治国，然君臣佐使位置攸分，整饬纪纲，有条不紊。若者宜宽，若者宜猛，若者宜宽猛相济，而后畏威怀德，政令乃得徐行。医之用药如用兵，然金石草木驱使如意，整齐步伐师出有名，若者宜守，若者宜攻，若者宜攻守兼备，而后摧坚御敌，胜算乃得独操。执是而言，则医岂小道也哉。夫医之治病难，而治时病尤难。子与氏云：孔子，圣之时者也。益信时之为义甚大，而时医之不易称矣。乃世人以时医为轻，殆亦未之思耳。试即以时言之，春时病温，夏时病暑，秋时病凉，冬时病寒，此固显而易见者，畴不知之。然何者为正气，何者为不正气，何者为胜气复气、正化对化、从本从标，则茫然莫辨其由来，此何以故？盖人但知其常而不知其变也，欲知其变则非按察四时五运六气不可，能按察五运六气以治时病，于是乎论证立法，随机应变，不难措置裕如矣。今观三衢雷少逸先生《时病论》一书，遵经训以立言，按时令以审证，伏气、新感辨别精详，学识贯夫天人，方法通乎今古，称为医之时者，诚当之而无愧。余因是书简明浅显，深合乎时，间尝作课徒之本，故特缀以批评，聊备参酌，重行付梓，俾广流传，爰志数语以为序。

宣统元年仲春月上澣青浦陈莲舫谨识

刘　序

自来济生之道，莫大于医。非博览群书，不足广括见闻；非深明脉理，无由动中肯綮。近世浅陋者流，粗阅俗书、本草，抄记十数成方，六经茫然，气候莫辨，侈口[①]自命曰知医。一临证时，幸而获中，夸功固无足怪。不幸适增其剧，变在俄顷，自问何安？医慢云乎哉！衢郡雷君少逸，以医学世其家，名噪远近，争相延者无虚日。尝来署诊余脉，谈理至精且确，立方投剂，服之辄效，于此道诚三折肱矣，心契者久之。一日持是编问序于余。披阅再四，窃美其恪承先志，亟于济时。所有一切方书，历览不可以数计，妙能由博返约，融会圣经贤训，采其名言要诀，神明而变化之。法古不泥乎古，宜今不徇乎今。凡先时伏气，当时新感，后时余患，以至变证、兼证错杂，时不一，治亦不一。旨宗《内经》，法守长沙，于医林中读书得间，独具只眼[②]。编中立案用方，了如指掌，靡不尽美尽善，所造非偶然也。士君子得志于时，苍生托命。困则苏之，危则拯之，灾患则捍卫而胥除之。刻刻以民间疾苦为念，唯恐一夫不得其所，至时值未达，有心济世，权无所藉，而扶持悯恤之怀曾不能已，则惟精医一道，有功德于民者匪浅。少逸以布衣轸恤[③]群生，厪痌瘝而深拯救，犹复不没先志，抒其心得，著是书公诸世。冀海内学道者，同遵圣经，随时审证，不至轻视民命，由此夭札之患除，俾斯世寿域同登，太和翔洽。昔陆宣公道在活人，范文正公志在济众，燮理阴阳之功，少逸不皆备之耶？然则是书出，其裨益于世者，亦安有既哉！

光绪九年仲秋月尽先补用道知衢州府事前京畿道监察御史楚北刘国光宾臣氏拜序

---

① 侈口：夸口。

② 独具只眼：具有独到的眼光和见解。

③ 轸恤：深切顾念和怜悯。

吴 序

余素未习岐黄而喜读医书，诸家立法各异，宗旨不同，岂古今人时代前后各殊，而病亦因之有异？何古人之方施之于今而辄不合？因悟四书中问仁问政众矣，夫子告之，各因天资学力之高下浅深，气质之刚柔纯驳，未尝执一说而概施也。医之道，不当审其时、因其人、辨其受病之浅深而妄用方药，以冀一遇乎？然而知此意者实少。三衢雷子少逸先生，精于医道，名噪一时。余自光绪初年以来，六至柯城龚甥家，观雷子所开方药辄中病，始晤面订交，聆其绪论，实能洞达经旨，不泥古仍合乎法，必审时而论其病，因人定药，因病立方，后出其所著《时病论》八卷。读之益知其学有渊源，本自庭授，天资学力，尤能宗主长沙，上究圣经之奥妙，诚医学之正宗，救世之宝筏也。今议付之剞劂①，公诸同道，因问序于余。余未涉藩篱，乌足以序雷子之书？但闻之喻西昌曰：医者意也。能得其意，无论主温补，主滋阴，主脾胃，主解散，古人之书皆供我之去取，偏驳净而良法存。此书一出，海内之知医者，可以无拘古不化之病，初学者亦不敢有海捕杂施之误，其功岂不伟哉？且书中"时"字之义大矣！欲知其说者，则司天在泉之说不必删，五运乘除之气所必辨。有先时而伏之病，后时而乘之病，立方之变动，不居不犹，是孔子之故进故退，孟子之饮汤饮水之意乎？自维谫陋，敢以管窥蠡测②之说，仍以质之雷子焉可。

光绪九年癸未菊秋尽先选用知府赏戴花翎前内阁中书委署侍读愚弟吴华辰拜撰

---

① 剞劂：雕板；刻印。

② 管窥蠡测：从竹管里看天，用瓢测量海水。比喻对事物的观察和了解很狭窄，很片面。

自序

甚矣，医道之难也，而其最难者尤莫甚于知时论证，辨体立法。盖时有温、热、凉、寒之别，证有表、里、新、伏之分，体有阴、阳、壮、弱之殊，法有散、补、攻、和之异，设不明辨精确，妄为投剂，鲜不误人。然从古至今，医书充栋，而专论时病者盖寡。丰因谨承先志，不惮苦口，而特畅其说焉。丰先君别署逸仙，好读书，喜吟咏，尝与武林许孝廉叶帆、龙邱余孝廉元圃、徐茂才月船酗酒赋诗，迭相唱和，著有《养鹤山房诗稿》。既而弃儒，从程芝田先生习岐黄术，遂行道龙邱。晚年曾集古人诸医书，汇为四十卷，名曰《医博》，又自著《医约》四卷，书中多有发前人之未发者，同人借抄者众，无不称善。咸丰十年春，邻居虞拱辰明经助资劝登梨枣，甫议刊而西匪窜扰于龙，仓皇出走，其书遂失。是时丰父子同返柯城，冀贼退仍觅原书于借抄诸友处，使数十年心血所萃，不至湮没无传。乃未及两载，先君溘然长逝。噫！《礼》云："父没而不能读父之书，手泽[1]存焉尔。"丰求先君手泽而不可复得，清夜自思，未尝不泣然流涕，今仅留方案数百条，皆随侍时见闻所录，其中亦有论时病者，悉以授之从学程曦、江诚，细加详注，编成四卷。展诵之余，犹仿佛趋庭问答时也。因忆先君尝谓丰曰："一岁中杂病少而时病多，若不于治时病之法研究于平日，则临证未免茫然无据。"丰谨志之，至今耿耿不忘。嗟乎！自先君见背，又二十余年矣。丰历览诸家之书，引伸触类，渐有心得，每思出鄙论以问世，俾世之知我者以匡不逮，又自惭一介布衣，才同袜线，为大雅所讥，辄复中止。奈同志者固请时病之论，剌剌不休，爰不揣谫陋，将《阴阳应象大论》"冬伤于寒，春必病温；春伤于风，夏生飧泄；夏伤于暑，秋必痎疟；秋伤于湿，冬生咳嗽"八句经文为全部纲领，兼参先圣后贤之训，成一书以塞责。首先论病，论其常也；其次治案，治其变也。窃谓能知其常而通其变，则时病不难治矣。所望知时者按春温、夏热、秋凉、冬寒之候，而别新邪、伏气之疴；更审其体实体虚，而施散补之法。则医道虽难，能难其所难，亦不见为难，愿读是书者之无畏难也。是为序。

光绪八年岁次壬午中秋前一日三衢雷丰少逸氏题于养鹤山房

① 手泽：犹手汗。后多用以称先人或前辈的遗墨、遗物等。

小序

稿甫成，客有过而诮曰："子何人斯，积何学问，敢抗颜著书以问世，真所谓不知惭者矣！"丰笑而谢曰："吾乃一介布衣，未尝学问，成书数卷，聊以课徒，若云问世，则吾岂敢。"客曰："既云课徒，自仲景以前有羲、农、轩、伯，以后有刘、李、朱、张及诸大家之书，不下数千百种，就中堪为后学法程者，何可胜道，子必亹亹焉，著《时病论》以授受，尽子之道，亦不过一时医也，何许子之不惮烦耶？"丰曰："由子之言，固非大谬，而以时医为轻，则又不然。丰请陈其说焉，子姑听之。夫春时病温，夏时病热，秋时病凉，冬时病寒，何者为正气，何者为不正气，暨胜气复气，正化对化，从本从标，必按四时五运六气而分治之，名为时医。是为时医必识时令，因时令而治时病，治时病而用时方，且防其何时而变，决其何时而解，随时斟酌，此丰《时病》一书所由作也。若夫以时运称时医，则是时至而药石收功，时去而方术罔验，病者之命，寄乎医者之运，将不得乎时者，即不得为医，而欲求医者，必先观行运，有是理乎？然则丰于斯道，业有二十余年，诚恐不克副时医之名也，子亦何病乎时医？"言未毕，客蹙然改容，怃然大悟，作而言曰："鄙人固陋，幸聆子言，昭然若发蒙矣。"客既退，因述问答之辞弁诸简端，并质之世之识时者，未知河汉丰言否也？

少逸山人识于养鹤山房

凡　　例

一，是书专为时病而设。时病者，乃感四时六气为病之证也，非时疫之时也。故书中专论四时之病，一切温疫概不载入。倘遇瘟疫之年，有吴又可先生书在，兹不复赘。

一，诸论皆本《内经》、诸贤之说，毫无杜撰。但内有先宗其论，后弃其方，或先驳其偏，后存其法，非既信又疑，盖欲择善而从。丰即偶有一得，亦必自载明白，俾阅者了然，并以寓就正之意。

一，诸法皆丰所拟，乃仿古人之方稍为损益。所用诸药，佥细心参究，不敢随意妄用以误人。每法之后，又详加解释，俾学者知一药有一药之用。

一，诸方悉选于先哲诸书，以补诸法所不及。但其中有过汗者、过下者、偏寒偏热者，不得不附鄙意于后，非丰之敢妄议古人，诚恐学者泥古方，医今病，不知化裁，致胶柱鼓瑟之诮。

一，诸案系丰临证时所笔者。每见古人之案，载危病多，载轻病少。不知轻者危之渐，故圣人有“不忽于细，必谨于微”之训，所以危病、轻病并载，使医者、病者，预知防微杜渐耳。

一，是书以《阴阳应象大论》八句经旨为纲，集四时六气之病为目，总言之先圣之源，分论之后贤之本，余论附于卷末。

加批时病论目录

卷 一

冬伤于寒春必病温大意

经谓“冬伤于寒，春必病温，”是训人有伏气之为病也。【此论冬令寒邪伏气，至春而化为温病也，是即经云“重阴必阳”之义。马玄台曰：时之属阴者，而复感于寒，则重阴必阳，热证乃作。】夫冬伤于寒，甚者即病，则为伤寒，微者不即病，其气伏藏于肌肤，或伏藏于少阴，至春阳气开泄，忽因外邪乘之，触动伏气乃发，又不因外邪而触发者，偶亦有之。其藏肌肤者，都是冬令劳苦动作汗出之人；其藏少阴者，都是冬不藏精肾脏内亏之辈。此即古人所谓最虚之处，便是容邪之处。何刘松峰、陈平伯诸公，皆谓并无伏气，悖经之罪，其何逭[1]乎！据丰论春时之伏气有五：曰春温也，风温也，温病也，温毒也，晚发也。盖春温者，由于冬受微寒，至春感寒而触发。风温者，亦由冬受微寒，至春感风而触发。温病者，亦由冬受微寒，寒酿为热，至来春阳气弛张之候，不因风寒触动，伏气自内而发。【《金鉴》云所谓伏气之病，即四时令气正病，非四时不正之邪与非常异气之疫邪也。又云：所谓伏气者，如感冬令之风寒，其重者伤于荣卫，即时而发者，名为中风、伤寒是也。其感之轻者，伏藏于肌肤，过时而发，名为温病是也。见《伤寒论·温病篇》注。】温毒者，由于冬受乖戾之气，至春夏之交，更感温热，伏毒自内而发。晚发者，又由冬受微寒，当时未发，发于清明之后，较诸温病晚发一节也。此五者，皆由冬伤于寒，伏而不发，发于来春而成诸温病者，当辨别而分治之。

【张锡驹曰：伏气之病，由内而出，非若时行卒病，由外而至也。】【《金匮真言论》曰：夫精者身之本也，故藏于精者，春不病温。】程曦曰：“推松峰与平伯，皆谓并无伏气，有由来也。【仲景《伤寒论》，有伏气之病，以意候之一节，固明明言伏气，而刘、陈等皆云无之，其谬不待言矣。】一执《云笈七签》‘冬伤于汗’之句，一执钱氏‘冬伤寒水之脏’之文。【汗出则腠理疏，寒邪即因汗而入，则仍是冬伤于寒也。何必改寒为汗哉。】殊不知两家只顾一面文章，全不顾春伤、夏伤、秋伤之训作何等解。思二先生天资高迈，亦受其蒙，不正其讹，反助其说，毋怪后之医者统称暴感，恣用发散，羌、防、麻、桂，逼汗劫津，误人性命，固所不免，此不得不归咎于作俑之人也。”

春 温

考诸大家论春温者，惟嘉言与远公精且密矣。嘉言以冬伤于寒、春必病温为一例，冬不藏精、春必病温又为一例，既伤于寒、且不藏精、至春同时并发，又为一例。举此三例，以论温病，而详其治。

---

① 逭（huàn 换）：免除。

【二家之论当以嘉言为胜，伏气每因新感而发，然新感不拘定伏气而言，故治温病者，当宗嘉言为是。此因新感之寒邪，触动伏气而病春温也。】远公所论都是春月伤风之见证，分出三阳若何证治，三阴若何证治。观二家之论，可谓明如指掌。然宗嘉言不合远公，宗远公不合嘉言，反使后人无从执法。其实嘉言之论，遵经训分为三例，意在伏气；远公之论，皆系伤风见证，意在新感。总之春温之病，因于冬受微寒，伏于肌肤而不即发，或因冬不藏精，伏于少阴而不即发，皆待来春加感外寒，触动伏气乃发焉，即经所谓"冬伤于寒，春必病温；冬不藏精，春必病温"是也。其初起之证，头身皆痛，寒热无汗，咳嗽口渴，舌苔浮白，脉息举之有余，或弦或紧，寻之或滑或数，此宜辛温解表法为先；【春温初起，寒热无汗，此表有寒邪也，故可用辛温解表法，如见以下所云病状，则切忌温散，幸勿尝试，以伤其津液。】倘或舌苔化燥，或黄或焦，是温热已抵于胃，即用凉解里热法；如舌绛齿燥，谵语神昏，是温热深踞阳明营分，即宜清热解毒法，以保其津液也；如有手足瘛疭，脉来弦数，是为热极生风，即宜却热息风法；如或昏愦不知人，不语如尸厥，此邪窜入心包，即宜祛热宣窍法。春温变幻，不一而足，务在临机应变可也。【春温变证可畏，治之者当慎于初病之时，东方属木，主春令，在天为风，在地为木，在人为肝，名足厥阴经，心属手少阴，主夏令君火。】

风温

风温之病，发于当春厥阴风木行令之时，少阴君火初交之际。陈平伯谓春月冬季居多，春月风邪用事，冬初气暖多风，风温之病，多见于此。【冬初即病，便是冬温，何得因气暖多风，谓为风温之病乎。】其实大为不然。不知冬月有热渴、咳嗽等证，便是冬温，岂可以风温名之！即按六气而论，冬令如有风温，亦在大寒一节，"冬初"二字，大为不妥。推风温为病之原，与春温仿佛，亦由冬令受寒，当时未发，肾虚之体，其气伏藏于少阴，劳苦之人，伏藏于肌腠，必待来春感受乎风，触动伏气而发也。其证头痛恶风，身热自汗，咳嗽口渴，舌苔微白，脉浮而数者，当用辛凉解表法。倘或舌绛苔黄，神昏谵语，以及手足瘛疭等证之变，皆可仿春温变证之法治之。

【此因新感之风邪，触动伏气而病风温也。风为阳邪，初起即有汗，与春温有表寒者不同，故不用辛温解表，而即用辛凉也，否则变证百出矣。】或问曰：因寒触动伏气为春温，初起恶寒无汗；因风触动为风温，初起恶风有汗。二病自是两途，岂可仿前治法？答曰：新感之邪虽殊，伏藏之气则一。是故种种变证，可同一治。【风寒虽异而伏气则同，治法故可通用。】必须辨其孰为劳苦之辈，孰为冬不藏精之人，最为切要。试观病势由渐而加，其因于劳苦者可知；一病津液即伤，变证迭出，其因于冬不藏精者又可知。【劳苦者，邪在表而里不虚也；精不藏者，邪入而里已虚也，故当细辨其病因。】凡有一切温热，总宜刻刻顾其津液，在阴虚者，更兼滋补为要耳。

又问：风温之病，曷不遵仲景之训为圭臬[①]？【仲景之训，不过设言一风温病状，以例其余耳。若胶执论中之言，是守经而不能通变也。】今观是论，并未有脉阴阳俱浮、自汗出、身重多眠睡、鼻息必

① 圭臬：犹标准、准则和法度也。

鼾、语言难出等证，岂非悖仲景之言以为医乎？曰：此仲景论风温误治之变证也，非常证也。曰：常证何？曰：太阳病发热而渴，不恶寒者为温病，此常证也。【不论肺胃三焦，见证论治，方不是刻板文章。】

又问：平伯论风温一十二条，总称暴感时气，肺胃为病。鞠通杂于诸温条中，分治三焦。试问以平伯为然，抑亦以鞠通为然？曰：总宜遵《内经》“冬伤于寒，春必病温”之论，庶乎宜古宜今。见肺胃之证，即为肺胃之病；见三焦之证，即为三焦之病。弗宜印定可也。又问：春温、风温，皆有伏气为病。今时医每逢春令，见有寒热咳嗽，并无口渴之证，便言风温，可乎？曰：可。【时医能不用温散之剂，如羌防麻桂等药，从温字上着想，已属高明。】盖春令之风，从东方而来，乃解冻之温风也，谓风温者，未尝不可耳。其初起治法，仍不出辛凉解表之范围也。

温　病

尝谓介宾之书，谓温病即伤寒，治分六要五忌；又可之书，谓温病即瘟疫，治法又分九传。殊不知伤寒乃感冬时之寒邪，瘟疫乃感天地之厉气，较之伏气温病，大相径庭，岂可同日而语哉！【辟去介宾、又可两家之说，至为明显。】推温病之原，究因冬受寒气，伏而不发，久化为热，必待来年春分之后，天令温暖，阳气弛张，伏气自内而动，一达于外，表里皆热也。【温病由伏气使然，与时疫不同。】其证口渴引饮，不恶寒而恶热，脉形愈按愈盛者是也。此不比春温外有寒邪，风温外有风邪，初起之时，可以辛温辛凉；是病表无寒风，所以忌乎辛散，若误散之，则变证蜂起矣。【此无风寒之邪，故忌辛散。】如初起无汗者，只宜清凉透邪法；有汗者，清热保津法；如脉象洪大而数，壮热谵妄，此热在三焦也，宜以清凉荡热法；倘脉沉实，而有口渴谵语，舌苔干燥，此热在胃腑也，宜用润下救津法。凡温病切忌辛温发汗，汗之则狂言脉躁，不可治也。【时医一见寒热病辄投辛散者，盍鉴诸。】然大热无汗则死；得汗后而反热，脉躁盛者亦死；又有大热，脉反细小，手足逆冷者亦死；或见痉搐昏乱，脉来促结沉代者皆死。医者不可不知。【温病死证，由于误汗者居多。】

刘松峰曰：《云笈七签》中，引作“冬伤于汗”甚妙。【汗出而寒入则仍是冬伤于寒，何妙之有？明明伏气，偏曰无之，何耶？】盖言冬时过暖，以致汗出，则来年必病温，余屡验之良然。冬日严寒，来春并无温病，以其应寒而寒，得时令之正故耳。且人伤于寒，岂可稽留在身，俟逾年而后发耶？丰按，“冬伤于汗”，汗字欠妥，松峰反赞其妙。既谓冬伤于汗，试问春夏秋三时所伤为何物耶？又谓冬时过暖，来年病温，此说是有伏气；又谓人伤于寒，岂可稽留，此说又无伏气。片幅之中如此矛盾，诚为智者一失耳。

温　毒

温毒者，由于冬令过暖，人感乖戾之气，至春夏之交，更感温热，伏毒自内而出，表里皆热。【此感冬令不正之气，非寻常冬伤于寒，寒化而为温热也，内有伏热，复感热邪，故成温毒之证。】又有风温、温病、冬温，误用辛温之剂，以火济火，亦能成是病也。其脉浮沉俱盛，其证心烦热渴，咳嗽喉痛，舌绛苔黄，宜用清热解毒法，加甘草、桔梗治之。【温毒病证之现象。】然有因温毒而发斑、发疹、发颐、喉肿等证，不可不知。【温毒发斑。】盖温热之毒，抵于阳明，发于肌肉而成斑。其色红为胃热者，轻也；紫为热甚者，重也；黑为热极者，危也；鲜红为邪透者，吉也。当其欲发未发之际，宜用清凉透斑法治之；如斑发出，神气昏蒙，加犀角、元参治之。《心法》云：疹发营分，营主血，故色红。《棒喝》云：邪郁不解，热入血络而成疹。【温毒发疹。】疹亦红轻紫重黑危也。虽然邪郁未解，热在营分，但其温毒已发皮毛，与斑在肌肉为大异。【斑属胃病，疹属肺病，治法因是不同，宜详辨之。】盖肺主皮毛，胃主肌肉，所以古人谓斑属足阳明胃病，疹属手太阴肺病，疆界攸分，不容混论，鞠通混而未别，虚谷已驳其非，洵非谬也。

当其欲发未发之时，速用辛凉解表法，加细生地、绿豆衣治之，甚者加青黛、连翘治之。又有温热之毒，协少阳相火上攻，耳下硬肿而痛，此为发颐之病。【温毒发颐。】颐虽属于阳明，然耳前耳后，皆少阳经脉所过之地，速当消散，缓则成脓为害，宜内服清热解毒法，去洋参、麦冬，加马勃、青黛、荷叶治之；连面皆肿，加白芷、漏芦；肿硬不消，加山甲、皂刺；外用水仙花根，剥去赤皮与根须，入臼捣烂，敷于肿处，干则易之，俟肤生黍米黄疮为度。又有温热之毒，发越于上，盘结于喉，而成肿痹。【温毒喉肿。】《内经》云："一阴一阳结，谓之喉痹。"一阴者，手少阴君火也；一阳者，手少阳相火也。二经之脉，并络于喉，今温毒聚于此间，则君相之火并起。盖火动则生痰，痰壅则肿，肿甚则痹，痹甚则不通而死矣。【痹者闭也。为喉痛之险症。】急用玉钥匙以开其喉，继以清热解毒法，去洋参、麦冬，加僵蚕、桔梗、牛蒡、射干治之。温毒之病，变证极多，至于斑、疹、颐、喉，时恒所有，故特表而出之。【洋参麦冬，为保津之药，惟略偏于补，故去之。】

晚发

晚发者，亦由冬令受寒，当时未发，发于来年清明之后，夏至以前，较之温病晚发一节，故名晚发病也。【伏气晚发之病象。】其证头痛发热，或恶风恶寒，或有汗无汗，或烦躁，或口渴，脉来洪数者是也。亦当先辨其因寒因风而触发者，始可定辛温辛凉之法治之。但其曩①受之伏寒，必较温热之伏气稍轻，峻剂不宜孟浪。如无风寒所触者，仍归温病论治。此宜清凉透邪法，加蝉衣、栀、壳治之。如有变证，可仿诸温门中及热病之法治之。但是病与秋时之晚发，相去云泥，彼则夏令之伏暑而发于秋，此则冬时之伏气而发于春，慎勿以晚发同名，而误同一治耳。【此春时之晚发，与秋时之晚发不同。】

或问曰：细考风温、春温，发于大寒至惊蛰；温病、温毒，发于春分至立夏，界限虽分，然与《内经》先夏至日为病温，不相符节。何独晚发一病，发于清明之后，夏至以前，偏与《内经》拍合，何也？【此一节，辨明晚发一病，无背经训也。】答曰：大寒至惊蛰，乃厥阴风木司权，风邪触之发为风温；初春尚有余寒，寒邪触之发为春温；春分至立夏，少阴君火司令，阳气正升之时，伏气自内而出，发为温病、温毒；晚发仍是温病，不过较诸温晚发一节也。以上五证，总在乎夏至之先，诚与《内经》先夏至日为病

① 曩：以往，从前。

温，皆不枘凿①矣。【晚发仍是温病，为篇中扼要语。】

拟用诸法

辛温解表法 治春温初起，风寒寒疫，及阴暑秋凉等证。【是法为时医最流行之剂，惟愚以为桔梗宜慎用，不若用苏梗之为妙也。】

防风一钱五分 桔梗一钱五分 杏仁一钱五分，去皮尖，研 广陈皮一钱 淡豆豉三钱

加葱白五寸煎。

是法也，以防风、桔梗，祛其在表之寒邪；杏子、陈皮，开其上中之气分；淡豉、葱白，即葱豉汤，乃《肘后》之良方，用代麻黄，通治寒伤于表。表邪得解，即有伏气，亦冀其随解耳。

凉解里热法 治温热内炽，外无风寒，及暑温冬温之证。【此系甘寒之剂，与苦寒不同，但须内有胃热，外无表邪者，方可用之。】

鲜芦根五钱 大豆卷三钱 天花粉二钱 生石膏四钱 生甘草六分

新汲水煎服。

温热之邪，初入于胃者，宜此法也。盖胃为阳土，得凉则安。故以芦根为君，其味甘，其性凉，其中空，不但能去胃中之热，抑且能透肌表之邪，诚凉而不滞之妙品，大胜寻常寒药；佐豆卷之甘平，花粉之甘凉，并能清胃除热；更佐石膏凉而不苦，甘草泻而能和，景岳名为玉泉饮，以其治阳明胃热有功。凡寒凉之药，每多败胃，惟此法则不然。

清热解毒法 治温毒深入阳明，劫伤津液，舌绛齿燥。【此法急救津液，固属佳妙，或嫌洋参、麦冬略偏于补，愚以为改用鲜石斛亦可。】

西洋参三钱 大麦冬三钱，去心 细生地三钱 元参一钱五分 金银花二钱 连翘二钱，去心

加绿豆三钱，煎服。

此法治温热成毒，毒即火邪也。温热既化为火，火未有不伤津液者，故用银、翘、绿豆，以清其火而解其毒；洋参、麦冬，以保其津；元参、细地，以保其液也。

却热息风法 治温热不解，劫液动风，手足瘛疭。【热甚而肝风动者，当以此为定法。】

大麦冬五钱，去心 细生地四钱 甘菊花一钱 羚羊角二钱 钩藤钩五钱

先将羚羊角煎一炷香，再入诸药煎。

凡温热之病，动肝风者，惟此法最宜。首用麦冬、细地，清其热以滋津液；菊花、羚角，定其风而宁抽搐；佐钩藤者，取其舒筋之用也。

祛热宣窍法 治温热、湿温、冬温之邪，窜入心包，神昏谵语，或不语，舌苔焦黑，或笑或痉。【此法可备救急之用。】

连翘三钱，去心 犀角一钱 川贝母三钱，去心 鲜石菖蒲一钱

加牛黄至宝丹一颗，去蜡壳化冲。

是法治邪入心包之证也。连翘苦寒，苦入心，寒胜热，故泻心经之火邪；经曰："火淫于内，治以咸寒，"故兼犀角咸寒之品，亦能泻心经之火邪；凡邪入心包者，非特一火，且有痰随火升，蒙其清窍，故用贝母清心化痰，菖蒲入心开窍；更用牛黄至宝之大力，以期救急扶危于俄顷耳。

辛凉解表法 治风温初起，风热新感，冬温袭肺咳嗽。【此方轻清适用，最为医家所取法。】

---

① 枘凿：枘圆凿方或枘方凿圆，难相容合。喻事物的扞格不入或互相矛盾。

薄荷一钱五分 蝉蜕一钱，去足翅 前胡一钱五分 淡豆豉四钱 瓜蒌壳二钱 牛蒡子一钱五分

煎服。如有口渴，再加花粉。

此法取乎辛凉，以治风温初起，无论有无伏气，皆可先施。用薄荷、蝉蜕，轻透其表；前胡、淡豉，宣解其风；叶香岩云“温邪上受，首先犯肺”，故佐蒌壳、牛蒡开其肺气，气分舒畅，则新邪伏气，均透达矣。

清凉透邪法 治温病无汗，温疟渴饮，冬温之邪内陷。【温邪深伏在内，非用石膏等轻透之药不足以达表，若因无汗而用辛散，则大误矣。】

鲜芦根五钱 石膏六钱，煨 连翘三钱，去心 竹叶一钱五分 淡豆豉三钱 绿豆衣三钱

水煎服。

此治温病无汗之主方。其伏气虽不因风寒所触而发，然亦有有汗无汗之分。无汗者宜透邪，有汗者宜保津，一定之理也。凡清凉之剂，凉而不透者居多，惟此法清凉且透。芦根中空透药也，石膏气轻透药也，连翘之性升浮，竹叶生于枝上，淡豆豉之宣解，绿豆衣之轻清，皆透热也，伏邪得透，汗出微微，温热自然达解耳。

清热保津法 治温热有汗，风热化火，热病伤津，温疟舌苔变黑。【无汗宜透邪，有汗宜保津。盖里热甚则汗多，汗多则伤津液，故适用此法以养其阴，亦正本清源之道也。】

连翘三钱，去心 天花粉二钱 鲜石斛三钱 鲜生地四钱 麦冬四钱，去心 参叶八分

水煎服。

此治温热有汗之主方。汗多者，因于里热熏蒸，恐其伤津损液，故用连翘、花粉清其上中之热，鲜斛、鲜地保其中下之阴，麦冬退热除烦，参叶生津降火。

清凉荡热法 治三焦温热，脉洪大而数，热渴谵妄。【热甚而渴，津液伤矣，此法透邪保津，兼而有之。】

连翘四钱，去心 西洋参二钱 石膏五钱，煨 生甘草八分 知母二钱，盐水炒 细生地五钱

加粳米一撮，煎服。

是法也，以仲圣白虎汤为主，治其三焦之温热也。连翘、洋参，清上焦之热以保津；膏、甘、粳米，清中焦之热以养胃；知母、细地，泻下焦之热以养阴。

润下救津法 治热在胃腑，脉沉实有力，壮热口渴，舌苔黄燥。【体虽弱而不得不下，则宜用此法为总，存阴养液，莫妙于此。】

熟大黄四钱 元明粉二钱 粉甘草八分 元参三钱 麦冬四钱，去心 细生地五钱

流水煎服。

阳明实热之证，当用大小承气，急下以存津液，但受温热之病，弱体居多，虽有是证，不能遽用是药，故以仲圣调胃承气为稳，且芒硝改为元明粉，取其性稍缓耳，合用鞠通增液汤方，更在存阴养液之意。

清凉透斑法 治阳明温毒发斑。【透斑解毒，古有成法，而此法尤为适用。】

石膏五钱，煨用 生甘草五分 银花三钱 连翘三钱，去心 鲜芦根四钱 豆卷三钱，井水发

加新荷钱一枚，煎服，如无，用干荷叶三钱亦可。

凡温热发斑者，治宜清胃解毒为主。膏、甘治之以清胃，银、翘治之以解毒，更以芦根、豆卷透发阳明之热，荷钱者即初发之小荷叶也，亦取其轻升透发之意。热势一透，则斑自得化矣。

备用成方

葳蕤汤 治风温初起，六脉浮盛，表实壮热，汗少者，先以此方发表。

葳蕤 白薇 羌活 葛根 麻黄 川芎 木香 杏仁 石膏 甘草

共十味，水煎，日三服。

丰按：风温之病，因风触发，发热有汗，不可汗之。今谓汗少者，风必兼寒可知，故兼用羌、葛、麻黄；倘汗多者，不宜浪用。如春温之病，因寒触发，热重无汗，体素盛者，此方权可用之，弱者尚嫌太猛耳。【若用此方，须着眼在“表实汗少”四字。】

银翘散 治风温、温病、冬温等证。

金银花 连翘 苦桔梗 薄荷 荆芥穗 淡豆豉 牛蒡子 竹叶 生甘草

鲜芦根汤煎服。

【此为辛凉解表之轻剂，最合时医之用。】

【以下二方非虚弱者不可用。】

小定风珠方 治温病厥而且呃，脉细而劲者。

生龟版 真阿胶 淡菜 鸡子黄

加童便一杯冲服。

大定风珠方 治温热烁阴，或误表妄攻，神倦瘛疭，脉气虚弱，舌绛苔少，时时欲脱者。

大生地 生白芍 真阿胶 麦冬 生龟版 生鳖甲 生牡蛎 鸡子黄 火麻仁 五味子 炙甘草

水煎服。

丰按：以上三方，皆鞠通先生所制。银翘散方极轻灵，风温、冬温初起者，用之每多应手。至于大小定风珠，似乎腻滞，非脉证审确，不可轻用。

消毒犀角饮 治风热之毒，喉肿而疼，发斑发疹。

防风 荆芥 牛蒡子 甘草 犀角

水煎服。如热盛，加连翘、薄荷、黄芩、黄连。

连翘败毒散 治时毒发颐。

连翘 天花粉 牛蒡子 柴胡 荆芥 防风 升麻 桔梗 羌活 独活 红花 苏木 川芎 归尾 粉甘草

水煎服。如两颐连面皆肿，加白芷、漏芦；坚肿不消，加皂刺、穿山甲；大便燥结，加酒炒大黄。

犀角地黄汤 治胃火热盛，阳毒发斑，吐血衄血。

大生地 生白芍 牡丹皮 犀角

水煎服。热甚如狂者，再加黄芩。

三黄石膏汤 治伤寒温毒，表里俱盛，或已经汗下，或过经不解，三焦大热，六脉洪盛，及阳毒发斑。【王晋三曰：温热入络，舌绛烦热，八九日不解，医反治经，寒之散之攻之，热势益炽，得此汤立效者，非解阳明热邪，解心经之络热也。】

黄连 黄芩 黄柏 石膏 栀子 麻黄 淡豆豉

加姜、枣、细茶入煎，热服。

凉膈散 治温热时行，表里实热，及心火亢盛，目赤便闭，胃热发斑。【徐洄溪曰：此泻中上二焦之火，即调胃承气加疏风清火之品也。】

连翘 栀子 黄芩 薄荷 大黄 芒硝 甘草

加竹叶煎服。一方加白蜜一匙。

丰按：以上五方，皆治时风温热之毒，而成发斑、发疹、发颐、喉肿等证，在体实者，皆可施之，虚者俱宜酌用。

九味羌活汤 治感冒四时不正之气，伤寒伤风，温病热病。

羌活 防风 细辛 苍术 川芎 白

芷　黄芩　生地　甘草

加生姜、葱白煎。

丰按：张元素制是方者，必欲人增减用之，如伤寒伤风初起者，黄芩、生地断断难施；温病热病初发者，羌、细、苍、防又难辄用。可见医方不能胶守，此所谓能使人规矩，不能使人巧也。

临证治案

春温过汗变症

【此治春温变症之案。】城东章某，得春温时病，前医不识，遂谓伤寒，辄用荆、防、羌、独等药，一剂得汗，身热退清，次剂罔灵，复热如火，大渴饮冷，其势如狂。更医治之，谓为火证，竟以三黄解毒为君，不但热势不平，更变神昏瘛疭。急来商治于丰，诊其脉弦滑有力，视其舌黄燥无津。丰曰：此春温病也。初起本宜发汗，解其在表之寒，所以热从汗解，惜乎继服原方，过汗遂化为燥。【过汗则伤津液，故化为燥。】又如苦寒遏其邪热，以致诸变丛生，当从邪入心包、肝风内动治之。急以祛热宣窍法，加羚羊、钩藤。【此用祛热宣窍法之实验。】服一剂，瘛疭稍定，神识亦清，惟津液未回，唇舌尚燥，守旧法，除去至宝、菖蒲，加入沙参、鲜地，连尝三剂，诸恙咸安。

春温甫解几乎误补

【此治春温误补之案。】三湘刘某之子，忽患春温，热渴不解，计有二十朝来，始延丰诊，脉象洪大鼓指，舌苔灰燥而干，既以凉解里热法治之。【若此证误为脱汗而用固阳温补之剂，则变端作矣。】次日黎明，复来邀诊，诣其处，见几上先有药方二纸，一补正回阳，一保元敛汗。刘曰：昨宵变证，故延二医酌治，未识那方中肯？即请示之。丰曰：先诊其脉再议。刘某伴至寝所，见病者覆被而卧，神气尚清，汗出淋漓，身凉如水，六脉安静，呼吸调匀。丰曰：公弗惧，非脱汗也，乃解汗也。曰：何以知之？曰：脉静身凉，故知之也。倘今见汗防脱，投以温补，必阻其既解之邪，变证再加，遂难治矣。乔梓仍信丰言，遂请疏方。思邪方解之秋，最难用药，补散温凉，概不可施，姑以蒌皮畅其气分，俾其余邪达表；稆豆衣以皮行皮，使其尽透肌肤；【药所以治病也，中病即止，斯为良工。乃不知者，疑其胆小，不敢下药，以为轻剂无济于事，不亦颠乎。】盖汗为心之液，过多必损乎心，再以柏子、茯神养其心也；加沙参以保其津，细地以滋其液，米仁、甘草调养中州，更以浮小麦养心敛汗。连服二剂，肢体回温，汗亦收住。调治半月，起居如昔矣。

或问曰：先生尝谓凡学时病，必先读仲景之书，曾见《伤寒论》中，漏汗不止，而用附子，今见大汗身凉，而用沙参细地，能不令人骇然？请详其理。答曰：用附子者，其原必寒，其阳必虚。今用沙、地者，其原乃温，其阴乃伤。一寒一温，当明辨之。又问：春温之病，因寒触动，岂无寒乎？曰：子何迂也！须知温在内，寒在外。今大汗淋漓，即有在外之寒，亦当透解，故不用附子以固其阳，而截其既解温邪之路，用沙、地以滋津液，而保其既伤肺肾之阴。若执固阳之法，必使既散之邪复聚，子知是理乎？【此节辨明寒温治法之不同，未可拘拘于成法也。】

风温入肺胃误作阴虚腻补增剧

【此治风温之案。】云岫孙某，平素清癯，吸烟弱质，患咳嗽热渴，计半月矣。前医皆以为阴虚肺损，所服之药，非地、味、阿胶，即沙参、款、麦，愈治愈剧。【阳邪误作阴虚，用药安得不误。】始来求治于丰，按其脉，搏大有力，重取滑数，舌绛苔黄，热渴咳嗽，此明是风温之邪，盘踞肺胃。前方尽是滋腻，益使气机闭塞，致邪不能达解，当畅其肺，清其胃，用辛凉解表法，加芦根、花粉治之。服二剂，胸次略宽，咳亦畅快，气分似获稍开，复诊其脉稍缓，但沉分依然，舌苔化燥而灰，身热如火，口渴不寐，此温邪之势未衰，津液被其所劫也。姑守旧法，减去薄荷，加入石膏、知母。服至第三剂，则肌肤微微汗润，体热退清，舌上津回，脉转缓怠，继以调补，日渐而安。【此用辛凉解表之实验。】

风温误补致死

【此案证明风温误补之害。】里人范某，患风温时病，药石杂投，久延未愈。请丰诊视，视其形容憔悴，舌苔尖白根黄，脉来左弱右强，发热缠绵不已，咳嗽勤甚，痰中偶有鲜血，此乃赋禀素亏，风温时气未罄，久化为火，刑金劫络，理当先治其标，缓治其本，遂以银翘散去荆芥、桔、豉，加川贝、兜、蝉，此虽治标，实不碍本，倘见血治血，难免不入虚途。病者信补不服，复请原医，仍用滋阴凉血补肺之方，另服人参、燕窝。不知温邪得补，益不能解，日累日深，竟成不起。呜呼！医不明标本缓急，误人性命，固所不免矣。【近人见咳嗽唾红，必认为肺痨症，喜服滋补之剂，阻住温邪出路，卒成不起。悲哉！世之信补者鉴诸。】

风温夹湿

【此治风温夹湿之案。】南乡梅某，望七之年，素来康健，微热咳嗽，患有数朝，时逢农事方兴，犹是勤耕绿野，加冒春雨，则发热忽炽，咳嗽频频，口渴不甚引饮，身痛便泻。有谓春温时感，有言漏底伤寒，所进之方，佥未应手。延丰诊治，按其脉，濡数之形，舌苔黄而且腻，前恙未除，尤加胸闷溺赤，此系风温夹湿之证，【辨其脉象，观其舌胎，临症自然无误。】上宜清畅其肺，中宜温化其脾，以辛凉解表法，去蒌壳，加葛根、苍术、神曲、陈皮治之。【此系辛凉解表之变通治法。】服二剂，身痛已除，便泻亦止，惟发热咳嗽，口渴喜凉，似乎客湿已解，温热未清，当步原章，除去苍术、神曲，加入绍贝、蒌根、芦根、甘草。迭进三剂，则咳嗽渐疏，身热退净。复诊数次，诸恙若失矣。【不用苍术等以祛其湿，而专治风温，安得有效，故用药必求其本，而后取验如神。】

胃虚温病

【以下二案皆治温病，而有虚实之分。】海昌张某，于暮春之初，突然壮热而渴，曾延医治，胥未中机。邀丰诊之，脉驶而躁，舌黑而焦，述服柴葛解肌及银翘散，毫无应验。推其脉证，温病显然，刻今热势炎炎，津液被劫，神识模糊，似有逆传之局，急用石膏、知母，以祛其热；麦冬、鲜斛，以保其津；连翘、竹叶，以清其心；甘草、粳米，以调其中。【此用荡热保津二法而增损之。】服之虽有微汗，然其体热未衰，神识略清，舌苔稍润，无如又加呃逆，脉转来盛去衰，斯温邪未清，胃气又虚竭矣。照前方增入东洋参、刀豆壳，服下似不龃龉，遍体微微有汗，热势渐轻，呃逆亦疏，脉形稍缓。继以原法，服一煎诸恙遂退，后用金匮麦门冬汤为主，调理匝月[①]而安。【呃逆为胃虚之象，颇不易治，故当以生津养胃为法，若纯用苦寒之品，则邪难透而胃先伤矣。】

胃实温病

山阴沈某，发热经旬，口渴喜冷，脉来洪大之象，舌苔黄燥而焦。【脉来洪大，阳明胃实之象也，此为可下之证，与前案胃虚不同，若仅用凉剂以透其邪，宜其无效矣。】丰曰：此温病也。由伏气自内而出，宜用清凉透邪法，去淡豉、竹叶、绿豆衣，加杏仁、蒌壳、花粉、甘草治之。服一剂，未中肯綮[②]，更加谵语神昏，脉转实大有力，此温邪炽盛，胃有燥屎昭然，改用润下救津法，加杏霜、枳壳治之。【此用润下救津法之实验。】午前服下，至薄暮腹内微疼，先得矢气数下，交子夜始得更衣，有坚燥黑屎十数枚，继下溏粪，色如败酱，臭不可近，少顷遂熟寐矣，鼾声如昔，肤热渐平，至次日辰牌方醒，醒来腹内觉饥，啜薄粥一碗。复脉转为小软，舌苔已化，津液亦生。丰曰：病全愈矣，当进清养胃阴之药。服数剂，精神日复耳。【如是则病根乃去。】

程曦曰：斯二症皆是温病，见证似乎相仿，一得人参之力，一得承气之勋，可见学医宜参脉证。一加呃逆，脉转洪形，便知其为胃气之虚；一加谵语，脉转实大，便知其为胃气之实。论其常证，相去不远，见其变证，虚实攸分，临证之秋，苟不审其孰虚孰实，焉能迎刃而解耶！

有孕发斑

【以下三案，皆温毒证。】建德孙某之妻，怀胎五月，忽发温毒之病，延丰诊之，已发斑矣。前医有用辛温发散，有用补养安胎，不知温毒得辛温愈炽，得补养弥盛，是以毒势益张，壅滞肌肉而发为斑，其色紫者，胃热盛也，脉数身热，苔黄而焦，此宜解毒清斑，不宜专用安补。【一误于辛温，复误于补养，故毒甚而发紫斑。】遂以石膏、芦根，透阳明之热；黄芩、鲜地，清受灼之胎；佐连翘、甘草以解毒，荷叶以升提。【此为清凉透斑之加减法，因有孕，与常人不同也。】服一帖，身热稍清，斑色退淡，惟脉象依然数至，舌苔未见津回，仍守旧章，重入麦冬，少增参叶。继服二帖，诸恙尽退。后用清补之法，母子俱安。

温毒发疹

古越胡某之郎，年方舞象，忽患热渴咳闭，已半月矣，前医罔效，病势日加沉重。遣人延丰诊治，诣其寓所，先看服过三方，皆是沙参、麦冬、桑皮、地骨，清金止咳等药。审其得病之时，始则发热咳嗽，今更加之胸闭矣。诊其脉，两寸俱盛，此明系温热之毒盘踞于上，初失宣气透邪之法，顿使心火内炽，肺金受刑，盖肺主皮毛，恐温毒外聚肤腠而发为疹，遂令解衣阅之，果见淡红隐隐，乘此将发未透之际，恰好轻清透剂以治之，宜以辛凉解表法，去蒌壳，加荷叶、绿豆衣、西河柳叶。【温毒失治，致发为疹，疹在肤腠，故宜辛凉解表以透其邪。】服下遂鲜红起粒，再服渐淡渐疏，而热亦减，咳亦平。继以清肃肺金之方，未及一旬，遂全瘥耳。

【此用辛凉解表之加减法也。】

---

① 匝月：满一个月。

② 肯綮：筋骨结合的地方，比喻要害或最重要的关键。

喉痹急证

【痹者，闭而不通之谓，故为急证。】城东陈某之室，偶沾温毒，而成喉痹，来邀诊治，见其颈肿牙闭，不能纳食，惟汤水略为可咽，脉象浮中不着，沉分极数。丰曰：此温毒之证，过服寒凉，则温毒被压，益不能化，索前方一阅果然，据愚意理当先用温宣，解其寒凉药气，俟牙松肿减，而后以凉剂收功。满座皆曰：然。【温毒宜透发，不宜先服寒凉。乃近世白喉忌表之说盛行，好用滋阴降火之剂，而不知白喉患者殊少，未可一概施之，过用寒凉，不将阻遏温毒之出路耶?】遂以谷精、紫菀开其喉痹；薄荷、荆芥宣散风邪；橘红快膈化痰；甘草泻火解毒；桔梗载诸药之性在上，仍能开畅咽喉；细辛治喉痹有功，且足少阴本药，以少阴之脉，循喉咙也。【此系宣气透邪之法，邪既得透，始用清热解毒之凉剂。】速令煎尝，另用玉钥匙，即马牙硝钱半，蓬砂五分，僵蚕三分，大泥冰片一分，擂细吹喉，令涎多出。自日晡进药，至二更时候，牙关略展，忽作咳嗽连声。次日复邀诊视，告以病情。丰曰：有生机也。脉形稍起，苔色纯黄，此温毒透达之象。改以元参、细地、绍贝、牛蒡、参叶、射干、大洞果①、金果榄等药。迭进三剂，颈肿尽消，咽喉畅利，咳嗽亦渐愈矣。

或问曰：观先生数案，皆用法而不用汤。尝见古人治斑疹颐喉，皆不出吴氏举斑汤、钱氏升葛汤、活人玄参升麻汤、东垣普济消毒饮等方，方内皆用升麻。窃思斑疹赖其透发，颐喉借其升提，今先生舍而不用者，是何意也？答曰：吴淮阴云：升腾飞越太过之病，不当再用升提，说者谓其引经，亦愚甚矣。诚哉非谬也！丰深有味乎斯言。【知古而不泥古，方是良医。】即遇当升透之病，莫如荷叶、桔梗为稳。升麻升散力速，他病为宜，于斑疹颐喉，究难用耳。【申明不用升麻之意，盖下陷之证，当借升麻以上提。若在表、在上之斑疹、颐喉，而亦用此以升散，适足以扬其毒焰耳。奈何世之墨守成法者，不思所以变通也。】

伏气晚发

【晚发治案。】若耶赵某，颇知医理，偶觉头痛发热，时或恶风，自以为感冒风邪，用辛温散剂，热势增重。来迓于丰，脉象洪滑而数，舌根苔黄，时欲烦躁，口不甚渴。丰曰：此晚发证也。不当辛散，宜乎清解之方。病者莞尔而笑，即谓：晚发在乎秋令，春时有此病乎？【人有强弱，发有迟早，此一定之理也，又何疑乎？伏气之病，有早发亦有晚发，岂专属诸秋令哉！】见其几上有医书数种，内有叶香岩《医效秘传》，随手翻出使阅，阅之而增愧色，遂请赐方，以辛凉解表法，加芦根、豆卷治之。连服三煎，一如雪污拔刺，诸恙咸瘳。【此用辛凉解表法之实验。】

---

① 大洞果：即胖大海。

卷　一

春伤于风大意

【此段大意，非论伏气，盖言春伤于风之新感也。】《内经》云：春伤于风。谓当春厥阴行令，风木司权之候，伤乎风也。【东方生风，主乎春令，故凡一切风邪之病，皆包举于此，而总论之。】夫风邪之为病，有轻重之分焉，轻则曰冒，重则曰伤，又重则曰中。如寒热有汗，是风伤卫分，名曰伤风病也；鼻塞咳嗽，是风冒于表，名曰冒风病也；突然昏倒，不省人事，是风中于里，名曰中风病也，当分轻重浅深而治之。且风为六气之领袖，能统诸气，如当春尚有余寒，则风中遂夹寒气，有感之者是为风寒；其或天气暴热，则风中遂夹热气，有感之者是为风热；其或春雨连绵，地中潮湿上泛，则风中遂夹湿气，有感之者是为风湿；倘春应温而反寒，非其时而有其气，有患寒热如伤寒者，是为寒疫。此七者皆春令所伤之新邪，感之即病，与不即病之伏气，相去天渊，当细辨之。【分析伤风、冒风、中风之名，而有轻重、浅深之别。此三者皆风之主病也，他如夹寒、夹热、夹湿等证，凡与风相属者，并志于此。】

伤　风

伤风之病，即仲景书中风伤卫之证也，诸家已详，可毋细论耳。【观仲景论太阳篇中，汪琥注云：中风非东垣所云中腑、中脏、中血脉之谓，盖“中”字与“伤”字同义。仲景论中不直言伤风者，恐后学不察，以咳嗽、鼻塞、声重之伤风，混同立论，故以“中”字别之也。】然其初起之大概，亦当述之。夫风邪初客于卫，头痛发热，汗出恶风，脉象浮缓者，此宜解肌散表法治之。经曰：伤于风者，头先受之，故有头痛之证；风并于卫，营弱卫强，故有发热汗出之证；汗出则腠疏，故有恶风之证；脉浮主表，缓主风，故用解肌散表之法，以祛卫外之风。倘脉浮紧发热汗不出者，不可与也，当须识此，勿令误也。若误用之，必生他变，然则当按仲景法治之。世俗每见鼻塞咳嗽，遂谓伤风，而不知其为冒风也。冒风之病，详在下篇。

冒　风

冒风者，风邪冒于皮毛，而未传经入里也。【不从世俗之语，而别其名冒风者，使人知所轻重，不混同于中风伤卫也。】汪讱庵曰：轻为冒，重为伤，又重则为中。可见冒风之病，较伤风为轻浅耳。近世每以冒风之病，指为伤风，不知伤风之病，即仲景书中风伤卫之证也。今谓冒风，乃因风邪复冒皮毛，皮毛为肺之合，故见恶风、微热、鼻塞、声重、头痛、咳嗽，脉来濡滑而不浮缓，此皆春时冒风之证据，与风伤卫之有别也，宜乎微辛轻解法治之。倘或口渴喜饮，是有伏气内潜，如脉数有汗为风温，脉紧无汗为春温，务宜区别而治，庶几无误。【冒风乃属新感，其病在表，必不口渴、喜饮。此节证明轻则曰冒，重则曰伤之义。】或问曰：曾见灵胎书中有头痛、发热、咳嗽、涕出，俗语所谓伤风，非仲圣《伤寒论》中之伤风也。今先生竟以风伤卫分为伤风，与灵胎相悖，究竟谁是谁非？曰：灵胎所论之伤风，即是书之冒风；是书之伤风，即仲圣书中风伤卫分之伤风。据理而论，当遵圣训为是，俗语为非。曰：观先生所论之冒风，较伤风为轻，灵胎所论之伤风，为至难治之疾，一轻一重，何其相反？曰：丰谓风邪初冒皮毛，其证轻而且浅，不难数服而瘥，故曰轻也；彼谓邪由皮毛而入于肺，经年累月，病机日深，变成痨怯，故曰至难治之疾也。一论初起，一论病成，何相反之有。

中 风

中风之病，如矢石之中人，骤然而至也。古人谓类中为多，真中极少，是书专为六气而设，故论真中为亟耳。【按东垣云，阳之气以天地之疾风名之，此中风者，非外来风邪，乃本气自病也。是即今之所谓中风者，与《内经》风邪中人之说不同。本书以时病立论，故遵经训，而专言真中风。风属于春令，称为阳邪，乘虚直入，深中经络、脏腑，较风伤卫为尤重。】观夫卒中之病，在春中风为多，在夏中暑为多，在秋中湿为多，在冬中寒为多，是以中风之病，详于春令。盖风之中于人也，忽然昏倒，不省人事，或㖞斜舌强，痰响喉间等证。当其昏倒之时，急以通关散取嚏，有则可治，无则多死；口噤者，用开关散擦牙软之；痰涎壅盛，用诸吐法涌之；此乃急则治标之法。再考诸贤论治，惟《金匮》分为四中，最为确当，堪为后学准绳。【以《金匮》为法，不惑于诸家之说，分中经、中络、中脏、中腑四者而言，治法绝不混淆。】

一曰中经，一曰中络，一曰中腑，一曰中脏。如左右不遂，筋骨不用，邪在经也，当用顺气搜风法治之；口眼㖞斜，肌肤不仁，邪在络也，当用活血祛风法治之；昏不识人，便溺阻隔，邪在腑也，当用宣窍导痰法，益以百顺丸治之；神昏不语，唇缓涎流，邪在脏也，亦宜此法，佐以牛黄清心丸治之。如口开则心绝，目合则肝绝，手撒则脾绝，鼾睡则肺绝，遗溺则肾绝；又有摇头上窜，汗出如油，脉大无伦，或小如纤，皆不可治。【此系中风绝证，不可不知。】

或问：古人治中风，每有中腑、中脏、中血脉之分，中腑以小续命汤，中脏以三化汤，中血脉以大秦艽汤。今既曰遵《金匮》之四中，然与原文不符合者何？【此节辨明真中、类中，并可知内伤、外感之异。】曰：此遵《金鉴》订正之文，谅无有误耳。曰：论中又谓真中极少，类中为多，究竟真、类，何以别耶？曰：忽然昏倒，真、类皆有之证，然类中者，但无口眼㖞斜，不仁不用等证也。曰：真、类既分，不知类中有几？曰：类中之病有八也，一因气虚之体，烦劳过度，清气不升，忽然昏冒为虚中也，治宜补气；一因气实之人，暴怒气逆，忽然昏倒为气中也，治宜顺气；一因七情过极，五志之火内发，卒然昏倒无知为火中也，治宜凉膈；一因过饱感受风寒，或因恼怒气郁食阻，忽然昏厥为食中也，治宜宣消；一因登冢入庙，冷屋栖迟，邪气相侵，卒然妄语，头面青黑，昏不知人为恶中也，治宜辟邪；所有暑中论在卷四，湿中论在卷六，寒中论在卷八。此八者，皆称为类中也。

程曦曰：是书以《金匮》之四中为准绳，而不以《内经》偏枯、风痱、风懿、风痹四者为纲领何？思之良久，恍然有会。盖偏枯者，半身不遂也；风痱者，四肢不举也；风懿者，卒然不语也；风痹者，遍身疼痛也。窃谓偏枯、风痱、风懿，皆属中风，而风痹一病，断断不能混入，恐后学者以痹为中，所以宗后圣而未宗先圣，职是故耳。

江诚曰：诸书以半身不遂，分出左瘫、右痪，不用、不仁。盖谓瘫者坦也，筋脉弛纵，坦然不收；痪者涣也，气血涣散，筋骨不用。又谓右为不用，左为不仁，其实瘫与不仁，即论中之邪中乎络也；痪与不用，即论中之邪中乎经也。今以此四中括之，真所谓要言不烦矣。

风　寒

经云：风为百病之长也，以其能统诸气耳。夫春令之风，多兼温气；夏令之风，多兼暑气；秋令之风，多兼湿气；冬令之风，多兼寒气。今风寒之病，不论于冬，而论于春令者，盖以风为重也，如冬令之风寒，以寒为重可知。【此系风夹寒气之症。在于春令，是风重而寒轻也，与冬时伤寒有别。初起虽宜辛温解其外束之寒气。然风为阳邪，当春则温，又不宜过用辛热之剂也，医家不可不知。】若此别之，在春令辛温不宜过剂，在冬令辛热亦可施之，所以前人用药宜分四时，洵非谬也。是论风寒者，缘于初春尚有余寒，所至之风，风中夹寒，人感之者，即寒热头痛，汗出不多，或咳嗽，或体痠，脉来浮大，或兼弦紧是也，宜以辛温解表法治之。然此病较当春之寒疫稍轻，较冬令之伤寒则更轻矣，治之得法，不难一二剂而瘳，但当审其兼证为要，如兼痰者，益以苓、夏，兼食者，加入神、楂，随证减增，庶几有效。

风　热

春应温而过热，是为非时之气，所感之风，风中必夹热气，故名风热病耳。此不但与风温为两途，抑且与热病为各异。盖风温、热病，皆伏气也；风热之邪，是新感也。【此风热新感之证，与风温伏气有殊。】其初起寒微热甚，头痛而昏，或汗多，或咳嗽，或目赤，或涕黄，舌起黄苔，脉来浮数是也，当用辛凉解表法为先；倘恶寒头痛得瘥，转为口渴喜饮，苔色黄焦，此风热之邪，已化为火，宜改清热保津法治之；倘或舌燥昏狂，或发斑发疹，当仿热病门中之法治之。

或问曰：尝见昔贤所谓春应温而反寒，是为非时之气。今先生谓春应温而过热，亦为非时之气。昔今之论，何其相反？请详悉之。答曰：昔贤之论，固非有谬。丰之鄙论，亦有所本。今谓春应温而过热，即《金匮》所谓至而太过，《礼记》所谓春行夏令也；昔贤谓春应温而反寒，即《金匮》所谓至而不去，《礼记》所谓春行秋令也。【引经确当。】

风　湿

风湿之病，其证头痛、发热，微汗、恶风，骨节烦疼，体重微肿，小便欠利，脉来浮缓是也。【此风邪夹湿之证，惟风湿各有偏胜，宜细辨之。】罗谦甫云：春夏之交，人病如伤寒，为风湿证也，宜用五苓散自愈。由是观之，风湿之邪，多伤于太阳者，不待言矣！宜用两解太阳法疏其膀胱之经，复利其膀胱之腑也。如风胜者，多用羌、防；湿胜者，多加苓、泽；

阴虚之体，脉中兼数，宜加黄柏、车前；阳虚之体，脉内兼迟，宜入戟天、附片。医者总宜分其风胜湿胜，辨其阴虚阳虚，庶无贻误。

喻嘉言曰：风湿之中人也，风则上先受之，湿则下先受之，俱从太阳膀胱而入。风伤其卫，湿留关节，风邪从阳而亲上，湿邪从阴而亲下，风邪无形而居外，湿邪有形而居内，上下内外之间，邪相搏击，故显汗出、恶风、短气、发热、头痛、骨节烦疼、身重微肿等证，此固宜从汗解。第汗法与常法不同，贵徐不贵骤，骤则风去湿存，徐则风湿俱去也。【仲景论中问曰：风湿相搏，一身尽疼痛，法当汗出而解。值天阴雨不止，医云此可发汗，汗之病不愈者，何也？答曰：发其汗，汗大出者，但风气去，湿气在，是故不愈也。若治风湿者发其汗，微微似欲汗出者，风湿俱去也。】

丰按：论风湿，惟嘉言先生为白眉①，明出上下表里，可谓批郤导窾矣，更妙论汗之法，贵徐不贵骤，此五字诚为治风湿之金针，学者不可以其近而忽之也。

寒 疫

叔和《序例》曰：从春分以后，至秋分节前，天气暴寒者，皆为时行寒疫也。【春行冬令，是反常也。人皆感之而为病，故名寒疫。】考之《金鉴》，又谓春应温而反寒，名曰寒疫。据此而论，春有是病，而夏秋无是病也。其实夏令之寒，是为阴暑之病，秋月之寒，是为秋凉燥气，此分明夏秋不病寒疫，当宗《金鉴》之训，寒疫在乎春令也。【人当春令，肌腠渐疏，故其感寒也尤易。】盖疫者役也，若役使然，大概众人之病相似者，皆可以疫名之。此又与瘟疫之疫，相悬霄壤，须知瘟疫乃天地之厉气，寒疫乃反常之变气也。其初起头痛、身疼，寒热无汗，或作呕逆，人迎之脉浮紧者，宜用辛温解表法治之。观此见证，与冬令伤寒初客太阳无异，因在春令，所以不名伤寒，又因众人之病相同，所以名为寒疫，然其治法，又与伤寒相去不远矣。如有变证，可仿伤寒法治之。【此虽不名伤寒，而治法不妨取用。】

或问曰：先生谓夏令之寒，是为阴暑之病，倘未交小暑、大暑之令，而受立夏、小满、芒种、夏至之寒，可以名寒疫否？答曰：可也。昔贤谓夏应热而反凉，是为非时之气，若果见证与寒疫相合，不妨用寒疫之方，此所谓超乎规矩之外，仍不离乎规矩之中也。【见证论治，方是活法。】

拟用诸法

解肌散表法 治风邪伤卫，头痛畏风，发热有汗等证。【此即治太阳病中风之桂枝汤方。】

嫩桂枝 白芍药 粉甘草 生姜 大枣

水煎服。

此仲景之桂枝汤，治风伤卫之证也。舒驰远曰：桂枝走太阳之表，专驱卫分之风；白芍和阴护营，甘草调中解热，姜辛能散，枣甘能和，又以行脾之津液，而调和营卫者也。

微辛轻解法 治冒风之证，头微痛，鼻塞，咳嗽。【此即俗谓伤风、咳嗽之轻症，可用此法解之。】

紫苏梗一钱五分 薄荷梗一钱 牛蒡子

① 白眉：杰出者。

一钱五分　苦桔梗一钱五分　瓜蒌壳二钱　广橘红一钱，去白

水煎服。

凡新感之风邪，惟冒为轻，只可以微辛轻剂治之。夫风冒于皮毛，皮毛为肺之合，故用紫苏、薄荷以宣其肺，皆用梗而不用叶，取其微辛力薄也。盖风为阳邪，极易化火，辛温之药，不宜过用，所以佐牛蒡之辛凉，桔梗之辛平，以解太阴之表，及蒌壳之轻松，橘红之轻透，以畅肺经之气，气分一舒，则冒自解矣。

顺气搜风法　治风邪中经，左右不遂，筋骨不用。【风邪在经，宜顺其气，气顺则筋骨流通矣。】

台乌药一钱　陈橘皮一钱五分　天麻一钱　紫苏一钱五分　甘菊花一钱　参条二钱　炙甘草五分　宣木瓜一钱

加桑枝三钱为引，水煎服。

此师古人顺风匀气散之法，以治风邪中经之病也。香岩曰：经属气。所以进乌药、陈皮以顺其气，天麻、苏、菊以搜其风。经曰：邪之所凑，其气必虚。故佐参、草辅其正气；更佐木瓜利其筋骨，桑枝遂其左右之用也。

活血祛风法　治风邪中络，口眼㖞斜，肌肤不仁。【风邪在络，宜活其血，血活则肌肤通达矣。】

全当归三钱，酒炒　川芎一钱五分　白芍一钱，酒炒　秦艽一钱五分　冬桑叶三钱　鸡血藤胶一钱

加橘络二钱，煎服。

此治风邪中络之法也。香岩云：络属血。故用鸡藤、川芎以活其血，即古人所谓治风须养血，血行风自灭也。经曰：营虚则不仁。故用当归、白芍补益营血，而治不仁也。秦艽为风药中之润品，散药中之补品，且能活血荣筋；桑叶乃箕星之精，箕好风，风气通于肝，最能滋血去风，斯二者，诚为风中于络之要剂。更佐橘络以达其络，络舒血活，则风邪自解，而㖞斜自愈矣。

宣窍导痰法　治风邪中脏中腑，及痉发昏倒等证。【风邪在脏与腑，卒然昏倒，故宜宣窍导痰，痰去窍开，人自清醒矣。】

远志一钱，去心　石菖蒲五分　天竺黄二钱　杏仁三钱，去皮尖研　瓜蒌实三钱，研　僵蚕三钱，炒　皂角炭五分

水煎，温服。

风邪中于脏腑者，宜施此法。其中乎经，可以顺气搜风；其中乎络，可以活血祛风；今中脏腑，无风药可以施之，可见中脏之神昏不语，唇缓涎流，中腑之昏不识人，便溺阻隔等证，确宜宣窍导痰。方中天竺、远、菖，宣其窍而解其语；杏仁、蒌实，导其痰且润其肠；僵蚕化中风之痰，皂角通上下之窍，此一法而两用也。尤恐其力之不及，中腑更佐以百顺，中脏更佐以牛黄，按法用之，庶无差忒①。

辛温解表法见卷一【发散风寒，宜用此法。】

辛凉解表法见卷一【发散风热，宜用此法。】

清热保津法见卷一【风热化火，宜用此法。】

两解太阳法　治风湿之证，头痛身重，骨节烦疼，小便欠利。【风湿多伤于太阳，故宜两解之法，若各有偏胜，不妨随其所胜以治之。】

桂枝一钱五分　羌活一钱五分　防风一钱五分　茯苓三钱　泽泻一钱五分　生米仁四钱　苦桔梗一钱五分

流水煎服。

---

①　差忒：差别，差错。

斯法也，乃两解太阳风湿之邪。风邪无形而居外，所以用桂枝、羌、防，解其太阳之表，俾风从汗而出；湿邪有形而居内，所以用苓、泽、米仁，渗其膀胱之里，俾湿从溺而出；更以桔梗通天气于地道，能宣上复能下行，可使风湿之邪，分表里而解也。嘉言虽谓风湿之病，固宜从汗而解，然风胜于湿者，则湿可随风去，倘湿胜于风者，则宜此法治之。

备用成方

海藏神术散 治外感风寒，发热无汗。【此方兼治风湿。】

苍术 防风 甘草

加生姜、葱白，煎服。

香苏饮 治四时感冒风寒，头痛发热，或兼内伤，胸闷咳逆。【此方治风寒轻症，最为相宜。】

香附 紫苏 陈皮 甘草

加姜、葱煎。伤食加砂、曲，咳嗽加桑、杏，有痰加苓、夏，头痛加芎、芷，有汗加桂枝，无汗加麻黄。

参苏饮 治外感内伤，发热咳嗽，伤风泄泻等证。【此治外感内伤之通剂，气虚者尤为合宜。】

人参 紫苏 茯苓 陈皮 半夏 甘草 枳壳 桔梗 前胡 干葛 木香

加姜、枣煎。外感多者，去枣加葱白；肺中有火，去人参，加杏仁、桑皮。

金沸草汤 治肺经伤风，头目昏痛，咳嗽多痰。【此为治痰散风之剂。】

金沸草即旋覆花，用绢包煎 制半夏 茯苓 前胡 荆芥 细辛 甘草

加姜、枣煎。如胸闷加枳壳、桔梗，有热加柴胡、黄芩，头痛加川芎。

桂枝汤 治风伤卫，阳浮而阴弱，发热头痛，自汗恶风，鼻鸣干呕等证。【此治太阳中风之主方。】

药味见解肌散表法在本卷。

丰按：神术散、香苏散，皆治风寒之轻证也，重则不可恃耳。参苏饮，乃治气虚之外感，稍壮者减参可也。金沸草汤，治肺经之伤风；桂枝汤，治卫分之伤风。此皆疏散之方，施治有别，弗宜混用。

通关散 治中风不省人事。

南星 皂角 细辛 薄荷 生半夏

共为细末。吹入鼻中，有嚏可治，无嚏难治。

开关散 治中风口噤。

乌梅肉 上冰片 生南星

为末，擦牙，其噤可开。

此二方乃救暴中之急，预当备之。

小续命汤 治中风不省人事，半身不遂，口眼㖞斜，语言蹇涩，及刚柔二痉。【以下六方，皆治真中之病，类中者幸勿妄投。】

防风 桂枝 麻黄 杏仁 川芎 白芍 人参 甘草 黄芩 防己 附子

加姜、枣煎服。

三化汤 治中风邪气作实，二便不通。

羌活 大黄 厚朴 枳实

水煎，温服。

大秦艽汤 治中风手足不能运掉，舌强不能言语，风邪散见，不拘一经者。

秦艽 石膏 当归 白芍 川芎 生地 熟地 白术 茯苓 甘草 黄芩 防风 羌活 独活 白芷 细辛

水煎，温服。

乌药顺气散 治中风遍身顽麻，骨节疼痛，步履艰难，语言蹇涩，口眼㖞斜，喉中气急有痰。

乌药 橘红 麻黄 川芎 白芷 僵蚕 枳壳 桔梗 姜炭 炙草

加姜、葱煎。

顺风匀气散　治中风半身不遂，口眼㖞斜。

乌药　沉香　青皮　木瓜　白芷　天麻　苏叶　人参　白术　甘草

加生姜煎服。

牵正散　治中风口眼㖞斜，无他证者。

白附子　僵蚕　全蝎

等分为末，每服二钱，酒调下。

丰按：以上诸方，皆治真中之病。若东垣所谓烦劳过度，清气不升而中者；丹溪所谓湿热生痰，痰气上冒而中者；河间所谓七情过极，五志之火内发而中者；此皆为类中之病，慎毋误投。【以下二方，惟气虚中风者，最为合用。】

黄芪五物汤　治风痱身无痛，半身不遂，手足无力，不能动履者。久久服之，自见其功。

炙黄芪　炒白芍　嫩桂枝

加姜、枣煎服。

防风黄芪汤　治中风不能言，脉迟而弱者。

防风　黄芪

水煎，温服。

丰按：此二方，皆用黄芪，是治气虚之体，患中风之病也，非肾虚不涵肝木，木动生风，而发眩仆之虚风可比，务宜分别而治，庶不龃龉。

防风通圣散　治一切风寒暑湿，饥饱劳役，内外诸邪所伤，及丹、斑、瘾疹等证。【此方太杂，非随证加减不可用。】

防风　荆芥　麻黄　桔梗　连翘　栀炭　黄芩　薄荷　大黄　芒硝　石膏　滑石　白术　甘草　当归　白芍　川芎

加生姜、葱白煎。

丰按：此方是河间所制，主治甚多，不能尽述，其药味表里气血皆备，医者不能拘守成方，务宜临时权变。本方除大黄、芒硝名双解散。汪讱庵曰：麻、防、荆、薄、川芎以解表，芩、栀、膏、滑、连翘以解里，复有归、芍以和血，甘、桔、白术以调气，故曰双解。

柴葛解肌汤　治太阳、阳明、少阳合病，头目眼眶痛，鼻干不得眠，寒热无汗，脉象微洪，或兼弦。【此治三阳合病之表剂，然亦宜加减用之。】

柴胡　葛根　羌活　白芷　黄芩　赤芍　桔梗　甘草　石膏

加姜、枣煎服。

《金鉴》云：此方陶华所制，以代葛根汤。凡四时太阳、阳明、少阳合病之轻证，均宜此汤加减治之。如无太阳证者，减羌活；无少阳证者，减柴胡；下利减石膏，以避里虚；呕逆加半夏，以降里逆。

苏羌饮　治寒疫有效，并治伤风伤寒，可代麻、桂、十神之用。【此治寒疫之要方，最宜师法。】

紫苏　羌活　防风　陈皮　淡豉　生姜　葱白

丰按：是方乃刘松峰所制，治寒疫之功颇捷，倘丰之辛温解表法未获效者，可继此方，堪为接应之兵也，慎毋忽诸。

临证治案

冒风轻证不慎口食转重

【此治冒风之案。】城西孙某，感冒风邪，丰用微辛轻解法加杏仁、象贝治之。服二剂，复来赶请，谓方药无灵，病忽益剧，息贲胸闭，鼻衄如泉。即往诊之，寸脉皆大，沉按滑数而来。【冒风虽属轻证，而饮食不慎，变幻尚且如此，况重证乎。】丰曰：此风痰壅闭于肺，化火劫络之证也。方中并无补剂，何得加闭？又无热药，何得动衄？询其昨日所食之物，乃火酒下鸡。夫鸡乃关风之物，酒为助火之物，宜乎增剧，无怪方药。遂用金沸草汤去细辛、荆芥，加葶苈、杏仁降肺气以开其闭，黄芩、栀炭清血热而止其衄，连服三煎，即中病机。若以楂肉、鸡金消其积，葛花、枳椇解其酲①，便是刻舟求剑矣。【近日医者，不问病源，自诩为高明，可从切脉而知，若遇此病则奈何?】

风邪中络

【以下四案，皆治中风之证。】城西马某之母，望八高年，素常轻健，霎时暴蹶，口眼㖞斜，左部偏枯，形神若塑，切其脉端直而长，左三部皆兼涩象。丰曰：此血气本衰，风邪乘虚中络，当遵古人治风须治血，血行风自灭之法。于是遂以活血祛风法，加首乌、阿胶、天麻、红枣治之，连服旬余，稍为中窍。【此用活血祛风法之实验。】复诊脉象，不甚弦而小涩，左肢略见活动，口眼如常，神气亦清爽矣，惟连宵少寐，睡觉满口焦干，据病势已衰大半，但肝血肾液与心神，皆已累亏，姑守旧方，除去秦艽、桑叶、白芍、天麻，加入枸杞、苁蓉、地黄、龙眼，又服十数剂，精神日复，起居若旧矣。

中风急证

南乡余某，年将耳顺，形素丰肥，晨起忽然昏倒，人事无知，口眼㖞斜，牙关紧闭，两手之脉皆浮滑，此为真中风也，诚恐痰随风涌耳。令购苏合香丸，未至痰声遂起，急以开关散先擦其龈，随化苏合香丸，频频灌下，少焉，痰如鼎沸，隔垣可闻，举家惊惶，索方求救，又令以鹅翎向喉内蘸痰，痰忽涌出，约有盈碗，人事略清，似有软倦欲寐之状。【急救方法，不外乎此。】屏去房内诸人，待其宁静而睡，鼻有微鼾，肤有微汗，稍有痰声。顷间又一医至，遂谓鼾声为肺绝，汗出为欲脱，不可救也，即拂衣而去。丰思其体颇实，正未大虚，汗出微微，谅不至脱，痰既涌出，谅不至闭，询其向睡，亦有鼾声，姑以宣窍导痰法加东参、姜汁治之，从容灌下。【此用宣窍导痰法之实验。】直至二更时分，忽闻太息一声，呼之遂醒，与饮米汤，牙关似觉稍松，诘其所苦，又有垂头欲睡之态，即令弗扰，听其自然，依旧鼾声而寐，汗出周身，至次日黎明甫醒，皮肤汗减，痰声亦平，口眼亦稍端正。复诊其脉，滑而不浮，似乎风从微汗而去，痰尚留滞于络也。继用茯神、柏子养心收汗，橘络、半夏舒络消痰，加穞豆、桑叶以搜余风，远志、菖蒲以宣清窍，更佐参、甘辅正，苏合开痰，本末兼医，庶几妥当，合家深信，一日连尝二剂，至第五朝诸恙皆减，饮食日渐进矣。

中风脱证

【阅此案可知脱证之现象。】城中郑某，年届古稀，倏然昏仆，左肢不遂，肌肤不仁，无力而瘫，舌强言蹇。郡中医士，或专用补益，或专以疏风，或开窍消痰，或标本兼理，咸未中病。追邀丰诊，脉小如纤，汗下如雨，喘急遗溺，神识昏蒙。丰曰：脱证见矣，不可挽也。【脱证之象已见，断难挽救。】乃郎再四求治，念其孝心纯笃，勉存一法，用高丽人参五钱，附片三钱，姜汁一匙，令浓煎频频服之。又迎他医，亦系参附为君，延至三天，果归大暮②。

真中死证

【阅此案可知死证之现象。】北野贺某

---

① 酲：喝醉了神志不清。
② 大暮：犹长夜。喻死。

之妻，陡然昏倒，口目歪斜，神识朦胧，左肢不遂，牙关紧闭，脉大无伦，但其鼾声似睡，分明肺绝之征。谓其婿曰死证已彰，不可救也。复延他医诊治，终不能起。

程曦曰：观前之郑案，至于汗多，喘急，遗溺，神昏，脉小如纤，知为脱证；此案神昏，牙闭，鼻息如鼾，脉大无伦，知为绝证。【如此方是肺绝之死证。】脱绝之证已显，死期可必矣。思吾师课徒之心甚苦，书中轻案重案以及死案，一概详之，未始非临证之一助也。【临证重在切脉，因脉知证，生死可以立决矣。】

风湿两感

【以下二案为治风湿之证。】海昌濮某之媳，孤帏有数载矣，性情多郁，郁则气滞，偶沾风湿，遂不易解。始则寒热体疼，继则遍身浮肿，述服数方，佥未中肯。丰知其体素亏，剥削之方，似难浪进，姑以两解太阳法去米仁、泽泻二味，白茯用皮，再加陈皮、厚朴、香附、郁金治之。【此用两解太阳法之实验。】服二剂稍有汗出，寒热已无，浮肿略消，下体仍甚。思前贤有上肿治风，下肿治湿之说，姑照旧法除去羌活，更佐车、椒、巴戟，连尝五剂，始获稍宽，后用调中化湿之方，医治旬余，得全瘥矣。【参观风湿中，喻嘉言之说，可知上肿治风，下肿治湿之义。】

风湿误为风温

须江毛某，贩柴来城，忽然患病，曾延医治乏效，来迓于丰。见其所服之方，皆作风温论治。诊其脉，弦而缓，考其证，寒热身疼，舌苔虽黄，黄而滋腻，口虽作燥，不甚引饮。【此风湿之现象也。】丰曰：此属风湿时邪，实非风温伏气，就目前厥阴主气而论，风温之病似矣，不审今春淫雨缠绵，地中之湿上泛，随时令之风而袭人，遂成诸证。况无咳嗽口渴，又无滑数之脉，显然非风温也，宜从风湿立法。以平胃、神术、葱豉三方合为一剂，连进数服而安。【因时审证，方不致误。】

产后寒疫

【以下二案皆治寒疫之证。】豫章邱某之室，分娩三朝，忽患时行寒疫。曾经医治，有守产后成方用生化者，有遵丹溪之法用补虚者，佥未中的，而热势益张。邀丰诊之，脉似切绳转索，舌苔满白，壮热汗无。丰曰：此寒疫也，虽在产后，亦当辛散为治。拟用辛温解表法去桔梗，加芎、芷、干姜、黑荆、稽豆，嘱服二剂，则热遂从汗解，复用养营涤污之法，日渐而瘳。【产后新虚，寒邪易入，邪既在内，岂可妄补？故亦宜辛温解表一法加减用之。】

时行寒疫

城中王某之女刚针黹[①]时，偶觉头痛畏寒，身热无汗。延医调治，混称时证，遂用柴葛解肌，未效又更医治，妄谓春温伏气，用萎蕤汤又未中病。【误以新感为伏气，寒温适得其反。】始来商治于丰，按其脉，人迎紧盛，舌白而浮，口不干渴。丰曰：春应温而反寒，寒气犯之，是为时行寒疫。前二方未臻效者，实有碍乎膏、芩，幸同羌、葛用之，尚无大害。【膏、芩寒凉，其未误事者，幸耳。】据愚意法当专用辛温，弗入苦寒自效。即以松峰苏羌饮加神曲、豆卷治之，令其轻煎温服，谨避风寒，覆被安眠，待其汗解。服一煎，果有汗出，热势遂衰，继服一煎，诸病尽却矣。【苏羌饮为寒疫之主方。】

---

① 针黹：针线活。

卷 三

春伤于风夏生飧泄大意

经谓春伤于风者，乃即病之新感也，即二卷中伤风冒风之证；今谓春伤于风，夏生飧泄者，此不即病之伏气也。【此论春令风邪伏气，至夏而成为飧泄也。是即经云重阳必阴之义。马玄台曰：时之属阳者，而复感于热，则重阳必阴，寒病乃生。又曰：春伤于风，风气通于肝，肝邪有余，来侮脾土，留连至夏，当为飧泄之证。】盖风木之气，内通乎肝，肝木乘脾，脾气下陷，日久而成泄泻。经又云：邪气留连，乃为洞泄。此亦言伏气为病。可见飧泄、洞泄，皆由伏气使然。然有寒泻、火泻、暑泻、湿泻、痰泻、食泻，虽不因乎伏气，又不得不并详之。盖飧泄则完谷不化；洞泄则直倾于下；寒泻则脉迟溺白，腹中绵痛；火泻则脉数溺赤，痛一阵，泻一阵；又有烦渴面垢为暑泻；胸痞不渴为湿泻；或时泻，或时不泻为痰泻；嗳气作酸，泻下腐臭为食泻。泄泻之病，尽于斯矣。《灵枢》又云：春伤于风，夏生飧泄肠澼。【张志聪曰：伤于风者，上先受之，阳病者，上行极而下，故变为飧泄之阴病矣。】肠澼者，古之痢名也。痢有风、寒、热、湿、噤口、水谷、休息、五色之分，均宜辨治。风痢者，似肠风下血而有痛坠；寒痢者，下稀水而清腥，腹中痛甚；【寒泻各证虽非伏气，而附于飧泄、洞泄之后者，是连类及之之意。】热痢者，如鱼脑而稠黏，窘迫而痛；湿痢者，色如豆汁，胸闷腹疼；又有下痢不食，或呕不能食，名噤口痢；糟粕脓血杂下者，名水谷痢；时发时止者，名休息痢；五色脓血相混而下，名五色痢。痢证多端，治宜分别。复揣夏生飧泄肠澼之训，是独指风痢而言，其余之痢，在夏为少，在秋为多，而吾医者，又弗可胶于句下耳。【春令伏气。惟指风痢而言，其余各痢，亦系连类及之。】

飧 泄

推飧泄致病之因，乃风邪也，木胜也，寒气也，脾虚也，伏气也。【飧泄之病，虽似不一，而其致病之因，皆由于风木相胜之为患。春主厥阴风木，风木之气通于肝，肝木必乘脾土，虚寒而胜之，至夏而发，是以谓之伏气耳。】《内经》云：春伤于风，夏生飧泄。又云：久风为飧泄。据此而论，因风邪致病。又云：厥阴之胜，肠鸣飧泄。又云：岁木太过，民病飧泄。据此而论，因木胜致病。又云：胃中寒则腹胀，肠中寒则飧泄。据此而论，因寒气致病。又云：脾病者，虚则腹满，肠鸣飧泄食不化。据此而论，因脾虚致病。又云：虚邪之中人也，留而不去，传舍于肠胃，多寒则肠鸣飧泄食不化，多热则溏出糜。据此而论，因伏气致病。总而言之，良由春伤于风，风气通于肝，肝木之邪，不能条达，郁伏于脾土之中，中土虚寒，则风木更胜，而脾土更不主升，反下陷而为泄也。故经又谓：清气在下，则生飧泄。所以当春升发之令而不得发，交夏而成斯证矣。【因证定法，乃得无误。】其脉两关不调，或弦而缓，肠鸣腹痛，完谷不消，宜以培中泻木法治之；如尺脉沉迟，按之无力，乃属下焦虚寒，寒则不能消谷而成是病，宜以补火生土法治之；倘脉细小而迟，手足寒者，不易治也，勉以暖培卑监法治之；倘日久谷道不合，或肛门下脱，乃元气下陷也，急以补中收脱法治之；飧泄之病，属虚者多，属实者少，如执治泻不利小便之偏，必致不起，悲夫！【飧泄多属虚寒证，若误为湿热实病，遽用寒凉则谬甚矣。】

【此节证明，飧泄多属虚寒之义。】或问曰：诸贤论飧泄，皆谓湿兼风也。又谓湿多成五泻，又谓治湿不利小便，非其治也。今先生论中一无湿字，反谓偏利小便，必致不起，能不违悖古人乎？答曰：是病专论春伤于风之伏气，所以论风而未及湿，如有湿邪相混，即有湿之见证，辨之明确，始可佐之通利。【湿属实证，故可通利，当有现象可辨。】盖飧泄下利清谷，乃属脾土虚寒，不能运化而下陷，倘执通利趋下之方，岂非落井而又下石哉！通篇皆本《内经》，何违悖之有？【脾土虚寒，气必下陷，当升举之不暇，而又利之、下之，可乎哉？】又问曰：先生谓飧泄乃属脾土虚寒，所以下利清谷。殊未见《医统》又云：胃火，由火性急速，传化失常，为邪热不杀谷也。《指掌》亦谓：完谷不化，以火治之。由是观之，又与先生之论，不相符节，究竟以前人为火乎？抑亦以先生为寒乎？答曰：丰按《内经》而推，飧泄属虚者固矣。《医统》《指掌》皆谓为火者，其实即诸泻中之火泻也。须知寒与火，极易明辨，如脉数苔黄，小溲热赤，即是属火之泻，否则便是虚寒。问者首肯而退。

洞 泄

经云：春伤于风，夏生飧泄，邪气留连，乃为洞泄。盖因风木之邪，留连既久，木气克土，则仓廪不藏而为洞泄，可见是病，亦由伏气所致也。【洞泄之病因，虽与飧泄相同，然一属脾虚，一属湿胜，故治法稍殊。】李士材曰：洞泄一名濡泄，濡泄因于湿胜。此病非但因伏气内留，中气失治，亦有湿气相兼致病也。考其脉象，软缓乏力，或关脉兼弦，身重神疲，肢体懈怠，下利清谷，小便短赤是也，宜乎培中泻木法加苍术、泽泻治之。经曰：肾脉小甚为洞泄。盖肾为胃关，因肾虚失闭藏之职，伏邪乘虚而深陷也，宜乎补火生土法加煨葛、荷叶治之。总之脾虚以补中为先，肾虚以固下为亟，风胜佐之疏透，湿胜佐之渗利，临证之顷，神而明之，则旋踵之祸，庶几免焉。

程曦曰：观飧泄、洞泄之论，总不离乎木气克土，故治洞泄，皆仿飧泄之法，然其中之虚实，当细别之。盖飧泄因脾虚为多，所以完谷不化；洞泄因湿胜为多，所以体重溺红。属脾虚者，不宜偏利；属湿胜者，不宜偏补。斯二者，皆当审其虚实而分治之。【不执一偏之见，能审虚实，庶几无误。】

寒 泻

寒泻者，因寒而致泻也，不比飧泄、洞泄，皆属春伤于风之伏气。伏气之泻，前二篇已详晰矣。【此属于寒，非伏气也。】所有寒、火、暑、湿、痰、食等泻，虽不因乎伏气，然又不可不详。盖寒泻致病之原，良由感受乎寒，寒气内袭于脾，脾胃受寒则阳虚，虚则不司运用，清阳之气，不主上升，反下陷而为便泻。【推原其病，亦由脾胃虚寒所致。】故所下澄澈清冷，俨如鸭粪，腹中绵痛，小便清白，脉来缓怠近迟，此宜暖培卑监法去西潞、益智，加木香、楂炭治之。书又云：寒泻即鹜泻，以其泻出如鸭鹜之粪也。又谓：鸭溏者，湿兼寒也。若有湿证所着，宜佐化湿之药，随其证而加减可也。【以鹜泻、鸭溏形容之，可知因寒致泻之证，而下药无误矣。】

火泻

火泻，即热泻也。经云：暴注下迫，皆属于热。暴注者，卒暴注泻也，下迫者，后重里急也。其证泻出如射，粪出谷道，犹如汤热，肛门焦痛难禁，腹内鸣响而痛，痛一阵，泻一阵，泻复涩滞也，非食泻泻后觉宽之可比，脉必数至，舌必苔黄，溺必赤涩，口必作渴，此皆火泻之证也。【详言证状，方能确知为火泻无疑。】张介宾曰：热胜则泻，而小水不利者，以火乘阴分，水道闭塞而然，宜用通利州都法去苍术，加苓、连治之。【此系湿热实证，可用通利之法。】大概暴注新病者可利，实热闭涩者可利，形气强壮者可利，小腹胀满者可利，今泄泻属火而不寒，属实而不虚，故可用通利之法。如久病阴亏者，气虚属寒者，皆不可利，医者不可以不知也。

暑泻

长夏暑湿之令，有人患泄泻者，每多暑泻也。夫暑热之气，不离乎湿，盖因天之暑热下逼，地之湿热上腾，人在气交之中，其气即从口鼻而入，直扰中州，脾胃失消运之权，清浊不分，上升精华之气，反下降而为便泻矣。【此言因暑致泻之证状。】考暑泻之证，泻出稠黏，小便热赤，脉来濡数，其或沉滑，面垢有汗，口渴喜凉，通体之热，热似火炎，宜以清凉涤暑法，用却燔蒸，譬如商飚，飒然倏动，则炎熇自荡无余矣。【暑多夹湿，亦宜通利。】如夹湿者，口不甚渴，当佐木通、泽泻。如湿盛于暑者，宜仿湿泻之法可也。

湿泻

《内经》云：湿胜则濡泄。《难经》曰：湿多成五泄。可见泄泻之病，属湿为多。湿侵于脾，脾失健运，不能渗化，致阑门不克泌清别浊，水谷并入大肠而成泄泻矣。湿泻之为病，脉象缓涩而来，泻水而不腹痛，胸前痞闷，口不作渴，小便黄赤，亦或有腹中微痛，大便稀溏之证。【此湿泻之病状，每多于夏秋间，亦当以通利为法。幸勿误为脾虚也。】考治湿泻之法，惟念莪先生可宗，乃曰渗利使湿从小便而去，如农人治涝，导其下流，虽处卑监，不忧巨浸①。经曰：治泻不利小便，非其治也。若此论之，必当渗利膀胱，宜用通利州都法，则泻自得止矣。或问曰：观先生是论，既引《内经》之濡泄，复引《难经》之五泄，何书中不列濡泄之门，又不发五泄之论，如斯简括，讵无挂漏②乎？答曰：濡泄即洞泄，洞泄之病，已论于前。五泄即胃、脾、大肠、小肠、大瘕也。【辨明濡泄、五泄以释疑义。】考《五十七难》中，胃泄、脾泄，即今之食泻也；大肠泄、小肠泄、大瘕

---

① 巨浸：大水。指大河流。

② 挂漏：“挂一漏万”的略语。指事多而疏忽遗漏；形容说得不全，有遗漏。

泄，即今之痢疾也。食泻、痢疾，皆详于后，可弗置论耳。

痰　泻

痰泻者，因痰而致泻也。昔贤云：脾为生痰之源，肺为贮痰之器。夫痰乃湿气而生，湿由脾弱而起。【推究其原，实由脾弱，此语最为切要。】盖脾为太阴湿土，得温则健，一被寒湿所侵，遂困顿矣，脾既困顿，焉能掌运用之权衡，则水谷之精微，悉变为痰。痰气上袭于肺，肺与大肠相为表里，其大肠固者，肺经自病，而为痰嗽；其不固者，则肺病移于大肠，而成痰泻矣。其脉弦滑之象，胸腹迷闷，头晕恶心，神色不瘁，或时泻，或时不泻是也。【此痰泻之病象也。】宜以化痰顺气法治之，俾其气顺痰消，痰消则泻自止矣。

食泻附：饮泻

食泻者，即胃泻也。缘于脾为湿困，不能健运，阳明胃腑，失其消化，是以食积太仓，遂成便泻。其脉气口紧盛，或右关沉滑，其证咽酸嗳臭，胸脘痞闷，恶闻食气，腹痛甚而不泻，得泻则腹痛遂松。【此为食泄之病状。】当用楂曲平胃法治之。又有渴能饮水，水下复泻，泻而大渴，名为溢饮滑泻，即《金鉴》中之饮泻，良由水渍于胃而然，宜用增损胃苓法去厚朴、苍术，加白术、甘草治之。【无论食泻、饮泻，均宜以祛湿健脾为大要。】近来之医，饮、食混称者多，岂可不为分别哉！

或问：先生之书，专为六气而设，今痰泻、食泻，不关六气，亦杂论其中，究系何意？答曰：痰从湿生，湿非六气之一乎？【说明各泻关乎六气之旨。】食泻即胃泻，胃泄居五泄之一，越人谓湿多成五泄，食泻岂无湿乎？前论飧泄、洞泄，皆因伏气致病，其寒泻因寒，火泻因火，暑泻因暑，湿泻因湿，然痰泻、食泻，虽因痰食，亦难免乎无湿，而飧、洞、寒、火、暑、湿等泻，偶亦有痰食相兼，兼证如文字之搭题，弗宜顾此失彼，医者不可不明。

风　痢

《针经》云：春伤于风，夏生飧泄肠澼。注家谓春令伤乎风邪，风木内干，损其胃气，则上升清阳之气，反内陷而为飧泄，久则传太阴而为肠澼，此分明因风而致，故谓之风痢也。【此由伏气使然。】夫风痢之证，先作泄而后作痢，脉象每见沉小而弦，腹微痛而有后重，似肠风而下清血，此由春令之伏气，至夏而发，是属木胜土亏之候。【风痢之证象。】如体素寒者，宜用培中泻木法加木香、苍术治之；体素热者，宜本法去吴萸、炮姜，加芩、连、煨葛治之；如胸闷溺赤者，必夹湿也，宜佐赤苓、泽泻治之；吞酸嗳腐者，必夹食也，宜佐山楂、厚朴治之。【此证虽皆属木胜土亏，而或寒、或热、夹湿、夹食，宜审辨之。】

或问曰：古云先泻后痢，为脾传肾。今风痢亦先泻后痢，究竟系脾传肾否？曰：否也。昔贤谓先泻后痢，为土克水之证。此言先泻后痢者，由风木克胃，胃传脾之证，自是两途，当辨治之。【辨明先泻后痢之有别。】又问曰：尝见痢疾发于秋令者多，夏令者少。今言至夏而发，得无谬乎？曰：诸痢多发于秋令，或发于夏秋之交，惟风痢独发于夏，盖由春时之伏气，从内而发。经曰：春伤于风、夏生飧

泄肠澼，此之谓也。【经之所云：系专指风痢言。】

寒痢

前言风痢，是论春时伏气，至夏而发，其余之痢则不然。今先以寒痢论之，其病虽发于夏秋之交，其实受寒较受暑为多。【景岳曰：丹溪云泻痢一症，属热者多，属寒者少。戴原礼云：以酷热之毒，至秋阳气始收，火气下降，因作滞下之证，皆大谬之言也，不可信之。】景岳云：炎热者，天之常令，当热不热，必反为灾。因热贪凉，人之常事，过食生冷，所以致痢，每见人之慎疾者，虽经盛暑，不犯寒凉，终无泻痢之患。可见寒痢之证，实因炎热贪凉，过食生冷，冷则凝滞，中州之阳，不能运化，清气不升，脾气下陷，以致腹痛后重，痢下白色，稀而清腥，脉迟苔白者，当去其寒，兼扶脾土，则痢自止，宜用暖培卑监①法佐以楂炭、木香治之。【食生冷以致痢者，亦由脾胃虚寒之故，若误为热毒，而治以寒凉，鲜有不败。】然而寒痢亦有赤色者，不可不别，总之以脉迟苔白为据。【寒痢之状如此。】倘脉数苔黄者便为热痢，温热之品，又不可施。医者总当以脉舌分其寒热，慎弗忽诸。

王海藏曰：寒毒内伤，复用寒凉，非其治也。况血为寒所凝，浸入大肠间而便下，得温乃行，所以用热药，其血自止。经曰：治病必求其本。此之谓也。胃既得温，其血不凝而自行，各守其乡矣。【世有以痢下白色为寒，赤色为热，最为大误。盖白者未尝无热，赤者未尝无寒，故当以审脉观舌为要。】

程曦曰：尝见今之治痢，不分属热属寒，开口便言湿热，动手便用寒凉，盖因未究脉象，未审舌苔之故耳。凡辨病之寒热虚实，表里阴阳，皆当于脉舌中细细求之，庶几无误。【此近日医家之通病。】

热痢附：暑痢

热痢者，起于夏秋之交，热郁湿蒸，人感其气，内干脾胃，脾不健运，胃不消导，热挟湿食，酝酿中州，而成滞下矣。盖热痢之为病，脉滑数而有力，里急后重，烦渴引饮，喜冷畏热，小便热赤，痢下赤色，或如鱼脑，稠黏而秽者是也。【热痢之病状如此。】治宜清痢荡积法，益以楂肉、槟榔治之，如体弱者，以生军改为制军最妥。【果系湿热积滞，如以上所云，急宜用生军或制军下之，切勿畏难以延时日也。】时贤谓热痢即暑痢也，丰细考之则非。《准绳》云：暑气成痢者，其人自汗发热，面垢呕逆，渴欲引饮，腹内攻痛，小便不通，痢血频迸者是也。【暑痢之病状如此，与热痢虽相似，然当兼用解暑一法。拟以清凉涤暑法去青蒿、瓜翠，加黄连、荷叶治之，临证之间，亦当辨治。

湿痢

刘河间论痢，总不外乎湿热。孔以立非之，乃谓六淫之邪，俱可兼伤，不独在乎湿热也。【不外乎湿或有诸，专云湿热则不然。】然古有湿痢之名，决不可废。窃谓河间专言湿热，似乎太偏；以立为不然，似乎太过。据丰论湿痢，有寒热之分焉。【同是湿痢，而寒热有别，宜细辨之。】盖夫寒湿之为痢也，腹绵痛而后

---

① 卑监：运气术语。五运主岁中土运不及的名称。

坠，胸痞闷而不渴，不思谷食，小便清白，或微黄，痢下色白，或如豆汁，脉缓近迟之象，宜用温化湿邪法加木香治之。【此寒湿为痢之病象也。】热湿之为痢也，里急后重，忽思饮，饮亦不多，忽思食，食亦乏味，小便热涩，痢下赤色，或淡红焦黄，脉来濡数之形，当用通利州都法去苍术，加木香、黄连治之。又有阴虚患痢，里急欲便，坐久而仍不得便者，谓之虚坐努责，不可偏言乎湿，而投渗利，利之益伤其阴，如当归、白芍、生地、丹皮、阿胶、泽泻及石莲等品，随证加减可也。【阴虚患痢，此非湿矣，忌投通利之剂，不可不知。】

程曦曰：以立论痢，谓六淫之邪，俱可兼伤，由是观之，岂非一岁俱有痢疾耶？须知风痢虽伤于风，但发于夏。寒痢因热贪凉而受寒，亦发于夏，非冬令之寒而致痢也。热痢发于相火之令，湿痢发于湿土之令。其实痢疾虽有风、寒、热、湿之殊，然总发于夏秋之令，而春冬罕见是病，以立谓六淫俱伤，岂不贸贸哉！【此段驳孔以立六淫俱伤之说。】

噤口痢

噤口者，下痢不食，或呕不能食也。痢而能食，知胃未病，今不食者，缘于脾家湿热，壅塞胃口而然。【噤口痢之病因，虚实寒热皆有，要皆以调胃为法。】又有误服利药，犯其胃气者；止涩太早，留邪于中者；脾胃虚寒，湿邪干犯者；气机闭塞，热邪阻隔者；秽积在下，恶气熏蒸者；肝木所胜，乘其脾胃者；又有宿食不消者，水饮停蓄者，皆能使人噤口也。拟用调中开噤法，随证加减，缓缓服之，冀其有效。然噤口之因，非审其脉不能明晰，如右部浮濡沉细，或缓怠无力，胃虚也；洪大急滑，火热也；浑浑浮大或浮弦，浊气上壅也；沉而滑，或右涩滞，宿食停积也；迟细者，胃寒也；弦急者，木胜也。细别其脉而治之，更为确当。【审脉定证，则或虚、或实、或寒、或热，不难分别治之。】倘或绝不思食，下痢无度，不可治也，惟有独参汤合陈廪米浓煎频服，幸冀万一耳。【此系挽救之一法。】

孔以立曰：予尝治噤口痢，以藕汁煮熟，稍和砂糖频服，兼进多年陈米稀糜，调其胃气必效，即石莲子之意也。【孔氏之言甚善，医家可用以为法。】古治噤口痢多有用黄连者，苦而且降，不能升提，非胃虚所宜。【治噤口痢，颇有次序，不可不知。】大抵初痢噤口，为热瘀在胃口，故宜苦燥。若久痢口噤不食，此胃气告匮，非比初痢噤口，尚有浊气可破，积滞可驱，惟大剂参术，佐以茯苓、甘草、藿香、木香、煨葛之属，大补胃气，兼行津液乃可耳。但得胃气一复，饮食稍进，便宜独参汤，略加陈皮，或制香附，缓缓调补，兼行气滞，方为合剂。如茯苓之淡渗，木香之耗气，干葛之行津，皆当屏除也。

江诚曰：斯论超出乎众，谓初痢之噤口，宜以苦燥；久则胃虚，必以大剂参术为君，苦燥之黄连，又在禁用，此洵为治噤口不易之良法也。

水谷痢

水谷痢者，糟粕脓血杂下，腹中微痛，登圊频频，饮食少餐，四肢困倦，脉来细缓无力，或关部兼弦，此因脾胃虚寒，虚则不能健运，寒则不能消化也，当用暖培卑监法治之。【此水谷痢之病象也。脉象如此，故知其脾胃虚寒。】亦有因风木克土，土虚不运者，宜本法内加白芍、防风；有因劳役过度，脾阳困顿者，加黄芪、荷叶；有因下焦无火，不能熟腐者，加故纸、吴萸；有因痢后中虚，饮食停积者，加陈皮、楂肉。然痢疾总不离乎脾胃为病，或木胜，或火衰，当按法加减治之，自然应手耳。【无论为木胜，为火衰，皆由中土虚寒所致，盖火不能生土，土必为木所克。往往有相因之势，故其脉来细缓，而或关部兼弦耳。审其脉而治之，始不为湿热之说所误。】

休息痢

下痢屡发屡止，久而不愈，面色萎黄，脉形濡滑者，为休息痢也。【休息痢之证象。】多因止涩太早，积热未尽，或不能节饮食，戒嗜好，所以时作时止也。【休息痢之原因。】亦有过服寒凉而致者，肝脾内伤而致者，元气下陷而致者，肾虚不固而致者，皆当审其因而分治之。拟用调中畅气法，俾其气机得畅，则积热自清，中州得调，则脾胃自复。【种种治法各备，大可选用。】倘或腹中隐痛，宜加吴萸、姜炭，以化中焦之寒；赤痢缠绵，当佐秦皮、白芍，以清肝脾之血；肛门重坠，更加升麻、桔梗，以升下陷之元；虚滑不禁，再入骨脂、龙骨，以固下焦之脱。凡一切之药，不应手者，当细辨其脉象，若脉沉实，虽日远仍当攻下，切宜辨确，勿可误也。【攻下之法，非脉沉实者不可用。】

五色痢

《金鉴》云：五色痢者，五色脓血相杂而下也，若有脏腑尸臭之气则凶。因于用止涩太早，或因滞热下之未尽，蕴于肠胃，伤脏气也。【涩之太早，下之不尽二语，最为扼要。】用一切补养之药不应，则可知初病非涩之太早，即下之未尽也。诊其脉若有力，虽日久仍当攻也。《医通》曰：患五色痢者，良由脏腑之气化并伤，是以五色兼见。然古人皆言肾病，以肾藏精之室，所居之位，最下最深，深者既病，其浅而上者，安有不病之理，精室既伤，安能任蛰藏之令乎？【脏腑之气化并伤，归于肾病，非肾独病也。可知。】仲景以五液注下，脐筑痛，命将难全也。夫以精室受伤，五液不守之患，须知益火消阴，实脾堤水，兼分理其气，使失于气化之积，随之而下，未失气化之精，统之而安，诚不出乎此法。

丰按：二论诚痢门之要旨。前言止涩太早，滞热未尽；后言脏腑之气化并伤，归于肾病。合而论之，斯疾有虚有实，分别治之，庶乎稳妥。如初起者为实，日久者为虚，里急后重者为实，频频虚坐者为虚，脉实有力者为实，脉虚无力者为虚。虚则宜补，以补火生土法治之；实则宜泻，以清痢荡积法治之。【总论痢之虚实，虚者补之，实者泻之，此一定之法也。】

拟用诸法

培中泻木法 治伏气飧泄、洞泄及风痢。

白术二钱，土炒 白芍一钱，土炒 陈广皮一钱 软防风一钱 白茯苓三钱 粉甘草五分 炮姜炭八分 吴萸八分，泡

加新荷叶一钱，煎服。

术、芍、陈、防四味，即刘草窗先生治痛泻之要方，用之为君，以其泻木而益土也。佐苓、甘培中有力，姜炭暖土多功，更佐吴萸疏其木而止其痛，荷叶升其清而助其脾。【培植中土以泻木，则木不

能乘土以为患矣。

补火生土法 治飧泄、洞泄，命门无火，久泻虚痢。

淡附片八分 肉桂六分，细剉分冲 菟丝子一钱 破故纸一钱 吴茱萸八分，泡 益智仁一钱 苏芡实二钱

加莲子肉十粒入煎。

下焦无火，不能熏蒸腐化，致泻完谷，故以桂、附辛甘大热，补命门之火以生脾土；菟丝、故纸，温补其下；吴萸、益智，暖其下复暖其中；中下得其温暖，则火土自得相生，而完谷自能消化；更佐芡实、莲子，补其脾且固其肾；盖火土生，脾肾固，而飧泄洞泄无不向愈矣。【下元无火则中土不生，致有完谷不化之证，故宜此法温补其下。】

暖培卑监法 治脾土虚寒泄泻，及冷痢、水谷痢。

西潞党三钱，米炒 白茯苓三钱 於潜术二钱，土炒 粉甘草五分，水炙 炮姜炭八分 茅苍术六分，土炒 益智仁一钱 葛根五分，煨

加粳米一撮，煎服。

经云：土不及曰卑监。法中以四君合理中，暖培其脾土也。脾喜燥，故佐以苍术，喜温佐以益智，喜升佐以葛根，喜甘佐以粳米。【此系温补脾土之法。】

补中收脱法 治泄痢不已，气虚下陷，谷道不合，肛门下脱。

东洋参三钱 黄芪二钱，米炒 於潜术一钱，土炒 粉甘草五分，炙 罂粟壳一钱，炙 白芍药一钱，土炒 诃黎勒一钱五分

加石榴皮一钱同煎。

此治泻痢日久，气虚脱肛之法也。以参、芪、术、草之甘温，补中州以提其陷；罂、芍、诃黎之酸涩，止泻痢且敛其肛；用榴皮为引者，亦取其酸以收脱，涩以住痢也。【久痢脱肛，可用此法。】

通利州都法 治火泻、湿泻，湿热痢疾。

白茯苓三钱 泽泻一钱五分 苍术八分，土炒 车前子二钱 通草一钱 滑石三钱，飞 苦桔梗一钱

河水煎服。

斯仿舒驰远先生加减五苓之意。州都者，膀胱之官名也。首用茯苓甘淡平和，而通州都为君；泽泻咸寒下达，而走膀胱为臣；佐苍术之苦温，以化其湿；车前、通、滑之甘淡，以渗其湿；使桔梗之开提，能通天气于地道也。【膀胱为州都之官，此惟有湿热者可用，是通利之法。】

清凉涤暑法 治暑温暑热，暑泻秋暑。

滑石三钱，水飞 生甘草八分 青蒿一钱五分 白扁豆一钱 连翘三钱，去心 白茯苓三钱 通草一钱

加西瓜翠衣一片入煎。

滑石、甘草，即河间之天水散，以涤其暑热也。恐其力之不及，故加蒿、扁、瓜衣以清暑；又恐其干犯乎心，更佐连翘以清心。夫小暑之节，在乎相火之后，大暑之令，在乎湿土之先，故先贤所谓暑不离湿也，兼用通、苓，意在渗湿耳。【暑热作泻，当用此法涤之。】

化痰顺气法 治痰气闭塞，痰疟痰泻。

白茯苓四钱 制半夏二钱 陈皮一钱五分 粉甘草八分 广木香五分，煨 厚朴一钱，姜制

加生姜三片，水煎服。

法中苓、夏、陈、甘，即局方二陈汤化痰之妥方也。加木香、厚朴，以行其气，气得流行，则顺而不滞，故古人谓化痰须顺气，气行痰自消，且木香、厚朴，均能治泻，以此法治其痰泻，不亦宜乎！【化痰理湿，顺气止泻，有此法最宜。】

楂曲平胃法　治因食作泻，兼治食疟。

楂肉三钱，炒　神曲三钱，炒　苍术一钱，土炒　厚朴一钱，姜制　陈广皮一钱　甘草八分

加肫胵[①]二枚为引。

法内苍、陈、朴、草，系局方之平胃散，为消导之要剂。佐山楂健脾磨积，神曲消食住泻，肫胵乃鸡之脾也，不但能消水谷，而且能治泻利。食泻投之，必然中鹄。【因食伤胃，胃不能运化，致作泄泻，故宜用楂、曲以消导之。】

增损胃苓法见卷四　【溢饮滑泻，宜用此法。】

清痢荡积法　治热痢夹食，脉滑数，烦渴溺赤。

广木香六分，煨　黄连六分，吴萸炒　生军三钱，酒浸　枳壳一钱五分，麸炒　黄芩一钱，酒炒　白芍一钱五分，酒炒　粉甘草五分　葛根五分，煨

加鲜荷叶三钱，煎服。

此法首用香、连治痢为主，加军、枳以荡其积，芩、芍以清其血，甘草解毒，荷、葛升提，施于实热之痢，每多奏效耳。【热痢初起，当以此法下之，勿因循也。】

温化湿邪法　治寒湿酿痢，胸痞溺白。

藿香一钱五分　蔻壳一钱二分　神曲三钱，炒　厚朴一钱，姜制　陈皮一钱五分　苍术八分，土炒

加生姜三片为引。

凡湿在表宜宣散，在里宜渗利，今在气分，宜温药以化之。藿香、蔻壳，宣上下之邪滞；神曲、厚朴，化脾胃之积湿；陈皮理其气分，苍术化其湿邪，更佐生姜温暖其中，中焦通畅无滞，滞下愈矣。【湿中兼寒，验其小便清白便可知之，宜用温化之法。若用苦寒之芩、连，是徒伤其胃矣。】

调中开噤法　治下痢不食，或呕不能食，即噤口痢证。

西潞党三钱，米炒　黄连五分，姜汁炒　制半夏一钱五分　广藿香一钱　石莲肉三钱

加陈廪米一撮，煎服。

痢成噤口，脾胃俱惫矣。故用潞党补其中州，黄连清其余痢，半夏和中止呕，藿香醒胃苏脾，石莲肉开其噤，陈廪米养其胃，倘绝不欲食者，除去黄连可也。【此治噤口痢之要法。黄连还宜酌用。】

调中畅气法　治中虚气滞，休息痢疾，并治脾亏泄泻。

潞党参三钱，米炒　於术二钱，土炒　黄芪二钱，酒炒　炙甘草四分　陈广皮一钱　腹皮一钱五分，酒洗　广木香三分，煨

加鲜荷叶三钱为引。

参、芪、术、草，调补中州；陈、腹、木香，宣畅气分；加荷叶助脾胃而升阳也。【脾虚气滞，泻痢时作者宜此。】

备用成方

草窗痛泻方　治腹痛便泻不止。

白术　白芍　陈皮　防风

水煎服。久泻加升麻。【木胜者宜此方。】

胃苓汤一名对金饮子　治中暑伤湿，腹痛泄泻。

猪苓　茯苓　白术　泽泻　肉桂　厚朴　苍术　陈皮　甘草

水煎服。如夹食者可加楂肉。【此平胃、五苓之合方。】

四神丸　治脾肾两虚久泻。

肉果霜　破故纸　五味子　吴萸

用生姜煮枣，取枣肉捣丸。【补火泻木之方。】

---

① 肫胵：即鸡内金。

胃关煎 治脾肾虚寒作泻，甚至久泻，腹痛不止，冷痢等证。

大熟地 怀山药 淡干姜 吴萸 白扁豆 白术 炙甘草

水煎，食远服。【肾为胃关，暖肾补脾，泻自不作。】

丰按：草窗痛泻方，主治木乘土位之泻；胃苓汤，主治湿气侵脾之泻；四神丸、胃关煎，主治脾肾虚寒之泻。如两关不调者，或弦有力者，是为土被木乘之象；濡缓而怠者，是为脾受湿侵之象；细小无力者，或两尺沉迟者，是为脾肾虚寒之象，总须辨脉审证而分治之。

姜茶饮 治寒热疟及赤白痢。

生姜 细茶叶

每味约三钱，浓煎服之。【此方无寒热偏胜之弊。】

丰按：此方乃东坡居士所制，虽平淡无奇，然用意颇妙。生姜味辛而温，能解表也；茶叶甘苦微寒，能清里也。二味合用，喜无寒热之偏，功在和解，故能治疟耳。谚云：无痰不作疟，无食不成痢。考姜、茶之功，并能消痰消食，所以治疟犹兼治痢也。

香连丸 治下痢赤白，脓血相杂，里急后重。

木香 黄连

醋糊丸，米饮下。【此下二方，为下痢初起之通剂。】

芍药汤 治下痢脓血稠黏，腹痛后重。

芍药 归尾 黄芩 黄连 木香 槟榔 大黄 甘草 肉桂

水煎服。如痢不减，大黄可以加重。

丰按：此二方，可治初起之痢，而无外感最宜。若有寒热外感之见证者，便推人参败毒散为第一，历尝试之，屡治屡验，嘉言先生取名逆流挽舟之法，洵不谬也。

苍术地榆汤 治脾经受湿，痢疾下血。

苍术泔浸，炒 地榆炒黑

照常煎服。【此治久痢之有湿者。】

人参樗皮散 治脏毒挟热下血，久痢脓血不止。

人参 樗根白皮东引者，去粗皮，醋炙

等分为末，米饮或酒调下。【此治久痢而虚者，初起勿妄用。】

丰按：地榆、樗皮皆涩剂也，观其主治之证，并无里急后重之字样，其治久痢久虚者可知，但有一二实证所彰，涩药便难孟浪。思古人立法，至精至妥，奈今人不察，随手用之，未有不杀人者也。

补中益气汤 治烦劳内伤，阳虚自汗，气虚不能摄血，久痢久疟。

人参 黄芪 白术 炙草 归身 陈皮 柴胡 升麻

加姜、枣，煎服。【久痢气虚下陷者，宜此。】

真人养脏汤 治泻痢日久，虚寒脱肛。

人参 白术 当归 白芍 罂粟壳蜜炙 诃子面裹煨 肉豆蔻面裹煨 木香 炙甘草 肉桂

煎服。脏寒甚加附子，一方无当归。【此治气血两伤之久痢。】

肉苁蓉汤 治噤口痢，日久不愈，下焦累虚。

肉苁蓉泡淡 附子 人参 姜炭 当归 白芍肉桂汤浸炒

水煎，缓缓服，胃稍开再服。【此治肝肾两亏之久痢。】

丰按：此三方，惟东垣补中益气独超，每遇脾气虚陷而作痢者，用之屡效。谦甫真人养脏，治气血两伤之久痢；鞠通肉苁蓉汤，治肝肾两虚之久痢，用之偶亦并效，但余气未清，正气未虚，皆不宜轻试。

临证治案

飧泄误为食泻

【以下二案为治飧泄之实验。】城南程某，平素略知医理，于立夏后一日，腹痛而泻，完谷不化，自疑日昨因饼所伤，又执治泻利小便之说，辄用五苓加消食之品，未效。来邀丰诊，诊得两关一强一弱，气口之脉不紧。【识得病源，用药自效。】乃曰：非伤食也，是飧泄也，此因伏气致病，即《内经》所谓春伤于风，夏生飧泄之候。消食利湿，益使中虚，理当扶土泻木，即用理中汤加黄芩、白芍、煨葛、防风，连服三煎遂愈。

飧泄之病热补得瘳

羊城雷某，患泻无度，肌肉忽脱，脉象两关并弦。丰曰：未泻之先，腹必鸣痛，痛必便泻，泻必完谷。曰：然也。不知病在何经？曰：此肝风传脾，脾受其制，不能变化，《内经》名为飧泄，后贤称为胃风。【此即培中泻木之法。】见丰论证确切，即请撰方，乃用刘草窗痛泻要方，加吴萸、益智、煨葛、木香、荷叶为引。服一剂，未臻大效，再加参、芪、姜、附，方服一剂，遂得小效，继服忽全瘥矣。【进加温补，火能生土矣。】

洞泄之疴虚实兼治得效

【此治洞泄之实验。】若耶[①]倪某，患泻不瘳，来延丰治。阅前方，乃批：暴注下迫，皆属于热，用芩、连、芦、葛等药，未获中机。脉之，神门小弱，余皆弦缓，舌色少荣，苔白而薄，直倾无度，腹痛溺黄。就二便而论，似属火泻；就脉舌而论，大为不然。【舌白似寒，溺黄似热，病状夹杂，故宜虚实兼治，不得执一偏之见也。】思《内经》谓肾脉小甚为洞泄，明是先天素弱，伏气深陷之征；余部弦缓，腹痛频频，木乘土位之候；溺黄者，夹湿也。此证虚中兼实，当补先后二天，兼以平肝渗湿。病者素谙医理，闻言叹服。遂用於术、党参、菟丝、故纸、防风、白芍、泽泻、云苓、煨葛、木香，荷叶为引，一日一剂，连服五朝，痛泻并愈。

便泻刚逢经转

云岫叶某之女，于长夏之令，忽发热便泻。前医用五苓散，略见中机，月事行来，加之归、芍，讵知其泻复甚，益加腹痛难禁，脉象右胜于左。【理血不理气，宜其益甚。】此暑湿之邪在乎气分，气机闭塞，不但邪不透化，抑且经被其阻。即以温化湿邪法加木香、香附、苏梗、延胡，连进三煎，经行泻止，身热亦退矣。【此用温化湿邪法之实验，其加木香等四味者，欲顺气行经耳。】

程曦曰：湿在气分，本当畅气以透湿，经事当期，最宜顺气以行经，理气之方，一举两得矣。

伤食作泻【此治实泻之实验。】

槜李张某，年逾五旬，素来痰体，一日赴宴而归，腹痛而泻。邀丰诊之，右关独见弦紧，嗳气频作。乃曰：此属谷饪之邪，团结于中，脾气当升不升而泻作，胃气宜降失降而嗳频，当遵薛立斋治刘进士用六君加木香之法，更佐山楂、枳椇子。服二剂，腹痛已止，但泻未住。复诊，更加苍术、厚朴，再服二剂，方得全瘥。

---

① 若耶：浙江省绍兴市。

小产之后偶沾风痢

【以下二案为治风痢之实验。】豫章邓某之室，小产后计有一旬，偶沾风痢之疾，前医未曾细辨，以腹痛为瘀滞，以赤痢为肠红，乃用生化汤加槐米、地榆、艾叶、黄芩等药，服下未效。来迎丰诊，脉之，两关俱弦，诘之，胎未堕之先，先有便泻，泻愈便血，腹内时疼，肛门作坠。【误为瘀滞肠红，而下之、凉之，徒增其病耳。】丰曰：此风痢也，良由伏气而发。亦用生化汤除去桃仁，加芥炭、防风、木香、焦芍，败酱草为引，服二帖赤痢已瘳，依然转泻。【同是生化，而去桃仁，并加祛风顺气之药，宜其有效。】思以立有云：痢是闭塞之象，泻是疏通之象。今痢转为泄泻，是闭塞转为疏通，系愈机也。照旧方除去防风、败酱，益以大腹、陈皮，继服二帖，诸恙屏去矣。

风痢病一误再误

城东孔某之子，放学归来，腹中作痛，下利清血，其父母疑为伤损，遂服草药，应效全无，始迎丰诊。脉象缓怠而小，右关独见弦强。丰曰：非伤损也，是属春伤于风，夏生肠澼之候也。肠澼虽古痢之名，然与秋痢治法有别，痢门成方，弗宜胶守。即用培中泻木法去炮姜，加黄连治之，服下未有进退。更医调治，便云血痢，所用皆是止涩之药，血虽减少，而腹痛尤增，甚则四肢厥冷。【见血治血，而不求其本，徒用止涩之药，适足以留邪增剧耳。】仍来商治于丰，诊其脉，往来迟滞，右关依旧弦强，此中土虚寒，被木所凌之象，总宜温补其脾，清平其肝，用暖培卑监法加黄连、川楝，服之腹痛顿止，手足渐温，惟下红未愈。【此用暖培卑监法之实验。】照前法除去炮姜、智、楝，加芥炭、木香、枯芩、艾叶，令尝五剂，喜中病机，复用补中益气，方获全安。

赤痢亦有属寒温补得愈

【医以白痢为寒，赤痢为热似也。而亦未必尽然，故备此案以证明之。】古黔黄某之母，望六之年，忽患痢疾，曾延医治未应，始来邀丰。阅前医之方，系洁古芍药汤加减。询其痢状，腹痛即坠，坠则欲便，下痢皆赤。按其脉，右部缓怠而迟，左部细小而涩，舌无荣，苔白薄。【脉细缓而舌苔白，纯是虚寒之象。】丰曰：此脾土虚寒，寒湿窃据，阴络之血得寒而凝，凝则气机不行，清气不升而陷，所以有腹痛后坠赤痢等证。即进补中益气加炮姜、附片，令服二帖，遂中病矣。后用皆参、芪、术、附为君，约半月而愈。

程曦曰：此案用姜、附、参、芪，以收全效，益信王海藏谓血为寒气所凝，用热药其血自止之训。今之医者，一见赤痢，非投凉血之方，即需清湿之药，尝见轻浅之病，误治转重者，众矣。

疟痢两作

云岫钱某，忽因冒雨，当夜遂发寒热，头身并疼。吾衢土俗，怕有蠼螋所染，即以揪刮当先，第三朝始延医治。医见寒热交作，遂以小柴胡汤加消食之品，不但未效，更增面浮痛痢，合家惊骇，来迓[①]丰医。脉形浮缓兼弦，舌苔白泽，此风湿由表入里，疟痢两兼之候也。当用嘉言先生逆流挽舟之法，加木香、荷叶治之。服二剂，寒热顿除，痛痢并减矣。【痢初起时，有寒热外感之见证者，当用人参败毒散，嘉言名为逆流挽舟法。】

---

① 迓：迎请。

痢下纯血死证

城中郑某，赴杭乡试，未入闱时，忽患痢疾，即归桑梓，遂延医疗，未获应手，始来商治于丰。脉之两尺俱虚，余皆濡数，形体尪羸，舌光如镜，眠食俱废，痢下纯血，泄出不禁。【死证之现象。】丰曰：此阴分被湿所伤，斯时利湿益伤其阴，补阴恐碍乎湿。正踌躇间，其父出前医之方，阅之，乃补中兼涩。思其吃大瘾之烟，贪非分之色，其真阴未始不耗损者，前医补涩并用，似不冰炭。丰亦从本调治，勉以干地、阿胶养其真阴；丹皮、白芍清其血分；禹粮、赤石止痢固脱；银花、甘草养血解毒；生苡、茯苓，扶其脾而渗其湿；东参、荷叶，挽其正而升其清。方已写竣，谓其父曰：书谓下纯血者死，速当早访高明。后延他医治之，未及一旬而殁。【此不过勉立一方而已。】

实热痢疾止涩太早用下得瘥

安徽苏某之侄，由远方来，途中感受暑热，即病烦热口渴，渴欲引饮。医谓阳暑，用白虎汤为君，服之热退，腹内转疼。更医治之，遂驳用凉之谬，谓凉则凝滞，将来必变为痢也。用平胃散加姜、附、吴萸，腹痛未除，果变为痢。其叔深信如神，复邀诊视，讵知乃医固执不化，询得病者不思谷食，遂称为噤口痢也。守原方益以石莲、诃子，服后痢虽减少，然腹痛益剧，叫号不已，一家惊惶无策，着人来迓于丰。【此证明实热失下之误。】其叔令阅前方，并述病状，按其脉，数大而强，舌苔黄燥，腹痛拒按，口渴喜凉。丰曰：令侄气血方刚之体，患此暑热夹食之痢，而成燥实之候，非攻下猛剂，不能望瘳。【暑热夹食，非用清痢荡积法不可，今胃中已成燥实，更非用攻下猛剂不可。】用生军、枳实、花粉、元明、黄连、荷叶，请服一煎，当夜遂下赤白夹杂，稠黏而臭，又得硬屎数枚，腹痛方定，神气疲倦，就枕即熟寐矣。次日用调中和剂，服十余帖而安。

高年噤口痢疾

【此系脾弱有湿，壅滞胃口之噤口痢。】城北李某，望八高年，素来矍铄，秋间忽患痢疾，即延医疗，药石无功。邀丰诊之，脉形小缓而怠，痢下赤白，呕逆频来，日内全不思食。丰曰：此脾胃虚弱，不能化湿消导，壅滞胃口，而成噤口痢也。即用六君佐以楂肉、藿香、石莲、仓米，黄土浆煎。服一剂呕逆已宁，仍不思食，登圊无度，痢不甚多，脉象相符，较昨乏力，明是脾气虚陷之象，倘见病治病，不顾其本，虚脱必难保也。改用补中益气去当归、柴胡，加煨葛、石莲、谷芽、仓米，令服一帖，中机再服。【脾虚则气下陷，故宜补中益气以加减之。】幸喜病药相投，觉思饮食，但发浮肿，举家惊惶，来邀复诊。脉转迟细而涩，舌淡苔白。丰曰：斯是脾虚发肿，非五皮淡渗等药所可用也，宜以附子理中汤加酒炒黄芪、生米仁二味。迭进五剂，浮肿渐消，痢疾亦减，仍率旧章，略为增损，调治匝月而愈。【脾虚则身发肿，故宜加味附子理中以温补之。】

痢久脾肾两虚

【此治水谷痢之实验。】城东郑某之母，患痢两月来，大势已衰，但频频虚坐，有时糟粕脓血相杂而下。合郡诸医，延之殆尽，仍邀丰诊。脉小而涩，两尺模糊。丰曰：凡治病有先后缓急，初起之时，邪势方盛，故用宣散消导之方，今牵延六十余朝，而脾肾并累亏损者，理当进暖补二天之法，弗谓丰前后之方，相去霄壤。乃用四君、四神加银花炭、炒陈米治之。服三剂，痢已减矣，惟两足加之浮肿，此必因湿从下注，再循旧法，加生薏苡、巴戟天，连尝五剂，逐渐而痊。【合四君、四神以补脾肾，火土相生，痢自可减。】

休息痢误认肠风

【此治休息痢之实验。】豫章罗某，痢后下红，淹绵数月。比余诊之，脉来弦小而涩，肛门虚坠，神倦懒餐，此余湿未罄，肝脾内伤，而成休息痢也。前医不辨，乃作肠风治之，投以槐角、地榆，焉望入彀。丰以银花、白芍育血养肝，潞党、黄芪补脾益气，薏苡渗其余湿，秦皮清其余痢，谷芽苏胃，荷叶升清。连进四五煎，赤痢渐少矣。后循旧法出入，约十余剂而瘳。或问曰：曾见《准绳》论肠风，腹中有痛，所下清血纯血，与是痢相似，最易鱼目混珠，不识何以别之？答曰：极易别也，休息痢，因痢而起也；肠风病，因外风内客，随感随见也。【辨别肠风、下痢之不同。】

阴虚之体患五色痢

【此治五色痢之实验。】鄂渚余某之甥，患痢两月余矣，憔悴不堪，夜不成寐，渴饮不食，脉数苔无，取观所下之痢，五色杂见。丰曰：此五色痢也，乃凶症耳。余某颇谙医药，即告之曰：甥体素系阴亏，今痢久缠，真阴益加虚损，先生谓五色痢，究系温热未尽耶？抑亦真阴有损耶？【五色痢即阴虚痢，阴虚勿投渗利药，恐重伤其阴也。】

丰曰：石顽有云：痢下五色，脓血稠黏，滑泄无度，多属阴虚。今此证分明久痢伤肾，下焦不摄，即先哲所谓阴虚痢是也。斯时即有湿证所彰，亦不能投之渗利。当用银花、生地、白芍、黄芩，四者均炒为炭，阿胶炒珠，山药炒黄，与陈皮、石莲，合为一剂，连尝三四服，遂中肯矣。登圊略减数遭，惟口渴寐少，脉转小数，欠力欠神，此气血津液，皆亏损也。照前方除去枯芩，加入东参、炙草、夜交藤，服数剂更为合拍。后用六味合四君为主，调治月余，始得痊可。或问曰：先生谓五色痢，即阴虚痢也。【古书中痢名颇多，故言阴虚痢而兼及之，并详各痢之治法。】

尝见古书之中，不惟有阴虚痢之名，且有虚滑、食积、气滞、瘀血、蛲虫、虫疰等痢之名，今概而不论，毋乃太简乎？答曰：实虑其繁，故就其简，今既问及，姑略言之：盖虚滑痢，虚而滑脱，法当补涩。食积痢，因食所积，法当消导。气滞痢，因气所滞，法当调气。瘀血痢，因血所瘀，法当行血。蛲虫痢，因胃弱肠虚，细虫从谷道而出，法当杀虫。虫疰痢，因服金石汤丸，逼损真阴，痢下黑色，形如猪肝，为难治也。以上等病，聊述其概。其实风、寒、热、湿、噤口、水谷、休息、五色等痢为多，学者得能细玩，余痢无难治耳。又问曰：秋痢之证，致死者多，何谓无难？答曰：不犯死证者生也，犯者死也。曰：死证何？曰：下纯血者，如尘腐色者，如屋漏水者，厥逆冷汗者，呃逆不止者，身热不除者，噤口不食药不能开者，骤然能食为除中者，皆死证也。【此下痢之死证。】

又有如赤豆汁者，唇若涂朱者，大孔如竹筒注者，皆不可治也。又有如鱼脑者，如猪肝色者，身热脉大者，皆半生半死也。用药得法，间有生者，不可弃而不治也。【此半生半死证。】

卷 四

夏伤于暑大意

【此段大意，总论夏伤于暑之新意也。】夏伤于暑者，谓季夏、小暑、大暑之令，伤于暑也。其时天暑地热，人在其中，感之皆称暑病。夫暑邪袭人，有伤暑、冒暑、中暑之分，且有暑风、暑温、暑咳、暑瘵之异。【经云：后夏至日为病暑。又云：气虚身热，得之伤暑。】

伤暑者，静而得之为伤阴暑，动而得之为伤阳暑。冒暑者，较伤暑为轻，不过邪冒肌表而已。中暑者，即中暍也，忽然卒倒，如中风状。暑风者，须臾昏倒，手足遂抽。暑温者，较阳暑略为轻可。暑咳者，暑热袭肺而咳逆。暑瘵者，暑热劫络而吐血。又有霍乱之证，因暑气夹风、寒、湿、食扰乱于中。痧气之证，因南方体弱，偶犯沙秽之气。秽浊之证，因暑气夹秽而袭人，即俗称为龌龊也。此皆季夏由暑气所伤之证也。更有春末夏初之疰夏，孟夏之热病，仲夏之霉湿，亦当论治。盖疰夏者，因时令之火为病。热病者，因冬时之伏气为病。霉湿者，入霉之后，梅雨淫淋，感其雨湿之气为病。斯三者，附论于兹，则夏令之病，皆全备矣。【热病，为冬时伏气，至春不发，至夏而发，故类及之。】

伤 暑

长夏伤暑，有阴阳之别焉。夫阴暑之为病，因于天气炎蒸，纳凉于深堂大厦，大扇风车得之者，是静而得之之阴证也。【此阴暑之病因。】其脉浮弦有力，或浮紧，头痛恶寒，身形拘急，肢节疼痛而心烦，肌肤大热而无汗。【阴暑之证象如此。】此为阴寒所逼，使周身阳气不得伸越，宜用辛温解表法减去防风，益以香薷、藿香治之。【阴暑属寒，故宜辛温解表。】呕逆加茯苓、半夏，便泻加厚朴、木香。又有阳暑之病，缘于行旅长途，务农田野，烈日下逼得之者，是动而得之之阳证也。【此阳暑之病因。】其脉浮洪有力，或洪数，面垢喘咳，壮热心烦，口渴欲饮，蒸蒸自汗。【阳暑之证象如此。】此为炎热所蒸，使周身中外皆热，宜以清凉涤暑法去扁豆、通草，加石膏、洋参治之。呕逆加竹茹、黄连，便泻加葛根、荷叶。【阳暑属热，故宜清凉涤暑。】更宜审其体实、体虚而药之，自无不当耳。【阴阳之外，尚有虚实，亦当辨之。】张介宾曰：阴暑证，或在于表，或在于里，惟富贵安逸之人多有之，总由恣情任性，不慎风寒所致也。阳暑证，惟辛苦劳役之人多有之，由乎触冒暑热，有势所不容已也。然暑热逼人者，畏而可避，可避则犯之者少；阴寒袭人者，快而莫知，莫知则犯之者多。故凡有病暑者，阳暑多不见，而阴暑居其八九。今之人治暑者，但见发热头痛等证，则必曰此中暑也，而所用无非寒凉，其不达也亦甚矣。【治暑证者，当以介宾之言为法。】江诚曰：介宾先生谓阴暑多于阳暑，最为确切。今人治暑不别阴阳，一见发烧，遂投凉药，若此贸贸，则害人匪浅矣。

冒　暑

冒暑者，偶然感冒暑邪，较伤暑之证，稍为轻浅耳。【暑而曰冒，较伤为轻。】夫暑热之邪，初冒于肌表者，即有头晕、寒热、汗出、咳嗽等证，宜以清凉涤暑法加杏仁、蒌壳治之。其证虽较伤暑为轻，然失治入里，此又不可以不知也。【夏时冒暑，犹之春令冒风，略用表散即愈，若失治而由表入里，则变证作矣。】如入于肉分者，则周身烦躁，头胀体烧，或身如针刺，或有赤肿等证，宜以祛暑解毒法治之。如入于肠胃者，则有腹痛水泻，小便短赤，口渴欲饮，呕逆等证，宜以增损胃苓法佐黄连治之。然冒暑之证，虽谓为轻，亦必须防微杜渐耳。

中暑即中暍　附：暑厥

【仲景所云中暍，是指伤暑而言。此云中暑，状若中风，分之亦未尝不可。】洁古曰：静而得之为中暑。东垣曰：避暑乘凉得之者，名曰中暑。其实二说皆是阴暑之证，而无“中”字情形，似不可以中暑名之。考中暑即系中暍，中暍之证，可以不必另分。盖中暑忽然而发，如矢石之中人也，不似伤暑初则寒热无汗，或壮热蒸汗之可比。【与下节暑风相似，特不四肢搐搦耳。】是病忽然闷倒，昏不知人，躯热汗微，气喘不语，牙关微紧，亦或口开，状若中风，但无口眼㖞斜之别，其脉洪濡，或滑而数。缘其人不辞劳苦，赤日中行，酷暑之气，鼓动其痰，痰阻心包所致，宜清暑开痰法治之。【热甚则痰升，痰能蒙窍，故昏晕卒倒，非有风也。】如果手足厥冷，名曰暑厥，宜苏合香丸化开灌之，或以来复丹研末白汤灌之，或以蒜水灌之，或剥蒜肉入鼻中，皆取其通窍也。俟其人事稍苏，继进却暑调元法为治。【中暑而手足厥冷者谓之暑厥，芳香开窍是为急救之法。】

暑　风

暑风之病，良由暑热极盛，金被火刑，木无所畏，则风从内而生，此与外感风邪之治法相悬霄壤，若误汗之，变证百出矣。【暑热动其内风，故卒然而发，若作外风治之，则大误矣。】夫木既化乎风，而脾土未尝不受其所制者，是以卒然昏倒，四肢搐搦，内扰神舍，志识不清，脉多弦劲或洪大，或滑数。【四肢搐搦，是以知其风。】【动风必动痰，故治法兼及之。】总当去时令之火，火去则金自清，而木自平，兼开郁闷之痰，痰开则神自安，而气自宁也，拟用清离定巽法佐以郁金、川贝治之。倘有角弓反张，牙关紧闭者，宜加犀角、羚羊；痰塞喉间有声者，宜加胆星、天竺；服药之后，依然昏愦者，宜加远志、菖蒲。然而证候至此，亦难治矣。【此治暑风之甚者。】

暑　温

考暑温之证，较阳暑略为轻可。吴淮阴曰：温者热之渐，热乃温之极也。其名暑温，比暑热为轻者，不待言矣。在医者务宜留心慎药，弗使温盛成热耳。夫暑温之初病也，右脉胜于左部，或洪或数，舌苔微白，或黄而润，身热有汗，或口渴，或咳嗽，此邪在上焦气分，当用清凉涤暑法加杏仁、蒌壳治之。【暑温之病象。初起治法与冒暑同。】倘汗少而有微寒，或有头痛者，宜透肌肤之冒，于本法内去扁豆、瓜翠，加藿香、香薷治之。如口不渴者，乃兼湿也，加米仁、半夏治之。如舌苔黄燥，渴欲喜饮，宜清胃家之热，用凉解里热法治之。如舌苔光绛，伤于阴也，宜用清热保津法加西洋参、北沙参、元参治之。总当细究其因，或夹冒，或夹湿，或胃热，或阴伤，按证而分治之，未有不向愈者。【随证下药，始不至化温为热。】

暑咳

暑咳之为病，独在暑月也。良由暑热下逼，先伤乎上。夫五脏之位，惟肺最高，为诸脏之华盖，暑热袭之，肺经先病者，固无论矣。【金被火刑故咳。】且暑中有火，肺体属金，火未有不克金者也。其脉濡滑而数，两寸有力而强，咳逆乏痰，即有亦少，或身热口渴，或胸闷胁痛，此皆暑热入肺之脉证也，宜用清宣金脏法加滑石、甘草治之。【暑热入肺之脉证如此。】如痰多者，不因暑而因湿，不名咳而名嗽，不在肺而在脾，不用清而用温。果因痰而致嗽者，宜用加味二陈法治之。【有湿痰者，可用温，否则断断不可。】倘不细辨，以暑为湿，误用温药，扰动其络，络中血沸而成吐血之疴，然则宜用却暑调元法去东参、半夏，加杏仁、花粉、旱莲、生地治之。大概总宜清暑保金，庶不至蔓延虚损耳。【清暑保金为治暑咳之大要。】

暑瘵

暑瘵者，骤然吐血衄血，头目不清，烦热口渴，咳嗽气喘，脉象浮取则洪，中取则空，沉取复有。【暑瘵虽失血，却非虚痨可比。】此因盛夏之月，相火用事，火烁肺金，复燃阳络，络血上溢所致。【火盛则逼血上行，亦当分体之强弱以治之。】昧者以为痨瘵，殊不知火载血上，非真阴亏损而为虚痨者比也。当清暑热以保肺，清络热以止血。如初起体实者，宜以清宣金脏法加枯芩、黑栀治之。体弱者，宜以却暑调元法去石膏、半夏、粳米，加鲜地、鲜斛、鲜藕节治之。如未止，再加丹皮、旱莲草可也。虽非痨瘵之病，但失血后有潮热咳嗽之证，小数之脉，其阴分不亏亦亏，又当以甘咸养阴法治之，倘蹉跎失治，伤及真阴，遂难疗矣。【失此不治，致成虚痨，可不惧哉。】

霍乱

霍乱之证，在夏秋为多，得之于风、寒、暑、热，饮食生冷之邪，杂糅交病于中，正不能堪，一任邪之挥霍撩乱，故令三焦混淆，清浊相干，乱于肠胃也。【上吐下泻谓之霍乱，有风寒暑热之分，而景岳统称为寒湿伤脾之证，恐未必然。乃河间、丹溪以霍乱转筋为气燥血热，亦属大谬，此皆一偏之论也。】其证呕吐泻利，腹中大痛，脉多微涩，或沉而伏，或大而虚。其风甚者，则头痛寒热；寒甚者，则转筋厥冷；暑甚者，则大渴引饮。邪在上焦则吐多，下焦则泻多，中焦则吐泻俱甚。总宜治乱保安法加减主之，风甚加苏叶、橘红，寒甚加草蔻、木瓜，暑甚加芦根、竹茹，吐多加黄连、干姜，泻多加葛根、荷叶。【霍乱之病象不一，总以治乱保安为法，而随证加减耳。】倘吐泻不已，损伤中焦之气，以致阴阳间隔，手足厥冷，脉微欲绝，不多饮水者，无分风、寒、暑、热，急以挽正回阳法救之。【此治霍乱之甚者。】若欲吐不吐，欲泻不泻，名曰干霍乱也，又名绞肠痧也，急用古方炒盐调童便，服之探吐则愈。【干霍乱宜用探吐法。】若舌卷筋缩，卵阴入腹

为难治。大率霍乱之脉，洪大而滑者生，微涩渐迟者死。【生死总诀。】

痧气

【痧之轻者，可刮、可刺，否则无效。】南方之人，体气不实，偶触粪土沙秽之气，即腹痛闷乱，名之曰痧，即沙字之讹也。【痧名甚多，见证各异，如风痧、暑痧、阴痧即凉痧，阳痧即热痧、红痧，乌痧、绞肠痧即干霍乱，皆由秽浊所犯而成，故治法总宜芳香化浊。】盖痧在皮肤气分者，宜刮之；在肌肉血分者，宜刺之，此轻而浅者言也。若深重者胀塞肠胃，壅阻经络，直犯乎心，斯须莫救，刮刺无功，非药剂不能救也。须知痧无定脉，凡脉与证不应者，即为痧脉也。其见证不可不分：如风痧者，头疼自汗，腹痛肢麻。暑痧者，头晕汗多，吐泻腹痛。阴痧者，腹痛肢冷，即凉痧也。阳痧者，腹痛肢暖，即热痧也。又有肤隐红点，一如瘖疹，此痧在肌表，为红痧也。满身胀痛，且有黑斑，此痧毒在乎脏腑，为乌痧也。欲吐不吐，欲泻不泻，心腹大痛，为绞肠痧也。痧之为病，不尽六气所触，或因饥饱劳役，或因秽浊所犯，皆可成痧，总宜芳香化浊法治之。法内有半夏、藿香，慎勿信俗医为痧病中之禁药也。风痧加荆芥、防风，暑痧加滑石、木瓜，阴痧加豆蔻、砂仁，阳痧加连翘、栀子，红痧加牛蒡、薄荷，乌痧加槟榔、枳壳，闷痧加细辛、桔梗，绞肠痧加檀香、乌药，倘其势急不及进汤药者，先以痧疫回春丹治之。

秽浊

秽浊者，即俗称为龌龊也。是证多发于夏秋之间，良由天暑下逼，地湿上腾，暑湿交蒸，更兼秽浊之气，交混于内，人受之，由口鼻而入，直犯膜原。【亦痧气之类也，特来势稍缓耳。】

初起头痛而胀，胸脘痞闷，肤热有汗，频欲恶心，右脉滞钝者是也。然有暑湿之分，不可以不察也。如偏于暑者，舌苔黄色，口渴心烦，为暑秽也。偏于湿者，苔白而腻，口不作渴，为湿秽也。均宜芳香化浊法治之，暑秽加滑石、甘草，湿秽加神曲、茅、苍。【是说详见第八卷，辟时俗龌龊斑证论。】吾衢见秽浊之证，便禁药饵，惟以揪刮当先，殊不知禁滋腻呆滞之药，如地、归、沙参等味是也，芳香气分之品又何害乎？倘执禁药之说，每见其轻证转重，重证转危，误人性命，不可胜数，悲哉！悲哉！

疰夏

【阴亏者，必畏阳盛，故有疰夏之证。】疰夏者，每逢春夏之交，日长暴暖，忽然眩晕，头疼，身倦，脚软，体热食少，频欲呵欠，心烦自汗是也。盖缘三月属辰土，四月属巳火，五月属午火，火土交旺之候，金水未有不衰，夫金衰不能制木，木动则生内风，故有眩晕头疼。【分析疰夏之病因。】金为土之子，子虚则盗母气，脾神困顿，故有身倦足软，体热食少。又水衰者，不能上济乎心，故有频欲呵欠，心烦自汗等证。此皆时令之火为患，非春夏温热之为病也。蔓延失治，必成痨怯之根，宜以金水相生法治之。【疰夏似属轻证，而痨怯每根于此，故治之不可忽也。】如眩晕甚者，加菊花、桑叶；头痛甚者，加佩兰、荷钱；疲倦身热，加潞党、川斛；心烦多汗，加浮麦、莲子。加减得法，奏效更捷耳。

热 病

《金鉴》云：经曰冬伤于寒，春必病温，至夏为热病。【此足证明，热病为伏气使然，非寻常之新感也。】热病者，乃冬伤正令之微寒，未即病也。倪氏谓：交立夏以来，久伏之气，随时令之热而触发，故初病即发热汗出，口渴心烦，不恶寒而反恶热，脉来洪大之象，是为热病也。《医通》曰：邪非外来，故但热而不恶寒，热自内发，故口燥渴而多引饮，其邪既郁为热，不得复言为寒。合而观之，热病因伏气者了然，然较晚发更发于晚，比诸温更伏于深。初起之时，宜用清凉透邪法。热势不衰，继用清凉荡热法。【内热如为外寒所束，可暂用辛温以解其表，盖脉浮为在表，紧则为寒，故可暂用，否则切勿尝试，以伤其津液。】倘有恶寒相兼，脉象举取浮紧，是有夏时暴寒所加，寒在外而热在里，先用辛温解表法，以透其外，外邪得透，再用清凉之剂，以荡其里热也。设无浮紧之脉，又无恶寒之证，误用辛温之方，耗伤津液者，宜用清热保津法加西洋参、石膏治之。倘或兼之恶风，微微汗出，脉象举取浮缓，此表有风邪所加，风在外而热在里，当用辛凉解表法，先解其外也。至于舌苔化燥，谵语昏狂，急用清凉荡热法加紫雪丹治之。发斑者，加黄连、栀子；发疹者，加荷叶、牛蒡。须知热病最易伤阴，当刻刻保阴为要，辛温劫液之剂，勿浪用也。【此治热病之甚者。】

霉 湿

【湿中有热，蒸气为霉，霉气秽浊，触之即病，故非香燥之剂不为功。】霉湿之为病，在乎五月也。芒种之后，逢丙入霉，霉与梅通，其时梅熟黄落，乍雨乍晴，天之日下逼，地之湿上蒸，万物感其气则霉，人感其气则病。以其气从口鼻而入，即犯上中二焦，以致胸痞腹闷，身热有汗，时欲恶心，右脉极钝之象，舌苔白滑。以上皆霉湿之浊气，壅遏上中气分之证，非香燥之剂，不能破也。【气机为秽浊所阻，当用芳香以开畅之。】拟以芳香化浊法，俾其气机开畅，则上中之邪，不散而自解也。倘或连朝风雨，人冒之者，即患身痛腰疼，恶寒发热，此邪由太阳之表，而入于少阴之里，即《内经》所谓雨气通于肾也，宜乎表里两解，拟以二活同祛法。倘兼腹痛泄泻，再加煨葛、木香治之。【此段证明霉湿与诸湿不同。】或问曰：湿土之令，始于大暑，终于白露。今论霉湿在乎芒种之后，夏至节中，斯时相火司令，不论火而论湿，得非矛盾乎？答曰：湿土之令，在于夏末秋前，盖按《内经》六气之主政也。然而土寄于四季之末，四时皆有湿病，总当因时制宜，不必拘于常例。即如春日阳和，夏日炎热，秋日燥烈，冬日温暖，何湿之有？惟其春雨潇潇，夏雨淋淋，秋雨霏霏，冬雨纷纷，人感之者，皆为湿病。今专论霉湿在乎五月，以其乍雨乍晴，湿中有热，热中有湿，与诸湿之病颇异，故列霉湿为一门。

拟用诸法

辛温解表法 见卷一

【伤暑无汗，可用此法。】

清凉涤暑法 见卷四

【伤暑多汗，可用此法。】

祛暑解毒法 治暑毒烦热赤肿，身如针刺。

【暑热入于肉分，致成肿毒者，当用

此法解之。】

茯苓三钱 制半夏一钱五分 滑石三钱，水飞 粉甘草五分 参叶六分 黄连八分 银花三钱 连翘三钱，去心

加绿豆衣三钱，煎服。

凡暑热成毒者，此法最宜。苓、夏偕甘，即海藏消暑方也。滑石偕甘，即河间清暑方也。更佐参叶以却暑，黄连以清心，银翘、绿豆以解毒也。

增损胃苓法 治暑湿内袭，腹痛水泻，小便热赤。

【暑湿之气入于肠胃，致有痛泻、溺赤之证，是法合用平胃、五苓而增损之，惟此最宜。】

苍术一钱，米泔炒 厚朴一钱，姜汁炒 广陈皮一钱五分 猪苓一钱五分 白茯苓三钱 泽泻一钱五分 滑石三钱，水飞 藿香一钱五分

水煎，温服。

苍朴、陈皮以化湿，即平胃散损甘草也。二苓、泽泻以利湿，即五苓散损桂、术也。增滑石清暑渗湿，增藿香止泻和中。凡因暑湿而致泻者，是法最为拍合耳。

清暑开痰法 治中暑神昏不语，身热汗微，气喘等证。

【此治中暑之大法。暑热动痰，必蔽其窍，故用此法以宣之。】

黄连一钱二分 香薷一钱 扁豆衣三钱 厚朴一钱，姜汁炒 杏仁二钱，去皮尖，研 陈皮一钱五分 制夏一钱五分 益元散三钱，入煎

加荷叶梗七寸为引。汗多除去香薷。

连、薷、扁、朴，清热祛暑；杏仁、陈、夏，顺气开痰；益元散，清暑宁心；荷叶梗，透邪宣窍。

【此系中暑后调养之法。】

却暑调元法 治暑热盛极，元气受伤。

【暑热伤其元气，故于却暑之中兼调其本原。】

石膏四钱，煨 滑石三钱，飞 白茯苓三钱 制半夏一钱 洋人参二钱，或用西洋人参 麦门冬二钱，去心 粉甘草六分

加粳米一撮为引。

石膏、滑石，却暑泻火为君；茯苓、半夏，消暑调中为臣；暑热刑金，故以人参、麦冬保肺为佐；暑热伤气，故以甘草、粳米调元为使。

清离定巽法 治昏倒抽搐，热极生风之证。

【此治暑风之大法。】

连翘三钱，去心 竹叶一钱五分 细生地四钱 元参三钱 甘菊花一钱 冬桑叶三钱 钩藤钩四钱 宣木瓜一钱

井华水煎服。

此法治热极生风之证，故用连翘、竹叶，以清其热；热甚必伤阴，故用细地、元参，以保其阴；【热自外至，风自内生，有相因之势，故用此法并治之。】菊花、桑叶，平其木而定肝风；钩藤、木瓜，舒其筋而宁抽搐。大易以离为火，以巽为风，今曰清离定巽，即清火定风之谓也。

凉解里热法见卷一

【暑温可用此法。】

清热保津法见卷一

【暑温伤阴，可用此法。】

清宣金脏法 治热烁肺金，咳逆胸闷，身体发热。

【暑热作咳，肺有火邪也，故宜清热宣气。】

牛蒡子一钱五分 川贝母二钱，去心 马兜铃一钱 杏仁二钱，去皮尖，研 陈瓜蒌壳三钱 桔梗一钱五分 冬桑叶三钱

加枇杷叶三钱，去毛，蜜炙，为引。

夏日炎暑，火旺克金，宜乎清热宣气，保其金脏。法中蒡、贝、兜铃，清其

肺热；杏、蒌、桔梗，宣其肺气。夫人身之气，肝从左升，肺从右降，今肺被暑热所烁，而无降气之能，反上逆而为咳矣。故佐桑叶以平其肝，弗令左升太过；杷叶以降其肺，俾其右降自然。升降如常，则咳逆自安谧矣。

加味二陈法见卷七

甘咸养阴法 治热伤血络，损及阴分，潮热咳嗽。

【因痰致嗽，此法亦可用。】

大干地四钱 龟版三钱，炙 阿胶二钱，另炖冲 旱莲草三钱 女贞子二钱 牡丹皮一钱五分

加淡菜三钱，井水煎服。

法中干地甘寒，龟版咸寒，皆养阴之要药。阿胶甘平，淡菜咸温，并治血之佳珍。

【肺热咳血，伤及肾阴，故用甘咸以养之，亦子母相生之义。】

旱莲甘寒，汁黑属肾；女贞甘凉，隆冬不凋，佥能补益肾阴。佐以丹皮之苦，清血中之伏火，火得平静，则潮热咳血均愈矣。

治乱保安法 治夏秋之间，霍乱吐泻，腹中绞痛。

【此治霍乱之主法，或寒或热，宜随证加减之。】

广藿香一钱五分 台乌药一钱 广木香五分 制半夏一钱 白茯苓三钱 茅苍术八分，米泔浸炒 阳春砂仁八分，研冲

加伏龙肝三钱，水煎服。

邪扰中州，挥霍扰乱，宜此法也。首用藿香、乌、木，行气分以治其乱；夏、苓、苍术，祛暑湿以保其中。更佐砂仁和其脾，伏龙安其胃，此犹兵法剿抚兼施之意也。

挽正回阳法 治中寒腹痛，吐泻肢冷，或昏不知人，脉微欲绝。

【此治霍乱之甚者，盖救急之方法也。】【吐泻不已，四肢厥冷，阴寒间隔，阳气垂绝，非用此法不足以挽回之。】

东洋参三钱，米炒 白茯苓三钱 於潜术一钱，土炒 粉甘草五分，炙 安桂八分，细剉，分冲 淡附片八分 炮姜炭六分 吴茱萸八分，泡淡

头服略煎，次服浓煎。

是法即陶节庵回阳救急汤，除陈、夏、五味也。盖以参、苓、术、草挽其正，炮姜、桂、附回其阳，更佐吴茱萸，破中下之阴寒，阴寒一破，有若拨开云雾，而见天与日也。

芳香化浊法 治五月霉湿，并治秽浊之气。

【此治霉湿及秽浊之法，芳香宣窍，畅通气机，可作暑湿之通剂。】

藿香叶一钱 佩兰叶一钱 陈广皮一钱五分 制半夏一钱五分 大腹皮一钱，酒洗 厚朴八分，姜汁炒

加鲜荷叶三钱为引。

此法因秽浊霉湿而立也。君藿、兰之芳香，以化其浊；臣陈、夏之温燥，以化其湿；佐腹皮宽其胸腹，厚朴畅其脾胃，上中气机，一得宽畅，则湿浊不克凝留；使荷叶之升清，清升则浊自降。

金水相生法 治疰夏眩晕神倦，呵欠烦汗，及久咳肺肾并亏。

【此治疰夏之法，并治阴亏咳证，即子母相生之义也。】

东洋参三钱 麦冬三钱，去心 五味子三分 知母一钱五分 元参一钱五分 炙甘草五分

水煎，温服。

法内人参补肺，麦冬清肺，五味敛肺，此千金生脉饮也。主治热伤元气，气短倦怠，口渴汗多等证。今以此方治疰夏，真为合拍。加色白之知母，以清其

肺，复清其肾；色黑之元参，以滋其肾，兼滋其肺；更以甘草协和诸药，俾金能生水，水能润金之妙耳。

二活同祛法　治表里受湿，寒热身疼，腰痛等证。

【风湿相搏，表里两感，非此法不足以祛之。】

羌活一钱五分　防风一钱五分　独活一钱五分　细辛五分　茅苍术一钱五分　甘草五分

加生姜三片，煎服。

两感表里之湿证，此法堪施。其中羌活、防风，散太阳之表湿；独活、细辛，搜少阴之里湿；苍术燥湿气，生姜消水气；盖恐诸药辛温苦燥，故佐甘草以缓之。

备用成方

藿香正气散　治外感风寒，内伤饮食，及伤冷、伤湿，疟疾、中暑，霍乱、吐泻，凡感岚障不正之气，并宜增减用之。

【芳香化浊，崇正黜邪，散寒燥湿，此方最为夏令所宜，惟白术微嫌守中，当改作苍术为是。】

藿香　紫苏　白芷　桔梗　大腹皮　厚朴　陈皮　半夏曲　白术　茯苓　甘草

加姜、枣，煎服。

六和汤　治夏月饮食不调，内伤生冷，外伤暑气，寒热交作，霍乱吐泻，及伏暑烦闷等证。

【此方治夏月内伤外感，大可取法。惟病初起时，参、术还宜酌用。】

藿香　砂仁　杏仁　厚朴　扁豆　木瓜　人参　白术　茯苓　半夏　甘草

加姜、枣，煎服。

缩脾饮　清暑气，除烦渴，止吐泻霍乱及暑月酒食所伤. 。

【乌梅虽能生津，而酸涩收敛，病之初起者，断不可用。】

扁豆　葛根　乌梅　草果　砂仁　粉甘草

丰按：正气散之白术，六和汤之人参，缩脾饮之乌梅，凡病初起者，如参、术之滞，乌梅之收，不克遽用，务宜临证时增减可也。

香薷饮　治感冒暑气，皮肤蒸热，头痛肢倦，或烦渴，或吐泻。

【张介宾曰：香薷饮乃夏月通用之药饵。常见富贵之家，多有备此，令老少时常服之，用以防暑。而不知人之宜此者少，不宜此者多也。若误用之，必反致疾，何也？盖香薷一物，气香窜而性沉寒，惟其气窜，所以能通达上下，而去郁蒸之湿热。惟其性寒，所以能解渴除烦，而清搏结之火邪。然必果属阳藏，果有火邪，果脾胃气强，肥甘过度，而宜寒畏热者，乃足以当之，且赖其清凉，未必无益。若气本不充，则服之最能损气。火本非实，而服之乃以败阳。凡素禀阴柔及年质将半，饮食不健，躯体素弱之辈，不知利害而效尤妄用者。未有不反助伏阴，损伤胃气，而致为吐泻、腹痛及阴寒危败等证。若加黄连，其寒尤甚，厚朴破气，均非所宜，用者不可不审。按介宾之论，以香薷为沉寒，则宜阳暑而不宜阴暑矣，正与本论相反。录此以备参考。】

香薷　制厚朴　扁豆

本方加黄连名四味香薷饮，治同。

新加香薷饮　治暑温，汗不出者。

香薷　厚朴　鲜扁豆花　银花　连翘

水煎，稍凉服。

丰按：香薷辛温香散，宜于阴暑而不宜于阳暑也。盖阴暑无汗，用香薷以发之；阳暑多汗，用之能无害乎？李时珍曰：香薷乃夏月解表之药，犹冬月之用麻黄。由是论之，其发表之功可见矣。今人不别阴阳，一概用之则误甚。

桂苓甘露饮 治中暑受湿，引饮过多，头痛烦渴，湿热便秘。

【此五苓散之变方也，为利便消暑之用。】

石膏 寒水石 滑石 甘草 白术 茯苓 猪苓 泽泻 肉桂

丰按：河间制是方，以膏、寒、滑、草清其暑热，佐以五苓利其湿热。如舌苔白者，或黄泽者，皆可用之；稍干燥者，是暑热将化为火，肉桂又当禁用。

竹叶石膏汤 治伤暑发渴，脉虚。

竹叶 石膏 人参 甘草 麦冬 制夏

加粳米、生姜，水煎，温服。

人参白虎汤 治太阳中暍，身热汗出，恶寒足冷，脉微口渴。

人参 石膏 知母 甘草

加粳米为引。先煮石膏数十沸，再投药米，米熟汤成，温服。

丰按：斯二方，皆长沙所作，人皆知长沙之书，专治伤寒，谁知其亦治暑乎！故丰尝谓欲治六气之时邪，总当先读伤寒书而后可。

六一散 治伤寒中暑，表里俱热，烦热口渴，小便不通，泻痢暑疟，霍乱吐泻。【以下二方，乃仲景治暑之良法。】

滑石六两，水飞 甘草一两

为末，灯心汤调下。

此方是河间所作也，一名天水散。

【此为治暑之通剂。】

少加辰砂以清心，名益元散；少加薄荷以清肺，名鸡苏散；少加青黛以清肝，名碧玉散。治同。

三石汤 治暑温蔓延三焦，舌滑微黄，邪在气分者。

【以下二方，用治暑热则可，若治暑温，未免太寒。】

生石膏 寒水石 飞滑石 通草 杏仁 竹茹 银花 金汁

水煎，温服。

清营汤 治暑温逼近心包，舌赤烦渴，不寐谵语。舌苔白滑，不可与也。【舌苔白滑，乃属里寒之象，故不可与。】

元参 丹参 生地 麦冬 黄连 竹叶 连翘 银花 犀角

水煎，温服。

丰按：鞠通先生云：温者热之渐，热者温之极也，暑温较暑热为轻者，不述可知。此二方乃大寒之剂，治暑温似乎过峻，试问治暑热之病，将何寒药所用耶？窃谓治暑热，二方最可，治暑温，不若丰之清凉涤暑法为稳。

来复丹 治上盛下虚，里寒外热，及伏暑泄泻，中暍冒暑。【里寒外热，可用此丹以救急。】

玄精石 硝石 硫黄 五灵脂 青皮 陈皮

米饮糊丸如桐子大，每服三十丸，开水送下。

丰按：此丹可备中暑之急。

介宾玉女煎 治水亏火盛，六脉浮洪滑大，烦热干渴，失血等证。

生石膏 知母 麦冬 熟地 牛膝

【熟地究嫌滞腻，故易生地为佳。】

水煎服。如火盛极者，加栀子、地骨皮之属。

丰按：此方，以生地易熟地最妥。

生脉散 【热伤元气，惟无湿者宜之。】治热伤元气，气短倦怠，口渴多汗，肺虚而咳。

人参 麦冬 五味子

水煎服。

清暑益气汤 【暑伤元气，有湿者宜之。】治长夏湿热炎蒸，四肢困倦，精神减少，胸满气促，身热心烦，口渴恶食，自汗身重，肢体疼痛，小便赤涩，大便溏黄，而脉虚者。

人参 黄芪 白术 炙草 麦冬 五味子 苍术 神曲 青皮 陈皮 黄柏 泽泻 升麻 葛根 当归

加姜、枣，煎服。

丰按：千金生脉散治热伤元气，热中无湿，所以用麦冬以清热，人参以补气，五味以敛气，无湿之证，故用甘凉滋脏无害也。东垣清暑益气汤治暑伤元气，暑中有湿，所以用柏、苍、陈、泽等药于益气之中，有湿之证，故佐苦燥通利无害也。古人用药，少而不漏，多而不乱，学者当细玩之。

浆水散 治中暑泄泻，多汗脉弱。【是方重在浆水，故以此名散。】

炮姜 附子 炙甘草 肉桂 高良姜 醋炒半夏

浆水煎，去滓冷服。

《医通》曰：浆水者，乃秫米和曲酿成，如醋而淡。《集解》曰：泄利浆水，澄澈清冷。观此二说，全不相合。丰每用是方，以土浆煎药，无不取效，似不必辨其孰是。考土浆之功能，主治泻痢，入此方中，最合拍耳。

冷香饮子 治中暑，内夹生冷饮食，腹痛泻痢。【好食生冷，因而作泻者，宜此。】

附子 草果 橘红 炙草

加生姜，水煎，冷服。

大顺散 【以上三方，皆治阴暑之热剂，阳暑不可用。】治冒暑伏热，引饮过多，脾胃受湿，霍乱吐泻。

干姜 肉桂 杏仁 甘草

共为末，每服二钱，沸汤调服。

丰按：浆水散，冷香饮子，皆治中暑之泄泻，而用姜、附之热剂，其实治暑月之阴寒，非治阳暑之证，可想而知矣。大顺散亦然也。所以治暑宜分阴阳，弗执暑为阳邪之说耳。

痧疫回春丹 【以下三方，统治各种痧气，芳香开窍，可以救急，为家家必备之品，按三方之中，尤以此丹为最稳妥。】治一切痧疫神效。

苍术二两 雄黄七钱，飞净 沉香六钱 丁香一两 木香一两 郁金一两 蟾酥四钱 麝香一钱

共研细末，水泛为丸，加飞净朱砂为衣，每服五厘，开水吞服，亦可研末吹鼻。

丰按：此丹治痧极妥，无论风、暑、阴、阳，红、乌、闷、绞等痧，皆可治之。倘能辨者，于药引中变动可也。

行军散 治霍乱痧疫，去一切秽恶。

西牛黄一钱 当门子一钱 雄黄八钱，飞净 火硝三分 蓬砂一钱 梅冰一钱 飞金二十页 真珠一钱

八味各研极细，再合擂匀，每二三分冷开水下。

绛雪一名红灵丹 治霍乱吐泻，痧胀时疫等证。

朱砂一两 雄黄六钱，飞 飞金五十页 礞石四钱，煅 牙硝一两 蓬砂六钱 当门子三钱 梅片三钱

共研极细末，每一分开水送下。

丰按：此二方皆可援一时之急，凡有求名远处者，觅利他方者，皆可预藏于箧，以备自用，或可济人。

紫雪 治内外烦热，一切火证。【此方非有实火，不可用。】

寒水石 石膏 滑石 磁石 硝石 朴硝 辰砂 沉香 木香 丁香 麝香 升麻 元参 羚羊角 犀角 甘草 黄金

合成退火气，冷开水调服每一二钱。

丰按：是方药力峻猛，体非强壮，证非实火，不宜浪用。尝见今之医者，一遇神昏谵语，不分虚实，遂谓邪入心包，随手用之，毫无忌惮。倘郑声喃喃，由心神

不足而致者，一妄用之，祸必旋踵。临证之际，当分虚实而施，庶无差误。

黄龙汤 治失下循衣撮空，体虚热盛，不下必死。【此系攻补兼施之方，凡体虚而当下者，用之尤为合宜。】

大黄 厚朴 枳实 芒硝 熟地黄 当归 人参

照常煎服。

丰按：此方治热病已成可下之证。医者因其体虚，当下失下，而成撮空理线，循衣摸床等证，所以用攻补兼施之方，荡其邪而不伤正，补其正而不碍邪，诚稳妥之良方，今医畏用，何哉？

临证治案

阴暑误用阳暑之药

【阴暑兼食之证。】古黔吴某，晚餐之后，贪凉而睡，醒来头痛畏寒，壮热无汗，气口脉紧，舌苔边白中黄。丰曰：此阴暑兼食之证也。即以藿香正气散去白术，加香薷治之，服一煎未有进退。又更一医，遂驳阴暑之谬，暑本属阳，何谓为阴？【是医殆未阅介宾之书乎？】见病人身热如火，遂用白虎汤加芦根、连翘等药。【阴暑而用寒凉猛剂，大误！大误！】初服一帖，似得小效，继服一帖，即谵语神昏，频欲作呕，舌苔灰黑。医谓邪入心包，照前方再加犀角、黄连、紫雪等品，服下全无应验，仍求丰诊。其脉右胜于左，形力并强，此邪尚在气分，犹未逆传心包，视其舌苔，灰黑而厚，依然身热昏谵呕逆等证。窃思其邪必被寒凉之药所阻，非温宣透法，不克望其转机。当用杏仁、薤白、豆卷、藿香、神曲、蔻仁、香薷、橘壳，加益元散合为一剂，服头煎热势益剧，次煎通身有汗，则壮热渐退尽矣。来邀复诊，神未清明，谵语仍有，舌苔未退，更觉焦干，右脉仍强，愈按愈实。丰曰：汗出热退，理当脉静津回，神气清爽，今不然者，定有燥结留于肠胃。思表邪退尽，攻下无妨，用黄龙汤以芒硝改元明粉，以人参换西洋参，服下半日许，遂得更衣，诸恙忽退，继用苏土养阴之法，日渐全可。【知有燥屎而下之，实师仲景之遗意。】或问曰：彼医证虽误治，谓暑本属阳，何谓为阴？亦似近理，其说当有所本也。答曰：然也，即《条辨》有云：暑字从日，日岂阴物乎？暑中有火，火岂阴邪乎？殊不知前贤取阴暑二字之义。【辨明阴暑二字之义。】阴，阴寒也；暑，暑月也。暑月伤于阴寒，故名阴暑。曰：何不以伤寒名之？曰：寒乃冬令之气，在暑月不能直指为寒，盖恐后学不明时令，先贤之用心，亦良苦矣。

骤然中暑

【此治中暑卒倒之验。】盛夏时，丰赴西乡疗病，路过石梁村口，见一人奄然昏倒于道旁，遂停舆出诊。脉之两手洪大，其为暑热所中者昭然。即以通关散吹鼻，似欲喷嚏而不得，令舆夫揪之，又令入村采蒜取汁，频频灌之，连得喷嚏，少焉乃苏。求赐一方，遂用六和汤去参、术、厚朴，加滑石、通草，嘱服三帖。数日后，登门泥首而去。

暑风急证

【此治暑风之案。】城西陈某，年近五旬，倏然昏倒，人事无知，手足抽掣。一医作中暑论治，虽不中亦不远矣。一医辄称中风，反驳前医有误，敢以小续命汤试之，更加搐搦，身热大汗，迓丰商治。【称中风而不及暑，专用风剂，毋怪风益动而火愈炽矣。】诊其脉，洪大而数，牙关紧闭，舌不能出，但见唇焦齿燥。丰曰：此暑风证也。称中风之医，亦在座中，遂曰：子不观《指南医案》，常有暑风，何得有搐搦之证？曰：香岩之案，谓暑风系暑月所感之风，非热极生风之内风也。丰今所谓乃暑热内燃，金被火烁，木无所制，致发内风之证也。理当清其暑热，兼平风木。遂用清离定巽法加石膏、甘草，橘络、扁豆花治之。【此用清离定巽法之实验。】彼医似为不然，病家咸信于丰，即使人拣来煎服，幸喜法中病机，抽搐稍定，神识亦省，继服二帖，得全愈矣。江诚曰：今之医者，每见夏月有头痛发热，而无昏倒肢抽，皆批为暑风之证，大概亦得香岩之皮毛，而未得其骨髓，此耳听之学，非神听之学可知。

暑温过服大寒致变

【此治暑温之案。】西乡吴某，偶患暑温，半月余矣。前医认证无差，惜乎过用寒剂，非但邪不能透，而反深陷于里，竟致身热如火，四末如冰。【邪为寒剂所阻，故不能透达于外。】复邀其诊，乃云热厥，仍照旧方，添入膏、知、犀角等药，服之益剧，始来求治于丰。诊其左右之脉，举按不应指，沉取则滑数。丰曰：邪已深陷于里也。其兄曰：此何证也？曰：暑温证也。【暑温一证，无用热药之理，然欲解其大寒之剂，非暂用热药不可，可见为医者，守经尤贵达权也。】曰：前医亦云是证，治之无效何？曰：暑温减暑热一等，盖暑温之势缓，缠绵而愈迟；暑热之势暴，凉之而愈速。前医小题大作，不用清透之方，恣用大寒之药，致气机得寒益闭，暑温之邪，陷而不透，非其认证不明，实系寒凉过度。刻下厥冷过乎肘膝，舌苔灰黑而腻，倘或痰声一起，即有仓扁之巧，亦莫如何！明知证属暑温，不宜热药，今被寒凉所压，寒气在外在上，而暑气在里在下，暂当以热药破其寒凉，非治病也，乃治药也。得能手足转温，仍当清凉养阴以收功。【此用清凉透邪法之实验。】遂用大顺散加附子、老蔻。服一帖，手足渐转为温，继服之，舌苔仍化为燥，通身大热，此寒气化也，暑气出也，当变其法。乃用清凉透邪法去淡豉，加细地、麦冬、蝉衣、荷叶，一日连服二剂，周身得汗，而热始退尽矣。后拟之法，皆养肺胃之阴，调治匝月而愈。程曦曰：学医知常为易，知变为难。病有千变，而药亦有千变。即如是证，过服寒凉，热证未去，而寒证又生，此病一变也。暂用温热之剂，先破寒凉之气，此药一变也。服之肢体回温，舌苔仍燥，此病又一变也。即舍热药，转用凉剂收功，此药又一变也。不知通变之医，反谓朝秦暮楚，侥幸图功耳。【不通达权通变者，不可以为医。】

暑热劫络致成暑瘵

【此治暑瘵、咳血之案。】长洲叶某，忽然血涌盈升，身热口渴，速来求治于丰。抵其寓，见几上有参汤一盏，病者即询可服否？丰曰：姑诊其脉，辨其虚实可知。按之洪大而来，舌苔黄而欠润，此暑热内劫阳络之候，即经谓阳络伤，血从上溢是也，当从暑瘵治之，速清暑热以养其阴，参汤勿可服也。【以清暑养阴为法。】遂用玉女煎以生地易熟地，再加滑石、蒌根、杏仁、桑叶，两日连尝四剂，咳血并止，身热亦退矣。

阴寒霍乱热补而瘳

施秉罗某之父，大耋高年，素来矍铄，忽于孟秋之初，霍乱吐泻，肢痛肢凉。差人来请丰诊，其脉迟细，神识模糊。曰：此中阴寒之证也。急以挽正回阳法治之。【用挽正回阳之法，以破中下之阴寒，固属无误，而其状忽若加甚者，非变证也。一时不得骤解耳，故进用温补之法，乃得见效。】至日晡腹痛益甚，汗出淋漓，逆冷益深，倏然昏倒，大众惊慌，复来邀诊。诊得六脉全无，不语如尸，呼吸微绝。思丹溪有云：仓卒中寒，病发而暴，难分经络，温补自解。忽记其家有真参宝藏，速取一钱，合野山高丽参五钱，淡附片四钱，浓煎渗下，次煎继之，约一时许，忽长叹一声，渐有呼吸，五更时分，身体稍温。次日清晨，又邀复诊，按其脉象，沉细如丝，舌淡无荣，苔白而润，四肢转暖，人事亦清，吐泻腹痛佥减，今当温补脾阳，兼养心营，仍用二参、附片，加入姜炭、芪、甘、归、神、柏、枣，服下又中病机，一候遂全瘥矣。

阴虚疰夏

【此治疰夏之案。】江苏张某，于麦秋患头晕目眩，食减神疲，偶患头痛。一医作水不涵木治之，虽未中机，尚称平稳。一医作风湿侵脾治之，服之神气更疲。邀丰诊之，脉濡且弱，毫无外感之形，见其呵欠频频，似属亏象。丰曰：此阴虚之体，过于烦劳，劳伤神气所致，所以前医滋补无妨，后医宣散有损。张曰：头痛非外感乎？曰：非也。外感头痛，痛而不止；今痛而晕，时作时止，是属内伤。曰：何证也？曰：疰夏也。当用金水相生法去玄参、知母，加冬桑叶、穞豆衣、省头草[1]治之，服至第三剂，诸疴皆屏矣。【此用金水相生法之实验。】

热病化燥伤津

【此治热病之案。】芹岭王某，来郡应试，忽沾热病。其师知医，以为风食，而用羌、防、楂、曲等药，则热渴更甚，谵语发狂。邀丰医治，脉形洪数有力，舌苔黑燥而厚，此属热邪化燥，津液被劫，非咸苦下法，不能攻其热而保其阴，倘畏而不用，则津液告匮为难治。

【散风消食，故热病化燥而劫津。此用润下救津法之实验。】即以润下救津法加紫雪五分，随即拣来煎服。服后约半日许，遂欲更衣，乃得燥屎数团，狂势似缓。继进次煎，又得燥屎无数，神气觉疲，令房中寂静，待其安睡，计五六时始醒，醒来神识已清，身凉微汗，舌黑而润，六脉不躁。丰曰：“邪已解也。”用西洋参、麦冬、生地、玉竹、麻仁、蒌壳、米仁、炙草等药，令服三剂而安。

霉湿时病

【此治霉湿之案。】东乡刘某，来舍就医，面目浮肿，肌肤隐黄，胸痞脘闷，时欲寒热，舌苔黄腻，脉来濡缓而滞。丰曰：此感时令之湿热也，必因连日务农，值此入霉之候，乍雨乍晴之天，湿热之邪，固所不免。病者曰然。丰用芳香化浊法，加白芷、茵陈、黄芩、神曲治之，服五帖，遂向愈矣。【此用芳香化浊法之实验。】

---

① 省头草：即佩兰。

卷　五

夏伤于暑秋必痎疟大意

【此论夏令暑邪内伏，至秋而发为痎疟也，亦即经云重阳必阴之义。马玄台曰：夏伤于暑，暑汗不出，至秋凉风相薄而为往来寒热之疟。】经云：夏伤于暑，秋必痎疟。谓夏令伤于暑邪，甚者即患暑病，微者则舍于营，复感秋气凉风，与卫并居，则暑与风凉合邪，遂成痎疟矣。景岳云：痎者皆也，总疟之称也；疟者虐也，凌虐之义也。疟之为病，非止一端，当分晰而治之。考古有暑疟、风疟、寒疟、湿疟、温疟、瘴疟、瘅疟、牝疟、痰疟、食疟、疫疟、鬼疟、虚疟、劳疟、疟母、三日疟之名，临证之时，不可不辨治也。暑疟者，恶寒壮热，烦渴引饮也。风疟者，寒少热多，头疼自汗也。寒疟者，寒长热短，头疼无汗也。湿疟者，寒重热轻，一身尽痛也。温疟则先热后寒，因于冬令伏气。瘴疟则发时昏闷，因感山岚瘴气。瘅疟则独热无寒。牝疟则寒多热少。又有头痛而眩，疟发昏迷为痰疟。寒热交并，噫气恶食为食疟。沿门合境，证皆相似为疫疟。寒热日作，多生恐怖为鬼疟。元气本虚，感邪患疟为虚疟。疟疾患久，遇劳即发为劳疟。经年不愈，结成痞块，藏于胁腹为疟母。正气本虚，邪客于腑，间两日而作者为三日疟。更有似疟非疟之伏暑；亦因伏天受暑而发于秋，最难速愈。倘秋时炎蒸于夏，而内并无伏气，其见证与阳暑相似者，名曰秋暑。此二证皆在乎秋，今附论于斯，盖恐误为疟治耳。【薛立斋曰：大凡疟证皆先伤于暑，次感于风，客于营卫之间，腠理不密，复遇风寒，闭而不出，舍于肠胃之外，与营卫并行，昼行于阳，夜行于阴，并则病作，离则病止，并于阳则热，并于阴则寒，浅则日作，深则间日。在气则早，在血则晏[1]。分言诸疟之病象，而末附伏暑、秋暑者，恐其似疟非疟，而人以治疟之法治之也。】

暑　疟

暑疟者多因长夏纳凉，感受阴暑，暑汗不出，则邪遂伏于内，直待秋来，加冒凉气而发。【内伏阴暑，外感秋凉，故一触而即发。】先贤云：暑气内伏者，阴气也；秋凉外束者，阴邪也；新邪与卫气并居，则内合伏暑，故阴阳相搏而疟作矣。其证恶寒壮热，口渴引饮，脉来弦象，或洪或软，或着衣则烦，去衣则凛，肌肤无汗，必待汗出淋漓而热始退。【此暑疟之证象。】

治宜清营捍疟法治之，如渴甚者，麦冬、花粉佐之。凡疟连日而发者则病浅，间日而发者则病深，间二日而发者则愈深矣。渐早为轻，因正气胜而外出；渐晚为重，因邪气胜而内入。【景岳云发在子之后，午之前者，此阳分病也，易愈。发在午之后，子之前者，此阴分病也，难愈。

① 晏：迟，晚。

又云：疟病自阴而渐阳，自迟而渐早者，由重而轻也。自阳而渐阴，自早而渐迟者，由轻而重也。此言疟疾之由来。】初起多实，宜以祛邪为先；患久多虚，宜以养正为主。医者须分浅深轻重虚实新久而治之，则庶几投剂有效耳。张景岳曰：伤暑为疟，何谓阴邪？盖阳暑伤气，其证多汗，感而即发，邪不能留。其留藏不去者，惟阴暑耳，以其无汗也。故凡患疟者，必因于盛暑之时，贪凉取快，不避风寒，或浴以凉水，或澡于河流，或过食生冷，壮者邪不能居，未必致病，怯者蓄于营卫，则所不免。但外感于寒者多为疟，内伤于寒者多为痢，使能慎此二者，则疟痢何由来也。

风疟

经云：夏暑汗不出者，秋成风疟。《金鉴》谓：风疟，先伤于寒，后伤于风。据此二说而论，是证之因，亦由长夏先受阴暑，至秋感风而发也。【病因与暑疟同，惟此则感风而发耳。】然而有暑无风惟病暑，有风无暑惟病风，必风暑合邪，始成疟病。此虽与暑疟得病之因无异，发病之时亦同，但其见证，自有攸分，不可以不辨也。【此风疟之证象，故治者当祛其风。】盖风疟之为病，寒少热多，不似暑疟恶寒壮热，或着衣则烦，去衣则凛。风疟则头疼自汗出，不似暑疟肌肤无汗，必待汗出淋漓而热始退。风疟之脉，弦而兼浮，不似暑疟，脉象纯弦，或洪或软，若此分别，投剂自合拍耳。【暑疟、风疟，两两相形，不难辨别。】初宜辛散太阳法去羌活，加秦艽治之，必俟寒热分清，始可进和解之法。总当细审其因，可散则散，可和则和，可补则补，可截则截，全在临时活法耳。【寒热按时而至，分清界限，方用小柴胡汤和解之。】江诚曰：细观暑疟、风疟，皆由长夏感受阴暑，并发于秋，但暑疟因秋凉所触，风疟因秋风所触，以此别之，毫厘无谬。

寒疟

寒疟者，缘于先受阴寒，或沐浴之水寒，寒气伏于肌腠之中，复因外感邪风触之而发。【寒疟之由来。】正合经云：寒者阴气也，风者阳气也，先伤于寒，而后伤于风，故先寒而后热也。盖寒疟之脉证，弦紧有力，寒长热短，连日而发，或间日而发，发时头痛微汗，或无汗干热。【此寒疟之证象。】此当遵古训体若燔炭、汗出而散之旨，拟用辛散太阳法治之。如寒热按时而至，方可继进和解，今人不别何经，动手概用小柴胡汤，则误甚矣。【治法与风疟同。】

湿疟

湿疟之证，因于久受阴湿，湿气伏于太阴，偶有所触而发。发则恶寒而不甚热，脉象缓钝而不弦，一身尽痛而有汗，手足沉重，呕逆胀满者是也。【此湿疟之证象也，属于脾病，故俗谓之脾寒。】俗谓脾寒，大概指是证耳。此宜宣透膜原法，使其邪化疟除，但辛燥之剂，于阴亏热体者，须酌用之。阳虚寒体者，更可加老蔻、干姜。所有断截之法，不宜早用，用之非变膨鼓，即成疟母之疴。疟证殊多，总宜分别而治。【疟不可以早截，不独此也。】江诚曰：寒疟因寒水伏于肌腠，湿疟因湿气伏于太阴，斯二疟夏秋皆有，非比暑疟、风疟，受于夏天，发于秋令也。

温疟

【此由冬令伏气使然，与夏伤暑而秋为疟者不同。】经谓温疟由冬令感受风寒，伏藏于骨髓之中，至春不发，交夏阳气大泄，腠理不致，或有所用力，伏邪与汗并出，此邪藏于肾，自内而达于外。如是者，阴虚而阳盛，阳盛则热矣。衰则其气复入，入则阳虚，阳虚生外寒矣。又谓先伤于风，后伤于寒，故先热而后寒也，亦以时作，名曰温疟。【先热后寒，是为温疟之证象。】温疟之证，先热后寒，其脉阳浮阴弱，或汗多，或汗少，口渴喜凉，宜清凉透邪法治之。如汗多者去淡豉，加麦冬、花粉。【淡豉发汗故去之。温疟以壮水救阴为法。】如舌苔化为焦黑者，宜清热保津法治之。嘉言云：治温疟，当知壮水以救其阴，恐十数发而阴精尽，尽则真火自焚，顷之死矣。此与香岩论温病，当刻刻护阴之说，不相悖也。凡有变证，仿春温、风温、温病、温毒门中之法可也。或问：温疟得之于冬，发之于夏，何不列于温病之门，或附于热病之后，今列如斯，其意何也？答曰：就温字而言，当列于彼，就疟字而论，当附于此，欲使学人知诸疟有先热后寒，有先寒后热，有寒多热少，有寒少热多，有独热不寒之各异也。又问：《金匮》论温疟，谓身无寒但热，今先生论中，谓先热后寒，得毋有违仲景乎？曰：先热后寒者，遵《内经》之训也。《金匮》谓无寒但热，定系传写之讹。殊不知但热无寒，乃瘅疟也，不可不为分辨。【辨明温疟、瘅疟之有别。】

瘴疟

瘴疟之证，岭南地方为多也。乃因天气炎热，山气湿蒸，多有岚瘴之毒。【岚瘴之毒，皆由湿热所化，蔽气塞窍，比寻常秽浊为尤甚，轻则郁于气分而在表，重则进于血分而入里，故治法亦有轻重之别。】人感之者，即时昏闷，一身沉重，或寒甚热微，或寒微热甚，亦有迭日间日而作者，亦有狂言妄语者，亦有口暗不言者。揆其诸证，初起之时，邪必郁于气分，甚则血瘀于心，涎聚于脾。先宜宣窍导痰法，探吐其痰，然后辨其轻重表里为要。其轻者在表，宜用芳香化浊法加草果、槟榔；其重者在里，宜用和解兼攻法为治。

瘅疟

帝曰：瘅疟何如？岐伯曰：瘅疟者，肺素有热，气盛于身，厥逆上冲，中气实而不外泄，因有所用力，腠理开，风寒舍于皮肤之内、分肉之间而发。发则阳气盛，阳气盛而不衰则病矣。其气不及于阴，故但热而不寒，气内藏于心，而外舍于分肉之间，令人消烁肌肉，故命曰瘅疟。帝曰：善。《金匮》云：师曰：阴气孤绝，阳气独发，则热而少气烦冤，手足热而欲呕，名曰瘅疟。若但热不寒者，邪气内藏于心，外舍分肉之间，令人消烁肌肉。【引《内经》及《金匮》之文，而知但热不寒者为瘅疟。】丰按：《素问》谓肺素有热；又谓气内藏于心。《金匮》亦谓邪气内藏于心而未及肺。合而论之，似异而实同也。盖肺心皆居膈上，主乎阳位，阳气盛，故但热而不恶寒。石顽注《金匮》云：少气烦冤者，肺主气，肺受火邪也。手足热者，阳主四肢，阳盛则四肢热也。欲呕者，火邪上冲，胃气逆也。内藏于心者，阳盛则邪气内藏，而外舍分肉之间也。消烁肌肉者，火盛则肌肉烁也。【景岳论瘅疟曰：瘅疟一证，在《内经》曰：肺素有热，气盛于身，发则阳气盛，阳气盛而不衰，故致消烁肌肉者，命曰瘅疟。盖此以阳藏而病阳证也。自与诸疟不同，而治此之法有三：如热邪内蓄而表邪未解者，则当散以苦凉；如热因邪致，表虽解而火独盛者，则当清以苦寒，此皆治其有余也。若邪火虽盛而气血已衰，真阴日耗者，急宜壮水固元。若但知泻火，则阴日以亡，必致不救。】治瘅疟惟宜白虎，盖白虎专于退热。其分肉四肢内属于胃，非切于所舍者乎？又泻肺火，非救其烦冤者乎？据此而观，不但病在肺心，亦且兼之胃病。嘉言意用甘寒，亦属非谬，真所谓智谋之士，所见略同。窃思阳气盛则阴益伤，拟用甘寒生津法，庶几针芥。【苦寒伤胃，不知甘寒之养阴生液。】

牝疟

《金匮》云：疟多寒者，名曰牝疟。赵以德不辨鱼鲁①，注为邪在心而为牡。喻嘉言亦为邪伏于心，心为牡脏，即以寒多热少之疟，名为牡疟。【牝为阴，阴寒之邪，伏藏于肾阴，故寒多热少之疟，名曰牝疟。乃赵、喻二公以牝为牡，非不知牡之为阳，而强言心为牡脏，邪伏于心，故云牡疟。然而多寒少热，显属阴证，与但热不寒之瘅疟相反，其又何说之辞，牝疟之证象如此。】二公皆以牝疟为牡，又皆谓邪藏于心。石顽已正其非，堪为来学之圭臬也。乃曰：若系邪气内藏于心，则但热而不寒，是为瘅疟。此则邪气伏藏于肾，故多寒而少热，则为牝疟。以邪气伏结，则阳气不行于外，故作外寒。患斯证者，真阳素虚之体为多，缘当盛夏之时，乘凉饮冷，感受阴寒，或受阴湿，其阳不能制阴邪之胜。故疟发时，寒盛热微，惨戚振栗，病以时作，其脉必沉而迟，面色必淡而白。宜以宣阳透伏法治之，因寒者姜、附为君，因湿者苍、果为主，日久不愈，温补之法为宜。

痰疟

痰疟者，因夏月多食瓜果油腻，郁结成痰；或素系痰体，其痰踞于太阴脾脏，伏而不发，一旦外感凉风，痰随风起，变为疟病矣。【痰疟之病因。】初发之时，头痛而眩，痰气呕逆，寒热交作，脉来弦滑之象。古谚云：无痰不作疟，岂不然乎？宜以化痰顺气法，加草果、藿香治之。

【脾为湿土，湿能生痰，故痰必踞于是脏，一遇感触而变作矣。】如昏迷卒倒者，宜以宣窍导痰法，加厚朴、草果、苏合香丸治之。肥盛之人，痰药更宜多用。【治此疟者，不论轻重，均当以祛痰为法。】

食疟

食疟者，即胃疟也。因于饮食失节，饥饱不常，谷气乖乱，营卫失和，一有不谨，则外邪冒之，遂成疟疾矣。【食疟之病因。】其证寒已复热，热已复寒，寒热交并，噫气恶食，食则吐逆，胸满腹胀，脉滑有力，或气口紧盛者，宜以楂曲平胃

① 鱼鲁：谓将鱼误写成鲁。泛指文字错讹。

法，加藿香、草果治之。【食疟之证象。】

如脉迟滞，必兼寒也，可加干姜、白蔻。如脉缓钝者，必兼湿也，可加半夏、茯苓。食疟之证，兼寒兼湿为多，法当分治。【食疟每多兼湿、兼寒，治法稍有分别。辨明痰、食二疟有本证、兼证之殊，本证当治其本，兼证还宜别求其本而并治之。】或问曰：介宾之书，谓疟疾之作，无非外邪为之本，岂果因食、因痰有能成疟者耶？据此而论，痰食是为兼证，今先生专列痰疟、食疟之门何也？丰曰：素来痰体，加感凉风而致疟者，以痰为本，故曰痰疟。饮食停积，加受外邪而致疟者，以食为本，故曰食疟。如前所论暑、风、寒、湿、温、瘴、瘅、牝等疟，倘有头眩呕逆脉滑者，是痰为兼证也；噫气恶食脉紧者，是食为兼证也，遂不能以痰疟、食疟名之。本证兼证，讵可以不辨哉！

疫 疟

疫疟之为病，因天时寒热不正，邪气乘虚而袭膜原，欲出表而不能透达，欲陷里而未得空隙，故作寒热往来，或一日二三次，或一次而无定期也。【疫疟之病因。】寒轻热重，口渴有汗，右脉多胜于左，是为疫疟也。【疫疟之证象。】盖疫者役也，若役使然，大概沿门合境，长幼之疟相似者，皆可以疫名之。竟不必拘于一定之见证，当随时令而治，此司天运气之所宜考也，拟以宣透膜原法为主。

鬼 疟

【鬼疟之病状如此。】鬼疟者，因卒感尸疰客忤，寒热日作，恶梦多端，时生恐怖，言动异常，脉来乍大乍小者是。俗云夜发为鬼疟者非。独有通一子谓无鬼疟，不啻阮瞻一流人也。丰历见之，患是证者，都系体弱属阴之人，而强壮属阳之体，无一患者。【患是证者，都系体弱属阴之人，此二语最为确当。】古云：壮士不病疟，殆指鬼疟而言。拟用驱邪辟祟法治之。程曦曰：疟不离乎少阳，诚哉是言。盖少阳者胆也，胆壮自然无鬼，惟怯者则有之。试看胆壮之人，心无忌惮，所以避之可脱。胆怯之辈，每多疑心，心寒则胆益怯，怯则鬼魅愈侵，所以纠缠不已，即避之亦不能脱体也。

虚 疟

元气本虚，感邪患疟，名虚疟也。其证寒热交作，自汗倦卧，饮食并减，四肢乏力，脉象举按俱弦，寻之则弱，宜以补气升阳法治之。【是说近理，正不必偏执鬼疟之有无也。】又有久患疟疾，脾胃累虚，亦名虚疟也。盖胃虚则恶寒，脾虚则发热，寒则洒洒，热则烘烘，脉象浮之则濡，按之则弱，此宜营卫双调法，则疟疾不截而自罢矣。【此体虚患疟之证象。】倘有肢凉便泻者，均加附子、干姜。或吐涎不食者，并加砂仁、半夏。治虚疟之法，尽于斯矣。【此久疟转虚之证象。】

劳 疟

【此痨疟而亦虚疟也。】劳疟者，因疟疾日久延为痨也。或因久病劳损，气血两虚而病疟也。或因劳役过度，营卫空虚而患疟也。脉象或软或弱，或小滑，或细数，发热恶寒，寒中有热，热中有寒，或发于昼，或发于夜，每遇小劳即发。【痨疟之证象。】气虚者多汗，饮食少进。血虚者，午后发热，至晚微汗乃解。此似疟非疟也，若误为疟治，而投剥削之剂，未有不成瘵疾者也。【似疟非疟，不得与他疟同治。忌用耗散之药，盖虚者补之，此一定之理也。】拟用营卫双调法，气虚者倍加参、芪，血虚者倍加归、芍。倘寒热分清，按时而至，脉兼弦象，显出少阳兼证，始可佐柴胡、青蒿，否则不可耳。

疟母

【久疟致成痞块，名为疟母。病因虽不一，而治法不外补虚疏肝，扶助其正气。正气既旺，则邪气自能潜消。若用攻破剥削之药，必不可救矣。】凡疟经年不愈者，谓之老疟。或食积，或痰涎，或瘀血，皆能结成痞块，藏于腹胁，作胀而痛，令人多汗，谓之疟母。亦有因调治失宜，营卫俱虚，或截疟太早，邪伏肝经胁下，而成痞块者。丰历见之，其痞居左胁者为多。盖左胁属肝，当补虚之中，兼以疏肝为治。宜用调中畅气法去芪、术、甘、荷，加青皮、鳖甲、牡蛎、半夏治之。如形气未衰，块痛甚者，蓬、棱、肉桂，并可加入。倘偏用攻破剥削，以治其块，而不顾其正者，延为中满，遂不可医，可不谨欤！

三日疟

三日疟，又名三阴疟，间两日而发者是也。丹溪曰：发于子午卯酉日者为少阴疟，寅申巳亥日者为厥阴疟，辰戌丑未日者为太阴疟。其说似乎近理，然介宾、路玉皆驳为非，悉以轩岐之训为准则也。【经训昭然，咸宜遵守丹溪三阴之说，可以存而不论矣。】经曰：时有间二日，或至数日而发者，邪气与卫气客于六腑，而有时相失，不能相得，故休数日乃作也。李念莪释云：客，犹言会也。邪在六腑，则气远会稀，故间二日，或休数日也。由是观之，丹溪之言，不足为训。盖间二日而作者，以邪气深客于腑，是与卫气相失而然，宜以双甲搜邪法治之。如阴虚之体，益以首乌、当归；阳虚之体，益以鹿霜、潞党。至间数日而作者，其邪愈深，不待言矣。凡邪深陷者，必因正气空虚，当用补气升阳法，助其既虚之正，提其已陷之邪，使正气复旺，邪气自出，则疟不驱自遁矣。【崇正黜邪，则正复而邪退矣。】或问：先生论疟，既及三阴，而不及三阳者何也？答曰：丹溪分别三阴，前贤已驳之矣。【姑从三阴之说，而推及三阳之疟。】今既问及三阳，不得不略言之。大概疟在太阳则寒重，法当汗之。在阳明则热重，法当清之。在少阳则寒热往来，法当和之。又问：诸疟悉详，何独遗胎疟一证？究竟何如？曰：胎疟今之俗名也。【证明胎疟之一种。】有谓襁褓小儿患疟为胎疟，有谓从未患疟为胎疟，又以母年之多寡，与疟期相应，此未尽然。总之，无论其襁褓壮年，而未曾患疟者，悉称为胎疟也。仍当分暑、风、寒、湿等疟而治。历尝见之，较诸疟逾格缠绵，最难速愈，必俟其势衰微，方可断截耳。

伏暑

伏天所受之暑者，其邪盛，患于当时；其邪微，发于秋后，时贤谓秋时晚发，即伏暑之病也。是时凉风飒飒，侵袭肌肤，新邪欲入，伏气欲出，以致寒热如疟，或微寒，或微热，不能如疟分清。其脉必滞，其舌必腻，脘痞气塞，渴闷烦冤，每至午后则甚，入暮更剧，热至天明得汗，则诸恙稍缓。【说明伏暑之证有如疟状，其所以不同者，只在寒热之不能分清耳。】日日如是，必要二三候外，方得全解。倘调理非法，不治者甚多。不比风寒之邪，一汗而解，温热之气，投凉则安。拟用清宣温化法，使其气分开，则新邪先解，而伏气亦随解也。然是证变易为多，其初起如疟，先服清宣温化法。【伏暑初起，既不可过用辛温以发其汗，亦不可过用苦寒以遏其邪，故宜清宣温化为是。】倘畏寒已解，独发热淹绵，可加芦、竹、连翘，本法内之半夏、陈皮，乃可删去，恐其温燥之品，伤津液也。其舌苔本腻，倘渐黄、渐燥、渐黑、渐焦，是伏暑之热已伤其阴，于本法内可加洋参、麦冬、元参、细地治之。【新邪既解，始可专清其热。】倘神识昏蒙者，是邪逼近心包，益元散，紫雪丹，量其证之轻重而用。倘壮热舌焦，神昏谵语，脉实不虚，是邪热归并阳明，宜用润下救津法治之。【伏暑伤阴，宜用甘寒之剂。】如年壮体强，以生军易熟军，更为有力。种种变证，务在临证之时，细审病之新久，体之虚实，按法用之，庶无差忒耳。【以下皆伏暑之变证，当按虚实以定治法。事或有之，不足为训。】或问曰：曾见禹载书中论伏暑，谓三伏之时，以书晒曝烈日之中，随即收藏于笥，火气未散，冬时启笥，触之遂病。今是论中全未言及，得毋遗漏乎？答曰：子诚刻舟求剑也，此不过偶一有之之证。若此论之，则伏暑之证，专病晒书之家，而无书晒者则不病；专病在冬，而三秋则不病，可发一笑。

秋暑附：秋凉

七月大火西流，暑气渐减，而凉气渐生，其时炎熇尚存，一如盛夏，亦有较盛夏更热之年，人感其热而病者，为秋暑，即世俗所称秋老虎是也。斯时湿土主气，犹是暑湿交蒸，但见壮热烦渴，蒸蒸自汗，脉象洪濡或数，是秋暑之证，其治法与阳暑相同，亦宜清凉涤暑法。【此秋暑之证象，治法与阳暑同。】倘交秋令以来，凉气袭人，人感其气，即患头痛恶寒，发热无汗，脉象浮弦或紧，是秋凉之证，其治法与阴暑无异，亦宜辛温解表法。【此秋凉之证象，治法与阴暑同。】若交秋分之后，燥金主气，遇有秋凉之见证者，是为燥之胜气，宜用苦温平燥法。遇有秋暑之见证者，是为燥之复气，宜用甘寒生津法。【秋分之前，湿土主令，秋分之后，燥金主气，医家不可不知。】每见近时之医，不究六气者多，一交秋令，便云秋燥。不知初秋烦热，是为秋暑；又不知斯时湿土主令，指暑指湿，而为燥气，不甚谬哉！

拟用诸法

清营捍疟法　治暑疟恶寒壮热，口渴引饮。

【此治暑疟之法。解暑祛疟，清营透表，此法至为妥善。】

连翘一钱五分，去心　竹叶一钱五分　扁豆衣二钱　青蒿一钱五分　木贼草一钱　黄芩一钱，酒炒　青皮一钱五分

加西瓜翠衣一片为引。

此治暑疟之法也。夫暑气内舍于营，故君以翘、竹清心，却其上焦之热。臣以扁衣解暑，青蒿祛疟。佐以木贼发汗于外，黄芩清热于内。古云疟不离乎少阳，故使以青皮引诸药达少阳之经，瓜翠引伏暑透肌肤之表。

辛散太阳法　治风疟寒少热多，头痛自汗，兼治伤寒伤湿。

【此治风疟、寒疟之法。风寒在表，得此可解。风暑合邪，致成疟病，非此剂不足达太阳之表。】

嫩桂枝一钱　羌活一钱五分　防风一钱五分　甘草五分　前胡一钱五分　淡豆豉三钱

加生姜二片，红枣三枚，煎服。

凡外邪袭人，必先伤于太阳之表。疟虽因于伏暑，又必因外感秋风而触发也。盖风疟有风在表，故宜辛散之方。其中桂、羌、防、草，即成方桂枝羌活汤，本治风疟之剂也，内加前胡散太阳，复泄厥阴，淡豉解肌表，且祛疟疾。更加攘外之姜，安内之枣，表里俱安，何疟之有哉！

宣透膜原法　治湿疟寒甚热微，身痛有汗，肢重脘懑。

【此法湿疟与疫疟之法。湿邪留于膜原，当用此法以达之。】

厚朴一钱，姜制　槟榔一钱五分　草果仁八分，煨　黄芩一钱，酒炒　粉甘草五分　藿香叶一钱　半夏一钱五分，姜制

加生姜三片为引。

此师又可达原饮之法也。方中去知母之苦寒及白芍之酸敛，仍用朴、槟、草果，达其膜原，祛其盘踞之邪，黄芩清燥热之余，甘草为和中之用，拟加藿、夏畅气调脾，生姜破阴化湿，湿秽乘入膜原而作疟者，此法必奏效耳。

清凉透邪法见卷一

【以下二法，可治温疟。】

清热保津法见卷一

宣窍导痰法见卷二

【是法并治痰疟、瘴疟。】

芳香化浊法见卷四

【是法可治瘴疟。】

和解兼攻法　治寒热疟疾，兼之里积。

【此法治瘴疟之甚者，凡疟之有里积者，始可用之。】

柴胡一钱五分　黄芩一钱，酒炒　半夏一钱五分，姜制　甘草六分　元明粉二钱　熟军二钱　枳壳一钱五分

流水煎服。

柴、芩、夏、草以和解，元明、军、枳以攻里，此仿长沙大柴胡之法也。

甘寒生津法　治瘅疟独热无寒，手足热而欲呕。

【此治瘅疟及秋暑之法。】

大生地五钱　大麦冬三钱，去心　连翘三钱，去心　竹叶一钱五分　北沙参三钱　石膏四钱，煨

加蔗浆、梨汁每一盏冲服。

【瘅者，热也。热甚必劫津，故用甘寒以生之。】

《金匮》瘅疟条下，但云：以饮食消息止之。嘉言主以甘寒生津可愈。丰立是法，即遵斯训也。首用生地、麦冬，甘寒滋腻以生津液。此证不离心肺胃三经，故以翘、竹清心，沙参清肺，膏、蔗清胃，梨汁生津。

宣阳透伏法　治牝疟寒甚热微，或独寒无热。

【此治牝疟之法，宣其阳气，透其伏邪，病斯愈矣。】

淡干姜一钱　淡附片一钱　厚朴一钱，姜制　苍术一钱，土炒　草果仁一钱，煨　蜀漆一钱五分

加白豆蔻三颗，去壳细研分冲。

【感受阴寒、阴湿之邪，致成疟疾者，用此最宜。】

干姜宣其阳气，附子制其阴胜，厚朴开其滞气，苍术化其阴湿，草果治独胜之寒，蜀漆逐盘结之疟，佐以豆蔻，不惟透伏有功，抑且散寒化湿，施于牝疟，岂不宜乎！

化痰顺气法见卷三

【是法并治痰疟。】

楂曲平胃法见卷三

【是法并治食疟。】

驱邪辟祟法　治鬼疟寒热日作，多生

恐怖，脉来乍大乍小。

【此治鬼疟之法。】

龙骨三钱，煅 茯苓三钱，雄黄染黄 茅苍术一钱，土炒 广木香五分 柏子仁三钱，正粒 石菖蒲五分

加桃叶七片为引。

龙骨，阳物也，可以镇惊，可以祛祟，用之以治鬼疟最宜；茯苓宁心，以雄黄染之，能祛鬼魅；苍术、木香皆能杀一切之鬼也，柏子辟邪，菖蒲宣窍，桃叶发汗，开其鬼门，俾潜匿之邪，尽从八万四千毛窍而出也。

补气升阳法 治气虚患疟，寒热汗多，倦怠食减。

【虚疟及三日疟，均宜此法，以其能助正提邪也。】

西潞参三钱，米炒 上黄芪二钱，蜜炙 於潜术二钱，米炒 粉甘草五分，炙 广陈皮一钱五分 当归身二钱，酒炒 绿升麻五分 柴胡梢五分

加生姜二片，红枣三枚为引。

此东垣补中益气汤也。首用参、芪、术、草以补其气，陈皮以行其气，弗使补而呆滞，俾其补而灵动也。当归以活其血，血气流行，则邪不能容矣。升、柴提其疟邪，姜、枣和其营卫。此方治虚疟最为确当。

营卫双调法 治洒寒烘热，脉濡且弱，虚疟、劳疟并宜。

【虚疟、痨疟并宜此气血双调之法。】

嫩桂枝一钱 黄芪皮二钱，蜜炙 当归身一钱五分，土炒 白芍一钱，土炒 西潞参三钱 甘草五分，炙

加生姜二片，红枣三个，煎服。

古人云：胃者卫之源，脾者营之本，今脾胃累虚而作寒热者，宜以营卫双调。故用桂、芪护卫，归、芍养营，参、草补益胃脾，姜、枣调和营卫，此从源本立方，勿见寒热，便投和解。

调中畅气法见卷三

【治疟母者，可用此法加减。】

双甲搜邪法 治三日疟，久缠不愈。

【此法阴阳并治，气血双调，邪虽深入，不难搜而得之。】

穿山甲一钱，醋炙 鳖甲一钱五分，炙 木贼草一钱，去节 嫩桂枝一钱 制首乌三钱 鹿角霜二钱 东洋人参二钱 当归身二钱，土炒

头服轻煎，次服浓煎。

疟邪深窜而成三疟者，须此法也。穿山甲善窜之物，主搜深踞之疟。鳖甲蠕动之物，最搜阴络之邪。木贼中空而轻，桂枝气薄而升，合而用之，不惟能发其深入于阴分之邪，而且能还于阳分之表。以何首乌养其阴也，鹿霜助其阳也，人参益其气也，当归补其血也，阴阳气血并复，则疟邪自无容身之地矣。

清宣温化法 治秋时晚发之伏暑，并治湿温初起。

【解外感之新邪，透内藏之伏暑，此法最为平善。】

连翘三钱，去心 杏仁二钱，去皮尖，研 瓜蒌壳三钱 陈皮一钱五分 茯苓三钱 制半夏一钱 甘草五分 佩兰叶一钱

加荷叶二钱为引。

连翘寒而不滞，取其清宣；杏仁温而不燥，取其温化；蒌壳宣气于上，陈皮化气于中，上中气分，得其宣化，则新凉伏气，皆不能留；茯苓、夏、草，消伏暑于内；佩兰、荷叶，解新邪于外也。

润下救津法见卷一

【伏暑邪热，并入阳明，故宜此法。】

辛温解表法见卷一

【秋凉之证，可用此法。】

清凉涤暑法见卷三

【秋暑之证，可用此法。】

苦温平燥法见卷六

【此法可治秋凉燥气。】

备用成方

小柴胡汤　治伤寒少阳证，往来寒热，口苦耳聋，胁痛脉弦，疟发寒热，及妇人伤寒热入血室等证。

【此方治邪在少阳之疟。】

柴胡　半夏　黄芩　人参　甘草

加姜、枣，煎服。

丰按：此方专治寒热往来，邪在少阳之疟也。倘恶寒甚者，兼太阳也，宜加羌活。发热甚者，兼阳明也，宜加葛根。

景岳木贼煎　凡疟疾形实气强，多湿多痰者，宜此截之大效。

【此方通治疟证，惟虚者勿用。】

木贼草　小青皮　制厚朴　制半夏　槟榔　苍术

水煎露一宿，于未发之先二时温服。能饮者，酒煎最妙。

丰按：此方用木贼，取其入肝经气分，盖肝与胆相表里，故可通治疟疾，喜其轻能升散，空能发汗，即太阳之余邪未尽者，亦可用之，较柴胡更为稳耳。

严氏清脾饮　治疟疾热多寒少，口苦嗌干，小便赤涩，脉来弦数。

【亦通治疟疾之方。】

青皮　厚朴　柴胡　黄芩　制半夏　草果仁　茯苓　白术　甘草

加姜煎。一方加槟榔。疟不止加酒炒常山、乌梅。

丰按：是方即小柴胡汤加减，减人参之补、大枣之滞，以解少阳往来寒热之邪。其方不名清胆，而名清脾者何也？盖因近世称疟为脾寒，其脾受寒而作疟者，亦属不少，故加厚朴温其脾胃，苓、术辅其中州，更加草果、青皮祛其疟邪，而脾自得清肃，故曰清脾。其存小柴胡法者，良由疟不离乎少阳之意耳。

麻杏甘石汤　治温疟，先热后寒。

【此方虽治温疟，不可妄用。】

麻黄　杏仁　甘草　石膏

水煎服。

丰按：《集解》谓此方，以治温疟。不知温疟系冬令伏邪，发于夏令，阳气大泄之时，麻黄辛散，岂可用乎？如体实壮热无汗而喘者，只宜暂用，否则不可轻试，慎之慎之！

柴平汤　治湿疟，身重身痛。

【此治湿疟，为小柴胡平胃之合方。】

柴胡　制夏　黄芩　人参　厚朴　苍术　陈皮　甘草

加姜、枣煎服。

藿香平胃散　治胃寒腹痛呕吐，及瘴疫湿疟。

【以下二方统治瘴疫、湿疟，即芳香化浊之义。】

藿香　制夏　苍术　厚朴　陈皮　甘草

加姜、枣，煎服。

太无神术散　治感山岚瘴气，憎寒壮热，一身尽痛，头面肿大，瘴疟时毒。

藿香　石菖蒲　苍术　厚朴　陈皮　甘草

水煎，温服。

丰按：以上之方，治湿疟、瘴疟之证，极为平妥。但柴平汤之人参，必体弱气虚者，乃可用之，倘不细审而概施之，恐补其气而阻其邪，病必增剧。

人参败毒散　治伤寒头痛，憎寒壮热，及时气疫疠，岚障鬼疟，腮肿毒痢，诸疮斑疹。

【此方主治甚多，正不独瘴疫、鬼疟也。】

人参　茯苓　枳壳　桔梗　羌活　独

活　前胡　柴胡　川芎　薄荷　甘草

加生姜三片，煎服。

丰按：此方非但主治伤寒疫疠、鬼疟等证，而嘉言每以治痢，亦屡奏功。丰遇疟痢两兼之证，用之更有神效，诚良方也。

咒法

鬼疟不能愈者，可用咒法治之，取红枣一枚，面东念咒曰：吾从东方来，路逢一池水，水中一条龙，九头十八尾，问伊食甚的，惟食疟病鬼。念一遍，吹一口气在枣儿上，念七遍，吹七口气，令病人于临发日五更鸡犬不闻时，面东立食之，于净室安养，忌食生冷荤腥为要。

丰按：用咒法者，足能令人胆壮，胆壮则邪自遁，不独专治鬼疟，而他疟偶亦有灵。

截疟七宝散　治实疟久发不已，鬼疟、食疟皆治之。

【以下三方，皆祛痰截疟之剂，虚者不可用，实者亦不宜早用。】

常山酒炒　草果煨　青皮　陈皮　槟榔　厚朴姜制　甘草

等分。用酒水各一杯煎好，以纱盖之，露一宿，于当发之早，面东温服。

局方常山饮　疟久不止者，用此截之。

常山火酒炒，二钱　草果煨，二钱　槟榔一钱　乌梅二个　知母一钱　贝母去心，一钱

加生姜三片，枣一枚，半酒半水煎。露一宿，日未出时，面东空心温服。

子和常山散　治痰疟神效。

常山一两　甘草二两五钱

上为细末。水煎，空心服之，取吐。

丰按：常山之功，在乎祛痰截疟，其性猛烈，体稍虚者，不可遽用。

鳖甲饮　治疟久不愈，腹中结块，名曰疟母。

【久疟而成疟母者，可用此方。】

白术　黄芪　川芎　白芍　槟榔　草果　厚朴　陈皮　鳖甲　甘草

等分。姜三片，枣一枚，乌梅少许，煎。

四兽饮　治疟病胃虚，中挟痰食。

【此方惟体虚久疟者可用。】

人参　茯苓　白术　炙草　陈皮　制夏　草果　乌梅

加姜、枣煎服。

丰按：前方用芪、术、乌梅，此用参、术、乌梅，皆是补中兼收，非体虚久疟，切弗轻试。

追疟饮　截疟甚佳。凡血气未衰，屡散之后，而疟有不止者，用此截之，已经屡验。

【以下三方，可为虚者截疟之用。】

何首乌　当归　青皮　陈皮　柴胡　半夏　甘草

井水、河水合煎。

何人饮　截疟如神。凡气血俱虚，久疟不止可服。

何首乌　人参　当归　陈皮　煨生姜

水煎八分，于发前二三时温服之。

休疟饮　此止疟最妙之剂。若汗散既多，元气不复，或以衰老，或以弱质，而疟有不能止者，俱宜用此。此化暴善后之第一方也。

人参　白术　何首乌　当归　炙甘草

煎七分，食远服。

丰按：以上三方，皆景岳治疟之剂。揆其用意，在乎少阳。观其治实疟者，每以木贼；治虚疟者，不离首乌、当归。盖木贼疏肝透邪，归、乌滋肝养血，肝与胆相为表里，其意在少阳者，可想而知矣。

临证治案

虚寒之体忽患暑疟

【此治暑疟之案。】建陵靳某之妾，于仲秋忽患暑疟，连日一作，寒洒热蒸，汗出如雨，口渴欲饮，脉来弦滑，舌苔微黄，此暑疟也。靳问曰：因何致病？丰曰：良由暑月贪凉，过食生冷，其当时为患者，是为阴暑；【阴暑伏邪之证。】伏匿日久，至今而发者，即《内经》所谓夏伤于暑，秋为痎疟是也。即用清营捍卫法，服下益热，急邀复诊。【此用清营捍卫法之实验。】脉之转为弦迟，询之口反不渴。丰曰：此疟邪外达之征，请勿虑耳。观其形体肥白，知其本质虚寒，改用温补为主，以理中汤加豆蔻、制夏、蜀漆、柴胡，姜枣为引，以河井水合煎，连尝三剂，疟邪遂遁矣。【惟其体质虚寒，故改用温补，以收全功。】

暑疟热盛逼血上吐

【此治暑疟吐血之案，与前虚寒者不同。】城南叶某之子，偶染疟疾，邀丰诊之。脉象迢迢有力，寒热间日而来，口渴喜凉，热退多汗，此为暑疟。遂用清营捍卫法去木贼，加藿香、草果、柴胡、甘草治之。服下疟势仍来，尤吐鲜红数口。【暑疟热盛，故用此法无效。】复按其脉，转为弦大而数，必因暑热内炎，逼伤血络所致。思古圣有“治病必求其本”之训，此证暑热是本，吐血是标，可不必见病治病也。即用清凉涤暑法去扁豆，加黄芩、知母治之。连进两帖，疟发渐早，热势渐轻，不知不觉而解，血恙亦未复萌。【此用清凉涤暑法之实验。】

截疟太早变成肿胀

【此治暑疟夹湿之案。】西乡郑某，偶患疟疾，热重寒微，口渴便泻。先用符禁未效，又服断截之药，疟与泻并止矣。数日后腹中忽胀，小便短少，来舍就诊，两手脉钝，沉取尚强。此乃暑疟夹湿之证，其邪本欲向表分里而出，误用截法，阻其邪路，【早用截法之误。】暑欲达表而不能，湿欲下行而不得，交阻于中，气机不行而成肿胀，法当治标为先。【邪无出路，阻遏气机，故成肿胀。】即以木瓜、蒿、藿以解其暑，苓、苍、通草以行其湿，又以青皮、厚朴、杏粒、槟榔，行其气而宽其膨。服下稍为中病，每得一矢气，腹内略松。更加菔子以破其气，鸡金以消其水，服之矢气更多，溺亦通快，其腹逐渐消去。后用调脾化气，得全安耳。江诚曰：观以上三案，【三案均属暑疟之证，而治法各有不同，可见行医者贵乎通变也。】虽暑疟之轻证，但其夹证各有不同，设不细辨而妄治之，则轻证转重，重证转危耳。如靳案本体虚寒，得温补而愈。叶案暑热劫络，得清剂而安。郑案夹湿变胀，得破削而宽。可见医法有一定之理，无一定之方，倘胶于某证某药，则钝根莫化矣。

风疟时邪乘入血室

【此治风疟之案。】城南龚某之女，先微寒而后发热，口渴有汗，连日三发，脉弦而数，舌苔黄腻，此因夏伤于暑，加感秋风，名风疟也。遂用辛散太阳法去羌活，加秦艽、藿梗治之。【风疟宜用辛散太阳法，而治之无大效，又当别思其故矣。】服二帖，疟势未衰，渐发渐晏，且夜来频欲谵语。复诊其脉，与昨仿佛，但左部之形力，颇胜于右。思仲景有云：昼则明了，夜则谵语，是为热入血室。【又仲景云：妇人中风七八日，续得寒热，发作有时，经水适断者，此为热入血室，其血必结，故使如疟状，发作有时，小柴胡汤主之。】今脉左胜，疑其血室受邪，即询经转未曾。其母曰：昨来甚寡，以后未行。此显然邪入血室之证也。姑守前方去防风、淡豉，加当归、赤芍、川芎、柴胡，服之经水复来，点滴而少，谵语亦减，惟疟疾仍然。再复其脉，左部转柔，余皆弦滑，已中病薮，可服原方。幸得疟势日衰一日，改用宣透膜原法加柴胡、红枣治之，迭进三煎，疟邪遂解。【此用宣透膜原法之实验，其加柴胡、红枣者，亦取小柴胡汤之意。】程曦曰：时证易治，兼证难疗。若此案不细询其经事，则医家病家，两相误也。倘见谵语之证，而为邪入心包，或为胃家实热，清之攻之，变证必加。苟不熟仲景之书，而今日之证，必成坏病矣。吾师尝谓不通仲景之书，不足以言医也。信夫！

寒疟之证温补治验

【此治寒疟之案。】城东潘某，体素丰满，大便常溏，中土本属虚寒，固无论矣，忽于孟秋寒热交作，肌肤汗少，即延医诊，遂作阴暑论治，【寒上加寒，其未误事亦幸矣。】辄投四味香薷饮加寒凉之剂，未获奏效，即来商治于丰。诊其脉弦而兼紧，舌苔白薄，寒先热后，隔日而来，此寒疟也。【纯是寒疟之现象。】良由体质本寒，加感秋凉致病，若果阴暑之证，在长夏而不在秋，况阴暑之寒热，从未见隔日而发，当用附子理中汤加柴胡、草果、藿香、陈皮治之。服二剂，周身微汗，寒热略清。继服二帖，疟邪遂未发矣。

湿疟之证辛散获效

【此治湿疟之案。】新定王某之室，浣衣度活，平日难免无湿所受，患疟半月以来，前医之法无效，恳丰治之。切脉缓大有力，遍身浮肿而疼，寒热汗无，连日一发，此明是湿邪为疟也。

【纯是湿疟之现象，法用辛散，湿去而身安矣。】思先哲有风能胜湿之论，宜以辛温散邪，遂以羌活渗湿汤加草果、厚朴为治，先服二剂小效，继服二剂全瘥。

温疟误为暑热

【此治温疟之案。】豫章张某，于仲夏中旬，发热连日，口渴喜饮，医者皆作暑热论治，所用不离藿、薷、滑、扁等药，未臻效验。转商丰治，诊之脉濡且弱，舌苔微燥而黄，合其见证参之，似属暑热。但其未审既热之后，每有洒淅恶寒之证，此即《内经》所谓“先热后寒，病以时作，名曰温疟”是也。【温与热相似，宜细审之。】温疟之证，最易伤阴，切忌温散，治宜清凉透邪法。【此用清凉透邪法之实验。】服之热势已挫，口渴依然，仍守原方，益以麦冬、鲜地，连服三剂，始得全愈。

产后瘅疟热补至变

【此治瘅疟之案。】四明沈某之室，诞后将匝月以来，忽然壮热汗多，口渴欲饮。有谓产后阴虚，阳无所附；有谓气血大虚，虚热熏蒸，皆用温补之方，严禁寒凉之药。见病者忽尔尫羸，日晡发热，益信其为蓐痨，愈增热补，更加唇焦齿燥，舌绛无津。【不识病源，拘执产后禁用寒凉之说，宜其一误再误耳。】复请前二医合议，议用导龙入海，引火归源之法，不但诸证未减，尤加气急神昏，始来商之于丰。丰即往诊，两手之脉，皆大无伦，推其致病之因，阅其所服之药，实因误补益剧，非病至于此险也。沈曰：此何证也？丰曰：乃瘅疟也。【一语道破瘅疟，识见独超。】

此即古人所谓阴气先伤，阳气独发，不寒瘅热，令人消烁肌肉，当用甘凉之剂治之。曰：产后用凉，可无害乎？曰：有病则病当之，若再踌躇，阴液立涸，必不可救矣。即用甘寒生津法，加两洋参、紫雪丹治之。【此用甘寒生津法之实验。】头煎服下，未见进退，次煎似有欲寐之形，大众见之，无不疑昏愦之变。复来请诊，脉象稍平，唇舌略润，诸恙如旧，但增手战循衣。丰曰：此阴阳似有相济之意，无何肝风又动之虞。仍守原章，佐以阿胶、龟版，及鸡子黄，令其浓煎温服。【进养其阴，庶有大效。】是夜安神熟寐，热势大衰。次早诊之，诸逆证皆已屏去，继以清滋补养，调理两月方瘳。

阴邪入肾发为牝疟

【此治牝疟之案。】江南陶某之室，寡居五载，腰如两截，带下淋漓，时值中秋，炎蒸如夏，或当风而纳凉，或因渴而饮冷，其阴邪乘虚而陷少阴，发为牝疟。【病原在此，可知阴虚邪陷之证。】

脉来沉小之象，畏寒而不甚热，肌肤浮肿，面色痿黄，饮食减少而乏味，小水淡黄而欠舒，此阴虚邪陷之证，显而易见。丰用金匮肾气去萸肉、丹皮，加干姜、苍术，连服十余剂，诸恙全安。

寒湿入脾证成牝疟

【此亦牝疟之案，惟一为阴邪入肾，一为寒湿入脾，故治法一宜暖肾，一宜温脾，见证而断，始不差误。】金陵张某，作客来衢，形素丰肥，向有卢同之癖，其体属寒湿者，先露一斑。忽患间日恶寒，按时而至，胸前痞闷，口不作干，脉缓近迟，苔腻而白，此牝疟也。古人虽有“邪气伏藏于心于肾”之论，但今之见证，皆属乎脾，宜用平胃合二陈，加干姜、草果、白蔻、砂仁治之。令尝五剂，三日服尽，诸证咸瘥。程曦曰：凡学医者，必须天机活泼，毫无胶固之人而后可。如赵、喻注《金匮》，皆言邪舍于心，石顽正其失，专言邪藏乎肾。吾师前以石顽之训为准绳，今观是案，又谓在脾，其实非矛盾也，良由见证而断也。总因间日恶寒，按时而至，称为牝疟。可见医者，审证为第一耳。【古人皆以牝疟为少阴证，而此独断为邪在太阴，非有特识者，安足以知之。】

疟发昏迷治痰得效

【此治痰疟之案。】南乡酆某之母，年逾六旬，偶沾疟疾，淹缠数月，药石无功，乘舆来舍就诊。诊其脉，两手皆弦，其疟连日而发，每于薄暮时，先微寒而后微热，神识渐渐昏闷，约一时许始苏，日日如是。阅前医之方，皆不出小柴胡汤清脾饮等法，思其发时昏闷，定属痰迷。【前医治疟不治痰，安得有效？】即以二陈汤加老蔻、藿香、杏仁、草果、潞参、姜汁治之。连进三剂，神识遂清。继服二剂，寒热亦却。【此即化痰顺气之法。】

时行疫疟

【此治疫疟之案。】己卯夏五，患寒热者甚众，医者皆以为疟。所用咸是小柴胡汤、清脾饮，及何人饮、休疟饮等方，未有一方奏效。【不知时疫，徒治其疟，焉能奏效。】殊不思经谓“夏伤于暑，秋必痎疟”，疟每发于秋令，今于芒种夏至而发者何也？考岁气阳明加于少阳，天政布凉，民病寒热，斯时病疟者，尽是时行疫疟也。有建德钱某来舍就医，曰：患疟久矣，请先生截之。丰曰：此乃时行疫疟。遂用宣透膜原法加豆卷、干姜治之，其效捷于影响。【此用宣透膜原法之实验，盖邪在膜原，非此不足以达之。】后来求治者，皆与钱病无异，悉以此法治之，莫不中窾。可见疫疟之病，不必拘疟门一定之方，又不必拘一定之证，更又不必拘一定之时，但其见证相同，而用药亦相同者，断断然矣。

鬼疟属阴，得众人阳气而解

【此治鬼疟之案。】东乡叶某，自初秋患疟，至孟冬未愈，每每发于午后，寒不甚寒，热不甚热，言语错乱，如见鬼神，至后半夜，神识遂清，倦怠而寐，日日如是。曾延医治，尽属罔灵。请丰诊之，两手之脉，不调之至。曰："此鬼疟也。"【用驱邪辟祟法，虽有小验，而阴气犹未全除，故后得众人阳气而解。】即用驱邪辟祟法去龙骨，加草果、常山，服之神气稍清，疟仍未解，时值邻村会戏，热闹异常，病者往观，在众人堆内，拥挤不出，得周身大汗，越过疟期，寒热遂未发作，此分明鬼疟无疑。盖热闹场中，众人堆内，阳气旺极，其阴邪不能胜阳，故疟鬼不得缠身而遁。

久疟阴虚及阳

【此治虚疟之案。】鉴湖黄某之内，患疟三年，尪羸之至，无医不迓，靡药不尝。邀丰治之，脉象纤微无力，洒寒烘热，每发于申酉之时，舌淡无荣，眠食俱废，大便溏薄，月水不行。【纯是虚疟之象。】丰曰：此虚疟也。出方阅之，计有数百余纸，聊审近日之方，非参、芪、术、草，即地、芍、归、胶，未尝有一剂桴鼓。【虚者补之，此其常也。用补而病竟不应，又当深思其故，别求变通之善法矣。】细思是证，乃疟邪深踞于阴，阴虚及阳之候。即用制首乌五钱，补其阴也；淡附片三钱，补其阳也；鳖甲二钱，青蒿五分，搜其阴分久踞之邪；鹿霜三钱，羌活五分，随即领邪而还于表；东洋参三钱，炙甘草八分，补其正而御其邪；生姜二片，红枣五枚，安其内而攘其外。诸药虽经服过，然制方实属不同。【此用补之变法也。俗医乌足以知之。】古云用药如用兵，孰为主将，孰为先锋，指挥得法，自可望其破垒耳。黄某深信，即使人拣来煎服，二剂寒热觉轻；又二剂，精神稍振；再又二剂，诸疴尽却。调补三月，月信始行，起居犹昔矣。

体虚劳疟

【此治痨疟之案。】安徽汪某，体本虚怯，饮食并减，神气极疲，精遗于梦，汗漏于寐，闲居静养，诸恙如无，偶有烦劳，遂作寒热等证。延丰诊之，脉来小涩，此属劳疟之证，分明若绘矣。拟用何人散加鳖甲、牡蛎、茯神、龙骨，令服十余剂，调养数月而康。

疟母破剂无效温补咸软得安

【此治疟母之案。】南乡傅某，自同治纪元，患疟之后左胁下结成一块，即疟母也，迄今十五载矣，身体安然，不知不觉，每一违和，渐次居中，初服常山饮子，后用鳖甲煎丸，皆无效验，因停药勿治。【不补其正，徒攻其邪，邪未去而正益衰矣。】迩苦眩晕遗精，耳鸣盗汗，曾用六黄兼六味，服之虽妥，但其痞块渐大渐中，将有变蛊之势。脉形缓滞，两尺皆弱，先天亏损，断断无疑，消破之剂，决难浪施。余用桂附八味加龙骨、牡蛎、龟

版、鳖甲，蜜丸。服一料诸恙少减，二料得全瘥矣。【温补与咸软并施，阴阳相济，正气渐复，其邪自衰矣。】

疟母攻破致死

【此案证明疟母攻破之害。】歙北一医，在吾衢名冠一时。时有里人范某，久患疟母，寝食若旧，动作如常，闻此医欲归梓里，恐郡内诸医，不能杜其病根，即商其治。所用硝、黄、枳、朴、巴豆、蓬、棱，一派攻伐之剂，未数日腹如复釜，神气顿疲，饮食减少，病势日加一日，至于危急，始来商治于丰。【此等名医，无异走方摇串者流，不胜浩叹！】诊其脉沉小而涩，此因攻破太猛，正气受伤之候，证弗易治，嘱商名手。其兄再四哀求，不得已，勉以香砂六君损益，服之未效，复请固辞，再商他医，终不能起。程曦曰：古人谓不服药为中医，诚哉是言！历见因病致死者少，因药致死者多，若此病是药速其亡也。不思李念莪云：养正则邪自除，譬如满座皆君子，一二小人自无容身之地。曦之鄙见，当补正为君，稍兼攻积，庶乎稳妥，偏于攻破，非法也。【养正则邪自除，旨哉斯言。】

三疟扰伤气血补益得效

【此治三日疟之案。】南乡李某，患三日疟，缠绵两三载，方药靡效。近用多是甜茶，服之呕吐，吐伤胃气，谷食减少，神气愈疲，而疟疾仍来，来舍求治于丰。诊其脉缓涩沉弦，形色清癯之至，此气血阴阳受亏之象也，非补益不能望痊。即用制首乌五钱，潞党四钱，鳖甲、鹿霜各二钱，干姜、附片各八分，嘱服十剂，临发之日勿服，至第八剂，寒热遂未发矣。【补益之药虽同，而服法则异，所以有验，有不验也。】复来就诊曰：先生之方效于拔刺，然诸药前医亦曾用，而未验者何也？【说明用补之服法。】丰曰：一则药味杂乱，二则服法未精，不知间二日之疟，其邪深，其正虚，所以用补法于未发之先，助其气血阴阳，则邪不能胜正而自止矣。今脉转为缓小，沉分亦然，疟邪果远遁也，当守旧法，加之熟地、归身，姜、枣为引，连服十剂而安。

产后三疟久缠

【此案亦治三日疟，属于产后，乃阴虚及阳之证。】北乡杜某之内，自诞后气血未复，偶沾三疟，纠缠半载未瘳。发时背如负重，腰如两截，寒洒洒欲覆被，热烘烘欲思饮。诊其脉，举之若浮绵，按之不满部，面色白而无荣，舌色淡而无苔，此属奇经本虚，疟邪窜入于阴，阴虚及阳之证。斯宜未发之日，大补奇脉阴阳，俾正气复充，邪气自却，倘以常山、草果专治其疟，便是舍本求末矣。【阴阳并济之方法。】丰用东参、熟地、鹿霜、狗脊、龟版、牡蛎、炙芪、桂枝，姜、枣为引，约服二十余剂，疟始脱体。【此段仲言未发用补之意。】或问曰：曾见景岳治疟，每迎其锐而击之，最捷最效。今先生治疟，用药于未发之先。究遵景岳耶？抑遵先生耶？答曰：治初患之疟，邪气方盛，正气未虚，可以迎其锐而击之。久患之疟，邪气深陷，正气已虚，则不可耳。故于未发用补，补其正气，正气旺，则邪自衰，不用击而疟自罢矣。

伏暑过服辛温改用清凉而愈

【此治伏暑之案。】武林陈某，素信于丰，一日忽作寒热，来邀诊治，因被雨阻未往。伊有同事知医，遂用辛散风寒之药，得大汗而热退尽。讵知次日午刻，热势仍燃，汗多口渴，痰喘宿恙又萌，脉象举取滑而有力，沉取数甚，舌苔黄黑无津。【中有伏暑，故热暂退而复至。】丰曰：此伏暑病也。理当先用微辛，以透其表，荆、防、羌、芷，过于辛温，宜乎劫津夺液矣。【过用辛温，则伏邪化火矣。】今之见证，伏邪已化为火，金脏被其所刑。当用清凉涤暑法去扁豆、通草，加细地、洋参。【此用清凉涤暑法之实验。】服二剂，舌苔转润，渴饮亦减，惟午后尚有微烧，姑照旧方，更佐蝉衣、荷叶。又服二剂，热从汗解，但痰喘依然，夜卧不能安枕，改用二陈加苏、葶、旋、杏，服之又中病机。【更用透邪化痰二法，病遂得痊。】后议补养常方，稇载归里矣。

产后伏暑

【此案为产后伏暑，治法较异。】城东孔某之室，素来多病，其体本孱，分娩三朝，忽然头痛难忍，寒热无汗，大渴引饮，脉来浮大之象，此肌表重感秋凉，而曩伏之暑热触动而继起矣。询知恶露匀行，腹无胀痛，生化成方，可勿用耳。即以白芷、青蒿、秦艽、荆芥、当归、川芎，加败酱草合为一剂。盖白芷为产后疏风妙药，青蒿乃产后却热最宜，秦艽、荆芥活血散风，当归、川芎生新去瘀，本草谓败酱草味苦而平，主治产后诸病。【以疏风理血为法。】此方最稳，请服二煎，其热从汗而退。次日邀诊，脉象顿平，询之口亦不渴，惟觉神倦少眠。此伏暑已随秋凉而解，心脾被邪扰攘而亏，当守原方去白芷之香燥、荆芥之辛散，加茯神、柏子以安神，神安自熟寐矣；又加西潞、炙草以扶元，元复自强健矣。后用八珍损益，未及半月而康。【邪既得汗而解，又当扶助其元气。】

卷六

秋伤于湿大意

【此段大意，总论秋伤于湿之新感也。】土寄于四季之末，四时皆有湿气，何独经谓秋伤于湿乎？盖一岁之六气者，风、君、相、湿、燥、寒也。推四之气，大暑至白露，正值湿土司权，是故谓之秋伤于湿。【秋分之前，湿土司令，则凡湿病皆隶焉，惟霉湿专主五月，在夏不在秋，故另列之。】鞠通先生列湿温于夏末秋初，诚有高见。丰谓因湿为病者有六：一曰伤湿，一曰中湿，一曰冒湿，一曰湿热，一曰寒湿，一曰湿温。【湿证有六，先分析其病因。】

盖伤湿者，有表里之分焉：在表由于居湿涉水，雨露沾衣，从外而受者也。在里由于喜饮茶酒，多食瓜果，从内而生者也。中湿者，卒然昏倒，颇与中风相似。冒湿者，因冒早晨雾露，或冒云瘴山岚。湿热者，夏末秋初感受为多，他时为少。寒湿者，先伤于湿，后伤生冷。湿温者，湿酿成温，温未化热，最难速愈，非寒湿之证辛散可化，湿热之证清利可平之比也。此六者，皆湿邪之为病耳。【秋分之后，燥金司令，燥湿虽不同，而并在于秋，故附录之。】喻嘉言先生又谓秋伤于燥，发出秋燥之论，其说未尝有谬。据按六气而论，其实湿气在于秋分之前，燥气在于秋分之后，理固然矣。姑附秋燥一条，以备参考。

伤湿

【湿邪伤表之证象。】伤湿之病，原有表里之因。盖伤乎表者，因于居湿涉水，雨露沾衣，其湿从外而受，束于躯壳，证见头胀而痛，胸前作闷，舌苔白滑，口不作渴，身重而痛，发热体疲，小便清长，脉浮而缓，或濡而小者，此言湿邪伤于表也。【湿气伤里之证象。】又有伤于里者，因于喜饮茶酒，多食瓜果，其湿从内而生，踞于脾脏，证见肌肉隐黄，脘中不畅，舌苔黄腻，口渴不欲饮水，身体倦怠，微热汗少，小便短赤，脉沉而缓者，此言湿气伤于里也。李时珍曰：凡风药可以胜湿，利小便可以引湿，为治表里湿邪之则也。【治湿有表里二法。】丰师其法，治表湿宜辛散太阳法减去桂、豉，加之苍、朴，俾其在表之湿，从微汗而解也。治里湿宜通利州都法，俾其在里之湿，从小便而去也。伤湿之证，务宜分表里而治之，斯为确当。倪松亭云：治湿之道非一，当细察而药之。如湿气在于皮肤者，宜用麻、桂、二术之属，以表其汗，譬如阴晦非雨不晴也。【湿气在表者，宜散之。】亦有用羌、防、白芷之风药以胜湿者，譬如清风荐爽，湿气自消也。水湿积于肠胃，肚腹肿胀者，宜用遂、戟、芫、牵之属以攻其下，【水湿在里者，宜攻之。】譬如水满沟渠，非导之不去也。寒湿在于肌肉筋骨之间，拘挛作痛，或麻痹不仁者，宜用姜、附、丁、桂之属以温其经，【寒湿在表里间者，宜温之。】譬如太阳中天，则湿自干也，湿气在于脏腑之内，肌肤之外，微而不甚者，宜用术、苍、朴、夏之属之健脾燥湿，譬如些微之湿，以灰土糁之，则湿自燥也。【湿气在表里间者，宜燥之。】湿气在于小肠膀胱，或肿或渴，或小水不通，宜用二苓、车、泻之属以渗利之，譬如水溢沟浍，非疏通其窦不达也。学者能于斯理玩熟，则治湿之法，必中鹄矣。【湿气在下者，宜利之。】丰按：此论可为治湿之提纲，医者勿忽！

中湿

中湿者，即类中门中之湿中也。盖湿为阴邪，病发徐而不骤。今忽中者，必因脾胃素亏之体，宿有痰饮内留，偶被湿气所侵，与痰相抟而上冲，令人涎潮壅塞，忽然昏倒，神识昏迷。【此系中湿之证象，中湿必有痰，痰壅于上，故昏迷卒倒，状似中风，惟风脉浮大而数，湿脉沉细而缓，不难辨也。】与中风之证，亦颇相似，但其脉沉缓、沉细、沉涩之不同，且无口眼㖞斜不仁不用之各异，此即丹溪所谓湿热生痰，昏冒之证也。宜以增损胃苓法去猪苓、泽泻、滑石，加苏子、制夏、远志、菖蒲治之。【治此者，惟以祛湿、化痰、宣窍为法。】倘有痰筑喉间，声如鼎沸，诚有须臾变证之虞，可加苏合香丸，分为两次冲服。倘得痰平人省，始有转机，否则不可救也。【痰之变证极速，当用急救之方。】

冒湿

【此为冒湿之病象，治宜宣散在表之湿邪，得取微汗为佳。】冒湿之病，得之于早晨雾露，云瘴山岚，或天阴淫雨，晴后湿蒸。初受其气者，似乎有物蒙之，以致首如裹，遍体不舒，四肢懈怠，脉来濡缓之象。宜用宣疏表湿法取其微汗，仿嘉言贵徐不贵骤之意，俾其湿邪还表而解，毋使其由表而入于里。倘或脘中痞闷，微热汗少，小便短赤，是湿邪已入于里也。宣疏之剂，又不相宜，宜改通利之方，自然中的。伤湿条内，须参阅之。【有此病象，则湿邪入里矣，当以通利为法，非取汗所能解也。】

湿热

贾氏曰：夏热则万物湿润，秋凉则万物干燥。若此论之，湿热之证，在长夏而不在秋，岂非与《内经》之“秋伤于湿”不合耶？细思之，斯二句书，不重“夏秋”二字，当重在“热凉”二字也。盖热蒸则湿，凉胜则燥，理固然矣。【热蒸则湿，湿久亦能化热，不可不知。】即如立秋处暑之令，炎蒸如夏，患者非秋湿，即秋暑。其实秋令之湿热，亦必夹之秋暑也。【此为湿热之证象。】

考湿热之见证，身热有汗，苔黄而泽，烦渴溺赤，脉来洪数是也，当用通利州都法治之。【通小便以利湿热，此常法也。若大便秘结而不下，或夹有积滞，则非攻下不为功。】如大便秘结，加瓜蒌、薤白，开其上以润其下。如大便未下，脉形实大有力者，是湿热夹有积滞也，宜本法内加元明粉、制大黄治之。或问曰：先贤尝谓暑必夹湿，今先生谓湿热夹暑，【证明湿热夹暑之谓，是以湿为主体，与暑必夹湿有别。】有是说乎？答曰：小暑之节，在于相火之后；大暑之气，在于湿土之先，故先贤有暑必夹湿之训也。丰谓湿热夹暑，专在大暑至白露而言。盖斯时湿土主气，暑气渐退，湿令方来，而湿甚于暑者，故谓之湿热夹暑也。又问曰：章虚谷录薛生白湿温之条，加之注解，统以湿温称为湿热。今先生分门而论者何也？【证明湿热与湿温之有别。】曰：湿体本寒，寒湿可以温散；酝酿成热，热湿可以清通。惟湿温不热不寒，最为难治，断不可混湿温为湿热，理当分列湿热、湿温为二门。又问曰：湿热致病者多，何略而弗详乎？曰：因湿致病者，固属不少，如肿满、黄疸、淋浊等证，诸先贤皆早详于杂证之书，是编专论时病，毋庸迭赘可耳。

寒 湿

【此为寒湿之证象。】伤湿又兼寒，名曰寒湿。盖因先伤于湿，又伤生冷也。夫寒湿之证，头有汗而身无汗，遍身拘急而痛，不能转侧，近之则痛剧，脉缓近迟，小便清白，宜以辛热燥湿法治之。毋使其酝酿成温，而成湿温之病，温甚成热，而成湿热之病；【寒湿久郁于内，化为温热，变成痰饮，则治之不易矣。】又毋使其变为痰饮，伏而不发，交冬发为咳嗽之病。由是观之，可不速罄其湿乎！须知寒湿之病，患于阳虚寒体者为多，辛热燥湿之法未尝不为吻合。【寒湿宜辛燥，湿热宜通利，切勿两相误投。】湿热之证，患于阴虚火体者为多，此法又宜酌用耳。贸贸者，不别病之寒湿、热湿，体之阴虚、阳虚，一遇湿病，概投通利之方，若此鲁莽，未有不误人者也。

湿 温

湿温之病，议论纷纷，后学几无成法可遵。有言温病复感乎湿，名曰湿温。据此而论，是病乃在乎春。有言素伤于湿，因而中暑，暑湿相抟，名曰湿温。据此而论，是病又在乎夏。【当遵后说为是，始与经训无背。】有言长夏初秋，湿中生热，即暑病之偏于湿者，名曰湿温。据此而论，是病又在乎夏末秋初。细揆三论，论湿温在夏末秋初者，与《内经》秋伤于湿之训，颇不龃龉；又与四之气大暑至白露，湿土主气，亦属符节；当宗夏末秋初为界限也。所有前言温病复感于湿，盖温病在春，当云温病夹湿；言素伤于湿，因而中暑，暑病在夏，当云中暑夹湿；皆不可以湿温名之。考其致病之因，【湿温致病之因。】良由湿邪踞于气分，酝酿成温，尚未化热，不比寒湿之病，辛散可瘳，湿热之病，清利乃解耳。是病之脉，脉无定体，或洪或缓，或伏或细，故难以一定之脉，印定眼目也。其证始恶寒，后但热不寒，汗出胸痞，舌苔白或黄，口渴不引饮。【湿温见证之象。】宜用清宣温化法去连翘，加厚朴、豆卷治之。倘头痛无汗，恶寒身重，有邪在表，宜用宣疏表湿法，加葛、羌、神曲治之。倘口渴自利，是湿流下焦，宜本法内去半夏，加生米仁、泽泻治之。倘有胫冷腹满，是湿邪抑遏阳气，宜用宣阳透伏法去草果、蜀漆，加陈皮、腹皮治之。如果寒热似疟，舌苔白滑，是为邪遏膜原，宜用宣透膜原法治之。如或失治，变为神昏谵语，或笑或痉，是为邪逼心包，营分被扰，宜用祛热宣窍法，加羚羊、钩藤、元参、生地治之。如撮空理线，苔黄起刺，或转黑色，大便不通，此湿热化燥，闭结胃腑，宜用润下救津法，以生军易熟军，更加枳壳，庶几攻下有力耳。倘苔不起刺，不焦黄，此法不可乱投。湿温之病，变证最多，殊难罄述，宜临证时活法可也。【湿温变证极多，故治法亦贵通变，或宜宣化，或宜疏表，或宜透伏，或宜祛热宣窍，或宜润

下救津，医能解此，始极变化之能事矣。】

秋燥

推六气之中，燥金主气，自秋分而至立冬。喻嘉言以燥令行于秋分之后，所以谓秋不遽燥，确与气运相合也。【秋不遽燥一语，大有分寸。】沈目南云：《性理大全》谓燥属次寒，奈后贤悉谓属热，大相径庭。如盛夏暑热炎蒸，汗出濈濈，肌肉潮润而不燥也。深秋燥令气行，人体肺金应之，肌肤干槁而燥，乃火令无权，故燥属凉，谓属热者非矣。【以燥属凉，亦有至理。】丰细玩之，诚非谬也。凡治初患之燥气，当宗属凉拟法。夫秋燥之气，始客于表，头微痛，畏寒咳嗽，无汗鼻塞，舌苔白薄者，宜用苦温平燥法治之。【人感秋燥之凉气，故宜苦温。】若热渴有汗，咽喉作痛，是燥之凉气已化为火，宜本法内除去苏、荆、桂、芍，加元参、麦冬、牛蒡、象贝治之。【燥气化火，故宜甘凉。】如咳嗽胸疼，痰中兼血，是肺络被燥火所劫，宜用金水相生法去东参、五味，加西洋参、旱莲草治之。如诸证一无，惟腹作胀，大便不行，此燥结盘踞于里，宜用松柏通幽法治之。【大便燥结，故宜滋润。】总而言之，燥气侵表，病在乎肺，入里病在肠胃，其余肝燥、肾燥、血枯、虚燥，皆属内伤之病，兹不立论。【此节证明秋燥之说。】或问曰：先生遵喻氏《秋燥论》中秋不遽燥，燥气行于秋分以后之说，殊未见《医醇賸义》中，论之最详，又明出喻氏之谬，既谓燥气行于秋分以后，而秋分以前四十五日，全不关于秋燥矣，故云初秋尚热，则燥而热，深秋既凉，则燥而凉，此诚是振聋发聩之语，先生曷不遵之为龟鉴[①]耶？【读此二篇，益信医者之不可不知气运矣。】答曰：子不知六气循环，亦疑喻氏之谬，不察大寒至惊蛰，主气风木；春分至立夏，主气君火；小满至小暑，主气相火；大暑至白露，主气湿土；秋分至立冬，主气燥金；小雪至小寒，主气寒水。此年年之主气，千古不易。由是而推，则燥金之令，确在乎秋分而至立冬，而秋分以前之白露、处暑、立秋四十五日，犹是湿土主气，岂可误为燥气乎？子以为然否？或唯唯而退。程曦曰：论燥气者，首推嘉言，其次目南与鞠通也。【三家之论，殊途同轨。】嘉言论燥，引《大易》水流湿，火就燥，各从其类，乃论燥之复气也。目南所论燥病属凉，谓之次寒，乃论燥之胜气也。至鞠通论燥，有胜气复气与正化对化、从本从标之说，可为定论，乃曰：如仲景用麻、桂、姜、附，治寒之胜气也，治寒之正化也，治寒之本病也。白虎、承气，治寒之复气也，治寒之对化也，治寒之标病也。能于此理悟通，则燥气之胜复正对本标，亦皆了然于胸中矣。江诚曰：人皆知温为热，而不知燥为凉。以燥为热者，盖因“燥”字从火之弊耳。【比例确切。】试问既以燥为热，曷不以“温”字从水而为寒乎？不知四时之令，由春温而后夏热，由秋凉而后冬寒。目南先生引《性理大全》之说，谓燥属凉，真所谓千载迷津，一朝点破耳。

拟用诸法

辛散太阳法见卷五

【湿伤在表，治宜此法。】

通利州都法见卷三

【湿伤在里，治宜此法。】

---

① 龟鉴：也作“龟镜”。龟可以卜吉凶，镜可以比美丑。故以喻借鉴前事。

增损胃苓法见卷四

【中湿可用此法加减。】

宣疏表湿法 治冒湿证，首如裹，遍体不舒，四肢懈怠。

【此治冒湿之法，湿为浊气，故宜宣通而疏散之。】

苍术一钱，土炒 防风一钱五分 秦艽一钱五分 藿香一钱 陈皮一钱五分 砂壳八分 生甘草五分

加生姜三片，煎服。

此治冒湿之法也。君以苍术、防、秦，宣疏肌表之湿。被湿所冒，则气机遂滞，故臣以藿、陈、砂壳，通畅不舒之气。湿药颇燥，佐以甘草润之。湿体本寒，使以生姜温之。

辛热燥湿法 治寒湿之病，头有汗而身无汗，遍身拘急而痛。

【此治寒湿之法，以辛热散其寒，以辛燥祛其湿。】

苍术一钱二分，土炒 防风一钱五分 甘草八分 羌活一钱五分 独活一钱五分 白芷一钱二分 草豆蔻七分 干姜六分

水煎服。

法中苍、防、甘草，即海藏神术散也，用于外感寒湿之证，最为中的。更加二活、白芷，透湿于表；草蔻、干姜，燥湿于里。诸药皆温热辛散，倘阴虚火旺之体，勿可浪投。

清宣温化法见卷五

【此法治湿温初起。】

宣透膜原法见卷五

【湿温如疟，宜用此法。】

宣阳透伏法见卷五

【湿阻温邪，宜用此法。】

祛热宣窍法见卷一

【湿温邪逼心包，宜用此法。】

润下救津法见卷一

【湿热燥结胃腑，宜用此法。】

苦温平燥法 治燥气侵表，头微痛，畏寒无汗，鼻塞咳嗽。

【此治秋凉燥气之法。肺主皮毛，为燥凉之气所袭，故用苦温之药以宣其肺气。】

杏仁三钱，去皮尖，研 陈橘皮一钱五分 紫苏叶一钱 荆芥穗一钱五分 桂枝一钱，蜜水炒 白芍一钱，酒炒微焦 前胡一钱五分 桔梗一钱五分

水煎，温服。

凡感燥之胜气者，宜苦温为主。故以橘、杏、苏、荆以解之，加白芍之酸，桂枝之辛，是遵圣训“燥淫所胜，平以苦温，佐以酸辛”是也。秋燥之证，每多咳嗽，故佐前、桔以宣其肺，肺得宣畅，则燥气自然解耳。

金水相生法见卷四

【燥气化火，当用此法。】

松柏通幽法 治燥结盘踞于里，腹胀便闭。

【此治大便燥结之法。法以润燥为主，老年肠结，尤为相宜。】

松子仁四钱 柏子仁三钱 冬葵子三钱 火麻仁三钱 苦桔梗一钱 瓜蒌壳三钱 薤白头八分 大腹皮一钱，酒洗

加白蜂蜜一调羹冲服。

此仿古人五仁丸之法也。松、柏、葵、麻，皆滑利之品，润肠之功非小，较硝、黄之推荡尤稳耳。丹溪治肠痹，每每开提上窍，或以桔梗、蒌、薤，开其上复润其下。更加大腹宽其肠，白蜜润其燥，幽门得宽得润，何虑其不通哉。

备用成方

羌活胜湿汤 治湿气在表，头痛头重，或腰脊重痛，或一身尽痛，微热昏倦。【此治湿之在表者，取风能胜湿

之意。】

羌活　独活　川芎　藁本　蔓荆子　防风　甘草

水煎服。

【以下二方，治湿之在里者。】

平胃散　治湿淫于内，脾胃不能克制者。

苍术　陈皮　厚朴　甘草

为末，姜汤下。

除湿汤　治伤湿腹痛，身重足软，大便溏泻。

【湿伤脾土，故有腹痛等证。】

苍术　陈皮　茯苓　制夏　藿香　厚朴　甘草

水煎服。

丰按：羌活胜湿汤，是治表湿。平胃散、除湿汤，是治里湿。伤湿之证，总当分表里而治之。

金匮肾着汤　治伤湿身重，腹痛腰冷。

【湿伤脾，故身重、腹痛而兼腰冷，是脾伤及于肾矣，方名肾着，即此意乎。】

干姜　茯苓　白术　甘草

水煎服。

丰按：《经心录》加肉桂、牛膝、杜仲、泽泻，更为切当。讱庵虽谓属外感之湿，非肾虚也，窃谓受邪之处，无有不虚，标本兼治，未尝不妥。

松峰达原饮　治湿热盘踞膜原。又可达原饮有知母、黄芩，无黄柏、栀子、茯苓。

【此方能达膜原之湿热，故有此名。】

槟榔　草果　厚朴　白芍　甘草　黄柏　栀子　茯苓

水煎服。

刘松峰曰：温而兼湿，故去知母，而换黄柏以燥湿，且救水而利膀胱；去黄芩换栀子，泻三焦之火而下行利水；加茯苓，利小便而益脾胃。三者备，而湿热除矣。

三仁汤　治湿温胸闷不饥，舌白不渴，午后身热，状若阴虚。

【湿温轻者用此，取清宣温化之意。】

杏仁　蔻仁　生米仁　滑石　通草　竹叶　厚朴　制夏

水煎，日三服。

苍苓白虎汤　治湿温身重，胸满头痛，妄言多汗，两胫逆冷。

【此治湿温之重者。】

苍术　茯苓　石膏　知母　生甘草

加粳米，煎服。

丰按：三仁汤，治湿温之轻者。苍苓白虎汤，治湿温之重者。当别见证而分治之。

桂苓甘露饮　统治湿温湿热。

【此方治湿温则可，若治湿热，肉桂在所当去。】

茯苓　猪苓　白术　泽泻　肉桂　滑石　石膏　寒水石

水煎，温服。

丰按：此方即五苓散加三石。盖五苓利湿，三石清热，治湿温最合，倘治湿热，当去肉桂可也。

杏苏散　治燥伤本脏，头微痛恶寒，咳嗽稀痰，鼻塞嗌塞，脉弦无汗。

【此方宣散，可治燥之胜气。】

杏仁　苏梗　茯苓　制夏　陈皮　甘草　枳壳　桔梗　前胡

加姜、枣煎服。

清燥救肺汤　治诸气膹郁，诸痿喘呕之因于燥者。

【此方清金，可治燥之复气。】

麦冬　阿胶　杏仁　麻仁　桑叶　枇杷叶　人参　甘草　石膏

水煎，温服。

滋燥养营汤　治火烁肺金，血虚外

燥，皮肤皱揭，筋急爪枯，或大便秘结。

【血虚外燥者，宜用此方滋养之。】

当归 黄芩 生地 熟地 白芍 甘草 秦艽 防风

水煎，温服。

蜜煎导法 治阳明证，自汗，小便利，大便秘者。

【液亏里燥者，可用此法润之。】

蜂蜜用铜器微火熬，频扰勿令焦，候凝如饴，捻作挺子，头锐如指，糁皂角末少许，乘热纳谷道中，用手抱住，欲大便时去之。加盐少许亦可，盐能润燥软坚。

丰按：六气之中，惟燥气难明。今人治燥，动手非沙参、玉竹，即生地、二冬，不知燥有胜气、复气，在表、在里之分。如杏苏散，是治燥之胜气；清燥救肺汤，是治燥之复气；滋燥养营汤，血虚外燥者宜之；蜜煎导法，液亏里燥者宜之。一偏滋补清凉，非法也。

临证治案

里湿酿热将成疸证

【以下二案，皆系伤湿之在里者。】

徽商张某，神气疲倦，胸次不舒，饮食减少，作事不耐烦劳。前医谓脾亏，用六君子汤为主，未效。又疑阴虚，改用六味汤为主，服下更不相宜。来舍就诊，脉息沉小缓涩，舌苔微白，面目隐黄。

【湿热郁于内，故将发黄。】

丰曰：此属里湿之证，误用滋补，使气机闭塞，则湿酿热，热蒸为黄，黄疸将成之候。倘不敢用标药，蔓延日久，必难图也。即用增损胃苓法去猪苓，加秦艽、茵陈、楂肉、鸡金治之。

【此用增损胃苓法之实验。】

服五剂胸脘得畅，黄色更明，惟小便不得通利，仍照原方去秦艽，加木通、桔梗。

【阳黄鲜明如橘子色。】

又服五剂之后，黄色渐退，小水亦长，改用调中补土之方，乃得全愈。

【湿热从小便而出，故黄色自退。】

里湿误补成臌得破则愈

西乡郑某，水湿内侵于脾，神疲肢软，自疑为体亏而饵大枣，则腹皮日胀，纳食尤剧，来求丰诊。【湿不宜补，补则气滞而不行。】两手之脉，沉缓而钝，以手按其腹，紧胀如鼓，此属气阻湿留，将成臌胀之候。乘此体质尚实，正气未衰，当用消破之剂，以治其标。即以蓬术、槟榔、青皮、菔子、干姜、官桂、厚朴、苍术，鸡金为引，连服七剂而宽。【正气未衰，始可言攻。】

中湿误作虚风

【此治中湿之案。】城东叶某，因公劳役，由远方归，觉眩晕神疲，自以为亏，先服东参、龙眼。即延医治，乃作水不涵木，木动生风论治，服药后忽倒，神识模糊，急求治于丰，诊得脉象沉小而滑。思脉沉肢冷为中气，今肢不冷者非；忽倒神昏似中风，然无口眼㖞斜者又非。推其起病之初，有眩晕神疲等证。其神疲者必因湿困于脾也；眩晕者，无痰不作也。【说明眩晕神疲之病原，可决为中湿无疑。】此宿伏之痰，与新侵之湿，相抟上冲所致，斯为中湿证也。即用宣窍导痰法加竹沥、姜汁治之，三剂而神醒矣。后用六君为主，以收全效。【此宣窍导痰法之实验。】

秋湿时令忽患暴中

【此亦中湿之治案。】丁丑孟秋，炎

蒸如夏，乍雨如霉，患急病者甚众。【读是案者，当注重于此。】有城北王某，刈①稻归来，正欲晚餐，倏然昏倒，不知人事，痰响喉间。吾衢土俗，以为龌龊，即倩人揪刮，神识略见清明。邀丰诊之，脉来沉细，舌苔白滑。丰曰：此中湿也。【以时令而言，故可决为中湿，洵若是，始可为之时医。】旁有一医曰：沉细之脉，白滑之苔，当是中寒，分明四逆、大顺之证。丰曰：欲用桂、附，则予谢不敏矣。彼医不言而退。其妻泣涕求治。丰闻呼吸之声，将有痰起，风云之变，恐在顷刻。即用藿香、神曲、川朴、杏仁、制夏、陈皮、菖蒲、远志、竹沥、姜汁，合为一剂，服之未有进退；令加苏合香丸，痰响渐平，人事稍醒。守旧略为增损，连尝数剂而瘥。【此即宣窍导痰之法。】江诚曰：舌苔白滑，寒象也。沉细之脉，少阴中寒也。考今岁又系太阳在泉，寒淫于内，彼医谓中寒，欲用四逆、大顺，似乎相象。不知中寒、中湿，大有攸分。【似是而非，最足致误，毫厘之间，不可不辨。】以脉舌而论，似属中寒；以时令而论，实为中湿。虽脉沉细，舌苔白滑，但无吐泻、腹痛、肢冷等证，岂可遽认为寒；四逆、大顺，岂可随手而用！况在孟秋，正值湿土主气，相火客气，又非寒水加临之候，故是证直断为湿，而用宣窍导痰之药，以收效耳。

湿温误作伏暑

【以下三案，皆治湿温之证，而法有轻重之别。】钱江陆某，偶患湿温时气，延医调治，从伏暑立方，未效来迓于丰。推其起病根由，确系湿温之病，前用一派凉剂，焉望中窾。殊不知湿为阴邪，因气机闭阻，湿邪渐化为温，而未酿热，所以凉药无功，即热剂亦无效验，非比寒湿辛散可解，热湿清利可瘥。【湿温之难治者在此。】今诊脉形，右部胜左，舌苔黄泽，胸闷汗多，发热缠绵靡已。此邪尚在气分，犹望其宣透而解，当用清宣温化法加厚朴治之。【此用清宣温化法之实验。】服二剂胸次稍宽，汗亦减少，惟躯热尚未退尽，继以旧法除去半夏，再加通草、蝉衣，连服三煎遂愈。

高年湿温伤气

【湿温伤气之证。】徽歙程某，年届赐鸠②，忽患湿温之证，曾延医治，一称伏暑，一称湿温，一称虚损，清利与补，皆未中鹄，始来商治于丰。诊其脉，虚数少神，心烦口渴，微热有汗，神气极疲，此皆湿温伤气之证也。【烦渴故知其为温，神疲故知其湿伤气。】治宜益气却邪，即以东参、麦、味、甘草、陈皮、生芪、苓、泻治之。令服数帖，热渴并减。但精神尚倦，饮食少餐，姑率旧章，佐以神、苓、夏、曲，又服数帖，日复一日矣。

湿温化燥攻下得愈

【湿温化燥之证。】须江周某之郎，由湿温误治，变为唇焦齿燥，舌苔干黑，身热不眠，张目妄言，脉实有力。此分明湿温化热，热化燥，燥结阳明，非攻下不能愈也。【是皆燥结阳明之象。】

即用润下救津法，服之未效，屡欲更衣而不得，后以熟军改为生军，更加杏

① 刈（yì义）：断也。喻以镰刀收割庄稼。

② 年届赐鸠：七十岁。《后汉书·礼仪志中》："仲秋之月，县道皆案户比民。年始七十者，授之以玉杖，哺之糜粥。八十九十，礼有加赐。玉杖长九尺，端以鸠鸟为饰。"

霜、枳壳，始得大解，色如败酱，臭不可近。【此用润下救津法之实验。】是夜得安寐，谵妄全无，次日舌苔亦转润矣。继以清养肺胃，调理二旬而安。

妊娠燥气为病

【以下皆燥气之治案。】三湘喻某之内，孕经七月，忽受燥气，咳嗽音嘶。前医贸贸①，不询月数，方内遂批为子喑，【以其有孕，致误为子喑。】竟忘却《内经》有“妇人重身，九月而喑”一段。医者如此，未免为识者所讥，观其方案，庞杂之至，所以罔效。丰诊其脉，弦滑而来，斯时肺经司胎，咳逆音哑，显系肺金被燥气所侵之证。宜辛凉解表法去蝉衣、淡豉。【此用辛凉解表法之实验。】加桑叶、菊花，橄榄为引，连尝三服，音扬咳止矣。

感受秋凉燥气

城西戴某之女，赋禀素亏，忽患微寒微热，乏痰而咳。前医用芪皮、桂、芍，和其营卫；百合、款冬，润其干咳；西党、归身，补其气血。方药似不杂乱，但服下胸膈更闭，咳逆益勤，寒热依然不减。丰诊其脉，浮弦沉弱，舌苔白薄，此感秋凉之燥气也。【秋凉燥气，治宜宣散肺气，庶几邪去而咳止矣。】即用苏梗、橘红、蝉衣、淡豉、蒌皮、叭哒、象贝、前胡。服二剂，寒热遂减，咳逆犹存，病家畏散，不敢再服，复来邀诊。丰曰：邪不去则肺不清，肺不清则咳不止，倘惧散而喜补，补住其邪，则虚损必不可免。仍令原方服二剂，其咳日渐减矣。后用轻灵之药而愈。可见有是病当用是药，知其亏而不补者，盖邪未尽故也。

血亏液燥加感燥气

云岫钱某之妹，素来清瘦，营血本亏，大解每每维艰，津液亦亏固已。【血液亏，故大便难，畏寒作咳，是新感秋凉之燥气也。】迩来畏寒作咳，胸次不舒，脉象左部小涩，而右部弦劲，此属阳明本燥，加感燥之胜气，肺经受病，气机不宣，则大便益不通耳。遂用苏梗、杏仁、陈皮、桔梗、蒌皮、薤白、淡豉、葱叶治之。【此系宣散之剂。】服二剂，畏寒已屏，咳逆亦疏，惟大解五日未行。思丹溪治肠痹之证，每每开提肺气，使上焦舒畅，则下窍自通泰矣。今照旧章加之兜铃、紫菀、柏子、麻仁，除去苏、陈、葱、豉。【开提肺气，兼润肠燥，故得有效。】令服四煎，得燥屎数枚，肛门痛裂，又加麦冬、归、地、生黑芝麻，服下始获痊愈。程曦曰：鞠通论燥气，有胜复之分。今观书中之论治，更有表里之别焉。如秋分至立冬之候，有头痛恶寒作咳者，是燥气在表之证也，法当宣散其肺。有大便秘结而艰难者，是燥气在里之证也，法当滋润肠胃。其能识胜复，别表里者，则治燥之法，无余蕴矣。

---

① 贸贸：轻率冒失，考虑不周。

卷 七

秋伤于湿冬生咳嗽大意

【此论秋令湿邪伏气，至冬而酿为咳嗽病也。亦即经云重阴必阳之义。马玄台曰：秋伤于湿，则湿蒸而为热。热者，火也。火乘肺金，而至冬，寒与热搏，当为咳嗽之证。】考六气之中，湿气在乎秋令。故经谓“秋伤于湿”。湿土之气，内应乎脾，脾土受湿，不司运化，内湿酿成痰饮，上袭于肺，遂为咳嗽病矣。夫六气之邪，皆能令人咳嗽，又不独乎湿也。斯言湿者，是为伏气咳嗽，有西昌喻嘉言先生疑“湿”字之讹，改作秋伤于燥，发明秋燥之论，虽有悖经之罪，然亦因乎六气起见也。盖《内经》论湿，殆在乎立秋、处暑、白露湿土主气之时；喻氏论燥，殆在乎秋分、寒露、霜降燥金主气之候。【为湿、为燥，以秋分为界限。】据愚意更有界限分焉：窃谓秋初伤湿不即发者，湿气内酿成痰，痰袭于肺而作嗽，名曰痰嗽。【伏气为湿，致成痰嗽。】治宜理脾为主，渗湿为佐。如秋末伤燥，不即发者，燥气内侵乎肺，肺失清降而作咳，名曰干咳。治宜理肺为主，润燥为佐。【伏气为燥，致成干咳。】总之不越两太阴之治也。斯言伤湿伤燥而咳嗽者，皆由秋令之伏气而发于冬。其即发者，仍归伤湿秋燥门中治之。

痰 嗽

痰嗽者，因痰而致嗽也。夫作嗽之病，风、寒、暑、热，皆能致之。古人议论纷纭，惟李云间、章若耶二先生，皆括为内伤、外感。观其立论，卓荦不群[①]，然与《内经》“秋伤于湿”之嗽无预。丰不揣鄙陋而特补之。【痰由湿以酿成，故因痰而致嗽，嗽不必专属于湿，而论时病者，以经训伏气为本旨，则秋病至冬而发，其为伤湿无疑矣。】斯病也，良由立秋以后，秋分以前，先伤于湿，湿气内踞于脾，酿久成痰，痰袭于肺，气分壅塞，治节无权，直待冬来，稍感寒气，初客皮毛，渐入于肺，肺气上逆，则潜伏之湿痰随气而逆，遂成痰嗽之病矣。【此为痰嗽之病源。】其脉必见弦滑，或见微紧，右寸关必较余部不调，舌苔白润，胸次不舒，痰白而稀，口不作渴，此皆秋湿伏气之见证也。【此为痰嗽之见证。】理当治脾为主，渗湿化痰为佐，宜以加味二陈法治之。如有恶寒发热者，再加苏梗、前胡；气喘者，加之旋覆、苏子，当随其证而损益之。【此段说明伏气酿痰致嗽，而他嗽不与焉。】或问：作嗽之病，四时皆有。今观是篇，独发于冬，他时之嗽，因何勿论耶？答曰，子不观本论中，原有风、寒、暑、热皆能致之之说，四时都有

---

① 卓荦不群：指才德超出常人，与众不同。卓荦，特出。

咳嗽之病也。曰：何不分而论之。曰：前之风温、风热、风寒、冒风、暑咳、秋燥，以及后之冬温条中，皆有咳嗽之证。若重复而论之，能不令人心厌乎？是论专言伏气酿痰致嗽，而风、寒、暑、热致嗽者，可毋重赘耳。

干咳

干咳者，乏痰而咳逆也。【因受湿气而嗽者，有痰；因感燥气而咳者，无痰。】此因秋分之后，先伤乎燥，燥气内侵乎肺，当时未发，交闭藏之令乃发，斯为金寒水冷之咳也。前论秋燥条中，是为燥之新邪；此论干咳，是为燥之伏气。其证咳逆乏痰，即有痰亦清稀而少，喉间干痒，咳甚则胸胁引疼，脉沉而劲，舌苔白薄而少津，当用温润辛金法治之。【干咳之证象。】如胸胁痛者，可加旋覆、橘络；咳逆艰难者，再加松子、款冬。咳剧震动血络，喉痛吐红，脉转沉滑，或沉数，此燥气已化为火也，当用清金宁络法治之。【燥气化火，故咳甚而失血。】如咳逆气短，甚则有汗，咽喉干燥者，当用金水相生法治之。蹉跎失治，最易延为痨损，可不谨欤！

【此段说明咳嗽虽多，而与本义无关者，概不论列。】或问曰：曾见《内经》有“五脏六腑，皆令人咳”之训。今先生只列痰嗽、干咳为二门，不及脏腑等咳，毋乃遗漏乎？曰：是书专论四时之咳，如春令风温之咳，夏令暑热之咳，秋令秋燥之咳，冬令冬温之咳。其实五脏六腑之咳，不过就其见证而分。【五脏六腑之咳，大略如此。】如胸疼喉痛为心咳，两胁下痛为肝咳，右胠痛引肩背为脾咳，喘急咳血为肺咳，腰背相引而痛为肾咳。又有小肠咳者，咳而失气也；胆咳者，咳呕苦水也；胃咳者，咳而欲呕也；大肠咳者，咳而遗屎也；膀胱咳者，咳而遗溺也；三焦咳者，腹满而不食也；此皆《内经》分脏腑之咳也。念我先生已分条治之，兹不复赘。

拟用诸法

加味二陈法 治痰多作嗽，口不作渴。

【内湿酿成痰饮，因而作嗽者，最宜此法。】

白茯苓三钱 陈广皮一钱 制半夏二钱 生甘草五分 生米仁三钱 杏仁三钱，去皮尖，研

加生姜二片，饴糖一匙为引。

苓、陈、夏、草，即二陈汤也。汪讱庵曰：半夏辛温，体滑性燥，行水利痰为君。痰因气滞，气顺则痰降，故以陈皮利气。痰由湿生，湿去则痰消，故以茯苓渗湿为臣。中不和，则痰涎聚，又以甘草和中补土为佐也。拟加米仁助茯苓以去湿，杏仁助陈皮以利气，生姜助半夏以消痰，饴糖助甘草以和中，凡有因痰致嗽者，宜施此法。

温润辛金法 治无痰干咳，喉痒胁疼。

【感燥凉之伏气者，故宜温润为法。】

紫菀一钱，蜜水炒 百部一钱，蒸 松子仁三钱 款冬花一钱五分 叭达杏仁二钱，去皮尖用 陈广皮一钱，蜜水炒

加冰糖五钱为引。

肺属辛金，金性刚燥，所以恶寒冷而喜温润也。紫菀温而且润，能畅上焦之肺。百部亦温润之性，暴咳、久咳咸宜。更加松子润肺燥，杏仁利肺气。款冬与冰糖，本治干咳之单方。陈皮用蜜制，去其燥性以理肺。肺得温润，则咳逆自然

渐止。

清金宁络法　治燥气化火，喉痛咳红。

【燥气内伏，甚则化火，伤肺气而动肝血，故当用清降之法。】

麦冬三钱，去心　肥玉竹二钱　北沙参三钱　元参一钱五分　细生地三钱　旱莲草三钱　冬桑叶三钱

加枇杷叶三钱，去毛，蜜炙，为引。

此治燥气化火，刑金劫络之法。麦冬、玉竹，清其燥火。沙参、元参，润其肺金。细地、旱莲，宁其血络。盖血藏肝脏，故加冬桑叶以平其肝。肺气上逆，故加枇杷叶以降其肺。使肺气得降，肝血得藏，则咳逆吐红，均可定矣。

金水相生法　见卷四。

【干咳燥热，宜用此法。】

备用成方

泻白散　治肺经有火，皮肤蒸热，洒淅寒热，日晡尤甚，喘嗽气急等证。

【以下五方，大都润肺之药，干咳燥热者宜之。】

桑白皮　地骨皮　粉甘草　粳米

水煎，温服。

清肺饮　治痰气上逆，而作咳嗽。

杏仁　贝母　茯苓　橘红　桔梗　甘草　五味子

加姜煎，食远服。

琼玉膏　治干咳嗽。

地黄四斤　茯苓十二两　人参六两　白蜜二斤

先将地黄熬汁去渣，入蜜炼稠，再将参、苓为末和入，瓷罐封，水煮半日。白汤化服。

丹溪咳血方　治咳嗽痰血。

青黛水飞　栝蒌去油　海石　栀子　诃肉

等分为末，蜜丸。噙化，嗽甚加杏仁。

千金久嗽方　治长久咳嗽神效。

白蜜一斤　生姜二斤，取汁

先秤铜铫知斤两讫，纳蜜、姜汁，微火熬令姜汁尽，惟有蜜斤两在则止。每含如枣大一丸，日三服。

二陈汤　治一切痰饮为病，咳嗽胀满，呕吐恶心，头眩惊悸。

【以下二方，为理脾之剂，痰饮有寒者宜之。】

茯苓　制半夏　陈皮　甘草

加生姜，煎服。

景岳六安煎　治风寒咳嗽，痰滞气逆等证。

陈皮　半夏　茯苓　甘草　杏仁　白芥子

加生姜三片，煎七分，食远服。

丰按：以上诸方通治咳嗽。然而咳属肺，嗽属脾，前于痰嗽干咳门中，已详辨矣。须知前五方多润肺之品以治咳，后二方多理脾之品以治嗽，若此分疗，治无不中。

临证治案

伏湿作嗽认为冬温

【以下三案，为伏湿痰嗽之证。】

鉴湖沈某，孟冬之初，忽患痰嗽，前医作冬温治之，阅二十余天，未能奏效。延丰诊治，右部之脉极滞，舌苔白滑，痰多而嗽，胸闭不渴。【伏湿之证象。】丰曰：此即《内经》秋伤于湿，冬生咳嗽之病，非冬温之可比也。冬温之病，必脉数口渴，今不数不渴者非。冬温治在乎肺，此则治在乎脾，张冠李戴，所以乏效。

【冬温宜凉，伏湿宜温，治法大有区别。】遂用加味二陈法去米仁一味，加苏子、芥子治之。【此用加味二陈法之实验。】三剂而胸开，五剂而痰嗽减，后用六君子汤增损，获全愈矣。

伏湿致嗽

南乡张某，左脉如平，右关缓滞，独寸口沉而且滑，痰嗽缠绵日久，外无寒热，内无口渴。前医用散不效，改补亦不见功。【伏湿证象如此，而徒散之补之，乌得有效。】不知此证乃系伏湿酿痰，痰气窜肺而致嗽，即经所云秋伤于湿，冬生咳嗽也。当理脾为主，利肺为佐，即以制夏、化红、茯苓、煨姜、杏仁、绍贝、苏子、甘草治之。【此亦加味二陈法也。】约服三四剂，痰嗽遂减矣。后循旧法出入，调治旬日而安。

痰嗽补脾取效

城南程某，患嗽月余，交冬未愈，始延丰诊。诊得脉形沉弱而滑，舌体无荣，苔根白腻，神气疲倦，饮食并废。【此系脾虚湿困之象。】丰曰：此赋禀素弱，湿袭于脾，脾不运化，酿痰入肺所致。以脾湿为病本，肺痰为病标，即先哲云：脾为生痰之源，肺为贮痰之器。治当补脾为主。程曰：风痰在肺，补之恐增其闭。即出曾服十余方，皆是荆、防、枳、桔、杏、贝、苏、前等品。【治标而不治本，焉能有效。】丰曰：此新感作嗽之药，与之伏气，理当枘凿。即用六君加玉苏子、生米仁治之，服五剂神气稍振，痰嗽渐疏，继进十余剂，方得全愈。江诚曰：痰嗽之证，须知有新感，有伏气。【痰嗽有新感、伏气之分。】新感之脉必多浮，伏气之脉必多沉。新感之嗽，必兼鼻塞声重，头痛发热；伏气之嗽而无诸证也。凡伏气之证，法当宣气透邪。前医以荆、防、枳、桔反未臻效，而吾师用六君补气，苏子降气，米仁渗湿，而反效者何也？

【新感宜宣散其肺，伏气宜扶助其脾。盖湿气未成痰之先，法当治标，既成痰之后，法当治本。】盖由风、寒、暑、湿潜伏者，固宜透发，惟此则不然。当知湿气未成痰之先，可以透发，既成痰之后，焉能向外而解耶？因痰之源在脾，故用六君子扶脾以去其湿而化其痰；苏子降气，毋使其痰上袭于肺；米仁渗湿，毋使其湿再酿成痰。倘用宣提之方，则痰益袭于肺，而嗽更无愈期矣。

燥气伏邪作咳

【以下三案，皆系燥气伏邪之证。】括苍冯某，阴虚弱质，向吃洋烟，约干咳者，约半月矣。

【阴虚干咳之脉象。】曾经服药未验，十月既望，来舍就医。两寸之脉极数，余部皆平。丰曰：据此脉形，当有咳嗽。冯曰：然。曾服散药未效何？丰曰：散药宜乎无效，是证乃燥气伏邪之咳，非新感风寒之咳，理当清润肺金，庶望入彀。遂用清宣金脏法去兜铃、杷叶，加甘菊、梨皮。服一剂，减一日，连服五剂，咳逆遂屏。后归桑梓，拟进长服补丸。【此用清宣金脏法之实验。】

燥气刑金致使咳红

鄂渚阮某之妾，干咳喉痛，缠绵匝月，始延丰治。未诊即出前方阅之，初用辛散之方，后用滋补之药，不但罔效，尤增咳血频频。【燥气伏邪侵肺，故干咳吐红。】细诊其脉，左部缓小，右部搏指，舌尖绛色而根凝黄。此属燥之伏气，化火刑金，虽干咳吐红，真阴未损。前以辛散治之固谬，以滋补治之亦非，斯宜清畅其肺，以理其燥，肺得清肃，则咳自平，而血不止自止。【燥未化火，故得清宣肺气，咳血自愈。】即用桑叶、杏仁、兜铃、浙贝、栀皮、杷叶、蒌壳、梨皮，再加橄榄为引。请服三煎，忌食煎炒之物，服下稍知中窾，继进三剂，遂获全可。

【忌食煎炒者，防其燥气也。】

阴虚之体伏燥化火刑金

古黔刘某妇，素吸洋烟，清癯弱体，自孟冬偶沾咳逆，一月有余，未效来商丰诊。阅前所用之药，颇为合理，以桑、菊、蒌、蒡、杏、苏、桔、贝等药，透其燥气之邪。【燥已化火，而用清宣肺气之轻剂，亦无益也。】但服下其咳益增，其体更怠，昼轻夜剧，痰内夹杂红丝，脉形沉数而来，舌绛无苔而燥。丰曰：此属真阴虚损，伏燥化火刑金之候也。思金为水之母，水为金之子，金既被刑，则水愈亏，而火愈炽。制火者，莫如水也，今水既亏，不能为母复仇。必须大补肾水，以平其火，而保其金。金得清，则水有源，水有源，则金可保，金水相生，自乏燎原之患。倘或见咳治咳，见血治血，即是舍本求末也。【此用金水相生之法也。】丰用知柏八味除去山萸，加入阿胶、天、麦，连进五剂，一如久旱逢霖，而诸疴尽屏却矣。

卷 八

冬伤于寒大意

【此段大意，总论冬伤于寒之新感也。】经曰：冬伤于寒。谓交立冬之后，寒气伤人。其能固密者，何伤之有？一有不谨，则寒遂伤于寒水之经，即病寒热无汗，脉来浮紧，名曰伤寒是也。【膀胱属寒水之经。经云：太阳之上，寒水主之。】一交春令，便不可以伤寒名之。然冬令受寒，有浅深之别焉，深者为中，浅者为冒。盖中寒者，寒邪直中于三阴之里，故有吐泻腹痛，急宜热剂祛寒。【仲景论云：太阳病或已发热，或未发热，必恶寒、体痛、呕逆，脉阴阳俱紧者，名曰伤寒。】冒寒者，寒邪冒于躯壳之外，则有寒热身疼，不难一汗而愈。伤寒、中寒、冒寒，略述其概。犹有冬温之证，不可不详。冬温者，冬应寒而反温，非其时而有其气，人感之而即病者是也。宜用辛凉之法，慎勿误用麻、桂、青龙，若误用之，必变证百出矣。【冬令受寒而即发者，此新感也。曰中、曰冒，特分其深浅耳。】此四者，乃冬时即病之新感也，倘受微寒微温之气，当时未发，必待来春而发者，便是伏气之病，须别诸温而治之。或问曰：曾见东垣之书，已有冬伤于寒，春必病温等论。【冬温亦新感证，特附于伤寒等后者，恐人误为伤寒，而大加温散之剂也。】先生拾前人之唾余，竟以为独开生面之创，欺人乎？抑亦自欺之甚也？【此借问答以抒己见，非剿袭东垣之说也，读者幸勿误会。】答曰：子言过矣！丰亦见《此事难知》之内，有论四篇，所云都是五行生克有余不足，所胜所不胜之理，其义难明，诚难知之书也。丰今分论八篇，以为时证提纲，其理透彻，阅者易知，明出冬伤于寒之新感，所见何证；冬伤于寒，春必病温之伏气，所见何证；一一详明，了如指掌。与东垣之论，意思悬殊，何尝拾其唾余，以为己出耶！此犹应试，共一题目，而文本实不雷同，奚敢欺人复自欺耳！然乎？否乎？

伤 寒

伤寒者，由冬令之寒邪，伤于寒水之经也。考诸贤之书，皆谓霜降之后，春分以前，有感触者，是为伤寒。据六气而推之，似乎不然。盖霜降之后，犹是燥金主气，有感之者，是凉气也。如或天气大寒，即《金匮》所谓未至而至也，春分以前，正是风木司权，有感之者，是风邪也。如或天气大寒，即《金匮》所谓至而不去也，若此则界限分矣。其实伤寒之病，确在乎立冬之后，寒水主政之时，一交春令，风木主政，便不可以伤寒名之。【证明伤寒之病，确在立冬之后，此说可奉为圭臬。】即有寒热为病，与伤寒相似者，便是先贤所谓春应温而反寒，寒疫之病也。【此名寒疫，不得混称为伤寒。】夫伤寒之为病，头疼身痛，寒热无汗，脉来浮紧者，宜用辛散太阳法去前胡、红枣，加紫苏、葱白治之，如体实邪盛者，仲圣麻黄汤亦可用之。若果有汗，脉浮而缓，便是伤风之病，倘误用之，变证蜂起矣。【浮紧为伤寒，浮缓为伤风。寒为阴邪，风为阳邪。治法各有不同，观仲景之论，自可昭然若揭矣。】此略述寒邪初伤太阳寒水之经之证也。其传经、两感、合病、并病，及误治、变证、坏证，仲景书中细详，可毋重赘。丰尝谓凡学时病者，必须参读仲景《伤寒论》，庶可融会贯通，否则不可以言医也。

中寒

中寒者，交一阳之后，时令过于严寒，突受寒淫杀厉之气，卒然腹痛，面青吐泻，四肢逆冷，手足挛蜷，或昏闭身凉，或微热不渴等证。【中寒之病象如此。】丹溪曰：仓卒中寒，病发而暴，难分经络，温补自解，斯说似乎灭裂，其实有三阴之别焉。【中寒有三阴之别，不可不辨。】盖太阴中寒，则脘中作痛，少阴则脐腹作痛，厥阴则少腹作痛。见证既分，更当审其脉象，如沉缓中太阴，沉细中少阴，沉迟中厥阴，若此别之，庶几导窾。如果脉微欲绝，昏不知人，问之不能答，似此难分经络，始可遵丹溪用温补之剂，急拟挽正回阳法治之。三阴中寒，皆以甘热祛寒法治之。【同是祛寒之热剂，而三阴各有君药，知此而施治之，其获效也尤神。】若寒中太阴，以干姜为君，少阴以附子为君，厥阴以吴萸为君。吐甚加藿香、豆蔻，泻甚加苍术、木香，筋挛者佐以木瓜、橘络，呃逆者佐以柿蒂、丁香。临证之间，切宜细辨而治，庶无贻误。

冒寒

【冒寒犹冒风也，其邪在表，是为轻证，当用辛温之剂解之。】冒寒之病，偶因外冒寒邪，较伤寒则轻，比中寒甚缓。盖伤寒伤乎六经，中寒直中乎里，惟冒寒之病，乃寒气罩冒于躯壳之外，而未传经入里也。是以遍体瘦疼，头亦微痛，畏寒发热而乏汗，脉象举之而有余，宜辛温解表法治之。【是为冒寒之证象，脉非阴阳俱紧，故不难一汗而愈。】服药之后，务宜谨避风寒，覆被而卧，俾其微微汗出而解，否则传经入里，当审何经而分治之。倘或伏而不发，来年必发为春温、风温等病，不可以不知也。

冬温

【冬温乃属新感，伏而不发，来春必成温毒。】昔贤谓冬应寒而反温，非其时而有其气，人感之而即病者，名曰冬温是也。其劳力辛苦之人，动作汗出，温气乘袭，多在于表；其冬不藏精之人，肾经不足，温气乘袭，多在于里。冬温虽发于冬时，然用药之法，与伤寒迥别。【寒温各别，用药攸分，切勿有误，致成变证。】盖温则气泄，寒则气敛，二气本属相反，误用辛温，变证迭出矣。其证头痛有汗，咳嗽口渴，不恶寒而恶热，或面浮，或咽痛，或胸疼，阳脉浮滑有力者，【冬温之证象如此。】乃温邪窜入肺经也，宜用辛凉解表法加连翘、象贝治之。口渴甚者，温邪入胃腑也，再加芦根、花粉治之。如或下利，阴脉不浮而滑，温邪已陷于里也，宜以清凉透邪法加葛根、黄芩治之。【此冬温之变证也，每因误治而起，故医家当慎之于初。】倘热势转剧，神气昏愦，谵语错乱，舌苔转黑者，不易治也，勉以祛热宣窍法治之，紫雪丹亦可用之。种种变证，不能尽述，须仿诸温门中之法可也。或问：冬温发热而不恶寒，倘恶寒者，为何病也？答曰：冬温恶寒，偶亦有之，良由先感温气，即被严寒所侵，寒在外而温在里，宜用辛温解表法先去寒邪，继用凉解里热法而清温气。【温邪为外寒所束，故可暂用辛温以解之，及寒既解，又当清其温邪。】又问曰：伤寒、冒寒皆恶寒，何以别之？曰：伤寒、冒寒初起无口渴，以此别之？【有渴、不渴之别。】曰：温邪当发为冬温，倘其微者，伏而不发，为何病也？曰：伏而不发，来春必变为温毒也。凡治时病者，新邪伏气，切要分明，庶不至千里毫厘之失。又问：先生之书，专为六气而设，风、寒、暑、湿、燥，皆已详明，何独火证不详？【证明本论不列火证之名，而治火证之实，较他书为尤详。】恐为不全之书，而火证可补述否？答曰：子不知君火秉权之候，有温病、温毒也；相火主政之时，有热病、暑病也。君相司令而病者，非火证而何？何不全之有哉！况火为阳邪，其证最著，如脉数有力，舌苔黄燥，或目赤，或口渴，或喉痛，或溺红，皆火证也，法当清凉治之。其余五志之火、龙雷之火，悉属内伤，兹不论之。

拟用诸法

辛散太阳法 见卷五。

【太阳病伤寒初起，当用此法。】

挽正回阳法 见卷四。

【中寒欲绝者，此法可以应急。】

甘热祛寒法 治寒邪直中三阴之证。

【寒中三阴，非此法不足以祛之。】

甘草二钱，炙 淡干姜一钱 淡附片一钱 淡吴萸一钱

用开水略煎，冷服。

此即仲景四逆汤也。拟加吴萸之大热，祛厥阴之寒邪，以之治寒中三阴，最为中的。讱庵原解曰：寒淫于内，治以甘热，故以姜、附大热之剂，伸发阳气，表散寒邪；甘草亦散寒补中之品，又以缓姜、附之上僭也。必冷服者，寒盛于中，热饮则格拒不纳，经所谓“热因寒用”，又曰“治寒以热，凉而行之”是也。

【说明热药冷服之意。】

辛凉解表法见卷一

【冬温初起，宜用此法。】

清凉透邪法见卷一

【温邪入里，宜用此法。】

祛热宣窍法见卷一

【温邪内陷，神昏谵语，宜用此法。】

辛温解表法见卷一

【温邪为寒所包，此法可以暂用。】

凉解里热法见卷一

【外寒解而内热盛者，当以此法继之。】

备用成方

【以下六方，出自仲景论中，分治六经伤寒，录此聊备一格。】

麻黄汤 治伤寒太阳病，恶寒发热，头痛项强，无汗而喘，脉浮而紧者。

麻黄 桂枝 杏仁 甘草

水煎，温服，覆取微汗。

【此治伤寒太阳病方，体实邪盛者宜之。】

葛根汤 治伤寒太阳未罢，又传阳明，脉浮长，缘缘面赤，头痛连额，发热恶寒而无汗，目痛鼻干不得眠等证。

【此治太阳传阳明病方。】

葛根 麻黄 桂枝 白芍 甘草 生

姜　大枣

水煎，温服，取微似汗。

小柴胡汤　治伤寒少阳病，往来寒热，口苦耳聋，胁满脉弦，目眩，不欲食，心烦喜呕，及妇人伤寒，热入血室等证。

【此治伤寒少阳病方。】

柴胡　人参　制夏　黄芩　甘草　生姜　大枣

水煎，温服。

理中汤　治伤寒太阴病，自利不渴，寒多而呕，腹痛便溏，脉沉无力，或厥冷拘急，或结胸吐蛔，及感寒霍乱。

【此治伤寒太阴病方。】

人参　白术　炮姜　炙草

本方加附子名附子理中汤。

真武汤　治少阴伤寒腹痛，小便不利，四肢沉重疼痛，自下利者，此为有水气，或咳或呕，或小便利，及太阳病发汗，汗出不解，仍发热，心悸头眩，筋惕肉瞤，振振欲擗地，气虚恶寒。

【此治伤寒少阴病方。】

附子　白芍　白术　茯苓

加生姜，煎服。

四逆汤　治三阴伤寒，身痛腹痛，下痢清谷，恶寒不渴，四肢厥冷，或反不恶寒，面赤烦躁，里寒外热，或干呕，或咽痛，脉沉微细欲绝。

【此治三阴伤寒方。】

附子　干姜　炙甘草

水煎，冷服。

丰按：伤寒之方，计有一百一十三道，长沙书中，已全备矣。凡学医者，必须熟玩。今录此六方，不过明六经伤寒之用，其寒邪化热，及传变诸方，不能尽录，当阅伤寒之书，自明著矣。

【以下二方，虽治冬温，不过成法而已，还宜审证用之，勿拘拘于是也。】

千金阳旦汤　治冬温脉浮发热，项强头痛。

桂枝　白芍　黄芩　甘草

加姜、枣，煎服。

千金阴旦汤　治冬温内寒外热，肢节疼痛，中挟寒食。

即阳旦汤加干姜。

丰按：阳旦汤，主治先感冬温，又被风寒所遏之病。阴旦汤主治体质本寒，忽受冬温之病。如咳嗽口渴甚者，姜、桂究难浪用。凡一切温热之病，最忌辛温之药，偶或用之，非本质属寒，即外加寒气，倘拘于阳旦阴旦，为冬温一定之方，不亦惑乎！

临证治案

伤寒调治失法变证

【以下二案，皆伤寒之变证。】须江毛某，患伤寒之病，壮热不退，计半月来，前医当汗不汗，当下不下，调治失法，变为神昏谵语，循衣摸床，舌苔黄燥，脉来沉实，此伤寒误治之变证也。【阳明胃实之象。】速宜攻下之剂，荡热保津，倘以硝、黄为砒鸩者，则不可救。即以大承气汤加生地、石膏，煎一大剂，午后服头煎，未见动静，薄暮服次煎，至四更时分，得硬屎数十枚，谵语渐少，手足渐定，肌肤微汗，身热退清，神识亦稍省矣。次日复邀丰诊，脉形仍实不柔，舌苔尚少津液，此余热未净也，当守原方，再服一帖。【审脉辨舌，云有足见，否则决不敢复下。】其兄恐药力太过。丰曰：必要脉象转柔，舌苔转润，里热始尽，否则余邪复聚，遂难治矣。【除恶务尽，斯无后患。】复将原方煎服，服下又得硬屎数枚。其兄急来问曰：次煎可服否？丰曰：往诊再议。幸得脉转平缓，舌苔亦见有津，改用仲景炙甘草汤除去桂枝、姜、枣，加入柏子、茯神，连服数煎，得全瘥耳。

程曦曰：凡治病必以脉舌为主。若遇神昏谵语，循衣摸床之证，倘其脉见软弱者，舌淡苔微者，皆不可攻也。必须脉来沉实，或大有力，舌苔黄燥，或起芒刺，方可攻之。以上见证，有虚有实，或补或攻，当细别之，又不可执于承气一法也。

伤寒吐蛔

【按《伤寒论》云：病人有寒复发汗，胃中冷，必吐蛔。此言胃寒者，不可辛散也。辛散则汗出，汗出则胃益冷，故蛔不安而吐。而况复用苦寒以伤阳气乎？毋怪四末微冷矣。】新定章某，患伤寒六七日来，身热如焚，前医初用辛散，继用苦寒，热仍不退，更加呕逆吐蛔，四末微冷，急来求治于丰。诊其脉，细小而沉，舌苔白薄。丰曰：此阴阳错乱之证，将成蛔厥之征。思先哲云：杂病吐蛔责于热，伤寒吐蛔责于寒。即用椒、姜以温其中，桂枝以透其表，参、附以扶其正，连、梅以安其蛔，更佐豆蔻和中止呕也。令服一剂，呕逆已定，四末转温，惟躯热未清。姑守旧方，除去姜、附，加入芩、柴，一服中机，后议数方并效，调理半月得安。【《金鉴》以理中汤送乌梅丸，即此法也。】

阳体中寒仍用热剂而愈

浴水水姜某，禀体属阳，生平畏尝热药，一日腹中作痛。比丰诊之，两手之脉皆沉迟，舌根苔白。丰曰：此寒气中于太阴，理当热药祛寒。曰：素不受热药奈何？【阳体虽不宜热药，而中寒之后，却当祛邪为先，盖服药所以治病，用热所以逐寒，寒邪既去，本体始复，然后顾其体之阴阳，分别以补养之，斯合治标治本之法矣。】曰：既不任受，姑以温中化气为先，中机最妙，否则再商。即以豆蔻、砂仁、吴萸、乌药、木香、厚朴、苏梗、煨姜，服之未验。复诊其脉，益见沉迟，四肢逆冷更甚。丰曰：寒邪深入，诚恐痛厥，非姜、附不能效也。虽然阳脏，亦当先理其标。即用甘热祛寒法加肉桂、白芍治之，遂中病机，腹痛顿减，脉形渐起，手足回温，改用调中，始得安适。【此用甘热祛寒法之实验。】可见有病有药，毋拘禀体阴阳，但阳体中寒，辛热不宜过剂；阴质患热，寒凉不可过投；遵《内经》“衰其大半而止”最妥。

冬温肺胃合病

【以下三案，皆治冬温之证。】城北方某，木火体质，偶患冬温，约有半月矣，治疗乏效，转请丰医。按之脉形洪数，两寸极大，苔黄舌绛，口渴喜凉，喘咳频频，甚则欲呕，痰内时有鲜红。【此系肺胃合受温邪之病状。】思《内经》有肺咳之状，咳甚唾血；胃咳之状，咳甚欲呕之文。此显系肺胃受邪，明若观火矣。见前方都是滋阴滋血之剂，宜乎冰炭耳。丰用清宣金脏法去桔梗，加花粉、鲜斛治之，迭进五剂，诸证渐平，调治旬余遂愈。【此用清宣金脏法之实验。】

冬温新感适值经行

【肺受温邪，故有此证象。】徽歙鲍某之女，闺中待字，经水素不调匀，一月两期，难免血海无热。一日忽患冬温，发热咳嗽，胸闭喉疼，天癸又至。斯时用芩、连、栀子，以却其温，实有碍乎经事；倘用归、芎、艾叶，以调其经，实有碍乎温气。细推其证，口不作渴，其邪在肺而不在胃，腹不作痛，其经因热而不因寒。【经行而腹不作痛，故知其非寒。】古人虽谓室女莫重于调经，然今温邪告急，不得不先治标。【此急则治标之法。】

其实清肺之方，治上而不妨下。遂用牛蒡、象贝、桔梗、射干、桑叶、薄荷、蒌皮、叭杏，青果为引。连服三剂，躯热退清，咳嗽亦衰大半，但腹内转疼，天癸滴沥靡尽。仍照原方，益以香附、泽兰，又服数煎，诸恙平复矣。

冬温伤阴将欲成损

丰于冬至赴龙扫墓，经过安仁街，适有杨某患冬温未愈，有相识者，谓丰知医，杨即恳诊。查其所服之方，非辛温散邪，即苦寒降火，皆未得法。【冬温切忌辛散，而苦寒遏邪，亦非所宜。】其脉细小滑数，咳嗽痰红，发热颧赤，此温热伤阴之证也。【温热久则伤阴，故有此见象。】当用甘凉养阴，辛凉透热，虚象已著，急急堤防，若再蔓延，必不可挽。即用清金宁络法去枇杷叶、麦冬，细地改为大地，再加丹皮、地骨、川贝、蝉衣治之，服至五帖，热退红止矣。【此用清金宁络法之实验。】丰返，复过其处，见病者面有喜色，谓先生真神医也，病势减半，惟剩咳嗽数声，日晡颧赤而已。诊之脉亦稍和，此欲愈之象也。姑照原方去旱莲、蝉蜕，加龟版、鳖甲，令其多服，可以免虚。岁暮以茶食来谢，始知其恙全可。

附　论

治时病常变须会通论

拙著已告竣矣！首先论证，其次立法，其次成方，又其次治案，医者能于此熟玩，自然融会贯通。弗执定某证之常，必施某法；某证之变，必施某法，临证时随机活法可也。【是篇总论各法，欲人知其常，而通其变也。】姑先论其常而通其用，如初起因于风者，宜以解肌散表法；因于寒者，宜以辛温解表法；因于暑者，宜以清凉涤暑法；因于湿者，宜以增损胃苓法；因于燥者，宜以苦温平燥法；因于火者，宜以清凉透邪法。此皆言初患六气之常证，通用之定法也。【此常证也，可用常法以治之。】至于反常之变证，不定之活法，则又不可不知。【此反常之变证也，又当有应变之才，济变之法，融会而贯通之。】如春温条中，有舌绛齿燥，谵语神昏，手足瘛疭，昏愦不语之变；湿温条中，有或笑或痉，撮空理线，舌苔黄刺，或转焦黑之变。然而亦非一定之变也，须知春温亦有湿温之变证，湿温亦有春温之变证，论中不能印定，须活法而通治之。此又不特春温、湿温可以会通，而暑温、冬温，以及诸病，皆有等证之变，悉可以通治之。又如诸病，见有舌绛齿燥，热伤于阴者，清热保津法可通用之。谵语神昏，热乱神明者，祛热宣窍法可通用之。手足瘛疭，热极生风者，清离定巽法可通用之。昏愦不语，痰袭心包者，宣窍导痰法可通用之。及至发笑之证，皆由邪袭于心；发痉之证，皆系风乘虚入；或至撮空理线，循衣摸床等证，皆当审其虚实，通其活法，则不但治时病可以融会，即治杂病亦有贯通之妙耳。

五运六气论

【五运六气，应乎四时，故治时病者，运气尤所当知，知运气之常者，而后能知运气之变。】治时令之病，宜乎先究运气。经曰："不知年之所加，气之盛衰，不可以为工也。"戴人云："不读五运六气，检遍方书何济。"由是观之，治时病者，可不知运气乎！近世之医，皆谓五运六气，与岁多有不应，置之弗习，是未达夫天地之常变也。常者如君相司令则当热，寒水主政则当寒，变者当热反寒，当寒反热之类是也。【运气与岁不应者，此反常而为变也。】试以其常而言之，五运者，木、火、土、金、水也，一运主七十二日有奇。【读此一篇，而五运六气之常，可得其梗概矣。】六气者，风、君、相、湿、燥、寒也，一气司六十日有奇。故五运六气合行，而终一岁。盖主运主气，岁岁皆然；客运客气，年年更换。每年从大寒日，初交木运，二为火运，三为土运，四为金运，终为水运，此主运也。经曰："甲己之岁，土运统之；乙庚之岁，金运统之；丙辛之岁，水运统之；丁壬之岁，木运统之；戊癸之岁，火运统之。"如甲己之年，甲己化土，土为初运，金为二运，水为三运，木为四运，火为五运，此客运也。主气亦从大寒日交，厥阴风木为初气，少阴君火为二气，少阳相火为三气，太阴湿土为四气，阳明燥金为五气，太阳寒水为终气，此主气也。客气每岁循环，依年推算，如子午之年，初为寒水，二为风木，三为君火，四为湿土，五为相火，终为燥金。又如丑未，初为风木；寅申，初为君火；卯酉，初为湿土；辰戌，初为相火；巳亥，初为燥金，此客气也。每年三气为司天，终气为在泉。如子午之年，三气是君火，乃君火司天，主热淫所胜。终气是燥金，乃燥金在泉，主燥淫于内。其余可类推矣。倘遇壬、戊、甲、庚、丙之年，皆曰太过，木曰发生，火曰赫曦，土曰敦阜，金曰坚成，水曰流衍。丁、癸、己、乙、辛之年，皆曰不及，木曰委和，火曰伏明，土曰卑监，金曰从革，水曰涸流。若太过被克，不及得助，皆曰平运，木曰敷和，火曰升明，土曰备化，金曰审平，水曰静顺。此述五运六气之主客、司天在泉、太过不及之大概。在学者，先宜熟此有定之常，然后审其无定之变可也。倘欲深求底蕴，再考《内经》，慎毋惑于飞畴运气不足凭之说耳。

温瘟不同论

温者，温热也；瘟者，瘟疫也；其音同而其病实属不同。又可《瘟疫论》中，谓后人省氵，加疒为瘟，瘟即温也。【此篇力辨温瘟从同之非，推本穷源，语不泛设，洵可为医学之南针。】鞠通《温病条辨》，统风温、温热、温疫、温毒、冬温为一例。两家皆以温瘟为一病。殊不知温热本四时之常气，瘟疫乃天地之疠气，岂可同年而语哉！夫四时有温热，非瘟疫之可比。如春令之春温、风温，夏令之温病、热病，长夏之暑温，夏末秋初之湿温，冬令之冬温，以上诸温，是书皆已备述，可弗重赘。而鞠通先生之书，其实为治诸温病而设也。【追溯温疫之由来。】至于瘟疫之病，自唐宋以来，皆未详细辨论。迨至明末年间，正值凶荒交迫，处处瘟疫，惨不堪言，吴又可先生所以著《瘟疫论》一书。所谓邪从口鼻而入，则其所客，内不在脏腑，外不在经络，舍于伏脊之内，去表不远，附近于胃，乃表里之分界，是为半表半里，即《针经》所谓横连膜原是也。其初起先憎寒而后发热，日后但热而无憎寒。初得之二三日，其脉不浮不沉而数，头痛身疼，昼夜发热，日晡益甚者，宜达原饮治之。咸丰八载，至同治纪元，粤匪窜扰吾衢，大兵之后，继以凶年，沿门合境，尽患瘟疫。其时丰父子诊治用方，皆宗又可之法也。更有头面颈项颊腮并肿者，为大头瘟。【辨别瘟疫之证状。】发块如瘤，遍身流走者，为疙瘩瘟。胸高胁起，呕汁如血者，为瓜瓤瘟。喉痛颈大，寒热便秘者，为虾蟆瘟。一名捻颈瘟。两腮肿胀，憎寒恶热者，为鸬鹚瘟。遍身紫块，发出霉疮者，为杨梅瘟。小儿邪郁皮肤，结成大小青紫斑点者，为葡萄瘟，此皆瘟疫之证，与温病因时之证之药，相去径庭，决不能温、瘟混同而论也。因忆又可著书，正崇祯离乱之凶年；鞠通立论，际乾嘉升平之盛世；一为瘟疫，一为温热，时不同而病亦异。由是观之，温病之书，不能治瘟疫；瘟疫之书，不能治温病。故凡春温、风温、温病、暑温、湿温、冬温，字必从氵。瘟疫、大头、疙瘩、瓜瓤、虾蟆、鸬鹚、杨梅、葡萄等瘟，字又从疒。温、瘟两字，判然不同，而况病乎！知我者，幸弗以丰言为河汉也。

伤寒书统治六气论

汉长沙著《伤寒论》，以治风、寒、暑、湿、燥、火六气之邪，非仅为寒邪而设。【伤寒之寒字，不专指寒邪而言，洵为确论。】然则其书名伤寒何也？盖缘十二经脉，惟足太阳在表，为寒水之经，凡六淫之邪为病者，皆必先伤于寒水之经，故曰伤寒。今人都以寒水之“寒”字，误为寒热之寒，若此则伤寒之书，专治寒邪，而风、暑、燥、湿、火，了不干涉矣。殊不思长沙首列桂枝汤以治风，明明指人统治六气，而非仅治一寒邪之意，于此已露一斑。【证明伤寒书统治六气之说，显而易见，非支离穿凿者可比。】若果专治寒邪，理当列麻黄汤、附子汤、四逆、理中等汤为先，而不列桂枝汤为首也。况又有白虎汤以治暑，五苓散以治湿，炙甘草汤以治燥，大小承气以治火，此显明六气统治之书，而今以为专治寒邪，则误甚矣。时贤又谓伤寒论六经，温热论三焦，此两句书，更为印定眼目。不知邪气袭人，皆由表而入于里，惟温疫之气、秽浊之气，乃论三焦可也。以其气从口鼻而入，先扰于上，次传中下，除此而外，则风、寒、暑、湿、燥、火，无不尽从表入。况李彣谓“太阳行身之表，外邪皆得伤之”。其伤寒之书，能统治六气者，可无疑矣。凡学治时病者，必须读仲景《伤寒论》，参读时贤之书，考古酌今，则胸中自有风、寒、暑、湿、燥、火之界限。若不读仲景之本，而专读时贤之书，真所谓舍本求末矣。

辟俗医混称伤寒论

人被寒所伤者，谓之伤寒，夫寒居六气之一，岂可混称乎？【此篇之论，欲人知伤寒之自有定名，未可混而称之也。】尝考寒水之令，在乎小雪、大雪、冬至、小寒之节，共主六十日有奇。盖小雪居于十月，乃六阴尽出之际，而寒气方盛之时；大雪、冬至居十一月，小寒居十二月，正觱发①栗烈②之候。斯时之气，人感触者，尽属伤寒之病。【人当寒水之令，而因寒即病者，此之谓正伤寒。】勿可以大寒至惊蛰之风木，春分至立夏之君火，小满至小暑之相火，大暑至白露之湿土，秋分至立冬之燥金等等之时所患者，混同一称伤寒。然而亦有可称者，不可不知。丰于前论中，有谓伤寒之寒字，为寒水之经之寒，非寒热之寒也。凡风、寒、暑、湿、燥、火，无不由表而入，皆必先伤于寒水之经，六气之邪，佥可称为伤寒。但有不可称者，又不得不力辨其非。【近世医家，不谙经训，不识病因，一见寒热之甚者，无以名之，故概称之曰伤寒，或以伤寒为重证，欲使病家知其难治，而我独知其名而治之，正所以显一己之能耳。其如不值识者，一笑何，此吴氏之杜撰也。而后人宗之，实未参考仲景之训，盲从其说耳。】尝闻专治伤寒家，有温病伤寒、热病伤寒、痧证伤寒、疮疡伤寒等名。不知温病、热病，皆属伏气，痧因沙秽，疮因湿热，岂可混称为伤寒乎？尤有夹痰伤寒、夹食伤寒、夹气伤寒、夹血伤寒等名，揆厥由来，痰、食、气、血，是为伤寒之兼证，又岂可混称为伤寒

---

① 觱发：风寒。
② 栗烈：犹凛冽。喻严寒也。

乎？仲景原文，从未见有此证，窃疑其为杜撰也。后见吴中戈存橘先生《伤寒补天石》中，果有以上诸证之名，始知其有自也。虽然戈氏之书，医者不必宗之，其所当宗者，如无已之《明理》、嘉言之《尚论》、韵伯之《来苏》、路玉之《大成》，诚为医家不可少之书，后学所宜奉为圭臬也。至时俗混称伤寒之证，更为不通，见初起呕吐者，谓为龌龊伤寒；泄泻者，为漏底伤寒；胁痛者，为刺胁伤寒；寒不甚寒，热不甚热，绵绵难愈者，为瘪疲伤寒，即徽俗谓之混沌伤寒，名目极多，难以枚举。总之，小雪至小寒而重感者，为真伤寒。风、暑、燥、湿、火，先伤寒水之经者，亦可称为伤寒。至温病、热病，痧症、疮疡，决不能混入伤寒。兼痰、食、气、血者，是为伤寒之兼证。其余种种不通之名，皆不足论。医者须按四时之六气，而分其孰为风、暑，孰为燥、湿，究不可笼统混为伤寒病也。

辟时俗龌龊斑证论

【时俗之见，虽未必尽同，而各处皆有，正不第衢土为然也。】吾衢土俗，凡患四时之感冒，见有发热呕吐等证，开口便云龌龊，动手便是刮揪。揪之刮之，未尝不善，但其邪在肌肉者顷刻而松，在经络者非药不愈。最可恶者，先服矾汤一碗，以为治龌龊之需。殊不知龌龊，即方书所谓秽浊，宜用芳香宣解之方，反服酸寒收涩之药，益使秽浊之邪胶固气分，而无解病之期。更有一种俗医，以指节括病人之身，见有一条扛起者，妄言为斑。不知人感秽浊时邪，气机阻滞，血脉不通，用指节括之，或粗或细，必有一条见出，岂可伪称斑证。更为之取出蛇斑、蚤斑等等之名，【妄定蛇斑、蚤斑等名，已属可笑，而又妄用蜈蚣毒物，则谬甚矣。欲知为斑、为疹，与夫种种治法，自有古方书可备参考也。】其谓为蛇斑者，必令人服蜈蚣数条，取蛇畏蜈蚣之义，而庸夫俗子听之益信。不知蜈蚣之性，辛温有毒，直入厥阴，初患时邪之证，服之极易化火，更引最浅之邪，而入于深。曷不观方书所云：大如锦纹者为斑，其色红紫而成片，或至黑色而病危，是为胃热之候，古人所以用举斑汤、化斑汤之类以治之。或见病人身发红点，遂称为蚤斑，而乱投草药，及至危险，便说斑老难医。推其身见红点，即方书所谓小如蚊咬者为疹，是为肺热之候，古人所以用升葛汤、银翘散之类以治之。俗医以伪混真，岂不可叹！既以初起之时邪，为龌龊斑证，更禁病人勿服汤药，每见轻病转重，重病转危，此皆吾衢土俗之贻害匪浅也。要之揪刮无妨，所患者，惟矾汤、蜈蚣、草药、禁药之弊，奉劝病家，不可过信俗医而自误，则幸甚矣！

夹证兼证论

【是篇论治夹证、兼证，使人知所取法也。夹证、兼证甚多，不能悉数，故特取显见之证候，设为譬喻，以明二者之治法，在乎达权通变，毋畏其难也。夹证者，两感之证也，当以并治为法。兼证者，有病，而更有他病也，又当分标本之法以治之。】人皆谓夹证与兼证难治，丰独曰无难也。曷为夹证？譬如受风便是伤风，宜桂枝汤之属；受寒便是伤寒，宜麻黄汤之属；倘风寒两伤者，即为夹证也。盖风宜散，寒宜温，温散之方，宜桂麻各半汤之属。倘或暑邪夹湿，湿宜利，暑宜清，清利之方，宜天水散之属。倘或燥气夹火，火宜凉，燥宜润，凉润之方，宜清燥救肺汤之属。其余风暑、风湿、风燥、风火，皆系夹证，其治法皆可仿此。至于兼证奈何？假如少壮遗精，当分梦之有无，有者宜坎离既济汤之类，无者金锁固精丸之类，此定法也。或被湿热所触者，便为兼证，利湿必伤其阴，补阴必滞其湿，思利湿而不伤阴者，如猪苓汤、六味丸之类；若湿邪甚者，又当先治其湿，湿邪一化，再涩其精可也。又如老年虚损，当分证之浅深，浅者宜六君、四物之类；深者宜固本、大造之类，此定法也。倘被风邪所客者，便为兼证，散风益虚其正，补正必关其邪，思散邪而不损正者，如参苏饮、补中益气之类；若风邪甚者，又当先散其风，风邪一解，再补其损可也。又如女子经事当行，必审其或先或后，先则为血热，宜丹栀四物之流；后则为血寒，宜香砂四物之流，此为定法。或被寒邪所触者，即兼证也，考诸方能散寒且能调经，如香苏饮之流，若过盛者，必须先散其寒，再调其经则可矣。又如妇人产后发热，必辨其属虚属实，虚则宜补益，如加味四物之流；实则宜破瘀，如生化、失笑之流，此为定法。设被暑邪所感者，即兼证也，考诸方能清暑且治产后，如竹皮大丸之流，若过盛者，必须先清其暑，再治产后则可矣。医者能于如此圆变，则治夹证兼证，何难之有！

成方须损益论

自南阳制方而始，厥后唐、宋、元、明及国朝以来，成方不可胜纪，焉能熟悉于胸。【成方者，犹近时作文之范本也，可以师其意，断不以抄其文。临证亦然，虽有对证之方，亦当参酌病人之体质，因其强弱而损益之，万无一成不变之理。】尝见有读《千金方》者，有读《医方考》者，有读景岳《新方》者，有读讱庵《集解》者，往往宗此而不知彼，宗彼而不知此者，不待言矣。窃谓古人成方，犹刻文也，临证犹临场也，即有如题之刻文，慎无直抄，必须师其大意，移步换形，庶几中式。而临证即有对病之成方，亦当谅体之虚实，病之新久而损益之。思成方不在多而在损益，譬如二陈汤，即夏、苓、陈、草也，治一切痰饮之病，除去陈皮，乃海藏消暑丸，伏暑烦渴用之，此一减而主治之法，相去径庭矣。平胃散，即陈、苍、朴、草也，治一切湿气之病，加入芒硝，乃女科之下胎方，死胎不下用之，此一加而主治之法，相悬霄壤矣。【此就古人之成方，而言其变化之无穷，或减一味，或加一味，而治法大有不同。】此损益之法也，医者知是理乎？又如气虚用四君，血虚用四物，倘气血两虚之候者，二方合用名八珍汤，此深一层之病，而加深一层之方也。【此成方合用之法也。】利湿用五苓，清热用三石，倘湿热并盛之候者，二方合用名甘露饮，此亦深一层之病，而加深一层之方也。又如固本丸，治虚劳损证，减去麦冬、生地，名曰三才，以治三焦亏证，此轻一等之病，而减为佐之药也。香苏饮，治四时感冒，减去香附、紫苏，名曰二贤，以治膈中痰饮，此亦轻一等之病，而减为君之药也。【此成方减轻之法也。】诸如此类，不可枚举，在医者，必须临证权衡，当损则损，当益则益，不可拘于某病用某方，某方治某病，得能随机应变，则沉疴未有不起也。

胎前产后慎药论

【是篇专论胎前产后之患时病者，用药不可不慎也。】胎前之病，如恶阻、胞阻、胎漏、堕胎等证是也；产后之病，如血块、血晕等证是也。妇科书中已详，可毋备述。而其最要述者，惟胎前产后用药宜慎。凡治胎前之病，必须保护其胎，古人虽有“有故无殒，亦无殒也，大积大聚，其可犯也，衰其大半而止”之训，奈今人胶执“有故无殒”之句，一遇里积之证，恣意用攻，往往非伤其子，即伤其母，盖缘忽略“衰其大半”之文耳。窃揣胎在腹中，一旦被邪盘踞，攻其邪则胎必损，安其胎必碍乎邪，静而筹之，莫若攻下方中，兼以护胎为妥，此非违悖《内经》，实今人之气体，不及古人万一也。【此为两全之法。】且不但重病宜慎其药，即寻常小恙，亦要留心。【胎前用药须知。】如化痰之半夏，消食之神曲，宽胀之厚朴，清肠之槐花，凉血之丹皮、茅根，去寒之干姜、桂、附，利湿之米仁、通、滑，截疟之草果、常山，皆为犯胎之品，最易误投，医者可不儆惧乎！至于产后之病，尝见医家不分虚实，必用生化成方。【产后用生化汤，亦宜审慎。】感时邪者，重投古拜，体实者未尝不可，虚者攻之而里益虚，散之而表益虚，虚虚之祸，即旋踵矣！又有一等病人信虚，医人信补，不分虚实，开口便说丹溪治产后之法，每每大补气血，体虚者未尝不可，倘外有时邪者，得补益剧，内有恶露者，得补弥留，双证迭加，不自知其用补之咎耳。【产后虽虚，须俟其恶露已尽，外无时邪，方可用补。】要之胎前必须步步护胎，产后当分虚实而治，毫厘差谬，性命攸关。惟望同志者，凡遇胎前产后之疴，用药勿宜孟浪，慎之慎之！

治轻证宜细心重病宜大胆论

【初起之证，若不细心加察，必至转轻而为重。】胆欲大而心欲小，此孙真人祝医最确之语也。窃谓治初起之轻证，必须细心，当辨其孰为风而用疏，孰为寒而用温，孰为暑而用清，孰为湿而用利，孰为燥而用润，孰为火而用泻。尤当审其体之虚实，病之新久，在女子兼询经期，妇人兼详胎产，如是者，则用药庶无差忒矣。倘粗心而不细者，大意茫茫，不分六气所感何气，动手便用荆、防，病家告之有痰，遂投陈、夏，有食，遂用神、楂，问其何病，指鹿为马，问其轻重，总说无妨，往往使轻浅之病，日渐延深，是谁之过欤？圣人云：不忽于细，必谨于微。其可略乎！至若垂危之重证，必须大胆，见心包邪窜者，当宣则宣；肝风内动者，当平则平；脾虚气陷者，当培则培；肺气欲绝者，当补则补；肾液欲涸者，当滋则滋。【垂危之际，若不大胆而行，焉能转危为安。】更有危险之虚证，速宜用参、芪之属，实证用硝、黄之属，寒证用姜、桂之属，热证用犀、羚之属，勿宜迟缓，亟亟煎尝，如是者，则沉疴庶有挽救矣。倘胆小而不大者，当用而不敢用，或用而不敢重，重用恐其增变，变证恐其归怨，往往姑息养奸，坐观其败，是谁之过欤？古人云不入虎穴，焉得虎子。其可惧乎！若果轻浅之证，过于胆大立方，不啻小题大做；沉重之证，过于小心慎药，无异杯水车薪。其实胆大而不细心，所谓暴虎冯河[①]者，误事也；细心而不大胆，所谓狐疑鼠首者，亦误事也。诚哉孙氏之言，足为千古之医训矣！

医家嫉妒害人论

【医家嫉妒为近世之通病，故特著此

① 暴虎冯河：比喻有勇无谋，鲁莽冒险。暴虎，空手搏虎；冯河，涉水过河。

论以警觉之。】尝观世之同行，每多嫉妒，行行犹可，惟医道中最为甚焉。夫医以苏人之困，拯人之危，性命为重，功利为轻，而可稍存嫉妒哉！奈何今之医者，气量狭窄，道不求精，见有一神其技者则妒之。妒心一起，害不胜言，或谣言百出，或背地破道，或前用凉药，不分寒热而改热，前用热药，不别寒热而改凉，不顾他人之性命，惟逞自己之私心，总欲使有道者道晦，道行者不行，以遂其嫉妒之意。【医乃仁术，而居心如此，是害人，而非救人矣。】每见病家，患温热之病，医者投以辛凉、甘凉，本不龃龉，但服一二剂，未获深中，病者见热渴不已，心中疑惧，又换一医，且明告曾延医治，而所换之医，遂不察其病因，见前有寒凉之药，便咎前医用寒凉之害，不辨证之寒热，脉之迟数，舌苔黄白，小水清浊，竟乱投温热之方，不知温热之病，得温热之药，无异火上添油，立刻津干液涸，而变生俄顷。倘前用热药，以治其寒，亦咎其用热药之害，总不辨其为寒为热，乱用寒凉之方，不知寒证服寒凉，犹如雪上加霜，立使阳亡气脱，而变在须臾，直至垂危，尚怨前医之误，可胜悼哉！然亦有明驳前医，暗师前法，而获效者，竟尔居功，索人酬谢，若此重财轻命，只恐天理难容。奉劝医者，毋怀妒忌，大发婆心，则幸甚矣！【是篇为有功世道之文。】

医毋自欺论

医者依也，人之所依赖也。医毋自欺，斯病家有依赖焉！【近有一种医家，不问病源，自诩脉理之精，装腔作势，此正自欺以欺人耳。】夫医之为道，先详四诊，论治当精，望色聆音，辨其脏腑之病，审证切脉，别其虚实而医，若此可谓毋欺也。【望闻问切，缺一不可。】至临证之时，细分部候，知其何为浮主表病，沉主里病，迟主寒病，数主热病，何为人迎脉大之外感，气口脉大之内伤，更须望其青、赤、黄、白、黑五色之所彰，闻其角、徵、宫、商、羽五音之所发，问其臊、焦、香、腥、腐五气之所喜，以明其肝、心、脾、肺、肾五脏之病因，而用其酸、苦、甘、辛、咸五味之药饵，能如是者，何欺之有？惟其一种庸流，欺人妄诞，见病人有寒热者，一疑其为外感，欺病家不知诊法也，不别其脉之虚实，而浪投发散之剂。又见病人有咳嗽者，一疑其为虚损，欺病家不谙医理也，不辨其体之强弱，而恣用补益之方。至于五色五音五气，一概不知审察，焉能明其五脏之病，而用其五味之药乎？如是者，不独欺人，实为自欺。彼愚夫愚妇，受其欺者，本无足怪，至文人秀士亦受其欺，殊为可笑。见人喜补者，遂谓虚衰；喜散者，遂云外感；畏热药者，便用寒凉；畏凉药者，便投温热，顺病人之情意乱用医方，竟不读《灵》《素》以下诸书，全用欺人之法。【言论透辟，读之发人猛省。】噫！医之为道，死生攸系，一有欺心，即药饵妄投，存亡莫卜，奈何济人之方，竟视作欺人之术也。吾愿医者，必须志在轩岐，心存仲景，究四诊而治病，毫不自欺，方不愧为医者也。

古今医书宜参考论

【是篇为世之学医者，知所取法也。】昔贤云：观今宜鉴古，无古不成今。今古医学，均宜参考焉。考今古医书，不能尽述，姑略提其要者言之，如《神农本草》，轩辕《灵》《素》，越人《难经》，长沙《玉函》，以及刘、李、张、朱四大名家之书，皆可备读也。盖读《本草》者，可知其性有寒、热、温、凉、平之不同，其味有酸、苦、甘、辛、咸之各异，何为补正，何为祛邪。读《灵》《素》者，可以上明天文，下达地理，兼知人身脏腑经络受病之因。读《难经》者，可补《内经》脉象病因及奇经八脉之未逮。读《玉函》者，可识伤寒杂病之源头。此皆古圣之医书，必须玩索①。至于四大家者，即河间刘守真，法多苦寒，温病、热病者须参考之。东垣李明之，法多升补，内伤脾胃者须参考之；大积大聚者，须参戴人张子和攻下之法；阴虚内损者，须考丹溪朱彦修清补之法。不特此四家以补先圣之未备，可参可考，而后贤所发之论，偶亦有超出于四大家者，如云间李念莪、西昌喻嘉言、延陵吴又可、金坛王宇泰、会稽张介宾、长洲张路玉、吴郡薛立斋、慈溪柯韵伯、槜李沈目南、钱江张隐庵是也。以上诸公，各有著作，皆当采取，亦可以备参阅。考近时之医书，亦不能尽述，如阅古吴叶香岩之《临证指南》，可知临时之圆变，用药之灵机。阅若耶章虚谷之《医门棒喝》，可知名家之疵谬，醒医家之聋聩。阅淮阴吴鞠通之《温病条辨》，可知寒伤于足经，温伤于手经。阅吴门周禹载之《温热暑疫全书》，可知温热、暑疫受病之源各别。此皆时贤之书，亦宜备考。至于长乐陈修园、新安程观泉、盐宫王孟英、武进费伯雄，皆有著述所传，偶或有导窾之处，亦宜参阅。窃思书有古今，而人亦有古今，古人气体俱厚，今人气体渐薄，若执古方以治今人之病，不亦重乎？故医家不可执古书而不读今书，亦不可执今书而不读古书，参考古今，则医理自得中和之道矣。

---

①　玩索：体味探求。

题　词

刘玉光，号润臣，安陆人，岁贡

雅度彬彬共喜亲，机参活泼见天真；书精著述能传世，学有渊源在济人。圣手争夸三折术，婆心常抒一腔春；画工妙着如神笔，写出须眉迈等伦。

刘耀光，号朗臣，安陆人，监生

独擅岐黄术，如君妙绝伦。存心惟济世，着手即成春。

品逸原超俗，天和自率真，是谁工写照，潇洒倍传神。

刘明翰，号同甫，安陆人，湖南同知

古以良相誉良医，济人功德有同施。痌瘝廑念能造命，回春妙手推神奇。铮铮雷君久著名，我欣觌面心为倾。闻君幼习岐黄业，枕葄百家书纵横。矧复渊源续家学，趋庭诀受益求精。杏林种福数十年，诊无不治争相延。活命引、大造圆，沴戾能消危转痊。功深历练多著述，《时病论》中法周密。倾谈之下示此编，抉尽精微摅要术。八句提纲宗经旨，汇览群编择尤美。临证立案附心裁，术业于此真神矣。书中问答论确然，蕴发前人所未宣。四时六气证不一，表里寒热审宜先。洞悉标本并中见，脉络分明条晰辨。伏气新感病各殊，疑似不淆通常变。语本浅显理实深，惟凭苦口表婆心。自抒所得劝同志，欲将妙道公医林。卷余留像如有神，超然雅度工写真。我知是书一出群钦佩，读其书者慕其人。

童名翼，号飞云，平江人，附生

生面凭谁特与开，一时霁月共低徊。家传炮制精详法，人擅经纶著作才。君娴丝竹，工书画，著《时病论》一书，言近指远，一时推服无闲词。偶入杏林资啸傲，早占槐火善滋培。《难经》注疏《灵枢》秘，时病输公领略来。

满地红羊劫急时，曾烦同泽起疮痍。粤逆之乱，三衢并立同善局，君襄办其事甚力。救时自合通才倚，砭世兼能痼疾医。《肘后》奇方侪辈少，耳鸣阴德子孙知。治病不计谢金，于贫者尤格外调护。不须更上凌烟阁，团扇家家画最宜。

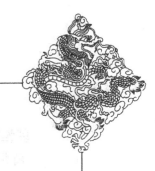

郭惟寅，号协侯，安陆人，顺天举人

衢州有以医名者，曰雷少逸。其为诣也，直窥乎《灵枢》之奥，而骎骎乎入长沙之室。余尝诵《时病论》一书，窃叹其功之至专且一。夫时之为义大矣，先圣王敬以授民，维平维秩，所以协五纪，同六律，莫非养世以太和，致民于无疾。至于寒暑偶愆，阴阳或窒，则又深赖乎调剂得宜，转移法密。范文正公有言曰：不为良相，即为良医。诚以相济时，医救时，势位虽不同，而功用未尝不一。若雷君者，其未得燮理之权，爰藉医以行其济世之仁术。是书一出，吾知披读者想望风神，因其书，慕其人，名誉永传之可必。至其因时论证，立案用方，先生之自述已详，又奚待吾之赘述？

孔昭晙，号寅谷，西安人，优贡

阴阳愆伏察先时，手订芸编理灼知。义衍岐黄垂巨论，名齐和缓作良医。四维妙用回生易，数语推源立法奇。驱使微材皆妙品，岂惟荼荠咏于诗。

俊杰由来善识时，琴囊酒榼乐谁知。人同姬旦称多艺，经阐炎皇异俗医。佐使必良消沴戾，琳琅成秘擅灵奇。我如柳氏瞻韩切，一浣蔷薇一诵诗。八首之二。

程德钟，号金门，西安人，汤溪训导

先生医学早名家，腹蕴群书气自华。无限方中施雨露，视病不计医金，求诊者皆叨沾溉。有时笔底走龙蛇。精于书法，笔墨飞舞，得古人惊蛇龙跃之致。科名悉淡胸何阔，尝以济世为心，二三知好屡劝读书应试，公悉却之。诗兴常浓手欲叉。生平喜赋诗，曾效八叉手而八韵成故事。寿世青囊功效著，千秋珍重定笼纱。《时病论》功效素著，见者无不宝贵，当以碧纱笼之。四首之一。

程大廉，号谦泉，西安人，乙亥举人

良相切痌瘝，济世宏抱负。救人有良医，名亦播众日。璞玉与浑金，厥相称仁寿。忆昔兵燹时，落落欣聚首。咸丰辛酉，发逆扰浙，君避难来衢，廉与君始相识。同善局敞开，力襄资吾友。廉先君子与办同善局，君力襄其事，无少懈。羡君品藻清，好古探渊薮。缘情见绮丽，敏捷等叉手。醉墨势翀霄，形模祖科斗。妙绘继颠倪，成竹胸中有。一曲抚瑶琴，熏风入虚牖。君好读书，工吟咏，字画兼精，尤善于丝竹。澡身尘不侵，活人德弥厚。婆心抒太和，疗疾候调九。杏林树茂荣，橘井水清浏。立论达阴阳，良方拟《肘后》。持此惠医林，书传名不朽。君所著《时病论》，了如指掌，可为医学正宗。

王庆耀，号筱愚，歙县人，寄居西安，壬午举人

医理精深不易求，《玉函金匮》费寻搜。谁知数卷活人术，早冠三衢济世俦。却疾夙能驱二竖，著书业欲绍千秋。长桑已逝长沙远，绝学还从枕秘留。

雷公炮制久风行，家学渊源业更精。愧我青囊无秘本，羡君《素问》有专营。一编直抉黄岐奥，千古同标朱李名。寿世寿民登寿寓，何须方外慕长生。

徐瀛，号晓蓬，西安人，岁贡

家学渊源有自来，翘然尤抱出群才。著书克阐前贤秘，至理名言一卷该。

制就瑶编付枣梨，非图名与缓和齐。为防中有歧途误，愿把南针指后迷。

议论高超见地真，垂将万世寿斯民。儒家贤圣僧家佛，只尽中心一片仁。

读罢全书系所思，羡君调剂妙因时，相逢尽是鸢鱼趣，此乐还期共领之。

龚应荣，号又英，西安人，廪生

从古名儒尽志仁，不为良相且医人。渊源有自承先业，变化难穷识病因。百代遗文供弃取，一心妙用入奇神。轩岐《灵》《素》分明在，我欲从公一问津。

飞升有术业难精，药树虽多病转生。最爱长江工救世，谁知扁鹊善辞名。八风有贼机先至，六律还宫调递更。海内诸公悬藻鉴，斯编一出定心倾。

叶复华，号象先，西安人，增生

先生功德冠医林，绘出丰神倍可钦。业绍箕裘遗诀妙，门盈桃李托根深。精奇共羡回春手，恺恻常存救世心。二十余年多种福，群生沾泽若甘霖。

羡君书画久传名，学得轩岐术倍精。道在活人当竹拜，书能济世共葵倾。两间气化参无误，四序温寒辨更明。自此民皆登寿域，婆心一片抒丹诚。

任钦达，号尊三，西安人，监生

先生书法纵横，画同与可齐名。闲来丝竹寄幽情，淡簪缨。渊源医学人皆敬，羡君精益求精。常将佛手济群生，竞相迎。

观君立论高超，妙将经旨分条。风凉寒暑按时调，细推敲。倚书禅坐参医道，胸中学问偏饶。脱巾露顶最逍遥，远尘嚣。调寄《杏园芳》二阕，有序未录。

叶元祺，号吉臣，龙游人，拔贡

伊何人哉？寂静如斯。古编千卷，身外自随。此其风神，宜在名山沧海间，胡为乎孳孳屹屹穷年而甘作书痴？岂有所托而隐？抑仁慈恺恻，聊以寓乎为医？尼父圣之时，山雉物之时，而先生积数十载学问，著书以鸣世，时乎其时。且也书法敏妙，画法离奇。既豪于酒，兼工于诗，此特绪余耳，而不足见先生之才、之学、之诣、之为。碧桃满树，红杏在枝，书中奥窔，孰得而窥？试问先生，先生曰知。

余跃龙，号海云，龙游人，恩贡

数卷新书妙沁脾，不为良相愿为医。临池独擅神奇品，写竹偏饶洒落姿。先生善画，尤工写竹。红杏春风瞻气宇，碧蕖秋水证心期。我今寄语传真手，添个灵胎作友师。

朱组绶，号若卿，江山人，岁贡

天有六气与四时，不得其正疾以滋，孰宜汗吐孰和下，医宗妙理难通之。三衢有医号少逸，资质聪明无与匹。琴书诗画俱能工，所学更专岐黄术。忆昔遍地警烽烟，一朝聚晤岂无缘。鸟中白鹤马中骥，君家乔梓皆称贤。太翁医学得秘授，寒热虚实参之透。两铢惯配药君臣，活命良方守其旧。由兹远近咸知名，一时闻者心为倾。称良不愧肱三折，能使二竖悚然惊。少逸有志箕裘绍，幼时父书读多少。争夸手到便回春，种福杏林功不小。痨瘵痼疾尽心攻，尤妙时病法玲珑。阴阳熟辨追卢扁，补泻温凉任变通。如此圆机诚罕有，得之心者应之手。二三年少志于医，都向君家供奔走。君以医学悉传人，耳提面命亦谆谆。著书数卷公同好，居心能体大造仁。我本少逸旧知己，一见是书辄心喜。谓既自成一家言，精乎其理神乎技。况复举此授生徒，医林效法惠泽敷。衣钵相传渊源接，绵延支派徧寰区。君不见医国医人功居上，托业于斯气已壮。同此燮理擅长才，济时何必推良相。

姜廷荣，号焕璜，江山人，附生

素仰医林魁首，五运六气深求。温热凉寒俄顷受，逢君弗杞忧。灵兰常考究，独把要旨勤搜。著述将时救，和缓也堪俦。

更羡聪明天授，书画吟咏兼优。到处怜贫阴德厚，鸿名遐迩留。丹青真妙手，写就骨相清遒。疑是烟霞叟，抱道傲公侯。调寄《好时光》二则。

徐思谦，号六皆，常山人，乙酉举人

霁月光风比古人，一团元气太和春，行披坐检书多味，凤舞龙蟠笔有神。先生嗜古不倦，尤工于书。画仿吴生工变化，诗同庾信擅清新。书法诗才，兼擅其胜。高山流水添佳致，曲奏瑶琴乐最真。先生暇时，挥弦自乐。

渊源家学久精研，道溯桐君悟妙诠。红杏成林欣种福，青囊施药颂延年。先生诊病，遇贫乏者怜之，不计医金。技兼卢扁肱三折，理阐阴阳意十全。他日名编呈《四库》，《灵枢》《玉版》并流传。《时病论》一书，言简意赅，医林翕然称服。

张凤来，号兰士，开化人，廪生

寿世真诠妙悟开，知君曾饮上池来。慈悲解厄功参佛，宗派寻源胄衍雷。竹素万言新著作，杏红千树旧滋培。一编括尽《灵枢》秘，小试先生燮理才。

奕奕丰神绘典型，载赓诗句更空灵。澜翻名士生花笔，陶铸《神农本草经》。高尚世间无俗侣，前因天上认医星。倩君解脱维摩病，我欲频来扣竹扃。

少逸自题，字松存，又号侣菊布衣

本来蠢蠢一愚夫，也倩丹青绘入图。图中不见黄金屋，又无伴读颜如玉。人间百物尽空虚，身外惟留几部书。书可益智宜百读，能辟我心娱我目。适性怡情在个中，咿唔不辍乐无穷，任人嚎我书痴子，朝兮夕兮只于此。读书绝不望簪缨，因为平生学未精。光阴荏苒将垂暮，一事无成恐自误。惜分惜寸竟何求？系念痌瘝道是谋。谋道还须专且一，未得入门那入室。沉思妙道出轩岐，一旦融通左右宜。但道是渊非是径，二十年余若梦醒。醒来问道道如无，道在胸中不可摹。摹得庸庸一小影，偷闲独坐神清静。常披野服着芒鞋，脱帽露顶开胸怀。自知陋质非俊杰，心潜不惮生涯拙。频将《灵》《素》细相参，欲付生徒作指南。宗圣师贤附管见，枯肠搜尽犹不倦。萃集名言订一编，分新辨伏是真诠。专推六气调时病，留与医林作话柄。

跋　一

历来医家说时病者多，而专论时病之书罕见。虽有论及者，不过论其温热，而未论及疟痢、秋湿。即间或有之，亦只附列于杂病门中，而未论及时病由冬而春，春而夏，夏而秋，秋而冬，循环递嬗，统四时之常变以条辨也。今我夫子以《内经》之训为纲，说家之说为目，发明春令诸温，夏天热暑，秋时疟痢，冬月冬温。且补霉湿论治之各异、伏气咳嗽之两歧，选一方而方中之利害必参，立一法而法中之用意必释，皆发前人之未发，补前人之未备。是书一出，犹济世之慈航，渡津之宝筏也。曦从夫子业医有年，提命之下，幸得其旨。每遇命垂悬缕者，援活颇多，故书中亦时载入刍言。今当是书告成，敬抒数语，以志渊源所自云。

受业门人新安程曦锦雯谨识

① 跋一：原作“跋”，今别之，下同。

跋　二

诚母子素来多病，皆蒙夫子立起沉疴。至今有生之日，是诚戴德之年。自谙赋禀本孱，不禁劳苦，每欲下帷奋志，而精力不逮，时抱采薪，故弦诵之暇，兼读医书，藉以自养，然苦无前导师，于医理仍如夜行，一无所见。幸我夫子不弃菲材，列之门下，遂授自著医书数种。展阅之余，有若灯张暗处，使诚茅塞渐开，是书参究有年，始得其中要旨。虽前人亦有论时病者，皆不能若此之明显也。惟我夫子宗经旨为八大提纲，集名论为七二条目，按时序分新伏，立诸法，备成方，并附曩治医案，有源有本，无党无偏，洵可以补先贤之未备，为后学之指南者矣。诚所附之俚言，悉蒙采取，窃谓既得治身之法，旋得菽水之欢，此皆出吾夫子之所赐也。

受业门人盈川江诚抱一敬跋

① 跋二：原作，据文例补。

女科秘诀大全

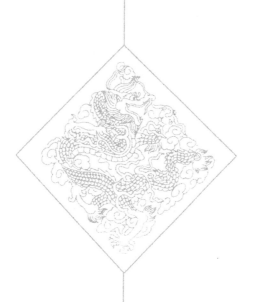

内容提要

《女科秘诀大全》初稿成书时间不详，宣统元年（1909年）重行修纂分作5卷，1914年上海广益书局独家石印刊行，至1935年先后共刊印6次。全书共分5卷。卷一为调理经脉秘诀，卷二为护养胎前秘诀，卷三为保护临产秘诀，卷四为安全产后秘诀，卷五为诊治杂证秘诀。所述皆为妇人经、带、胎、产疾病及杂证。每则下汇萃先贤论说，而又参加按语发明精义。该书内容丰富，论述简明扼要，博古达今，对后世医家尤其是江浙妇科医家影响深远。

序

往岁，德宗①病剧时，余与先生同应征召，赶赴京师，会晤于旅邸中，讨论方药，得聆清诲，益信先生医学湛深，识见宏博，有非余辈所能冀及也。遄②返后，余因应诊事冗，不获常相亲炙③，每引以为憾。一日有同里张君荫乡者，先生及门高足也，来造余前，袖出《女科秘诀》一书，丐④余作序以付梓。余不敏，未敢贸然下笔，遂留存之，批阅数夕，五卷始竟，见其中汇萃先贤论说，备述妇女病原，纲举目张，细大不捐，悉从根本着想，条分缕晰，朗若列眉⑤，使后之学者得以升堂入室，窥奥窔⑥而抉藩篱，实出先生挈引之功也，而又参加按语，发明精义。首于调理经脉一端，尤所注意。盖经脉既调，妊娠可必，故继之以胎前；胎前无恙，临产何难，故又继之以临产；临产得法，产后亦安，故复继之以产后。次序井然，证治咸备，殿⑦以杂证，藉补调经之不足。初非泛设，具有深意，首尾一贯，洵极女科之能事矣。虽缺种子一门，较异于他书，而不知种子即寓于调经之中，毋烦赘言。然乎？否乎？敢还质诸先生。余用是不揣谫陋，聊志数言以为序。

吴中曹沧州序于五峰书屋

---

① 德宗：光绪皇帝庙号为“德宗”。
② 遄：很快地。
③ 亲炙：直接受到传授、教导。
④ 丐：请求。
⑤ 朗若列眉：比喻清晰明了。朗，明亮；列眉，两眉对列。
⑥ 奥窔（yào 要）：奥妙精微之处。
⑦ 殿：在最后。

原　序

余业医数十年，凡一切大小证候，经余手治者，不可以数计。晚岁又应征赴京师，并悉南北体质之不同，气候之各异，精心考察，未尝或懈，阅历所得，用作师资。信矣哉！医道之不易行也。然而行医难，行医而治妇人则尤难。谚云：“宁治十男子，莫治一妇人。”此谓妇人之病难治也。推究其因，妇人之病，本与男子同，而妇人之情，则与男子异。盖妇人阴性偏拗，幽居多郁，七情所染，坚不可破，而且面加粉饰，语多隐讳，仅凭切脉一端，下药岂能免误。此就杂证言之，已觉诊视之非易，况复妇人经候与夫胎产各证，自有专科，更觉难之又难，率尔操觚[①]，鲜有不败者矣。余因鉴及于斯，每当公余之暇，博览群书，采取先贤之精义，匡补一己之不逮，孜孜兀兀[②]，历有年所，至耄不倦。与及门诸弟子，探索钩稽[③]，研求讲解，于女科尤加详焉。凡有所得，辄笔之于书，分门别类，厘订成编，略参按语，用以析疑。本属课徒之举，初无问世之心，置之案头，不期为同人所见，谬加赞许，且目为女科之秘诀，怂恿付诸剞劂[④]。余乃不得已重行修纂，分作五卷。虽未敢自诩美备，而一得之愚，公诸斯世，亦不无小补云耳。

时在宣统元年夏月上澣陈莲舫谨识

---

① 率尔操觚：没有慎重考虑，轻率地写作。

② 孜孜兀兀：长期坚持不懈怠。

③ 钩稽：查考审核。

④ 剞劂：雕板，刻印。

凡例

是书专治妇女之病，凡与男子相同者，悉不搀入，因定名为《女科秘诀大全》。

是书搜集诸家论说，考证妇女之病源，极为详细，与个人著作不同，亦取述而不作之意。

是书于诸家论说后，略加按语，分析前贤之精义，非徒逞一己之辩驳也，阅者谅之。

是书分门别类，订为五卷：一经脉、二胎前、三临产、四产后、五杂证。各载方药，可以备用。

是书所列杂证一卷，似与男子相类，然妇女多肝经气郁各病，未可删除，因附于经产之后，以资讨论。

是书于种子、育婴二门，概付阙如。因种子关于男女之事，非平日修身积德不为功，徒恃方药无益也。小儿自有专科，故不采入。

是书条目繁多，故分一、二、三、四等字，点清眉目，可使阅者一览而知。

是书多有未尽善处，所望诸大方家有以匡正之，则幸甚。

女科秘诀大全目录

卷一 调理经脉秘诀

一、经候

（一）经论女子月事属太冲脉盛

《素问》曰：女子七岁，肾气盛，齿更发长；二七而天癸至，任脉通，太冲脉盛，月事以时而下，故能有子。

（二）经论女子经水温寒与天地相应

《素问》曰：天地温和，则经水安静；天寒地冻，则经水凝泣；天暑地热，则经水沸溢；卒风暴起，则经水波涌而隆起。邪之入于脉也，寒则血凝泣，天暑则气淖泽，虚邪因而入客，亦如经水之得风也。

慎斋按：以上经论二条，序[①]女子月事，始本太冲脉盛，而冲脉则起胞中，即为血海，此经水之原也。但经水得寒则凝，得热则行，当与天地寒暑之气相应，而调经者，可以之所务矣。

（三）女子月事本血室以时而下论

王太仆曰：冲为血海，诸经朝会，男子则运而行之，女子则停而止之，谓之血室。经云：任脉通，冲脉盛，男既运行，女既停止。运行者，无积而不满，动也；停止者，有积而能满，静也。不满者阳也，气也；能满者阴也，血也。故满者以时而溢，谓之信。男子以气运，故阳气应日而一举；女子以血满，故阴血应月而一下。

（四）女子月经本任冲二脉血海有余论

马玄台曰：任冲二脉，奇经八脉之二也。经曰：任主胞胎，冲为血海。今二脉俱通，月事而下。《灵枢》云：冲脉任脉，皆起于胞中。又云：冲脉为血之海。又云：血海有余。

按：血海之海，虽曰既行而空，至七日后而渐满，如月之盈亏相似。当知血海之有余，以十二经皆然，非特血海之满也，故始得以行耳。

按：以上二条，序女子月经本于血室，血室即血海，而其脉则属于冲任督三脉，心与小肠二经，为月水之原。

（五）女子天癸之至名月信论

陈良甫曰：经云女子二七而天癸至。天，谓天真之气；癸，谓壬癸之水。壬为阳水，癸为阴水。女子阴类，冲为血海，任主胞胎，二脉流通，经水渐盈，应时而下，天真气降，故曰天癸。常以三旬一见，以像月盈则亏，不失其期，故名曰月信。

（六）妇人经血属心脾所统论

薛立斋曰：经云饮食入胃，游溢精气，上输于脾，脾气散精，上归于肺，通调水道，下输膀胱，水精四布，五经并

---

① 序：通“叙”。

行。东垣所谓“脾为生化之源，心统诸经之血”，诚哉是言也！心脾平和，则经候如常。苟或七情内伤，六淫外侵，饮食失节，起居不时，脾胃虚损，心火妄动，则月经不调矣。大抵血生于脾土，故云脾统血。凡血病当用苦甘之药，以助阳气而生阴血也。

（七）妇人经水生于水谷之精气论

薛立斋曰：血者，水谷之精气也，和调五脏，洒陈六腑，在男子则化为精，在妇人则上为乳汁，下为月水。故虽心主血、肝藏血，亦皆统摄于脾，补脾和胃，血自生矣。凡经行之际，禁用苦寒辛散之药，饮食亦然。

（八）妇人月水与乳俱脾胃所生论

程若水曰：妇人经水与乳俱由脾胃所生。《经脉别论》云：食气入胃，其清纯津液之气归于心，入于脉，变赤为血。血有余，则注于冲任而为经水。经水者，阴水也。阴必从阳，故其色赤，禀火之色也。冲为血海，任主胞胎。若男女媾精，阴阳和合而成孕，则其血皆移荫于胎矣。胎既产，则胃中清纯津液之气归于肺，朝于脉，流入乳房，变白为乳，是禀肺金之色也。或儿不自哺，则阳明之窍不通，其胃中津液仍归于脉，变赤而复为月水矣。

按：以上三条，序妇人经血由于饮食五味、水谷之精气所化，此调经必先于扶脾保胃为要也。

（九）女子经不调由合之非时论

褚侍中曰：女人天癸既至，逾十年无男子合，则不调；未逾十年，思男子合，亦不调。不调则旧血不出，新血误行。或渍而入骨，或变而为肿，或虽合而难子。合多则沥枯虚人，产乳众则血枯杀人。观其精血，思过半矣。

（十）经不调由阴阳盛衰所致论

王子亨曰：经者，常候也。谓候其一身之阴阳愆伏，知其安危。故每月一至，太过不及，皆谓不调。阳太过则先期而至，阴不及则后时而来。其有乍多乍少、断绝不行、崩漏不止，皆由阴阳盛衰所致。

（十一）经候不调有阴阳相胜论

许叔微曰：妇人病，多是月经乍多乍少，或前或后，时发疼痛，医者一例呼为经病，不辨阴胜阳、阳胜阴，所以服药少效。盖阴气乘阳，则胞寒气冷，血不运行，经所谓天寒地冻，水凝成冰，故令乍少而在月后；若阳气乘阴，则血流散溢，经所谓天暑地热，经水沸腾，故令乍多而在月前。当别其阴阳，调其气血，使不相乘，以平为期也。

（十二）经不调属风冷乘虚客胞中论

陈良甫曰：妇人月水不调，由风冷乘虚客于胞中伤冲任之脉，以损手太阳手少阴之经也。盖冲任之脉，起于胞中，人将息顺理，则气血调和，六淫不能为害。若劳伤血气，则风冷乘之，脾胃一伤，饮食渐少，营卫日衰，肌肤黄瘦，皆由冲任劳损。故凡遇经行，最宜谨慎，否则与产后证相类。

（十三）月经不调属忧思郁怒所致

方约之曰：妇人以血为海。妇人从于人，凡事不得专行，每多忧思忿怒，郁气居多。《书》云：气行则血行，气止则血止。忧思过度则气结，气结则血亦结。又云：气顺则血顺，气逆则血逆。忿怒过度则气逆，气逆则血亦逆。血气结逆于脏腑经络，而经于是乎不调矣。

按：以上五条，序妇人经水不调之由也。妇人以血用事，故病莫先于调经。而经之所以不调者，或本于合非其时，或属于阴阳相胜，或由于风冷外入，或生于忧思郁怒，原因不一，治法亦异，此调经者所当察也。

（十四）月经紫黑属热非寒论

朱丹溪曰：经水者，阴血也。阴必从阳，故其色红。红，火色。血为气之配，气热则热，气寒则寒，气滞则滞，为气之配，因气而行。见有成块者，气之凝也；将行而痛者，气之滞也；来后作痛者，气血俱虚也；错经妄行者，气之乱也。色淡者，虚而有水混之也；紫者，气之热也；黑者，热甚也。

（十五）经黑属风寒外乘当辨脉证

叶氏曰：血黑属热，丹溪之论善矣。然有风寒外乘者，十中尝见一二。盖寒主收引，小腹必常冷痛，经行时或手足厥冷，唇青面白，尺迟，或微而虚，或大而无力。热则尺洪数，或实而有力。参之脉证为的。

（十六）经候不调治法

王肯堂曰：经水将来而腰腹痛者，以行气为主，宜君以木香，佐以枳壳、香附，同四物煎服。经水止而复腰腹痛者，以补血为主，君以熟地，佐以归、芍、参、术、芎、苓、香附、陈皮、甘草之类。或一月两至，或数日一至者，乃气虚而血热也，以补气凉血为主，宜八物汤加黄连、山栀、龟板、炒蒲黄之类。或止或来无定期者，因气不调，故血亦随之而为行止也，以调气为主，君以香附，佐以陈皮、乌药、砂仁、艾叶之类，同四物汤煎服。经水数日不止者，乃血海滑脱，兼有火以动之也，以凉血为主，君以黑山栀，佐以炒蒲黄、地榆炭、牡蛎、侧柏、香附之类。经止后过二三四日复见微血者，以旧血未尽，为新生之血所催，故不能容而复出也，以四物汤为主，加香附、陈皮、甘草之类。然此不足为病，即不服药，亦无害矣。

（十七）经候不调脉法

女子尺脉常盛，右手脉大，皆其常也。若肾脉微涩，或浮或滑而断绝不匀，或肝脉沉而急，皆经水不调之候。

二、经水先期而来

（一）经行先期属血热

朱丹溪曰：经水先期而来者，血热也，四物加黄连。

（二）经行先期有血热、痰饮之分

王肯堂曰：月事先期而来，血热必带紫色；或先或后，血色淡而稠黏者，痰也。

（三）经行先期不一

薛立斋曰：先期而至，有因脾经血燥，宜归脾汤；有因肝经郁滞，宜加味逍遥散；有因肝经怒火，宜加味小柴胡汤；有因血分有热，宜加味四物汤；有因劳役火动，宜补中益气汤。

（四）经行先期有实热、虚热、血多之因

吴本立曰：经事先期而来，其故有二：有热甚者，有气血多而伤血海者。血热者，腹多不痛，身必热，其色必紫，其

脉必洪，宜凉血地黄汤；虚热者，逍遥散。如腹中冷痛，禁用寒凉。若泻者，先理脾胃。咳嗽者，逍遥散加贝母。若气血多而伤血海者，其腹必痛，以补血行气为主，宜归附丸。若妇人四十岁外，月经或二三日一至者，日久必成淋症。

三、经水过期而来

（一）经行过期属血虚、血热、痰多之别

朱丹溪曰：经水过期而来者，血虚也，四物加黄芪、陈皮、升麻；过期紫黑有块，血热也，必作痛，四物加香附、黄连；过期淡色者，痰多也，二陈加川芎、当归。

（二）经行过期有血虚、痰饮之分

王肯堂曰：经水过期而至，血虚也，其色必淡，治宜补血为主，以四物加香附、艾叶、五味、麦冬之类，倍加当归、熟地。血淡而稠黏者，以化痰为主，二陈加香附、生姜、砂仁。

（三）经行过期不一

薛立斋曰：过期而至，有因脾经血虚，宜人参养荣汤；有因肝经血少，宜六味丸；有因气虚血弱，宜八珍汤。

（四）经行过期有血虚、血寒之因

吴本立曰：月事过期而来，其说有二：有血虚者，有血寒者。血虚腹不痛，身微热，然亦有痛者，乃空痛也，宜服生气补血之药，八物汤加香附。血寒者，归附丸。以脉辨之，若浮大而无力，微濡芤细，皆虚也；沉尺弦紧，皆寒也。

四、经水过期不止

（一）妇人经水当止不止属邪气攻冲

《产宝百问》曰：男子生于寅，寅属木，阳中有阴，故男子得八数；女子生于申，申属金，阴中有阳，故女子得七数。男子以气为主，八八则卦数已尽，尽则阳精痿；女以血为主，七七则卦数已终，终则经水绝，冲任虚衰，天癸绝，地道不通而无子。或劳伤过度，喜怒不时，经脉衰微之际，又为邪气攻冲，则当止不止而复下。

（二）妇人年过期经行属败血

李时珍曰：妇人年过五十，而经行不止者，作败血论。又：妇人年四十九岁后，天癸当止不止，每月却行，或过多，用条芩二两，醋浸七日，炙干，又浸七次，为末，醋丸，空心温酒下，名芩心丸。

按：以上序妇人天癸过期而有经行之病也。一主于邪阳，一主于血败，败血即属崩漏，当以人之禀赋强弱参之。

（三）妇人月水不断属冲任气虚

《圣济总录》曰：女人以冲任二经为经脉之海。手太阳小肠之经与手少阴心经，此二经相为表里，主下为月水。若劳伤经脉，则冲任气虚，冲任既虚，则不能制其气血，故令月事来而不断也。

（四）妇人月水不断属外邪客于胞内

陈良甫曰：妇人月水不断，淋漓腹痛，或因劳伤气血而伤冲任，或因经行而合阴阳，以致外邪客于胞内，滞于血海故

也。若气虚不能摄血，但养元气，病邪自愈，攻其邪则元气反伤矣。

按：以上序妇人月水宜止而不止也。妇人行经，每月一至，如潮之来，故曰月信。若每月既至，或三日或四五日即应止，而复淋漓不断，非冲任气虚，不能约制，为内伤不足，即劳伤气血，外邪客胞，而外感有余。有余不足，当参以人之强弱也。

五、痛经

（一）经行腹痛属风冷客于胞络

陈良甫曰：经来腹痛，由风冷客于胞络、冲任，或伤手太阳、手少阴二经，用温经汤。

（二）经行腹痛属寒湿抟于冲任

滑伯仁曰：有经行前后脐腹绞痛如刺，寒热交作，下如黑豆汁，两尺沉涩，余皆弦急。此由下焦寒湿之邪抟于冲任。冲为血海，任主胞胎，为妇人之血室。经事来，邪与血争，故作绞痛，寒湿生浊，下如豆汁，宜治下焦，以辛散苦温血药治之。

（三）经行腹痛宜调气

戴元礼曰：经事来而腹痛，不来腹亦痛，皆血之不调也。欲调其血，先调其气。四物汤加吴茱萸、香附。因冷积而痛者，宜大温经汤，冷甚者去麦冬。

（四）经水将行腹痛属血实气滞

朱丹溪曰：经水将来腹痛者，血实也，一云气滞。四物汤加桃仁、香附、黄连。临行时腰、小腹痛者，乃是郁滞，有瘀血，四物汤加红花、桃仁、莪术、元胡索、木香，有热加黄芩、柴胡。

（五）经水过后腹痛属气血两虚

朱丹溪曰：经水过后作痛，是气血俱虚也，宜八珍汤。亦有虚中有热，经后亦作痛，宜逍遥散。亦有经行过后，腹中绵绵走痛者，是血行而气滞，未尽行也，四物汤加木香。

（六）女人痛经原非一种

吴本立曰：妇人经水将行小腹作痛者，气血涩滞也，用四乌汤。经行而腹痛者，或属虚寒，然气亦能作痛，恐有瘀血气滞，不必骤补，先用四物加陈皮、香附，次用八物汤加香附。如泻者，先止其泻，而痛自止矣。有冲任虚衰，少腹有寒作痛，月水过期不能受孕者，大温经汤主之。有经水行而作痛者，血虚有寒也，法当温经养血，宜四物加桃仁、香附、肉桂。有经行阻气，心腹腰胁痛者，血瘀气滞也，当顺气消瘀，青皮、归、芍、桃仁、红花、川芎、乌药。有经水过期而来作痛者，血虚有热也，宜生血清热，四物加桃仁、香附、丹皮、甘草、元胡。有经水行后而作痛者，气血虚而空痛也，法当调养气血，宜八珍汤加姜、枣。有经水过多，久不止而作痛者，乃脾经血虚也，治宜补血健脾，四物加白术、茯苓、木香、厚朴、香附、陈皮、干姜、甘草。

六、倒经

（一）室女倒经属血热火气上行

有室女经转，至期经水不下行而上逆，或呕血，或鼻衄者，名曰倒经。此属血热火气上行也，治宜降火下行为要，当归大黄汤，即益母胜金丹。若倒经血溢于上，蒸热咳嗽，而成虚劳失血证者，宜乌骨鸡丸、巽顺丸选用。若血色晦淡不鲜，当用温热之剂，如甘草、干姜温理中气，禁用寒凉也。若至虾血、血水，则难矣。

（二）经水逆行属风邪所激

吴本立曰：血风者，经水逆行，上攻于脑，头目旋闷，不省人事，甚至头面、胸背皆发赤斑者，此因经水适行，感冒风邪所致。盖风善行而数变，其势易上而难下，经水为风邪所激，以致倒流而上行也。宜以四物汤为主，加山栀、桃仁、红花、荆芥、天麻、防风、薄荷、白术之类。

七、居经

论月水三月一至为居经

月水三月一来，谓之居经。或寸口脉微而涩，微则卫气不足，涩则营血无余。卫不足，其息短，其形躁；营不足，其形逆；营卫俱虚，言语谬妄。趺阳脉浮而涩，涩则胃气虚，虚则短气咽燥而口苦，胃气涩则失液，此阳不生阴之居经也。或脉微血气俱虚，年少者亡血也，此气血两虚之居经也。少阴脉微而迟，微则无精，迟则阴中寒，涩则血不来。或寸脉浮大、尺脉反弱，或左脉浮大、右脉反弱。《脉经》所谓“孤阳独呼，阴不能吸”者也。阴虚阳实，故令少血。时发洒淅，咽燥汗出，或溲稠数，多唾涎沫，此令重虚，津液漏泄，此血不足也。

八、暗经

室女暗经本先天不足

室女年长大而经竟不来者，嫁后仍能受孕，名曰暗经，每月临期必作腰痛为信。此本先天不足使然。若不能受孕，每月无腰痛者，乃石女也。此二者，非药所能通也。

九、歇经

（一）室女经水断续为血脉不充

室女经水既通，已行一二次，停止一二年又行，或四季一行，或三五月复至，必须视其有病无病。若面色不改，饮食如常，身无内热，此本血脉柔弱未充，故经水续断，名曰歇经，非病也。待气旺血充，自然应时而至，勿以攻之，宜补养气血，如四物、归脾、柏子仁等汤丸加减可也。若面黄肌瘦，骨蒸内热，是为童劳，其脉弦，出寸口上鱼际，非药所能治也。急与之成婚，则阴阳合和，自然经行而疾去矣，否则十死八九。

（二）总案妇女月水行期有不一候

李时珍曰：女子阴类也，以血为主，其血上应太阴，下应海潮。月有盈亏，潮有朝夕，月事一行，与之相符，故谓之月水、月信、月经。经者，常也。天癸者，天一生水也。邪术家谓之红铅，谬名也。女人之经，一月一行，其常也。或先或后，或通或闭，其病也。有行期只吐血、衄血，或眼耳出血，是谓倒经逆行；有三月一行者，是谓居经；有一年一行者，是谓避年；有一生不行而受胎者，是谓暗经，每月至期必腰痛为信；有受胎之后，月月经行而产子者，是谓胎盛，俗名垢胎；有受胎数月，血忽大下而胎不损者，是谓漏胎。此虽以气血有余、不足而言，然亦以异常耳。

十、经行体痛

（一）经行体痛属血气不足

《产宝百问》曰：经水者，行气血，通阴阳，以荣于身者也。气血盛，阴阳和，则形体通。或外失卫气之充养，内乏营血之灌溉，血气不足，故经候欲行而身体先痛也，趁痛散主之。方见产后治遍身痛方。

十一、经行潮热

（一）经行潮热有内伤外感虚实之分

李氏曰：经行潮热有时为内伤，属于虚；潮热无时为外感，属于实。虚者，大温经汤；实者，四物汤加柴胡、黄芩。

十二、经行寒热

（一）经行寒热有外感内伤之别

经行寒热胁痛，往来有时，为少阳外感，小柴胡汤；若往来无时，为内伤血热，加味小柴胡汤主之。

十三、经行发热

（一）经行发热目暗属血虚

《女科撮要》曰：有经后发热、倦怠、两目如帛蔽。夫脾为诸阴之首，目为血脉之宗，此脾伤而五脏皆为之失所，不能归于目也。用归脾汤，专主脾胃而愈。凡发久者，阳气亦自病也，须调养之。

十四、热入血室

（一）妇人热入血室如疟状

《金匮要略》曰：妇人中风，七八日续来，寒热发作有时，经水适断，此为热入血室，其血必结，故使如疟状，发作有时，小柴胡汤主之。

按：以上一条，是言经行未尽而适断，虽有血结，未为全实，小柴胡加当归、丹皮、生地以凉之。

（二）妇人热入血室，治无犯胃气

《金匮要略》曰：妇人伤寒发热，经水适来，昼日明了，暮则谵语，如见鬼状，此为热入血室。治之无犯胃气及上二焦，必自愈也。

按：此条是言经行不断，则热不留结，勿谓谵语，误用硝、黄，犯其胃气，刺动荣血；犯其中焦，柴胡和解；犯其上焦，但不妄犯，热随血散自愈也。

（三）妇人热入血室当刺期门

《金匮要略》曰：妇人中风，发热恶寒，经水适来，得七八日热除，脉迟身凉，胸胁满如结胸状，谵语者，此为热入血室也。当刺期门，随其实而取之。

按：此条言适来即断、血结在里为实证，故刺期门以泻之，不善刺者，小柴胡去人参，加桃仁、丹皮、归尾、山甲以行之。

十五、经候应用各方

（一）养血之剂

四物汤《局方》 治妇人冲任虚损，月水不调，或前或后，或多或少，或脐腹绞痛，或腰足中痛，或崩淋带下及胎前产后等证。

熟地黄二钱，补血 当归身一钱，洗，和血 白芍药钱半，酒炒，和血理脾 川芎八分，治风泄肝

朱丹溪加减法：如经候过而腹中绵绵作痛，属血虚，倍当归、熟地；兼气虚，加人参、黄芪；挟寒，加炮姜。如经候将来，腹中阵阵痛而乍作乍止，属血实，换生地，加黄连、香附、桃仁、红花、元胡、丹皮。如经水常不及期而行者，血热也，换生地加芩、连、白芷。如经水常过期而来者，瘦人是血少，倍当归、熟地，加黄芪、甘草，少佐以红花、桃仁，为主血之引用也；肥人是气虚挟痰，去地黄，加参、芪、香附、二陈。如经水常过期而紫黑成块者，血热也，多作腹痛，换生地，加黄连、香附、元胡、灵脂、乳香、没药。若血淡者，痰多血少也，换生地，合二陈。肥盛妇人，或二三个月一行者，此属痰盛闭塞经脉也，不宜四物，以导痰汤加芎、归、香附、苍术、白术。

百子归附丸 治月事参差，有余不足，久服有孕，兼治胎前产后等证。

四物汤加艾叶、阿胶、四制香附。

上为末，用石榴一枚，连皮捣碎，煎水打糊为丸，如桐子大。每服百丸，空心淡醋汤下。

十味香附丸 治经候不调。

香附四制，一斤 当归 川芎 芍药 熟地各四两 白术 泽兰 陈皮各二两 黄柏盐水炒 甘草炙，各一两。

上为末，醋糊丸如桐子大。每服七十丸，空心淡盐汤下。

九味香附丸 治妇人百病。

香附童便浸，醋煮，晒干，炒，四两 当归酒洗 芍药酒炒 生地酒洗 陈皮各一两 白术二两 黄芩酒炒，一两五钱 小茴香炒，五钱

内热加地骨皮、银柴胡各一两，丸。服法同前。

加味香附丸 治倒经自汗，胎漏下血。

四物汤本方，用地黄八两，归、芍各四两，川芎三两，加四制香附一斤，泽兰叶、乌贼骨各六两。

为末，用浮麦面酒醋水调糊为丸，如绿豆大。每服百丸，朝暮各一服，温酒沸汤任下。

简易当归散 治经脉不匀，腰腹疼痛。

四物汤去地黄，加山茱萸、白术、黄芩。

为末。温酒调下两钱。

加味四物汤

四物汤加白术、黄芩、阿胶、香附、续断、橘红。

正元丹

四物汤加阿胶、蕲艾、香附、枳壳、山药。

糊丸。

附 仲淳加减法

血虚经行后期，加山茱萸、杜仲、续断。血热经行先期，去芎、归、枳壳、香附、蕲艾，加青蒿、鳖甲、银柴胡、麦冬、五味子、甘草、枇杷叶。热甚，再加芩、连、骨皮、丹皮、黄柏。

（二）温血之剂

温经汤《金匮》 治经水不调，崩带

及唇口干燥，并治经水不通，咳嗽便血，此肺移热于大肠也。

四物汤去地黄，加阿胶、甘草、人参、肉桂、吴茱萸、丹皮、麦门冬、半夏、生姜。

大温经汤 治冲任亏损，少腹有寒，月水过期，不能受孕。

温经汤加白术。

通经四物汤 治经水过期不行者，乃血虚有寒。

四物汤加红花、香附、肉桂、桃仁、莪术、木通、甘草。

胶艾汤《金匮》 劳伤气血，冲任虚衰，月水过多，崩带淋沥，或陷经下血，胎漏下血腹痛，及半产下血不绝。

四物汤用干地黄，加阿胶、甘草、艾。

清酒和水各半，煎服。

丁香胶艾汤 治经漏兼白带。

胶艾汤加丁香。

艾煎丸《局方》 治妇人崩伤淋沥，带下赤白，小腹绞痛。

四物汤本方归、地、芍各二两，川芎一两，加人参、石菖蒲、吴茱萸醋炒，各一两。

为末，用蕲艾四两，酒煎浓汁，入糯米糊丸，如梧子大。每服百丸，醇酒下。

更加肉桂、附子各一两，香附四两，名艾附丸。

（三）凉血之剂

止经汤 治经水淋沥，或下赤白黄水。

四物汤加白术、黄芩、阿胶、甘草、香附、蒲黄、柏叶、砂仁。

固经丸《良方》 经水过多不止，及漏下崩中，紫黑成块。

龟板炙，四两 芍药酒炒，三两 黄柏酒炒，三两 黄芩炒，三两 香附童便浸炒，三两 樗白皮炒，一两五钱

酒糊为丸。

先期汤

胶艾汤加芩、连、知、柏、香附。一名清经四物汤，治经水先期而来者，乃血虚有热。

仲淳方 治妇女血热，经行先期，发热。

生地黄 芍药 阿胶 枸杞子 五味子 麦门冬 青蒿 鳖甲 黄柏 地骨皮 牡丹皮 枇杷叶。

合为末，蜜丸。

加味小柴胡汤 治经行寒热胁痛。

柴胡 黄芩 人参 甘草 半夏 山栀 丹皮

小柴胡加地黄汤 治中风发热恶寒，经水适来，昼则明了，夜则谵语，如见鬼状，发作有时。

柴胡 半夏 黄芩 人参 甘草 生地 生姜 大枣

柴胡四物汤 治经行感冒，热入血室。

小柴胡汤合四物汤。

（四）行血之剂

加减四物汤 治经停血滞，少腹结痛。

四物汤换赤芍药，加三棱、莪术、肉桂、干漆灰。

加味四物汤

四物汤加莪术、延胡索、桃仁、红花、香附、砂仁。

过期饮

四物汤加肉桂、桃仁、红花、甘草、木通、莪术、香附。

决津煎

当归 肉桂 熟地 牛膝 泽泻

水煎服。呕恶，加干姜；气滞痛胀者，加香附、木香；小腹不暖，痛极者，加吴茱萸。

醋煎散 治经行少腹结痛，产后恶露不行。

三棱 莪术 肉桂 赤芍 甘草 香附 乌药

等分，通用醋炒为散。每服三钱，空心砂糖汤调服。

失笑散《和剂》 治妇人瘀结，少腹急痛。

五灵脂酒研，澄去砂 蒲黄筛净，半生半炒

等分，为散。每服二钱半，酒煎入砂糖少许，和滓服，少顷再服。如瘀结腹痛，经水反多，元气亏弱，药力不行者，用人参煎汤调服，以抟击之。

益母草丸一名济阴返魂丹，昝殷《产宝》方 治月经不调，赤白带下，胎前产后，一切诸证。

益母草宜于五月五日、六月六日或小暑日花开时连根收取，用花叶及子，石臼捣烂，蜜丸，或捣汁熬膏亦可。忌铁器

胎动腹痛下血，当归汤下；横生逆产，胎衣不下，炒盐汤下；产后血晕，口渴狂言，中风失音，口噤，血结奔痛，寒热心烦，鼻衄舌黑，并用童便和酒下；产后喘嗽，恶心呕吐，胁痛，酒下；泻血，枣汤下；下痢，米汤下；崩漏，糯米汤下；产后，以童便化下一丸，或二三丸，能调经络，破血痛，安魂魄；带下，胶艾汤下。凡经不调者，服之则调；久不孕者，服之则孕。

（五）理气活血之剂

四乌汤 治血中气滞，小腹急痛。

四物汤加香附、乌药、甘草。

四制香附丸《瑞竹堂方》 治经候不调，腹痛，不能受孕。

香附一分四份，童便浸，米泔浸，盐水、酒、醋、姜汁，各制一份，焙燥为末，炼蜜为丸，加益母草一斤，带花、子，酒炒为末，艾汤为丸，名附益丸。

每晨服白汤下。血虚者，四物汤下。

按：香附得参、术则益气，得归、地则调血；得木香则疏滞和中，得沉香则升降诸气；得芎䓖、苍术则总解诸郁；得黄连则降火清热；得茯苓则交心肾；得半夏、厚朴则决壅消胀；得紫苏、葱白则解散邪气；得艾叶则治血气、暖子宫。乃气病之总司，女科之主药也。

归附丸 治气乱，经期或前或后。

当归四两 香附八两，童便浸透，晾干，再加盐水、醋、酒、姜汁，四制

二味为末，醋和丸。空心砂仁汤下三钱。

血虚，加熟地黄八两；虚寒，加归、附各一两；带下气腥，加吴茱萸、艾各一两；脐下冷痛，加桂、附、沉香各一两，丁香三钱；经行少腹先痛，或血色紫黑结块，加醋煮莪术二两，沉香一两；经后少腹虚痛，加参、芪、阿胶各二两，蕲艾一两；经水色淡，加姜、桂各一两，人参二两。

抑气散《济生》 治妇人气盛于血，头眩胸满。

香附四两，制 广皮二两 茯神二两 甘草一两

为散。每服二三钱，沸汤下。

交加散《济生》 治营卫不和，经脉不调，腹中撮痛，气多血少，结聚为瘕，并治产后中风。

生地黄 生姜各五两

各研取汁，交互浸渣一宿，以汁尽为度，各炒黄为末。酒调下二钱。

又方**交加散** 治营卫不和，月事滞浊，脐腹撮痛，腰腿重坠。此方能逐散恶血。

生地黄　生姜各二斤，捣汁存渣　当归　白芍药　玄胡索醋纸包煨　蒲黄隔纸炒　桂心各一两　红花炒，无恶血不用　没药另研，各半两

将地黄汁炒生姜渣，生姜汁炒地黄渣，各焙干，同诸药为末。每服三钱，温酒调下。

调经饮

当归　牛膝　香附　山楂　青皮　茯苓

水煎服。

寒滞其血者，加肉桂、吴茱萸；胀闷者，加厚朴、砂仁；气滞者，加乌药；痛在小腹者，加小茴香。

（六）治痰之剂

二陈汤　方见治痰。

导痰汤　方见治痰。

滚痰丸　方见治痰。

四七汤　方见治痰。

（七）开郁之剂

逍遥散《和剂》**加味逍遥散**　治肝气抑郁，寒热咳嗽，月事不调。

景岳逍遥散

熟地　当归　枣仁　芍药　茯神　炙甘草　远志　陈皮

水煎服。

气虚加人参。经水过期，滞痛，加酒炒香附。

归脾汤　加味归脾汤　治心脾郁结，经水不调二方见治郁。

（八）补气之剂

四君子汤　方见治气。

六君子汤　方见治气。

异功散　方见治气。

保元汤　方见血证。

补中益气汤　方见胎前胎漏方。

当归建中汤　方见产后蓐劳。

（九）补气养血之剂

八珍汤　治胎产崩漏，气血亏损。

四君子汤合四物汤。

八物汤《圣方》

八珍汤去人参加黄芪。

八珍益母丸　治脾胃气血俱虚，食少体倦，腰酸腹胀，或作寒热，月经不调，赤白带下。

八珍汤加益母草，晒干，杵为末。

炼蜜丸。

滋阴百补丸

八珍汤四两，加益母草、制香附、延胡索酒炒。

炼蜜为丸。

十补丸　治妇人诸虚百损，营卫不调，形体羸瘦，寒热自汗，月经不调，崩漏带下，堕胎落孕。

八珍汤加黄芪、肉桂、肉苁蓉。

酒调山药，糊为丸。

十全大补汤

八珍汤加黄芪、肉桂。

人参养荣汤

十全大补汤去川芎，加橘皮、五味子、远志、姜、枣。

五补丸　补诸虚，安五脏，坚骨髓，养精神。

人参　熟地黄　茯苓　牛膝酒浸，焙　地骨皮

蜜丸，酒下。

十六、经闭

（一）经论女子月事不来属于胞脉闭

《素问》曰：月事不来者，胞脉闭

也。胞脉者属心而络于胞中。今气上迫肺，心气不得下通，故月事不来也。

（二）经论女子不月属二阳之病

《素问》曰：二阳之病，发于心脾，有不得隐曲，女子不月，其传为风消，为息贲者，死不治。

（三）女子不月属心脾病，宜治心火，养心脾血

张洁古曰：女子月事不来者，先泻心火，血自下也。经云：二阳之病发心脾，有不得隐曲，故女子不月，其传为风消。太白注曰：大肠胃热也，心脾受之。心主血，心病则血不流；脾主味，脾病则味不化，味不化则精不足。故其病不能隐曲，脾土已亏，则风邪盛而气愈消。又经云：月事不来者，胞脉闭也。胞脉属于心，络于胞中，今气上迫肺，心气不得下通，故月事不来。先服降心火之剂，后服五补丸、卫生汤，治脾以养其血。

（四）妇人经闭属风冷客于胞中

齐仲甫曰：妇人月水不来，此因风冷客于胞中，或醉而入房，或因风、堕坠惊恐，皆令不通。《病源》云：血得温则宣通，得寒则凝涩。若月水不来，因冷干于胃府；或醉入房，则内气耗损，劳伤肝经；或吐衄、脱血，使血枯于中也。

（五）妇人月水不通属津液减耗

王子亨曰：妇人月水不通，病本于胃，胃气虚，不能消化五谷，使津液不生血气故也。又云：醉以人房，则内气竭绝伤肝，使月水衰少。所以而者，肝藏血，劳伤过度，血气枯竭于内也。又先吐血，及衄血、下血，谓之脱血，名曰血枯，亦月水不来。所以而者，津液减耗故也。

按：以上二条，序妇人经闭属于积寒风冷凝泣其血，而月水为之不通也。

（六）妇人经闭属火热有上中下三焦之分

李东垣曰：经闭不行有三。妇人脾胃久虚，形体羸弱，气血俱衰，以致经水断绝；或因劳心，心火上行，月事不来，胞脉闭也；胞脉属心，络胞中，气上迫肺，心气不得下通，故不来。宜安心、补血、泻火，则经自行，此上焦心肺有热而经不行也。或病中消耗，胃热善饥渐瘦，津液不生。夫经者，血脉津液所化，津液既绝，为热所烁，肌肉渐瘦，时见燥渴，血海枯竭，名曰血枯经绝。宜泻胃之燥热，补益气血，则经水自然而行，此中焦胃有热结，而经不行也。或心胞络脉洪数，躁烦时见，大便闭，小便难，而经水闭绝，此血海干枯。宜调血脉，除胞络中火邪，则经水自然而行，此下焦包络热结，而经不行也。

娄全善按：洁古、东垣治妇人血枯经闭之法，皆主于泻火补血。补血用四物汤之属。泻火东垣分上中下三焦，如火在上，则得于劳心，治以芩连及三和之类；火在中，则善食消渴，治以调味承气汤之类；火在下，则大小便难，治以玉烛之类。玉烛，四物与调味承气是也；三和，四物与凉膈是也。

按：经闭主于泻心火，论本洁古，而东垣则以热结分上中下三焦。是月水不下，专以火热为病，药用玉烛、三和为例。夫此方治劳心，心火上行，致胞脉闭塞，月事不来，是实热也。若心虚而热收于内，与心虚而土衰者，二方又未可妄用也。大约妇人经闭，由于阴虚火旺，日渐煎熬，津液干涸，以致血枯经闭，当从赵养葵滋水补肝之法，纯用三和、玉烛，殊

未尽善。若东垣三证，首言脾胃久虚一段，已见经水断流，俱从脾胃受病，是可见全善之失矣。夫经闭有寒有热，但寒热二症，宜分内伤外感处治。如心火不下降，而三焦热结，此是血衰火旺，阴不足以配阳，故心气不通。热结三焦，而经不下，当益阴滋水，以培化源。若用硝、黄、芩、连，则失矣。如积冷血寒，凝结胞门，冲任脉寒，而血泣不下，是风冷客邪，乘虚袭入，宜温经散寒，以大辛热之药，导血下行，后用养荣之剂为当也。

（七）妇人经闭属痰塞胞门

朱丹溪曰：有积痰下塞于胞门，闭塞不行，用厚朴二陈汤；又有痰多占住血海，因而不下者，痰多血虚，南星、二术、黄连、川芎末为丸；有肥人脂满者，导痰汤加川芎、黄连，不用地黄，泥膈故也。

按：以上一条，序妇人经闭属于积痰，而致经水之不行，是有实邪为病，宜导痰为主。

（八）妇人经闭属于肝劳血伤

骆龙吉曰：经云有病胸胁支满，妨于食，病至则先闻腥臊臭，出汗液，先吐血，四肢清，目眩，时时前后血出，病名曰血枯。此年少时因大脱血或醉而入房，亏损肝肾。盖肝藏血，受天一之气，以为滋荣，其经上贯膈，布胁肋。若脱血失精，肝气已伤，肝血涸枯不荣，而胸胁满。妨于食，则肝病传脾，而闻腥臊臭，出清液。若以肝病而肺乘之，则吐血，四肢清，目眩，时时前后血出，皆肝血所伤之症也。

（九）妇人经闭有血滞血枯之分

李氏曰：妇人以血为主，天真气降，壬癸水合，肾气全盛，血脉流行，当以三旬一见，以象月盈则亏，故曰月经。经行与产后一般，若其时有余血，一点未净，或被风寒湿热暑邪，或内伤生冷，七情郁结，为痰为瘀，凝积于中，曰血滞。或经止后，用力太过，入房太甚，及服食燥热，以致火动，则邪气盛而津液衰，曰血枯。

（十）妇人经闭有血滞血枯诸变证

陈良甫曰：经后被惊，则血气错乱妄行，逆于上则从口鼻出，逆于身则血水相抟，继而水肿。恚怒则气血逆于腰腿，心腹背胁手足之间重痛，经行则发，过期则止。怒极伤肝，则有眩晕、呕血、瘰疬、血风、疮疡等症。加之经血渗漏，遂成窍血生疮，淋漓不断。湿热相抟，为崩带。血结于内，变癥瘕。凡此变端百出，不过血滞与血枯而已。重则经闭不通，轻则经水不调。不止虚与热二者也。

（十一）经闭血滞血枯有虚热痰气之症

叶以潜曰：血滞、血枯，不越虚、热、痰、气四证而已。血滞亦有虚热，血枯亦有虚热。故滞者不宜过于宣通，通后又须养血益阴，使津血流通。血枯亦不可峻行补益，恐本主无力，而辛热之剂反燥精血矣。

（十二）经闭血枯与血膈之证不同

张景岳曰：肝病血伤症与血膈相似，皆经闭不通之候。然枯之与膈，有如冰炭。枯者，竭也，血虚极矣；膈者，阻隔也，血本不虚，而或气、或寒、或积，有所逆也。膈者，病发于暂，其症或痛、或实，通之则行而愈；若枯者，其来也渐，冲任内竭，其症无形。夫血既枯矣，宜补阴养气，使血自充，如用桃、红、硝、黄、棱、蓬，反加克伐，则枯者愈枯，毙可立俟矣。

（十三）经闭血滞宜破血枯宜补论

陈良甫曰：血滞经闭宜破者，原因饮食毒热，或暴怒凝瘀积痰，直须大黄、干漆之类，推陈致新，俾旧血消而新血生也。若气旺血枯，起于劳役忧思，自宜温和滋补。或兼有痰火湿热，尤宜清之凉之。每以肉桂为佐者，热则血行也。但不可纯用峻药，以亏阴道。调和饮食，自然血气流通，苟不务充养气血。惟以毒药攻之，是求千金于乞丐，必死而后已也。

按：以上所论，序妇人经闭有血滞、血枯二证之辨也。血滞为有余者，有余者宜泻；血枯为不足，不足者亦补。滞与枯之因，不外乎此，而调经者可以类通之矣。

（十四）经闭分妇人肥瘦属湿痰血枯之异

吴本立曰：肥白妇人，经闭而不通者，必是湿痰与脂膜壅塞之故也。治宜开痰，以枳实为君，佐以苍术、半夏、香附、乌药、厚朴、牛膝、桃仁之类，则湿痰去而脂膜开，其经自通矣。黑瘦之妇经闭者，血枯气滞也，治宜补血理气，君以归身、白芍、人参，佐以广皮、香附之类。

（十五）妇人经闭缘由殊非一致

吴本立曰：女子以血为主也，使其经脉调和，往来有准，有以应水道潮汐之期；旧血既尽，新血复生，有以合造化盈亏之数，则周身百脉，无不融液而和畅，何病之有？设或闭焉，则新血滞而不流，旧血凝而日积，诸病丛生。然经闭之由，必有所因。或月事适至，因渴饮冷物，及坐冷水洗浴，寒气入内，血即凝滞，遂令经闭；或因堕胎多产，而伤其血；或因久患潮热，而销其血；或因久发盗汗，而耗其血；或脾胃不和，饮食减少，而不能生血。凡此之类，皆能令人经闭。夫堕胎多产而伤其血，及久患潮热盗汗而销耗其血者，不可用行血之剂，宜以四物汤为主，佐以木香、香附、厚朴、甘草之类，兼调其气，久而自通矣。若脾胃不和，而不能生血者，宜以异功、逍遥间服，使饮食加而气血调，则经自行矣。有因感暴怒而经闭者，治宜开郁活血，君以郁金，佐以官桂、香附、木香、桃仁、牛膝之类。有因食生冷而经闭者，君以官桂，佐以干姜、木香、香附、厚朴、红花、归尾之类。有因坐冷水而经闭者，君以附子，佐以官桂、木香、山楂、桃仁、当归、干姜、川芎之类。室女及笄而天癸不至，而饮食如常者，只是气血未足，不必服药，时至经自流通。至于寡妇、尼姑经闭，乃因有怀不遂，法当开郁而理其经，是为妥也。

（十六）妇人月经不行成诸病

叶以潜曰：妇人经病，内因忧思愤怒，郁结不行；外因饮冷形寒，恶露凝滞。此不调不通，作痛发热所由也。治者调其气而破其血，开其郁而补其虚，凉血清热。治血病以行气为先，香附之类是也。热则流血，寒则坚凝，须以热药为佐，肉桂是也。又有月经不行，四肢发肿者，属血渗入脾经也，宜辛温以导之。又有月经上行口鼻者，是火载血上，气之乱也，四物加栀子、黄连、丹皮、犀角。

（十七）调经莫先于去病论

李氏曰：妇人月水循环，纤疴不作而有子。若兼潮热腹痛，重则咳嗽、汗、呕或泻。有潮汗，则血愈消耗。有汗、咳、呕，则气往上行。泻则津偏于后，痛则积结于中。是以必先去病，而后可以滋血调经。就中①潮热疼痛，尤为妇人常病。盖血滞积入骨髓，便为骨蒸。血滞积瘀，与日生新血相抟，则为疼痛。血枯不能滋养百骸，则蒸热于内，血枯胞络火盛，或挟痰气食积寒冷，则为疼痛。凡此诸病，皆阻经候不调，必先去其病，而后可以调经也。

（十八）经候不调不通，有分因详证治病之法论

方氏曰：妇人经病，有月候不调者，有月候不通者。然不调、不通中有兼疼痛者，有兼发热者，此分而为四也。细详之，不调中有趱前者，有退后者。趱前为热，退后为虚。不通中有血枯者，有血滞者。血滞宜破，血枯宜补。疼痛中有常时作痛者，有经前、经后作痛者。常时与经前为血积，经后为血虚也。发热中有常时发热者，有经行发热者。常时为血虚有积，经行为血虚而有热也。是四者之中，又分为八矣。人之气血周流，忽有忧思忿怒，则郁结不行。经前、产后忽遇饮冷形寒，则恶露不尽。此经候不调不通，作痛发热，所由作也。大抵气行血行，气止血止，故治血病以行气为先，香附之类是也。热则流通，寒则凝塞，故治血病以热药为佐，肉桂之类是也。

按：妇人有先病而后致经不调者，有因经不调而后生诸病者。如先因病而后经不调，当先治病，病去则经自调；若因经不调而生病，当先调经，经调则病自除。

（十九）调经先以顺气为主论

《济生方》曰：经云百病皆生于气。有七气，有九气。喜怒忧思悲恐惊，七气也，益之以寒热为九气。气之为病，男子、妇人皆有之，惟妇人之气为尤甚。盖人身血随气行，气一滞则血为气并。或月事不调，心腹作痛；或月事将行，预先作痛；或月事已行，淋漓不断。或作寒热，或为癥瘕，或疼痛连腰胁，或引背膂，上下攻刺，吐逆不食，肌肉消瘦，非特不能受孕，久不治，转为痨瘵者多，是皆气为之病也。故调经养血，莫先以顺气为主。

（二十）调经养血莫先于调气论

汪石山曰：妇人属阴，以血为本，但人肖天地，阴常不足，妇人加乳哺、月经之耗，是以妇人血病者多。夫月经者，津液血脉所成，苟营卫合，经候自然应期，如月之盈亏，不失常度，故曰月经；苟气血一忤②，则或先后，多寡不匀，或闭绝不行，而百病生，必须分因而治。如真水亏败，阳火内炽，血海枯竭，经绝不痛者，宜补养阴血，则经水自行；若寒客胞门，子户凝泣，血不通，为癥瘕之候者，宜散寒逐瘀，则经自行。但血乃气之配，其升降寒热虚实，一从乎气。是以气热则血热而色紫，气寒则血寒而色凝，气升则血逆而上出，气陷则血随而下崩。此调经莫先于养血，养血莫先于调气也。

（二十一）调经不可耗气，宜养心实脾论

罗周彦曰：妇人得阴柔之体，以血为本。阴血如水之行地，阳气若风之旋天。故风行则水动，阳畅则血调，此自然之理也。考古方耗气以调其经。夫太冲者，气也；任脉者，血也。气升则升，气降则降，血随气行。若独耗其气，血无所施，

---

① 就中：其中。
② 忤：逆乱。

正气虚，邪气必胜，而百病生焉，经安得调乎？况心生血，脾统之，胃为卫之元，养其心则血生，实其脾则血足，气盛则血行，安可独耗其气？此调经之至要也。行经之时，当戒暴怒，怒则损其冲任；远房室，多欲则伤其血海。一有抑郁，宿血必停，走入腰胁，注于腿膝，遇新血相搏，则疼痛不已；散于四肢，则麻木不仁；入于血室，则热不定。皆四气七情所致也。

按：以上所论序调经之法莫先于顺气开郁。而顺气开郁，则又戒不可专耗其气，当以实脾养心为调经之要法也。经云百病皆生于气，而于妇人为尤甚。妇人之病，先于经候不调。但妇人以血用事，经水虽属血病，若竟从血分求治，未得病机之要者也。若从气分求责，而调经知所本矣。

（二十二）调经以大补脾胃为主论

陈良甫曰：妇人以血为主。脾胃虚弱，不能饮食，营卫不足，月经不行，寒热腹痛，或崩带症，皆脾胃不足所生病。故妇人月水不通，或因劳役过度，或因失血伤损肝脾，但滋化源，其经自通。若小便不利，苦头眩，腰背痛，足寒时痛，久久血结于内，变为癥瘕；若血水相并，脾胃虚弱，壅滞不通，变为水肿；若脾气衰弱，不能制水，水渍肌肉，变为肿满，当益其津液，大补脾胃为主。

按：以上所论，序调经以补养脾胃为大法也。

（二十三）女子经行宜谨

陈良甫曰：女子二七而天癸至，经血渐盈，应时而下，名曰月信。凡遇经行，最宜谨慎，否则与产后证相类。若被惊怒劳役，则血气错乱，经脉不行，多致痨瘵等证；若逆于头面肢体之间，则重痛不宁；若怒气伤肝，则头晕胁痛，呕血瘰疬；若经血内渗，则窍穴淋沥。凡此六淫外侵，变证百出，犯时微若秋毫，成患重于泰山，可不畏哉。

（二十四）妇人经闭其因不一

薛新甫曰：夫经水，阴血也，属冲任二脉，主上为乳水，下为月水。其为患，有因脾虚不能生血者；有因脾郁伤而血耗损者；有因胃火盛而消烁者；有因脾胃损而血少者；有因劳伤心而血少者；有因怒伤肝而血少者；有因肾水亏不能生肝而血少者；有因肺气虚不行血而闭者。治疗之法，若脾虚而不行者，调而补之；脾郁而不行者，解而补之；胃火盛而不行者，清而补之；脾胃损而不行者，调而补之；劳伤心血而不行者，静而补之；怒伤肝而不行者，和而补之；肺气虚而不行者，补脾胃；肾水虚而不行者，补脾肺。审而治之，庶无疑矣。

（二十五）经闭脉法

《脉经》云：尺脉滑，血气盛。妇人经脉不利，少阴脉弱而微，微则少血。尺脉来而断续者，月水不利，当患小腹引腰痛，气滞上攻胸臆也。寸口脉浮而弱，浮则为虚，弱则无血。肝脉沉，主月水不利，腰腹痛；脉至如琴弦，若少腹痛，主月水不利，孔窍生疮。经脉不通，绕脐寒疝痛，其脉沉紧，此由寒气客于血室，血凝不行，结积，血为气所冲，新血与故血相搏，故痛。

十七、经闭应用各方

（一）温血之剂

金匮温经汤 方见经候。

又方**温经汤** 治经道不通，绕脐寒疝痛彻，其脉沉紧。此由寒气客于血室，血凝不行，为气所冲，新血与故血相抟，所以作痛。宜此汤与桂枝桃仁汤。

川芎 当归 芍药 肉桂 人参 甘草 蓬术 牛膝 丹皮

（二）凉血之剂

三和汤 治劳心思虑，心火上行，以致胞脉闭塞，月事不来。

四物汤合凉膈散各等分，每服八钱，水煎服。

玉烛散子和方 治胃热消渴，善食渐瘦，津液为热燥竭，以致血海干枯。

四物汤合调胃承气汤各等分，每服八钱，水煎，食前服。

（三）养血之剂血枯经闭

五补丸 凡胞脉闭，先服降心火之剂，后服此丸及卫生汤，以治脾养血也。

人参 熟地黄 茯苓 地骨皮 牛膝酒浸，焙干

等分为末，炼蜜丸，如梧子大。每服三五十丸，空心温酒下。

卫生汤

当归 芍药各二两 黄芪三两 甘草一两，炙

如虚者，加人参。各为末。每服五钱，空心，煎温服。

柏子仁丸《良方》 治血虚有火，月经耗损，渐至不通，日渐羸瘦，而生潮热，兼治室女思虑成劳。经闭慎勿以毒药通之，宜服此丸，兼服泽兰汤。

柏子仁炒，研 牛膝酒浸 卷柏各五钱 泽兰叶二两 川续断二两 熟地黄四两，酒浸半日，杵成膏

蜜丸，如梧子大。空心米饮下三十丸。

泽兰汤 治证同前。

泽兰叶三两 当归酒浸 芍药酒炒，各二两 甘草炙，五钱

为末。每服五钱，水煎服。

（四）行血之剂血涩经闭

加减四物汤 加味香附丸 二方见经候。

红花当归散云岐子 治妇女经脉不行，蓄积瘀血，腰腹疼痛。

红花 当归尾 紫薇 牛膝 苏木 甘草各二两 桂心 白芷各一两五钱 赤芍药四两 刘寄奴五两

为散。空心热酒调下三钱，卧时再服。

行经红花汤 治妇人室女经候不行，时作胀痛。

前方去柏、芷、甘草，加延胡索、香附、青皮、桃仁。

牛膝散《拔萃》方 治月水不利，脐腹作痛。

牛膝 桂心 桃仁 当归 赤芍 延胡索 丹皮各一两 木香三钱

为散。每服三钱，温酒调下，或每服五七钱，水煎服。《良方》去桃仁、木香，加三棱、莪术，名牡丹皮散，治血瘕。

瑞金散名姜黄散，《大全良方》 治妇人血气撮痛，月经不调。

片子姜黄四两 当归 川芎 赤芍药 肉桂 红花 丹皮 延胡索 蓬莪术各三两

为散。每服八钱，水酒煎服。

琥珀散严氏 治妇人月经壅滞，心胸脐腹疠痛，及产后恶露不下，血上抢心，迷闷不省，气绝欲死。

京三棱 蓬莪术 赤芍药 刘寄奴 牡丹皮五味用黑豆一升，生姜半斤，米醋四升，同

煮至烂为度，焙干，入后五味　熟地　当归　蒲黄炒　肉桂　菊花各一两

共为细末。每服三钱，食前温酒调下，产后败血冲心，二服便下。

（五）理气之剂

归附丸　四乌汤　二方见经候。

（六）开郁之剂

逍遥散　加味逍遥散　归脾汤　加味归脾汤　四[①]方见治郁。

（七）和营之剂

小建中汤《金匮》　治虚劳里急，腹痛失精，四肢酸痛，手足烦热，咽干口燥等症。

炙甘草　桂枝　生姜各三两　大枣十二枚　芍药六两　胶饴一升

黄芪建中汤　治诸虚羸瘠百病。

即前小建中汤加黄芪一两五钱。

当归建中汤　方见产后治蓐劳。

（八）治痰之剂治痰结经闭

六君子汤　方见咳嗽。

二陈汤　方见治痰。

加味导痰汤　方见治痰。去南星，加黄连、川芎，名加味导痰汤。

（九）补养气血之剂

八珍汤　八物汤　十补丸　三方见经候。

异功散　方见治气。

保元汤　方见血证。

（十）滋阴养血之剂

六味丸　方见虚劳。

巽顺丸　治妇人倒经，血溢于上。

乌骨白丝毛鸡一只　乌贼鱼童便浸，晒干为末，炒黄，四两　茜草酒浸，切片，一两　鲍鱼切片，四两

以上三味入鸡腹内，用陈酒、童便各二碗，水数碗，旋煮旋添，候糜烂焙干，骨用酥炙，共为细末。干山药粉调糊为丸如桐子大。每服七十丸，空心百劳水下。

乌骨鸡丸《秘旨》　治妇人郁结不舒，蒸热咳嗽，月事不调，或久闭不行，或倒经血溢于上，及赤白带下，白淫等症。

乌骨鸡一只　熟地黄四两

血热加生地四两，北五味子一两。

以上[②]二味入鸡腹内，用陈酒酿童便，于砂锅中煮，如上法。

黄芪蜜、酒蒸焙　白术泔浸，蜜水拌，饭上蒸九次　当归酒洗　芍药酒炒，各二两。

以上五味为末，同鸡内捣烂，骨用酥炙。再加人参三两，牡丹皮酒洗晒干二两，川芎童便浸切，一两。以三味为末，加入上药中，另加山药末六两，打糊为丸如梧子大。清晨用沸汤服三钱，临卧用陈酒再服二钱。

骨蒸寒热，加九肋鳖甲三两，银柴胡、地骨皮各一两五钱；经闭不通者，加肉桂一两；崩漏下血，倍熟地黄，加阿胶二两；倒经血溢，加麦门冬二两；郁结痞闷，加童便、制香附二两，沉香五钱；赤白带下，加萆薢二两，制香附二两，蕲艾一两。

乌骨煎丸　治阴虚血热，经水不调，崩漏带下，羸弱骨蒸，不能受孕。

用乌骨白毛公鸡一只，闷杀之，去毛杂，用蕲艾四两，青蒿四两，纳入鸡肚内，余药同鸡入坛内，加童便和水煮干，取出，去骨，捣如薄饼，晒干为末。香附八两，分四份，米泔、童便、酒、醋各浸

---

① 四：原作“二”，据文义改。

② 上：原脱，据文义补。

一分，春秋三日，夏一日，冬四日，取出，晒干为末。熟地黄、生地黄各四两，当归二两，川芎一两，芍药二两，人参一两，黄芪二两，牡丹皮二两，五味子一两。共为末，用陈米饮糊丸。一方用酒、醋各半煮糊丸。

唐氏乌鸡丸

去艾叶，加枸杞子、枣仁、地骨皮、鳖甲、麦门冬、甘草、茯苓、白术。

仲淳方

青蒿、牛膝、鳖甲、银柴胡、地骨皮、芍药、五味子、麦门冬、天冬。治妇人骨蒸寒热。

十八、调经应用各药

（一）凉血

生地、丹皮、骨皮、青蒿、银柴胡、黄芩、黄柏、黄连、知母、山栀、白薇、川楝子、花粉。

（二）温血

蕲艾、肉桂、附子、炮姜、煨姜、丁香、小茴香、吴茱萸、紫石英、阳起石。

（三）行血

归尾、川芎、丹参、泽兰、茜根、楂炭、延胡索、赤芍、桃仁、蓬术、三棱、姜黄、蒲黄、五灵脂、卷柏、牛膝、郁金、苏木、红花、大黄、凌霄花、木通、白芷、乳香、韭汁、雀卵、鲍鱼、乌贼骨、刘寄奴、益母草、茺蔚子。

（四）理气

香附、乌药、砂仁、橘皮、青皮、紫苏、藿香、沉香、木香。

（五）开痰

半夏、橘红、苍术、南星、枳实、茯苓、姜汁、竹沥。

（六）养血

熟地、当归、白芍、续断、萸肉、鳖甲、阿胶、女贞子、肉苁蓉、枸杞子、莲肉、桂圆、大枣。

（七）补气

人参、黄芪、炙草、白术、茯苓、茯神、杜仲、菖蒲、远志、枣仁、柏子仁、五味子、补骨脂、沙苑蒺藜、山药、扁豆、芡实、饴糖、天冬、麦冬、紫河车胶、牡蛎、乌骨鸡、鸡子黄、鹿角胶、鹿角霜。

十九、血崩

（一）阴虚阳搏谓之崩

《素问》曰：阴虚阳搏谓之崩。夫阴，尺脉也；阳，寸脉也。阴脉虚损，阳脉搏盛，则阳盛阴虚。女子得之，其血大下，若山之崩，故谓之崩。

（二）五崩之形色

王叔和曰：五崩何等？曰：白崩者，形如涕；赤崩者，形如绛津；黄崩者，形如烂瓜；青崩[1]者，形如蓝色；黑崩者，形如衃血也。

（三）治暴崩久崩之难易

张景岳曰：崩淋之病，有暴崩者，有

① 青崩：病名。出《脉经》卷九。指崩下之液体为青色者。

久崩者。暴崩者，其来骤，其治亦易；久崩者，其患深，其治亦难。大凡血因崩去，势必渐少，少而不止，病则为淋。此等症候，未有不由忧思郁怒先损脾胃以及冲任而然者。崩淋既久，真阴日亏，多致寒热咳嗽，脉见弦数或豁大等证。此乃元气亏损，阴虚假热之脉，尤当用参、地、归、术甘温之属以峻培本源，庶可望生。但得胃气未败，受补可救。若不能受补，而日事清凉，以苟延目前，则终非吉兆也。

（四）经期不至宜防崩决

张景岳曰：妇人于四旬外经期将断之年，多有渐见阻隔，经期不至者，当此之际，最宜防察。若果气血和平，素无他疾，此固渐止而然，无足虑也。若素多忧郁不调之患，而见此过期阻隔，便有崩决之兆。若隔之浅者，其崩尚轻；隔之久者，其崩必甚，此因隔而崩者也，当预服四物、八珍之类以调之，否则恐其郁久而决，则为患滋大也。

（五）郁结血崩

傅青主曰：妇人有怀抱甚郁，口渴舌干，呕吐吞酸，而血下崩者，人皆以火治之，时而效，时而不效，其故何也？是不识为肝气之郁结也。夫肝主藏血，气结而血亦结，何以反至崩漏？盖肝之性急，气急则其急更甚，更甚则血不能藏，故崩不免也。治法宜以开郁为主，若徒开其郁，而不至平肝，则肝气大开，肝火更炽，而血亦不能止矣。方用平肝开郁止血汤。

（六）血海太热血崩

傅青主曰：妇人有每行人道，经水即来，人以为胞胎有伤致之，谁知是子宫、血海因太热而不固乎。夫子宫即在胞胎之下，而血海又在胞胎之上。血海者，冲脉也。冲脉太寒而血即亏，冲脉太热而血即沸。血崩之为病，正冲脉之太热也。然既由冲脉之热，则应常崩而无有止时，何以行人道而始来，果与肝木无恙耶？夫脾健则能摄血，肝平则能藏血。人未入房之时，君相二火寂然不动，虽冲脉独热，而血亦不至外驰。及有人道之感，则子宫大开，君相火动，以热召热，同气相求，翕然齐动，以鼓其精房，血海泛滥，有不能止遏之势。肝欲藏之而不能，脾欲摄之而不得，故经水随交感而至，若有声应之捷，是惟火之为病也。治法必须滋阴降火，以清血海和子宫，则终身之病可半载而除矣。必然绝欲三月而后可，方用清海丸。

（七）崩漏标本证治

叶天士曰：崩漏不止，经乱之甚者也。盖非时血下，淋沥不止，谓之漏下；忽然暴下，若山崩然，谓之崩中。由漏而淋，由淋而崩，总因血病。调治之法，凡崩漏初期，治宜先止血以塞其流，加减四物汤、十灰丸主之；崩漏初止，又宜清热以清其源，地黄汤或奇效四物汤主之；崩漏既止，里热已除，更宜补气血以端其本，加减补中益气汤主之。要知崩漏皆由中气虚，不能收敛其血，加之积热在里，迫血妄行。或不时血下，或忽然暴下，为崩为漏。此证初起，宜先止血以塞其流，急则治其标也。血既止矣，如不清源，则滔天之势必不可遏；热既清矣，如不端本，则散失之阳无以自持。故治崩之法，必守此三者，次第治之，庶不致误。先贤有云：凡治下血证，须用四君子辈以收功。其旨深矣。

（八）崩漏虚实证治

叶天士曰：崩乃经脉错乱，实系冲任伤损，不能约束经血而然。治宜大补气血，当用举元益血丹峻补本源，少加清热之药以治其标，补阴泻阳而崩自止。若血热妄行，咽燥唇干，脉实有力，血气秽臭者，方可用四物凉膈散，入生韭汁调服。然治血药切忌纯用寒凉，以血见冷即凝故也。如血崩初期，遽止则有积聚凝滞之忧，不止则有眩晕卒倒之患。必先服独行散，次服荆防五积散一二剂，再服备金散，如再不止，然后用十灰散以止之，既止之后，又必服八珍汤以成功。

二十、崩后心痛

（一）杀血心痛由于心脾血虚

陈临川《良方》云：妇人血崩而心痛甚，名曰杀血心痛，由于心脾血虚也。若小产去血过多而心痛甚者亦然。用乌贼鱼骨炒为末，醋汤调下。失笑散亦妙。

薛立斋曰：前证若阴血耗散，用乌贼丸收敛之；若瘀血不散，用失笑散散之；若心血虚弱，用芎归汤补养之；若郁结伤血，用归脾汤调补之。

附按：一妇人血崩兼心痛三年矣，诸药不应，每痛甚，虚证悉具，面色萎黄。余曰：心主血，盖由去血过多，心无所养，以致作痛，宜用十全大补汤，参、术倍之。三十余剂稍愈，百余剂全愈。

二十一、血崩应用各方

（一）养血之剂

当归补血汤《宝鉴》　治去血过多，血脱气竭。

黄芪炙，一两　当归三钱

五阴煎景岳　治真阴亏损，脾虚失血等症。

熟地五七钱或一两　山药炒，二钱　扁豆炒，二三钱　炙甘草一二钱　茯苓一钱半　芍药炒黄，二钱　五味子二十粒　人参随意用　白术炒，一二钱。

加莲肉去心，二十粒，煎服。

大营煎景岳　治真阴精血亏损，及妇人经血迟少，腰膝筋骨疼痛，或气血虚寒，心腹疼痛等证。

当归二三钱或五钱　熟地三五七钱　枸杞二钱　炙甘草一二钱　杜仲二钱　牛膝一钱半　肉桂一二钱

气虚加人参、白术。带浊腹痛，加破故纸一钱，炒用。

小营煎景岳　治血少阴虚。

当归二钱　熟地二三钱　芍药酒炒，二钱　山药炒，二钱　枸杞二钱　炙甘草一钱

营虚兼寒，去芍药，加生姜；气滞有痛，加香附一二钱。

四物汤　方见经候。

加味四物汤　方见经候。

（二）温血之剂

理阴煎景岳　治妇人经迟血滞等证。

熟地三五七钱或一二两　当归二三钱或五七钱　炙甘草一二钱　干姜炒黄，一二三钱

或加肉桂一二钱。若腹有胀滞疼痛，加陈皮、木香、砂仁之属。

五君子煎景岳　治脾胃虚寒，呕吐、泄泻而畏寒者。

人参二三钱　白术二钱　茯苓二钱　炙甘草一钱　干姜炒黄，一二钱

四维散景岳　治脾胃虚寒，滑脱之甚，或泄痢不能止，或气虚下陷，二阴血脱不能禁者。

人参一两　制附子二钱　干姜炒黄，二钱　炙甘草一二钱　乌梅五分或一钱

上为末。每服一二钱，温汤调下。

胶艾汤　方见经候。

艾煎丸　同上。

（三）凉血之剂

生地黄《良方》　治血热小便出血。

生地黄二钱　黄芩炒　阿胶炒　柏叶炒，各一钱

地黄汤　治风热血崩。

生地黄　白芍　归身　川芎各一钱　羌活　防风　柴胡　荆芥穗炒黑　升麻炒　甘草各七分　黄芩酒炒　黄连姜汁炒　黄柏酒炒　藁本　蔓荆子各五分　细辛　红花各一分

奇效四物汤　治肝经虚热，血沸腾而崩久不止。

生地黄一方用熟地　川芎　当归酒洗　白芍酒炒　阿胶蛤粉炒珠　艾叶　条芩各一钱，酒炒

姜五片，煎服。

保阴煎景岳　治血崩、血淋及一切阴虚内热动血等证。

生地　熟地　芍药各二钱　川续断　黄芩　黄柏各一钱半　生甘草一钱

血热甚，加黄连一钱；血虚血滞，加当归一二钱；血脱、血滑，加地榆一二钱，或乌梅一二个，或百药煎一二钱，文蛤亦可；气滞而痛，去熟地，加陈皮、丹皮、香附之属。

徙薪饮景岳　治热血妄行而无虚证者。

陈皮八分　黄芩二钱　麦冬　芍药　黄柏　茯苓　牡丹皮各一钱半

如多郁气逆伤肝，肋胁疼痛，或致动血者，加青皮、栀子。

防风黄芩丸《良方》　治肝经风热，以致血崩、便血、尿血等证。

条芩炒黑　防风等分

上为末，酒糊丸桐子大。每服三五十丸，米饮或温酒送下。

清海丸　治血海太热血崩。

大熟地一斤，九蒸　山萸十两，炒　山药十两，炒　麦冬肉十两　北五味二两，炒　丹皮十两　白术一斤，土炒　白芍一斤，酒炒　地骨皮十两　龙骨二两　元参一斤　干桑叶一斤　沙参十两　石斛十两

上为细末，炼蜜丸梧子大。早晚每服五钱，滚水送下。

四物凉膈散　治血热妄行，咽燥唇干，脉实有力，血气秽臭者。

当归身　赤芍　川芎　生地　黄芩酒炒　黄连姜制　连翘去心　桔梗　甘草　薄荷叶　嫩竹叶

共为细末，韭菜汁调服。

（四）摄血之剂

固阴煎景岳　治阴虚滑泄浊淋遗及经水因虚不固等证。

人参随宜用　熟地三五钱　山药炒，二钱　山茱萸一钱五分　远志炒，七分　炙甘草一二钱　五味十四粒　菟丝子炒香，二三钱

虚滑遗甚，加金樱子肉二三钱，或醋炒文蛤一钱，或乌梅二个；经血不固，加川续断二钱；血不归经，加当归二三钱；气陷不固，加升麻一钱。

龙骨散　治血崩不止。

龙骨煅　当归　香附炒，各一两　棕毛灰五钱

上为细末。每服四钱，空心米汤调下。

如圣散　治血崩。

棕榈子　乌梅肉　干姜

上三味俱烧存性，为末，各等分。每服二钱，乌梅汤调下。

槐榆散　治血崩及肠风下血。

槐花　地榆等分，炒焦

上二味用酒煎饮之。

七灰散 治血崩神效。

莲蓬壳 罂粟壳 腌蟹壳 益母草 旱莲草 棕毛叶 藕节

各等分，俱烧存性，为末。空心醋点汤调下。

十灰散 治血崩不止。

百草霜 侧柏叶 莲蓬壳 棕榈皮陈败者 油头发皂荚水洗 黄绢或新棉亦可 艾叶 藕节 白茅根 蒲黄 阿胶蛤粉炒珠，另研细末

上各等分，烧灰存性，共研细末，入阿胶末和匀。每服三钱，白汤下。

十灰丸 治血崩。

藕节 艾叶 侧柏叶 棕榈皮败者 头发皂角水洗 大蓟 小蓟 牡丹皮 干姜 白茅根

各烧灰存性，为末等分，醋煮糯米糊丸。加减四物汤送下，以血止为度。

附：加减四物汤

归尾 生地 川芎 赤芍 白芷 荆芥穗炒黑 甘草各一钱

固经丸 方见经候。

（五）去瘀之剂

独行散丹溪 治血晕。

五灵脂一两，炒令烟尽

研极细末。每服一钱，温酒调下。

荆防五积散 治瘀血积聚凝滞。

苍术二钱，米泔浸透 荆芥 防风 陈皮各一钱 厚朴姜汁炒 桔梗 枳壳麸炒 当归酒洗 干姜 白芍酒炒 茯苓各八分 白芷酒炒 川芎 半夏制 肉桂各七分 甘草六分

姜三片，葱三茎，醋水各半，煎服。

备金散 逐瘀行气。

香附炒黑，四两 当归尾一两二钱 五灵脂炒令烟尽，一两

共为末。每服两钱，醋调，空心服。

失笑散 方见经候。

（六）开郁之剂

平肝开郁止血汤 治郁结血崩。

白芍二钱，醋炒 白术二钱，土炒 当归三钱，酒洗 丹皮三钱 生地三钱，酒炒 甘草二钱 三七根二钱，研末 黑芥穗一钱 柴胡一钱

水煎服。

归脾汤 方见治郁。

（七）补气之剂

举元煎景岳 治气虚下陷，血崩血脱，亡阳垂危等证。

人参一二三钱 黄芪炙，三五钱 炙甘草一二钱 升麻五七分，炒用 白术炒，一二钱

四君子汤 方见治气。

六君子汤 同上。

（八）补养气血之剂

举元益血丹 大补气血。

人参三钱 白术蜜炙 当归酒洗 熟地各二钱 黄芪蜜炙，三钱 白芍酒炒 条芩酒炒 炙甘草各一钱 升麻炒，五分

五福饮景岳 治五脏气血亏损。

人参随宜用 熟地随宜用 当归二三钱 白术炒，一钱 炙甘草一钱，或加生姜三五片

七福饮景岳 治气血俱虚而心脾为甚者。

即前方加枣仁二钱，远志三五分，制用。

加减补中益气汤 崩漏既止，宜补气血以端其本，此汤主之。

人参三钱 黄芪蜜炙 白术蜜炙 白芍酒炒 归身酒洗 川芎 陈皮各一钱 柴胡 白芷 茯苓 黄柏酒炒 知母 生地黄各七分 炙甘草五分

姜三片，枣二枚，煎服。如气滞作痛，加木香、香附，酒炒各一钱，或加五灵脂一钱，炒令烟尽，研极细末，临服加入。

八珍汤 方见经候。

十全大补汤同上。

二十二、带下

（一）带下之病其因有六

张景岳曰：妇人淋带，虽分微甚，而实为同类。盖带其微而淋其甚者也，总由命门不固。而不固之病，其因有六：盖一以心旌之摇之也。心旌摇则命门应，命门应则失其所守，此由于不遂者也。一以多欲之滑之也。情欲无度，纵肆不节，则精道滑而命门不禁，此由于太遂者也。一以房事之逆也。凡男女相临，迟速有异，此际权由男子，而妇人情兴多至中道而止，止则逆，逆则为浊为淋，此由于遂而不遂，乃女子之最多而最不肯言者。以上三证，凡带浊之由乎此者，十居八九。而三者之治，必得各清其源，庶可取效。然源未必清，而且旋触旋发，故药饵之功，必不能与情窦争胜，此带浊之所以不易治也。此三者之外，则尚有湿热下流者，有虚寒不固者，有脾肾亏陷不能收摄者，当各随其症而治之也。

（二）带下各症皆当壮脾胃升阳气为主

薛立斋曰：前症或因六淫七情，或因醉饱房劳，或因膏粱厚味，或服燥剂所伤，或亏损阳气下陷，或湿痰下注蕴积而成，故言带也。凡此皆当壮脾胃升阳气为主，佐以各经见证之药。色青者属肝，色赤者属心，色白者属肺，色黄者属脾，色黑者属肾。

（三）带脉不能约束致有此病

傅青主曰：夫带下俱是湿证，而以带名者，因带脉不能约束而有此病，故以名之。盖带脉通于任督，任督病而带脉始病。带脉者，所以约束胞胎之系也。带脉无力，则难以提系，必然胞胎不固，故曰带弱则胎始坠，带伤则胎不牢。然而带脉之伤，非独跌闪挫气已也，或行房而放纵，或饮酒而癫狂。虽无疼痛之苦，而有暗耗之害，则气不能化经水，反变为带病矣。故带病者，惟尼僧寡妇出嫁之女多有之，而在室之女则少也。况加以脾气之虚、肝气之郁、湿气之侵、热气之逼，安得不成带下之病哉？

（四）带下令人不产育

叶天士曰：带下令人不产育，宜急治之。扁鹊过邯郸，闻贵夫人，所以专为带下医也。赤者热入小肠，白者热入大肠，原其本，皆湿热结于任脉，渗入膀胱，出于大小肠之分，溲出津液，淋沥以下，故曰带下。轻则下而不多，重则下而无度。淋露日久，遂使精血干枯，肌肉消瘦。治当升阳益阴，则清浊自分；补脾养胃，则湿热自除；尤当断厚味、补元阳，而带下可止矣。

二十三、白带

白带宜补脾舒肝

傅青主曰：妇人有终年累月下流白物，如涕如唾，不能禁止，甚则臭秽者，所谓白带也。夫白带乃湿盛而火衰，肝郁而气弱，则脾气受伤，湿土之气下陷。是以脾精不守，不能化荣血以为经水，反变为白滑之物，由阴门直下，欲自禁而不可得。治法宜大补脾胃之气，稍佐舒肝之品，使风木不闭塞于地中，则地气自升腾于天上。脾气健而湿气消，自无白带之患矣。方用浣带汤。

二十四、青带

青带宜解肝利膀胱

傅青主曰：妇人有带下而色青者，甚则绿如绿豆汁，稠黏不断，其气腥臭，所谓青带也。夫青带乃肝经之湿热，肝属木，木色属青，带下流如绿豆汁，明明是肝木之病矣。但肝木最喜水润，湿亦水之积，似湿非肝木之所恶，何以竟成青带之证？不知水为肝木之所喜，而湿实肝木之所恶，以湿为土之气故也。以所恶者合之所喜，必有违者矣。肝之性既违，则肝之气必逆。气欲上升，而湿欲下降，两相牵制，以停住于中焦之间，而走于带脉，遂从阴器而出。其色青绿者，正以其乘肝木之气化也。逆轻者，热必轻而色青；逆重者，热必重而色绿。似乎治青易而治绿难，然而均无所难也。解肝木之火，利膀胱之水，则青绿之带病均去矣。方用加减逍遥散。

二十五、黄带

黄带宜补任脉清肾火不当独治脾

傅青主曰：妇人有带下而色黄者，宛如黄茶浓汁，其气腥秽，所谓黄带是也。夫黄带乃任脉之湿热也。任脉本不能容水，湿气安得入而化为黄带乎？不知带脉横生于任脉，任脉直上，走于唇齿，唇齿之间，原有不断之泉，下贯于任脉以化精，使任脉无热气之绕，则口中之津液尽化为精，以入于肾矣。惟有热邪存于下焦之间，则津液不能化精，而反化湿也。夫湿者土之气，实水之侵；热者火之气，实木之生。水色本黑，火色本红，今湿与热合，欲化红而不能，欲反黑而不得，煎熬成汁，因变为黄色矣。此乃不从水火之化，而从湿化也。所以世之人有以黄带为脾之湿热，单去治脾而不能痊者，是不知真水、真火合成丹邪、元邪，绕于任脉胞胎之间，而化此黅色也，单治脾何能痊乎？法宜补任脉之虚而清肾火之炎，则庶几矣。方用易黄汤。

按：丹元指本体而言，湿、热即水、火不正之气，所以为邪合成者，如净银倾入铜铅，便不成正色矣。真水、真火与邪混合为一，则不但侵矣，所以色变。

二十六、黑带

黑带宜以泄火为主

傅青主曰：妇人有带下而色黑者，甚则如黑豆汁，其气亦腥，所谓黑带也。夫黑带者，乃火热之极也。或疑火色本红，何以成黑？谓为下寒之极，或有之，殊不知火极似水，乃假象也。其必腹中疼痛，小便时如刀刺，阴门必发肿，面色必发红，日久必黄瘦，饮食必兼人，口中必热渴，饮以凉水，稍觉宽快，此胃火太旺，与命门、膀胱、三焦之火合而熬煎，所以熬干而变成炭色。断是火热之极之变，而非稍有寒气也。此等之证，不至发狂者，全赖肾水与肺金无病。其生生不息之气，润心济胃以救之耳。所以但成黑带之证，是火结于下，而不炎于上也。治法惟以泄火为主，大热退而湿自除矣。方用利火汤。

二十七、赤带

赤带宜清肝扶脾不属心火

傅青主曰：妇人有带下而色赤者，似血非血，淋漓不断，所谓赤带也。夫赤带亦湿病，湿是土之气，宜见黄白之色。今不见黄白而见赤者，火热故也。火赤色，故带下亦赤耳。惟是带脉系于腰脐之间，近乎至阴之地，不宜有火，而今见火证，岂其路通于命门，而命门之火出而烧之耶？不知带脉通于肾，而肾气通于肝，妇人忧思伤脾，又加郁怒伤肝，于是肝经之郁火内炽，下克脾土，脾土不能运化，致湿热之气蕴于带脉之间。而肝不藏血，亦渗于带脉之内，皆由脾气受伤，运化无力，湿热之气下陷，同血俱下，所以似血非血之形象现于其色也。其实血与湿不能两分。世人以赤带属之心火，误矣！治法须清肝火而扶脾气，则庶几可愈。方用清肝止淋汤。

二十八、淫浊

（一）淫浊由膀胱湿热

张景岳曰：淫浊与带下之不同者，盖白带处于胞宫，精之余也；淫浊出膀胱，水之浊也。虽膀胱与肾为表里，故带浊之源，无非皆出于阴分。然带由脾肾之虚者多，淫浊由膀胱之湿热者多。此其所以有辨也。

（二）白淫证治

叶天士曰：白淫时常随小便而出，混浊如米泔，此胃中浊气渗入膀胱而成，是带之类也。宜服益智汤。

（三）白浊证治

叶天士曰：白浊时常淋出，清冷稠黏，或小便后淋沥数点，此下元气虚损，精不能摄，因滑而出，亦带之类也。宜服分清饮。

二十九、带下应用各方

（一）益气之剂

寿脾煎景岳　治脾虚不能摄血，及妇人无火崩淋等证。

白术二三钱　莲肉去心，炒，二十粒　人参随宜一二钱，急者用一两　炙甘草一钱　枣仁一钱半　当归二钱　山药二钱　远志制，三五分　干姜炮，一二三钱

滑脱不禁者，加醋炒文蛤一钱；气虚甚者，加炙黄芪二三钱；气陷而坠者，加炒升麻五七分，或白芷亦可。

完带汤傅　补脾舒肝，止白带有效。

白术一两，土炒　山药一两，炒　人参二钱　白芍五钱，酒炒　车前子三钱，酒炒　苍术三钱，制　甘草一钱　陈皮五分　黑芥穗五分　柴胡六分

补中益气汤　方见胎前胎漏方。

四君子汤　方见治气。

六君子汤　同上。

（二）温下之剂

益智汤　治白淫。

陈皮　茯苓　白术蜜炙　甘草炙　苍术制，各二钱　益智仁　柴胡各一钱　升麻五分

分清饮　治白浊。

川萆薢去芦　益智仁盐水炒　乌药炒　石菖蒲　茯苓各一钱半　枳壳麸炒　炙甘草各一钱

白芍药散海藏　治妇人赤白带下，脐腹疼痛如神。

白芍一两，炒　干姜五钱，炒

上为细末。每服三钱，米汤下。

（三）滋阴之剂

六味地黄汤　治肾水亏损，小便淋闭等证。

熟地三钱　山茱萸　山药炒，各一钱半　丹皮　泽泻　白茯苓各一钱

保阴煎　方见血崩。

（四）固本之剂

秘元煎景岳　治遗精、带浊等病。

远志炒，八分　山药二钱，炒　芡实二钱，炒　枣仁炒，捣碎，二钱　白术炒　茯苓各一钱半　炙甘草一钱　人参一二钱　五味子十四粒　金樱子去核，二钱

此治久遗无火，不痛而滑者，乃可用之。如尚有火觉热者，加苦参一二钱。

锁精丸《局方》　治白浊白带、小便频数。

破故纸　青盐　白茯苓　五味子炒，等分。一方用五倍子

上为末，酒糊丸桐子大。每服三十丸，空心温酒下。

金樱膏　治虚劳、遗精、白浊，最效。

金樱子核，煮汁熬膏　人参　桑螵蛸新瓦焙燥　山药各二两　杜仲姜汁炒　益智仁各一两　薏仁　山茱萸　芡实　枸杞各四两　青盐三钱

上用水煎二次，去渣熬成膏。将金樱子膏对半和匀，空心白滚汤下三四匙。

威喜丸《和剂》　治元阳虚惫，精滑白浊，及妇人血海久冷，淫带梦泄等证。

白茯苓去皮，四两，切块，同猪苓二钱五分，同于瓷器内煮二十余沸，取出晒干，不用猪苓　黄蜡四两

上以茯苓为末，熔黄蜡搅和丸如弹子大。每空心细嚼，满口生津，徐徐咽服，以小便清利为效。

固阴煎　方见血崩。

（五）泻热之剂

清心莲子饮　治热在气分，口干作渴，小便淋浊等证。

黄芩　麦冬　地骨皮　车前子炒　甘草各一钱半　人参　黄芪　石莲子　柴胡　茯苓各一钱

龙胆泻肝汤　治肝经湿热，小便赤涩等证。

龙胆草酒拌，炒　人参　天冬　麦冬　生甘草　黄连炒　山栀　知母各五分　黄芩七分　柴胡一钱　五味子三分

易黄汤傅　治黄带，能清肾火。

山药一两，炒　芡实一两，炒　黄柏一钱，盐水炒　车前子二钱，酒炒　白果十枚，碎

利火汤傅　治黑带。

大黄三钱　白术五钱，土炒　茯苓三钱　车前子三钱，酒炒　黄连一钱　栀子炒，三钱　知母二钱　王不留行三钱　石膏五钱，煅　刘寄奴三钱

清肝止淋汤傅　治赤带，清肝扶脾。

白芍一两，醋炒　当归一两，酒炒　生地五钱，酒炒　阿胶三钱，白面炒　粉丹皮三钱　黄柏二钱　牛膝二钱　香附一钱，酒炒　红枣十枚　小黑豆一两

（六）利湿之剂

五苓散仲景　治小便不利而渴，淋涩作痛，下部湿热。

白术　猪苓　茯苓各七钱半　肉桂五钱　泽泻一两二钱半

上为末。每服二钱，白汤调下。今法分量减轻，以水煎服。

四苓散　即前五苓散去肉桂。

滑石散 治热淋。

滑石五分，研 通草 车前子 葵子各四分

上为末。以浆水调服。

（七）开郁之剂

加减逍遥散 治青带，解肝郁，利湿热。

茯苓五钱 白芍五钱，酒炒 生甘草五钱 柴胡一钱 陈皮一钱 茵陈三钱 栀子三钱，炒

加味逍遥散 见经候方。

归脾汤 同上。

（八）补养气血之剂

八珍汤方 见经候。

八珍益母丸 同上。

十全大补汤 同上。

三十、癥瘕

（一）妇人癥瘕痃癖形状总考

《证治准绳》曰：《大全良方》分痃癖、诸气、疝瘕、腹中瘀血、癥、痞、食癥，凡七门。痃者，在腹内近脐左右，各有一条，筋脉急痛，大者如臂，次者如指，因气而成，如弦之状，故名曰痃。癖者，僻在两肋之间，有时而痛，故名曰癖。疝者，痛也。瘕者，假也，其结聚浮假而痛，推移乃动也。八瘕者，黄瘕、青瘕、燥瘕、血瘕、脂瘕、狐瘕、蛇瘕、鳖瘕。积在腹内，或肠胃之间，与脏气结抟坚牢，虽推之不移，名曰癥，言其病形可征验也。气壅塞为痞，言其气痞塞不宣畅也。伤食成块，坚而不移，名曰食癥。瘀血成块，坚而不移，名曰血癥。若腹中瘀血，则积而未坚，未至于成块者也。大抵推之不动为癥，推之动为瘕也。至疝与痃癖，则俱痛即现，不痛即隐，在脐左右为痃，在两肋间为癖，在小腹牵引腰胁为疝。故总叙条析之。

（二）妇人八瘕属外邪乘合阴阳所致

《妇人良方》云：妇人脏腑调和，经脉循环，月水以时，故能生子，无病。若乘外邪而合阴阳，则小腹胸胁腰背相引而痛，月事不调，阴中肿胀，小便淋沥而色黄黑，则瘕生矣。八瘕者，黄、青、燥、血、脂、狐、蛇、鳖，是也。

（三）妇人癥痞属脾胃亏损邪正相搏

《大全》曰：妇人癥痞，由饮食失节，脾胃亏损，邪正相搏，积于腹中，牢固不动，有可征验，故名曰癥。气道壅塞，故名曰痞。得冷则发，冷入子脏则不孕，入胞络则月水不通。

薛氏按：此证若脾胃虚弱，六君子加川芎、当归；若肝脾虚弱，补中汤及归脾汤；若肝火郁滞，佐以芦荟、地黄二丸，外贴阿魏膏，庶几有效。

（四）妇人食癥属经行不忌生冷所致

《大全》曰：妇人食癥由脏腑虚弱，经行不忌生冷之物，不能消化，与脏气相持，结聚成块，日渐生长，牢固不移，谓之食癥。或劳伤元气所致。陈无择曰：经不行者，宜先导之，然后固元气为主。

薛立斋曰：前证若形气虚弱，先须调补脾胃为主，而佐以消导；若形气充实，当先疏导为主，而佐以补脾胃；若气壅血滞而不行者，宜用乌药散，散而行之；若脾气既虚而血不行者，宜用四君芎归补而行之；若脾气郁而血不行者，宜用归脾汤解而行之；若肝肾血燥而不行者，宜用加味逍遥散清而行之。大抵食积痞块之证，

皆以邪气盛则实，真气夺则虚。但当养正辟邪，而积自除矣。

（五）妇人血癥属风冷饮食与血气相结

《大全》曰：妇人寒热失节，脏腑气虚，风冷在内，饮食不消，与血气相结，渐生块不移动。皆因血气劳伤，月水往来，经络痞塞，恶血不除。久而不差，心腹两胁苦痛，碍于饮食，肌肤消瘦，瞀闷烦躁，惊狂痰呕汗多，骨蒸肢冷。其蓄在下焦者，必脐下结急，外热内痛，尺脉洪而数。桃仁、灵脂、生地、大黄、甘草主之。

薛氏曰：此症多兼七情亏损，五脏气血乖违而致。气主煦之，血主濡之。脾统血，肝藏血。故郁结伤脾、恚怒伤肝者多患之。腹胁作痛，正肝脾二经症。治法当主固元气，佐以伐肝之剂。

张景岳曰：瘀血留滞作癥，惟妇人有之。其证则或由经期，或由产后。凡内伤生冷，或外感风寒；或恚怒伤肝，气逆而血留；或忧思伤脾，气虚而血滞；或积劳积弱，气弱而不行。总由血动之时，余血未净，而一有所逆，则留滞日积而渐以成癥矣。然血必由气，气行则血行。故凡欲治血，则或攻或补，皆当以调气为先。

（六）妇人气瘕属气逆所致

张景岳曰：瘕者，假也。所谓假者，谓其形虽若癥而无根窠，非若癥痞之坚顽有形者也。盖有形者，或因血积，或因食积，有定形所，不可移易者也。无形者病在气分，气逆则甚，气散则缓，聚散无根者也。惟其无根，故能大能小，或左或右。或近胁肋，而如臂如指，则谓之痃癖。或下脐腹，而为胀为急，则谓之疝瘕。《难经》云：病有积聚，何以别之？然积者，阴气也，阴沉而伏；聚者，阳气也，阳浮而动。故积者，五脏之所生；聚者，六腑之所成也。然则癥由于积，积在阴分，而有渊薮，故攻之非易；瘕由于聚，聚在阳分，而犹乌合，故散之非难。此癥瘕之辨有如此，惟散之之法，最有因通因塞之妙用，而人多莫之知也。

凡病在气分，而无停蓄形积者，皆不可下。盖凡用下者，可除有形，而不可除无形。若气因形滞者，去其积则气亦顺，自无不可。若全在无形气分，即下亦不去，而适足以败正气也，宜切识之。

散气之法，止在行气，盖气行则散也。但行气之法，大有权宜。如气实则壅滞，宜破而行之；气闭则留蓄，宜利而行之；气热则干涸，宜寒而行之；气寒则凝结，宜温而行之。此散气治瘕之大法也。然瘕聚之症，使果气强力健，则流行不息，又何瘕聚之有？惟正气不行，而后邪气得聚。经曰：邪之所凑，其气必虚。故凡为此病，必气虚者多。虚不知补，则正气不行，正气不行，则邪气不散，安望其有疗乎？

（七）妇人痃癖属血之所为

《大全》曰：痃癖二者，皆阴阳不和，经络痞膈，饮食停滞，不得宣流，邪冷之气抟结，得冷则发作疼痛，皆血之所为也。

（八）妇人肠覃似孕属气病论

罗谦甫曰：有女子月事不下，腹如怀子状。医者不知《内经》有肠覃、石瘕之病名，而疑为妊孕。经云：肠覃者，寒气客于肠外，与卫气相搏，气不得荣，因有所系，瘕而内着，恶气乃发，息肉乃生。其始生，大如鸡卵，稍以益大。至其成，如妊子状。久延岁月，按之则坚，推之则移，月事以时下，此其候也。夫肠者，大肠也；覃者，延也。大肠以传导为事，肺之腑也。腑主卫，卫为气。得热则泄，得寒则泣。今寒客大肠，故卫气不荣，有所系止，而结瘕在内，贴着延久不已，是名肠覃。气散则清，气聚则浊。结为瘕聚，所以恶气发起，息肉乃生，小渐益大，至期而鼓，其腹如怀子状。此气病而血未病，故月事不断，应时而下，本非胎孕，可以此为验辨。木香通气散主之。

（九）妇人石瘕似孕属血病论

罗谦甫曰：经云：石瘕生于胞中。寒气客于子门，子门闭塞，气不得通，恶血当泻不泻，衃以留止，日以益大，状如怀子，月事不以时下，皆生于女子，可导而下。夫膀胱为津液之府，气化则能出。今寒客子门，则气塞不通，血壅不流，衃以留止，结硬如石，是名石瘕。此先气而后血病，故月事不来，可宜导而下，非大辛热之剂不能已。可服见晛丸、和血通经汤。

（十）妇人疝瘕属风冷入腹与血相结

《大全》曰：妇人疝瘕，由饮食失节，寒温不调，气血劳伤，脏腑虚弱，风冷人腹，与血相结而生。或因产后血虚受寒，或因经水往来，取冷过度，非独因饮食失节，多挟血气所成也。其脉弦急者生，虚弱小者死。尺脉涩而浮牢，为血实气虚，其发腹痛，逆气上行，此为胞中有恶血，久则结成血瘕。

（十一）治癥痞兼消痰消瘀行气为主

武叔卿曰：痞一癥二，曰血曰食，而不及痰饮，何也？盖痞气之中未尝无饮，而食癥、血癥之内未尝无痰。则痰食血，未有不因气病而后形病。故消积之中兼行气、消痰、消瘀之药为是。

（十二）治癥瘕不可峻攻以伤元气

李氏曰：善治癥瘕者，调其气而破其血，消其食而豁其痰，衰其大半而止，不可猛攻以伤元气。宜扶脾胃正气，待其自化。凡攻击之药，病重病受之，病轻则胃气受伤矣。

（十三）治血癖癥瘕法当调经止痛

吴本立曰：癖块一症，虽因痰与血、食三者而成，然成于血者居多。因痰与食而成块者，虽成而不碍其经水。成于血者，亦有经虽来，不时而断也。此必经水既来之后，尚有旧血未尽，或偶感于寒气，或触于怒气，留滞于两胁小腹之间，则成血癖也。有经水月久不行，腹胁有块作痛，是经水作癥瘕也。法当调经止痛，桃仁、厚朴、当归、红花、香附、元胡、肉桂、丹皮、乳香、木香、牛膝、小茴、砂仁之类。

三十一、鬼交症

（一）鬼邪干犯由血气虚衰所致

《产宝百问》曰：人有五脏，有七神。脏气盛则神强，外邪鬼魅不能干犯。若摄理失节，血气虚衰，鬼邪侵伤。故妇人多与鬼魅交通，其状不欲见人，如有对晤是也。设令宫中人与寡妇，曾外梦交通，邪气怀惑，久作癥瘕，或成鬼胎。

薛氏曰：前证多由七情亏损心血，神无所护而然，用安神定志等药，正气复而神自安。若脉来乍大乍小，乍短乍长，亦是鬼祟，宜灸鬼哭穴。以患人两手拇指相并，用线扎紧，当合缝处半肉半甲间，灸七壮，果是邪祟病者，即乞求免灸，云：我自去矣。

（二）妇人梦与鬼交，其病有内外二证

张景岳曰：人禀五行正气以生，气正则正，气邪则邪，气强则神强，气衰则鬼生。如《刺法论》曰：神失守位，则邪鬼外干，即此类也。然妇人之梦与邪交，其症有二：一则由欲念邪思，牵扰意志而为梦者，此鬼生于心而无所外干也；一则由禀赋非纯，邪得以入，故妖魅敢于相犯，此邪之自外至者，亦有之矣。病因有内外，则症亦有不同。病由内生者，外无形迹，亦不过梦寐间常有所遇，以致遗失，及为恍惚带浊等症。亦如男子之梦遗，其机一也，但在女子多不肯言耳。至若外邪犯者，其证则异。或言笑不常，如有对晤；或喜幽寂，不欲见人；或无故悲泣，而面色不变；或面带桃花，其脉息乍疏乍数，三五不调，或浮沉，或促结，或弦细，或代易不常，是皆妖邪之候。凡此二者，若失于调理，久之不愈，则精血日败，真阴日损，乃至潮热发热，神疲体倦，饮食减少，经水日枯，肌肉消削，渐成劳损，脉见紧数，多致不救矣。

三十二、鬼胎

（一）鬼邪乘虚入脏致成鬼胎

《妇人良方》曰：人之脏腑调和，则血气充实，风邪鬼魅，不能干之。若荣卫虚损，精神衰弱，妖魅鬼精，得入于脏，状如怀妊，故曰鬼胎也。

（二）鬼胎由自己血液所结

虞天民曰：昼之所思，为夜之所见。凡男女之性淫而虚者，肝肾相火无时不起。故劳怯之人，多梦与鬼交。所谓鬼胎者，伪胎也。非实有鬼神交结成胎也。凡思想无穷，所愿不遂，为白淫、白浊流入子宫，结为鬼胎，本妇自己之血液淫精，结聚成块，胸腹胀满，俨若胎孕耳。

（三）鬼胎症治法以补元气为主

薛立斋曰：鬼胎症因七情相干，脾肺亏损，气血虚弱，失行常道，冲任乖违致之。乃元气不足，病气有余也。若见经候不调，就行调补，庶免此症。治法以补元气为主。

（四）鬼胎即癥瘕之类

张景岳曰：妇人有鬼胎之说，岂虚无之鬼气果能袭人胞宫，而遂得成形者乎？此不过由本妇之气既虚，或以邪思蓄注，血随气结而不散，或以冲任滞逆，脉道壅瘀而不行，是皆内因之病，而必非外来之邪。盖即血癥气瘕之类耳，当即以癥瘕之法治之。

三十三、癥瘕应用各方

（一）理气之剂

大七气汤《济生》　治癥瘕积聚，随气上下，心腹㽲痛，小腹胀满，二便不利。

肉桂　甘草　橘皮　青皮　藿香　桔梗　三棱　蓬术　香附　益智　生姜　大枣

用铁落饮煎服，形羸气弱者禁用。

化气散《三因》　治息贲[1]，上下奔豚。

---

① 息贲：《圣济总录·卷第七十一·积聚门》：积气在右胁下，复大如杯者，肺积也，气上贲冲，息有所妨，名曰息贲。

木香三钱 沉香五钱 丁香三钱 茴香四钱 橘皮五钱 青皮五钱 炮姜五钱 胡椒三钱 肉桂五钱 蓬术五钱 甘草三钱，炙 砂仁三钱

研末为散。每服三钱，姜盐汤下。

木香通气散《宝鉴》 治寒气成积，腹中坚满，痛不可忍，并治肠覃。

木香 戎盐 三棱炮，各五钱 厚朴姜制，一两 枳实 甘草炙，各三钱 炮姜 蓬术煨，各两钱

为散。每服三钱，姜汤下。

三棱散《宣明》 治积聚、癥瘕、痃癖。

三棱 白术炒，各二两 蓬术 当归各五钱 木香 槟榔各三钱

为末。沸汤下。

芦荟丸 治妇人经闭，作块上冲梗痛。

芦荟 青黛 朱砂水飞，各三钱 麝香一钱 大皂荚去皮、子、弦，一两 干蟾一两，同皂荚烧存性

为末，蒸饼糊丸，麻子大。每服三四十丸，空心米汤下。

（二）行血之剂

济阴丸 治经候不调，痃癖积块刺痛。

香附一斤，醋炒 莪术 当归各四两，酒炒

为末，醋糊丸。

和血通经汤《宝鉴》 治妇人寒客胞门，月事不来，结为石水，及血结成积，并治石瘕。

肉桂八分 三棱八分 蓬术八分 红花三分 血竭五分 贯仲八分 木香八分 熟地 当归 苏木各一钱

酒煎服。虚人十全大补汤送下。

见晛丸《宝鉴》 治寒客于下焦，血气闭塞而成石瘕，腹中坚大。

附子炮，四钱 大黄 鬼箭羽 紫石英各三钱 肉桂 延胡索 木香 泽泻各二钱 槟榔一钱半 血竭一钱半 三棱五钱 桃仁三十粒 水蛭一钱，炙

红酒和丸。淡醋汤下。

三棱丸 治血癥、血瘕，食积痰滞。

莪术醋炒 三棱各三钱 青皮 麦芽炒 半夏各一两

为末，醋煮糊丸。

（三）治痰之剂

散聚汤 治腹中癥痞，随气上下，未有定处。

半夏 橘皮 甘草 茯苓 当归 杏仁 桂心 槟榔

二陈汤 导痰汤 二方见治痰。

（四）消食之剂

保和丸丹溪 治饮食酒积，停滞胸膈，痞满腹胀。

神曲炒 陈皮 半夏 茯苓各一两 山楂肉蒸，晒，三两 连翘 萝卜子炒，各五钱

为末，粥丸如绿豆大。一方尚有炒麦芽一两，黄连五钱。

枳实理中汤 治寒实结胸。

人参 白术 茯苓 甘草 干姜 枳实

五积散

当归 麻黄 苍术 陈皮各一钱 制朴 炮姜 芍药 枳壳各八分 半夏炮 白芷各七分 桔梗 甘草炙 茯苓 肉桂 人参各五分 川芎四分

枳术丸洁古 治痞积，消食强胃。

枳实麸炒，一两 白术麸炒，二两

为末，荷叶烧饭为丸，桐子大。每服五十丸，白术汤下。

橘半枳术丸东垣

即前方加陈皮一两，半夏一两。

香砂枳术丸 破滞气，消宿食，开胃进食。

木香 砂仁各五钱 枳实炒，一两 白术米泔浸，炒，一两

阿魏膏 贴一切痞块。

羌活 独活 元参 官桂 赤芍 穿山甲 猳鼠粪 生地 大黄 白芷 天麻各五钱 红花 槐柳枝各三钱 土鳖甲二十个

用麻油一斤浸十日，煎去渣，入乱发鸡子大一握，再熬滤清，下黄丹，入芒硝、阿魏、乳香、没药，各五钱，取起离火，再入苏合油五钱，麝香三钱，调匀成膏，摊贴。

（五）养正之剂

四君子汤 六君子汤 二方见治气。

逍遥散 归脾汤 二方见治郁。

补中益气汤 方见胎前。

十全大补汤 方见经候。

六味地黄丸 方见虚劳。

三十四、癥瘕应用各药

（一）气积

木香、香附、青皮、茴香、草蔻、丁香、沉香、厚朴、砂仁、枳实、枳壳、巴豆、橘皮、白蔻。

（二）血积

当归、延胡、姜黄、莪术、三棱、丹皮、赤芍、牛膝、大黄、琥珀、肉桂、川芎、丹参、郁金、芒硝、红花、苏木、干漆、桃仁、鳖甲、山甲、灵脂、虻虫、水蛭、血竭、米醋。

（三）痰积

半夏、橘皮、茯苓、菖蒲、远志、益智、泽泻、猪苓、南星、枳实、槟榔、海石、礞石、芦荟、青黛、朱砂、皂荚、桔梗、生姜。

（四）食积

神曲、麦芽、谷芽、菔子、鸡内金、枳实、大黄、巴豆、砂仁以上消米面积，山楂、胡椒、川椒、丁香、阿魏、生姜以上消鱼肉积；豆蔻、豆豉、橘红、姜汁以上消蛋积；肉桂、丁香、麝香以上消菜瓜果积；姜黄、川椒、吴萸、芝麻以上消茶积；白马尿治鳖积。

（五）冷积

附子、肉桂、炮姜、吴萸、丁香、茴香、藿香。

（六）虫积

鹤虱、胡粉、苦楝根、槟榔、使君子、芜荑、诃子、牵牛、雷丸、锡灰、贯仲、雄黄、三棱、蓬术、榧子、败梳治虱瘕、铜屑治龙瘕。

（七）养血

熟地、当归、白芍、茯神、远志、枣仁、桂圆、萸肉、丹皮。

（八）补气

人参、白术、炙草、山药、黄芪、大枣。

卷二 护养胎前秘诀

一、胎候

（一）论胎候为经脉所养

《巢氏病源论》曰：妊娠一月名胎胚，足厥阴脉养之。二月名始膏，足少阳脉养之。三月名始胎，手心主脉养之。当此之时，血不流行，形象始化，未有定仪，因感而变。欲子端正庄严，常口谈正言，身行正事；欲子美好，宜佩白玉；欲子贤能，宜看诗书。是谓外象而内感者也。四月始成其血脉，手少阳脉养之。五月始成其气，足太阴脉养之。六月始成其筋，足阳明脉养之。七月始成其骨，手太阴脉养之。八月始成肤革，手阳明脉养之。九月始成毛发，足少阴脉养之。十月五脏六腑、关节人神皆备。此其大略也。

（二）推述妊娠脉养之理

陈临川曰：尝试推巢氏所论云妊娠脉养之理，若足厥阴，肝脉也；足少阳，胆脉也；为一脏一腑表里之经，余皆如此。且四时之令，必始于春木，故十二经之养，始于肝胆，所以养胎在一月、二月。手心主，胞络脉也；手少阳，三焦脉也。属火而夏旺，所以养胎在三月、四月。手少阴，乃心脉也，以君主之官无为而尊也。足太阴，脾脉也；足阳明，胃脉也。属土而旺长夏，所以养胎在五月、六月。手太阴，肺脉也；手阳明，大肠脉也。属金而旺秋，所以养胎在七月、八月。足少阴，肾脉也，属水而旺冬，所以养胎在九月。又况母之肾脏系于胎，是母之真气，子之所赖也。至十月，儿于母腹之中，受足诸脏气脉所养，然后待时而生。此论诚有至理，世更有明之者，亦未有过于巢氏之论矣，余因述其说。

（三）验胎之有无

叶氏曰：妇人二三月经水不行，疑是有孕，又疑血滞，心烦寒热，恍惚不定，宜用验胎散以探之。服后一时许，觉腹内中动，则有胎也；脐下动，乃血瘕也；不动则血凝，而非胎也。如一服未效，再用红花煎汤调服，无不神效。

附：验胎散方

雀脑川芎一两　大当归七钱

上不见火，研末，分作二次服，浓煎艾叶汤调下。

（四）胎辨男女法

妇人有孕，三五月之间令人摸之，上小下大，形如箕者，为女。以女胎面向母腹，其足膝抵母腹故也。中正圆高，形如釜者为男。以男胎面向母背，其背脊抵母腹故也。又，孕妇左乳房有核为男，右乳房有核为女。又，男动在三月，阳性早也；女动在五月，阴性迟也。是胎气钟于阳则生男，钟于阴则生女也。

（五）预知男女法

命妊妇前行，夫从后急呼之，左回首者是男，右回首者是女。盖男胎在左则左重，故回首时慎护重处而就左也；女胎在右则右重，故回首时慎护重处而就右也。推之于脉亦然，胎在左则血气护胎而盛于左，故脉宜从之，而左疾为男，左大为男也；胎在右则血气护胎而盛于右，故脉宜从之，而右疾为女，右大为女也。此阴阳自然之理也。

二、胎脉

（一）胎脉现象

《素问·平人气象论》曰：妇人手少阴动甚者，妊子也。

《阴阳别论》曰：阴搏阳别，谓之有子。

《腹中论》曰：何以知怀子之且生也，曰身无病而有邪脉也。

《脉经》曰：尺中之脉，按之不绝，法妊娠也。

滑伯仁曰：三部脉浮沉正等，无他病而不月者，妊也。

（二）怀孕之脉必滑数

张景岳曰：凡妇人怀孕者，其血留气聚，胞宫内实，故脉必滑数倍常，此当然也。然有中年受胎及血气羸弱之妇，则脉见细小不数者亦有之。但于微弱之中，亦必有隐隐滑动之象，此正阴搏阳别之谓。是即妊娠之脉，有可辨也。

又，孕胎之脉数，劳损之脉亦数，大有相似。然损脉之数，多兼弦涩；胎孕之数，必兼和滑。此当于几微中辨其邪气、胃气之异，而再审以证，自有显然可见者。

三、胎前所宜

（一）胎前宜行动

叶氏曰：妇人有孕，全赖血以养之，气以护之，宜时常行动，令气血流通，筋骨坚固。在腹中习以为常，虽微闪挫，不致堕胎。然非孕后方劳，正谓平日不宜过逸耳。若久坐久卧，气血凝滞，后必难产。常见田家劳苦之妇，孕而不堕，正产甚易，可证也。

按：此一条，可与难产第二条参观。

（二）胎前宜静养

胎前静养，乃第一妙法。不较是非，则气不伤矣；不争得失，则神不劳矣；心无嫉妒，则血自充矣；情无淫荡，则精自足矣。安闲宁静，即是胎教。所以古人必先静养，无子者遵之，即能怀孕；怀孕者遵之，即能易产。静养所关，岂不大哉？

（三）胎前宜慎防

胎前感冒外邪，或染伤寒时症，郁热不解，多致小产堕胎，攸关性命。要知起居饮食，最宜调和。夏不登楼，宜着地气；夜不露坐，宜暖背腹。古云：不受寒自不发热，不伤风自不咳嗽。此胎前紧要关头，敢不慎欤？

（四）胎前宜服药

胎前产后，药能起死回生。世人鉴误治之失，遂言胎产不必服药，迷乱人意。愚者株守强忍，以致失于调养，气血亏损，诸证蜂起，卒致难治。安可因噎而废食乎？若知保养，随时调治，气充血盈，胎安产易。其所以安全母子者，药饵之功，正不浅也。

四、胎前所戒

（一）胎前戒淫欲

叶氏曰：保胎以绝欲为第一要策，其次寡欲。然绝欲甚难，苟能寡欲，则身心清静，不犯房劳，胎安而产亦易，即婴儿亦可少病而多寿。若不知谨戒，而触犯房事，三月以前，多犯难产，三月以后，常致胎动小产。即幸免夫小产，一则胞衣太厚而难产；二则子身有白浊而不寿；三则多患疮毒，出痘细密难起，以致夭亡。皆由父母淫欲之过也。

（二）胎前戒恼怒

凡受胎后，切不可打人骂人。盖气调则胎安，气逆则胎病，恼怒则气塞不顺，肝气上冲则呕吐、衄血，脾肺受伤，肝气下注，则血崩带下，滑胎小产。欲生好子者，必须先养其气，气得其养，则生子性情和顺，有孝友之心，无乖戾之习。所谓和气致祥，合家吉庆，无不由胎教得之。

（三）胎前戒食生冷

胎前喜食生冷，只因怀孕以后多恼多气，不慎房劳，以致火旺口渴。殊不知生冷等物，岂能退血分之热，徒使脾胃受伤。疟疾、痢疾、呕吐、泄泻诸病，皆由此起。病则消耗津液，口渴愈甚。惟戒恼平怒，慎房劳，服健脾补血之药，调理本原，可保平复。否，临产之虚脱、产后之绝症，断不免也。

（四）胎前戒食厚味

胎之肥瘦，气通于母。恣食厚味，多致胎肥难产。故妊娠调摄饮食，宜淡泊不宜浓厚，宜清虚不宜重浊，宜和平不宜寒热。

（五）胎前须知所戒

受孕之后，衣无太暖，暖则窍开，易招风寒；食无太饱，饱则伤神，有碍胎产；饮无太醉，醉则乱性，子必淫暴，且酒散百脉，致成诸疾。凡一切药物，勿用酒煎为要；勿妄服汤药；勿妄用针灸；勿过劳力；勿多睡卧，须时时行步；勿登高厕；勿入产妇房；勿到丧亡家；勿进热闹场；勿登高涉险，恐倾跌有损；勿举手向高取物，恐伤胎而子鸣腹中；勿看宰杀凶恶之事；勿看修造土木动工；勿看戏及鬼怪形象异物，看则心惊，子必癫痫；又勿多洗浴，洗浴过多，毛窍顿开，易受风寒，尤易堕胎。凡初受胎及临月，尤须禁戒。经云：刀犯者，形必伤；泥犯者，窍必塞；打击者，色青黑；系缚者，相拘挛，甚至母损。验若反掌，可不戒哉？

五、胎前禁忌

（一）胎前饮食禁忌

受孕之后，食犬肉令子无声；食兔肉令子缺唇；食姜芽令子多指；食螃蟹令子横生；食羊肝令子多厄；食鳖肉令子项短缩头；食鲇鱼令子生疳蚀疮；食山羊肉令子多病；食野鸭肉令子倒生；食鸭卵令子心寒；食鸡肉、鸡卵同糯米食，令子生寸白虫；食雀肉饮酒，令子多淫无耻，或生雀子斑；食诸般菌蕈，令子惊风而夭。他若麦芽、大蒜，最消胎气；薏米、苋菜，亦易堕胎。至于无鳞鱼、驴马肉，食之过月难产。若生冷辛热煎炒油面等物，亦宜避忌，免后多病。只宜蔬饭薄粥，少佐肉食。

（二）胎前药物禁忌

附子、乌头、天雄、肉桂、桂枝、桃仁、牡丹皮、槐花、牵牛、皂角、半夏、南星、大黄、牛膝、薏苡仁、木通、通草、瞿麦、莪术、三棱、芫花、常山、商陆、鬼箭羽、大戟、干漆、茅根、地胆、藜芦、王不留行、野葛、葵子、蓖麻、巴豆、神曲、干姜、胡粉、水银、金银箔、代赭石、硇砂、牙硝、芒硝、雄黄、雌黄、牛黄、麝香、蛇蜕、蟹甲爪、蜈蚣、元青、斑蝥、水蛭、虻虫。

按：以上各药，皆当禁忌。然半夏、神曲、干姜、薏苡之类，古方间有用之者。盖经有云：妇人重身，毒之何如？曰：有故无殒，亦无殒也。大积大聚，其可犯也，衰其大半而止，过者死。马玄台注云：妇人怀妊，谓之重身。然用毒药以治其病者，正以内有其故。则有病以当毒药，其子必无殒也。不惟子全，而母亦无殒也。但有大积大聚，或病甚不堪，不得不用此以犯之，止宜衰其大半而止，药投病自渐去。若过用其药，败损真气，而母子未必不损矣。由是而言，则用药者，可不慎欤？

六、安胎大要

（一）安胎在于清热养血

王节斋曰：调理妊妇，在于清热养血。白术补脾，为安胎君药；条实黄芩，为安胎圣药，清热故也，暑月宜加用之。

按：节斋之说，景岳驳之甚是。或热或寒，未可执一而定。愚以为审证用药，亦在乎佐使之得其宜耳。断无有执此二药，即足尽安胎之能事也。

（二）养胎以补脾为主

杨元如曰：至哉坤元，资生万物，腹中之气，坤土之事也。是以白术补脾，为养胎之圣药。冲任之血，原于肾藏之精。阳主施化，阴主成形。是以归、芎、熟地，乃胎产之神方。

（三）胎不安之数原因

徐东皋曰：胎有不安，而腰疼腹痛，甚则至于下坠者，未必不由气血虚无所养而使之然也。夫胎之在腹，如果之在枝，枝枯则果落，固理之自然。妇人性偏恣欲，火动于中，亦能致胎不安而有坠者。大抵不外乎属虚、属火，二者之间，清热养血之治尽之矣。此外有二因动胎者，又不可不知也。有因母病动胎者，但疗母病则胎自稳；有因触伤动胎者，当以安胎药二三剂而胎自安。

（四）安胎总论

叶天士曰：妊娠脾胃旺，气血充，则胎安产易，子亦多寿，何必服药？若气血衰，脾胃弱，而饮食少思，则虚症百出，或不妊，或妊而屡坠，更或外感六淫，内伤七情，耗散真元，皆堕胎之由也。故参、术、条芩，乃安胎之圣药；芎、归、熟地，乃补血之良方。佐以苏叶、陈皮，可为常服之剂。妊成六月前，其胎尚未转运，茯苓性降，不宜多用；黄芪肥胎，岂可常加；香附虽胎喘宜加，久服则虚人有害；砂仁虽止呕定痛，多服亦动血行胎。历考丹溪之论，不过数言，安胎之方，止于三四，若欲加减医治，可以十全八九。

七、恶阻

（一）恶阻有虚实之分

张景岳曰：妊娠之妇，每多恶心呕吐，胀满不食。《巢氏病源》谓之恶阻。此症惟胃气弱而兼滞者多有之。或嗜酸择食，或肢体困倦，或烦闷胀满，皆其候也。然亦有虚实不同，当辨而治之。

（二）恶阻宜健脾胃以安胎气

薛立斋曰：半夏乃健脾气化痰滞之主药也。脾胃虚弱而呕吐，或痰涎壅滞，饮食少思，胎必不安，用半夏茯苓汤倍加白术，以半夏、白术、茯苓、陈皮、砂仁，善能安胎气、健脾胃，予常用之，验之矣。

（三）恶阻由于肝血太燥

傅青主曰：妇人怀娠之后，恶心呕吐，思酸解渴，见食憎恶，困倦欲卧，人皆曰妊娠恶阻也，谁知肝血太燥乎。夫妇人受妊，本于肾气之旺也，肾旺是以摄精，然肾一受精而成娠，则肾水生胎，不暇化润于五脏。而肝为肾之子，日食母气以舒，一日无津液之养，则肝气迫索，而肾水不能应，则肝益急，肝急则火动而逆也。肝气既逆，是以呕吐、恶心之证生焉。呕吐纵不至太甚，而其伤气则一也。气既受伤，则肝血愈耗。世人用四物汤治胎前诸证者，正以其能生肝之血也。然补肝以生血，未为不佳，但生血而不知生气，则脾胃衰微，不胜频呕，犹恐气虚则血不易生也。故于平肝补血之中，加以健脾开胃之品以生阳气，则气能生血，尤益胎气耳。或疑气逆而用补气之药，不益助其逆乎？不知妊娠恶阻，其逆不甚，且逆是因虚而逆，非因邪而逆也。因邪而逆者，助其气而逆增；因虚而逆者，补其气则逆转。况补气于补血之中，则阴足以制阳，又何虑其增逆乎？宜用顺肝益气汤。

八、胎气

（一）胎气上逼

张景岳曰：妊娠调理失宜，或七情郁怒，以致气逆，多有上逼之证。又叶氏曰：妊娠将养如法，则气血调和，胎安而产亦易。否则胎动气逆，临产亦难且危矣。治宜苓术汤加阿胶。

（二）胎气攻心

妊娠过食辛热毒物，热积胎中，以致胎儿不安，手足乱动，上攻心胞，母多痛苦，宜胜红丸。

（三）胎气喘息

妊娠过食生冷，兼有风寒客于肺胃，因而痰喘气紧，夜卧不安，宜紫苏安胎饮。

按：胎动气逆，有寒热虚实之不同，宜审辨之。

九、胎动

（一）胎动欲坠

张景岳曰：妊娠胎气伤动者，凡跌仆怒气，虚弱劳倦，药食误犯，房事不慎，皆能致之。若因母病而胎动，但治其母；若因胎动而母病，但安其胎。轻者转动不安，或微见血，察其不甚，宜速安之。

（二）胎动不安

凡妊娠二三月，胎动不安者，盖因子宫久虚，气血两弱，不能摄元养胎，致令不安欲坠，急服安胎饮以保之。若先经堕过者，可先服大造丸，庶无半产之患，继服杜仲丸。

汤氏云：半产多在三五七个月。如前次在几个月堕者，后必如期复然。故当追算，前三个月堕者，即于未堕半月前，先服清热养血固胎之药数帖，以补其虚。五月、七月堕者，亦于未堕半月前预先服药，方保平安。此据受胎后夹热而言。盖三五七系阳月，缘火能销烁故也。

（三）胎动治法

叶氏曰：妇人受妊则碍脾，运化迟则生湿，湿则生热，热则血易动，血动则胎不安。犹风撼其木、人折其枝也。火能消物，造化自然之理，故胎之堕也，属虚属热者常多，治宜消热养血。若素惯半产者，宜《金匮》当归散；脾虚而血虚者，宜四圣散；肝肾虚而血热者，宜凉胎饮；肝脾虚而血热者，宜固阴煎；若素禀虚弱，或值天行炎热，或患热证，病愈后，而胎有不安者，宜芩术汤。

十、胎漏

（一）激经、胎漏、尿血之不同

《医宗金鉴》云：妇人受孕之后，仍复经行者，名曰激经，为血有余。若妊妇无故下血，或下黄汁豆汁，而腹不痛者，谓之胎漏。若其胎已伤而下血者，其腹必疼。孕妇又有尿血一证，腹亦不痛，然与胎漏之证又不同。盖尿血出于溺孔，漏血出自人门。三者俱下血而各不同，治者不可不详辨也。

又云：激经无他证相兼者，不须用药，其胎壮子大，能食其血而经自停。若胎漏下血，多属血热，宜阿胶汤清之，其方即四物汤加阿胶、黑栀、侧柏叶、黄芩也。或漏下黄汁，或如豆汁甚多者，其胎干枯，必倚而堕，宜用黄芪汤，即黄芪二两，糯米一合煎服；或银苎酒，即苎麻根、纹银煎酒服。若尿血则是膀胱血热，宜四物汤加血余、白茅根以凉之。

（二）胎漏由于胎气之强弱

张景岳曰：妊妇经血不固者，谓之胎漏。而胎漏之由，有因胎气者。而胎气之由，亦有二焉。余尝诊一妇人，脉见滑数，而别无风热等证。问其经水，则如常不断，但较前略少耳。余曰此必受妊者也，因胎小血盛有余而然。后于三月之外，经水方止，果产一男。故胎妊之妇，多有此类。今常见怀胎七八个月而生子者，但以血止为度，谓之不足月。然受胎于未止之前，至此而足，而实人所不知也。第此等胎气，亦有阴阳盛衰之辨。如母气壮盛，荫胎有余，而血之溢者，其血虽漏，而生子仍不弱，此阴之强也，不必治之。若父气薄弱，胎有不能全受，而血之漏者，乃以精血俱亏，而生子必萎小，此固阳之衰也，而亦人所不知也。凡此皆先天之由，若无可以为力者，然栽培根本，岂果无斡旋之道乎。第见有于无之目，及转弱于强之手，为不易得，是乌可以寻常语也。至若因病而漏者，亦不过因病治之而已耳。

按：张氏所诊之妇人，即《金鉴》所云之激经也。

（三）胎漏由于癥痼之为害

《金匮》云：妇人宿有癥病，经断未

及三月，而得漏下不止，胎动在脐上者，为癥痼害。妊娠六月动者，前三月经水利时，胎也；下血者后断三月，衃也。所以血不足者，其癥不去故也。当下其癥，桂枝茯苓丸主之。

娄金善曰：凡胎动多当脐，今动在脐上者，故知是癥也。

程林曰：有此癥病而怀胎者，虽有漏血不止，皆癥痼之为害，非胎动胎漏之证。下其癥痼，妊娠自安，此《内经》所谓“有故无殒，亦无殒也”。

十一、胎前子病

（一）子气

妊娠三月之后两足浮肿，甚则自脚面肿至腿膝，饮食不甘，小水流利者，属湿气为病，名曰子气，宜赤苓汤。若两足发肿，渐至腿膝，或足指缝间出水，乃水气肿满之故，宜天仙藤散。若脾胃虚弱，佐以四君子汤；未应，宜用补中益气汤，兼用逍遥散。

（二）子满

妊娠五六月间，腹大异常，胸膈胀满，小水不通，遍身浮肿，名曰子满，此胞中蓄水也。若不早治，生子手足必然软短，形体残疾；或水下即死，宜鲤鱼汤。

（三）子肿

妊娠五六月，遍身浮肿，腹胀，喘促，高过心胸，气逆不安，小便不利者，属水气为病，名曰子肿，俗名琉璃胎。此胎中有水也，宜防已汤。若面目虚浮，四肢作肿，宜全生白术散；未应，佐以四君子汤。若下部肿甚，宜补中益气汤加茯苓三钱。若脾虚肿满，宜单氏白术散。若胎前浮肿，脾肺俱病者，宜五皮散。若湿热肿满，宜栀子散。

按：以上三条，俱系水湿为病，方药可以通用。

（四）子悬

妊娠四五月，君相二火以养胎。平素火盛，以致胎气不和，逆上心胸，胀满疼痛，名曰子悬，宜紫苏饮或子悬汤。若肝脾气血虚而有火不安者，宜紫苏饮兼逍遥散。若脾虚而不安者，宜四君芎归汤。若胃热而不安者，宜加味四君汤。若脾郁而不安者，宜加味归脾汤。若胎动困笃者，宜葱白汤。

（五）子烦

妊娠五六月，少阴君火以养精；六七月，少阴相火以养气。平素火盛，或值天时炎热，内外之火相亢，而心惊胆怯，烦躁不安者，名曰子烦，责之心虚有火，宜竹叶汤或竹沥汤，甚则知母饮或犀角散。若左寸微弱，宜柏子养心汤调服安神丸。

（六）子嗽

妊娠四五月，咳嗽，五心烦热，胎动不安，名曰子嗽，宜服宜胎饮。若因外感风寒，喘急不食，宜桔梗散。若火盛乘金，胎气壅塞，宜兜铃散。痰多喘满，宜百合散。

（七）子晕

妊娠七八月，忽然卒倒僵仆，不省人事，顷刻即醒名曰子晕，宜葛根汤。亦有血虚，阴火炎上，鼓动其痰而眩晕者，宜葛根四物汤。亦有气血两虚而眩晕者，宜八珍汤。

（八）子狂

傅青主曰：妇人怀妊，有口渴汗出，大饮冷水，而烦躁发狂，腰腹疼痛，以致胎欲坠者，人莫不谓火盛之极也，抑知是何经之火盛乎？此乃胃火炎炽，熬煎胞胎之水，以致胎之水涸，胎失所养，故动而不安耳。夫胃为水谷之海，多气多血之经，所以养五脏六腑者。盖万物皆生于土，土气厚而物始生，土气薄而物必死。然土气之所以能厚者，全赖火气之来生也；胃之能化水谷者，亦赖火气之能化也，宜乎生土，何以火盛而反致害乎？不知无火难以生土，而火多又能烁水。虽土中有火，土不死，然亦必有水方不燥。使胃火太旺，必致烁干肾水，土中无水，则自润不足，又何以分润胞胎。土烁之极，火热炎蒸，犯心越神，儿胎受逼，安得不下坠乎？经所谓“二阳之病发心脾者”，正此义也。治法必须泄火滋水，使水气得旺，则火气自平，火平则汗、渴、躁狂自定矣。方用息焚安胎汤。

（九）子痫

妊娠中风，颈项强直，筋脉挛急，口噤语涩，痰盛昏迷，癫痫发搐，不省人事，名曰子痫。轻则宜四物汤加黄芩、黄连以降火，半夏、陈皮以化痰，更加白术以燥湿强脾，名曰清痰四物汤。甚则角弓反张，宜羚羊角散。

（十）子疟

凡妊娠病疟，多由营卫虚弱，脾胃不足，或感风寒，或伤生冷，传为疟疾，名曰子疟。若热多寒少，即但热不寒，口苦舌干，大便秘涩，脉弦而数，宜醒脾饮；或寒多热少，及但寒不热，恶心头痛，面色青白，脉弦而迟，宜人参养胃汤；或元气虚弱，宜补中益气汤；或饮食停滞，宜加减六君汤；或邪盛食少，宜驱邪汤。

（十一）子啼

儿啼腹中，有声如钟，名曰子啼。盖母腹中有疙瘩，儿含口中，因母举手向高处取物，疙瘩脱出儿口，是以啼哭，如闻钟声。古方用黄连煎浓汁，令母呷服自止。又法撒钱于地，令妊母曲腰就地拾取钱文，则疙瘩仍入儿口，啼哭即止，此法更为至妙。

傅青主曰：妊娠怀胎，至七八个月，忽然儿啼腹中，腰间隐隐作痛，人以为胎热之过也，谁知是气虚之故乎。夫儿之在胞胎也，全凭母气以化成。母呼儿亦呼，母吸儿亦吸，未尝有一刻之间断。至七八个月，则母气必虚矣。儿不能随母之气以为呼吸，必有迫不及待之势。母子必相依为命，子失母之气，则拂子之意，而啼于腹中。似可异，而究不必异，病名子鸣，气虚甚也。治宜大补其气，使母之气与子之气和合，则子之意安，而啼哭亦息矣。方用扶气止啼汤。

（十二）子瘖

妊娠三五月间，忽然失音不语，名曰子瘖。此胞之脉络绝也。盖胞络系于肾少阴之脉，贯肾，系舌本，故不能言。此非药可愈，待十月满足，子母分娩，则自能言，勿药可也。

（十三）子痢

凡妊娠下痢赤白，名曰子痢。此由生冷伤脾，郁积伤胃，以致湿热相干，气血凝滞。其湿热伤于气分，则下白积；伤于血分，则下红积。腹鸣后重，下痢频频，急投姜连丸治之。腹中疼痛，心下急满，宜当归芍药汤，或归芍汤更佳。

（十四）子淋

凡妊娠小便淋漓，此由调摄失宜、酒色过度，致令子宫气虚而然，又或下焦有热而闭塞者，名曰子淋。方用桑螵蛸为末，每服二钱，空心米饮汤下。又方用陈米淘浓汁服之。

按：此症由饮食无忌，热结膀胱者居多。汤氏用古芎归汤加木通、麦冬、人参、灯心、甘草、滑石治之。如清凉通利等药不效，即用补中益气汤加净车前二钱。盖中气一提，则下窍自开，况车前利水通淋，一升一降，自必见效。

（十五）转胞

妊娠八九月，小便不通，此气虚不能举胎，胎压脬胞，展在一边，胞系乖戾，水不能出，名曰转胞。胎若举起，悬在中央，胞系得疏，则水道自行，宜参术饮。若饱食后气伤胎系，系弱不能自举，而下压膀胱，尿闭腹肿者，宜参术二陈汤。又法：将妊妇倒竖起，则胎自坠转，其尿自出，亦妙。

十二、胎前内伤杂证

（一）胸膈满闷

凡妊娠因多怒气，胸膈满闷，或顺气耗气药服之太过，以致满闷益增者，宜散气消闷散治之。乌药、香附、枳壳、砂仁等皆宜少用。

（二）胎惊心悸气促胀痛

凡妊娠心神怯悸，睡梦多惊，胁腹饱胀，过时连脐急痛，气促不安。此胎气既成，五脏安养已久，或因气闷，或因喧呼，致令胎惊，筋骨伤痛，四肢不安，急以大圣散治之。

（三）胎冷腹痛欲泻

凡妊娠胎冷腹胀，两胁虚鸣，脐下疼痛欲泻，小便频数，大便虚滑，皆由胎已成形，而多食瓜果生冷之物，或当风取凉，受不时之气，致令胎冷，子身不安，皮毛刺痛，筋骨拘紧，母因有此病，急宜安胎饮治之。

（四）心烦腹胀身痛便涩

凡妊娠面赤，口干舌苦，心烦腹胀，百节酸痛，小便不通，此恣意饮酒及食水果、鱼肉、一切腥膻热毒之故，以归凉节命饮治之。

（五）小腹虚胀闭滞

凡妊娠小腹虚胀，因饮食硬物伤胎，胎既受病，传于脾胃，胃气虚冷，下逼小肠，若奔豚腰重，或大便闭涩，两胁虚鸣，宜服圣金散温中下气，胎自安矣。

（六）小腹重坠作痛

凡妊娠时作腹痛，小腹重坠，此缘气虚下陷，间有兼寒者，宜加味安胎饮治之。

（七）腰痛

妊娠腰痛，最为紧要。盖腰为肾之府，故腰痛酸急，为妊家之大忌，痛甚则堕，不可不预防也。然痛必有因，治之宜审其源。或因劳伤其经，宜《小品》苎根汤；或因挫闪气滞，宜通气散；或因肾元虚损，宜青娥丸；若血虚荫胎，无以养肾，以致肾亏腰痛，宜猪肾丸；通治胎动腰痛，宜千金保孕丸。

（八）遍身刺痛喘满筋挛

凡妊娠遍身刺痛胀满，此由五脏不利，血气虚羸，因食生冷，或发热憎寒，唇白面青，筋脉拘挛，骨节酸疼，皮毛干涩，气急上喘，大便不通，呕吐频频，此危症也，急以平安散保之。

（九）因失血类中风症

凡妊娠因吐血、衄血，或被伤失血，蓦患口噤、项背强直，类中风症，宜服加减安胎饮。

（十）头眩目晕痰壅将危

凡妊娠头眩目昏，腮项肿硬，此因胎气有伤，热毒上攻太阳，沉痛欲呕，背项拘急，致令眼晕生花，若加痰壅，危在片时，急以消风散治之。

（十一）两目不明头痛项肿

凡妊娠将临月，忽然两目不明，灯火不见，头痛项重，不能转颈。此由常在火阁，衣襟卧褥，伏热在内，服补药热物太过，致令胎热而肝脏壅极，风热上攻入脑，故见此症，急以天冬饮子治之，大忌酒、蒜、炙焯、油腻、辛热等物，否则眼不复明矣。

十三、胎前外感杂症

（一）外感风寒

凡妊娠外感风寒，浑身壮热，眼花头旋，此因风寒格于肌表，侵入脾胃，伤损荣卫，故憎寒发热，头疼眼痛，甚至心腹烦闷，不可妄投峻剂，只宜芎苏散表其寒邪。

按：妇人天癸未行属少阴，已行属厥阴，已绝属太阴。胎产病治厥阴者，溯化之源也。故《机要》曰：胎产病当从厥阴经论，毋犯胃气及上二焦。谓之三禁：不可汗，不可下，不可利小便是也。汗则痞满，下则伤脾，利小便则亡津液，中州枯燥。故受孕三五月时，不可用一毫辛散滑利之药。惟七八个月后，倘有闭结，乃稍施以滑利之剂，故上云不可妄投峻药。

（二）伤寒

叶氏曰：妊娠伤寒，专以清热安胎为主，或汗或下，各随脏腑表里所见。脉见主治，勿犯胎气。故邪在表，治当汗之，宜香苏饮；邪在半表半里，治当和解，宜黄龙汤；邪在里，治当下之，宜三黄解毒汤。

按：王海藏治妊娠各病，俱以四物汤为君，各加他药二味，名曰六合，即治伤寒亦如之。

（三）中寒

叶氏曰：妊娠临月，忽感少阴风邪，恶寒蜷卧，手足厥冷者不治。盖少阴肾经宜温不宜寒，今风寒入之，则命门大衰，而肾宫无非寒气，势必子宫亦寒。手足又厥冷，脾胃寒极之兆也，其死必矣。幸而胎未下，急以散寒救胎汤温之。若寒入肾宫，上侵心，下侵腹，其证必恶。心腹痛，手足厥逆，此较上证更为难治。盖肾之真水，心藉以养；肾之邪水，心得之亡。今肾感寒邪，挟肾水而上凌心，故心腹两相作痛，手足一齐厥逆，至急至危，非驱少阴之邪不可，宜回阳救产汤。张仲景曰：妊娠临月，忽感少阴证者，急以参术大剂温之，不应则死。

愚按：此证单用参、术，尚非万全。倘用参、术不应，急加桂、附、干姜，无不应者。今定一方，名曰全生救难汤，凡感少阴风邪者，服之俱效。

（四）中风瘛疭

妊娠牙关紧闭，痰气壅满，不省人事，此过食生冷，兼当风坐卧所致也，宜排风饮。其或心腹疼痛，手足抽掣，面目青冷，汗出如雨，气欲绝，名曰瘛疭，此由劳动用力，有伤胎宫，肝风心火相炽也。盖心主脉，属火；肝主筋，属风。治宜平脉舒筋，兼养气血，宜钩藤汤。若亏损气血，宜八珍汤加钩藤、炒山栀仁各一钱。

（五）中恶

妊娠忽然心腹疼痛，宜当归散、木香散、苦桔梗散随证择用。若心腹绞痛，如鬼击之状，不可按摩，闷绝欲死，或衄血，或吐血，治宜调补正气，宜用忍冬藤即金银花藤煎汤服之，神效，或用熟艾煮汁频服，俱效。

傅青主曰：妇人怀子在身，痰多吐涎，偶遇鬼神祟恶，忽然腹中疼痛，胎向上顶，人疑为子悬病也，谁知是中恶而胎不安乎。大凡不正之气，最易伤胎。故有孕之妇，断不可入庙烧香，与僻静阴寒之地，如古洞幽岩皆不可登。盖祟邪多在神宇潜踪，幽阴岩洞亦其往来游戏之所，触之最易相犯，不可不深戒也。况孕妇又多痰涎，眼目易眩，目一眩如有妄见，此招祟之因痰而起也。人云怪病每起于痰，其信然与！治法似宜以治痰为主，然治痰必至耗气，气虚而痰难消化，胎必动摇，必须补气以生血，补血以活痰，再加以清痰之品，则气血不亏，痰亦易化矣。方用消恶安胎汤。

（六）中暑

妊娠中暑，烦渴闷乱而胎不安，宜香薷饮。若烦热甚而多饮，加麦冬、黄芩、花粉、五味子、黑山栀各一钱。

（七）霍乱吐泻

妊娠霍乱，或邪在上胃脘，则当心痛而吐多；邪在下胃脘，则当脐痛而利多；邪在中胃脘，则腹中痛而吐利俱多。吐多伤气，利多伤血，邪击胎元，母命易殒，气血伤而无以养胎，子命易倾，此急症也，宜香苏饮。吐泻并作，先服六和汤，次服丹溪安胎饮。

十四、胎前应用各方

（一）安胎方

胎元饮　治妇人冲任失守，胎元不固，宜随证加减用之。或间日，或二三日服一剂。

人参随宜　当归　杜仲盐水炒断丝　白芍各二钱　熟地二三钱　白术蜜炙，一钱半　炙甘草一钱　陈皮七分，无滞不用

水煎，食远服。如下元不固而多遗浊者，加山药、补骨脂、五味子各一钱；气分虚甚者，倍白术，加蜜炙黄芪一钱芪、术气浮能滞胃口，倘胸膈有饱闷不快者，须慎用之；虚而兼寒多呕者，加炮姜七八分或一钱；虚而兼热者，加黄芩一钱半，或加生地二钱，去杜仲；阴虚小腹痛，加枸杞二钱；多怒气逆者，加香附七分，或加砂仁七分；若有所触而动血者，加炒川续断、阿胶炒珠各一二钱；呕吐不止，加姜半夏一二钱，生姜三五片。

芎归补中汤　治妊娠气血两虚半产。

川芎　当归　黄芪蜜炙　白术蜜炙　人参　白芍炒　杜仲盐水炒　五味子炒　阿胶蛤粉炒珠　艾叶各一钱　甘草炙，五分

泰山磐石散　治妇人气血两虚，或肥

而不实，或瘦而血热，屡有坠胎之患。

人参　黄芪蜜炙　当归　川续断炒　黄芩各一钱　川芎　白芍　熟地黄各八分　白术蜜炙，二钱　甘草炙　砂仁各五分　糯米一钱

如有热者，倍黄芩，少用砂仁；胃弱者，倍砂仁，少用黄芩。

千金保孕丸　治妊妇腰背痛，善于小产。

杜仲四两，同糯米炒去丝　川续断二两，酒洗

上为末，山药糊丸，桐子大。每服八九十丸，空心米饮下，忌酒、醋、恼怒。

保胎无忧丸

党参饭上蒸三次　白术蜜炙　当归酒炒，各四两　熟地黄酒蒸，六两　茯苓乳蒸三次　杜仲姜汁炒断丝　白芍酒炒，各三两　川芎炒黑，二两　续断酒洗，晒干，五两　子芩酒炒　砂仁炒，另研细末　甘草蜜炙，各一两　糯米炒，五两

为末，蜜丸。每服三钱，白滚汤下，早晚各一服。

安胎饮

治妊娠血虚气滞，以致胎气不安，或腹微痛，或腰痛，或饮食不美。凡妊娠五六个月，宜服数帖，可保全产。

人参五分　白术炒，一钱　陈皮五分　甘草三分　当归一钱　川芎八分　白芍炒，七分　砂仁炒，六分　香附炒，六分　条芩炒，一钱　紫苏一钱

大造丸

妊娠服此，可免半产。

紫河车一具，泔水洗净，炙酥　枸杞子一两　人参一两五钱　当归二两，酒拌　麦冬一两三钱　天冬一两　益智仁炒，一两　茯苓二两　五味五钱　熟地姜炒，二两　川膝酒蒸，五钱　山药炒，八钱　菟丝子盐水炒，四两　川柏盐水炒，一两

为末，蜜丸如桐子大。白汤下五十丸。或以猪肚治净煮烂代紫河车，以杜仲代牛膝。

（二）恶阻方

半夏茯苓汤《良方》　治妊娠脾胃虚弱，饮食不化，呕吐不止。

半夏泡，炒黄　陈皮　砂仁炒，各一钱　白茯苓二钱　甘草炒，五分

加姜、枣、乌梅，水煎服。或加白术一钱更佳。

茯苓丸　治妊娠烦闷头晕，闻食吐逆，或胸膈痞闷。

赤茯苓　人参　桂心　炮姜　半夏泡洗，炒黄　橘红各一两　白术炒　甘草炒　枳壳麸炒，各二两

上为末，蜜丸桐子大。每服五十丸，米饮下。

四味白术汤《良方》　治妊娠胃虚，恶阻吐水，甚至十余日水浆不入。

白术炒，一钱　人参五分　甘草炒　丁香各二分

姜、水煎服。

竹茹汤　治孕妇呕吐不止，恶心少食，服此止呕清痰。

竹茹弹子大一丸　陈皮　半夏　茯苓各钱半　生姜二钱

乌附汤　治孕妇恶心阻食，养胃调和元气。

乌药　制香附　白术土炒　陈皮各一钱　人参　炙甘草各八分

顺肝益气汤傅　治恶阻气逆血燥。

人参　当归酒洗　苏子炒，研　白术土炒，各一钱　茯苓一钱半　熟地三钱　白芍酒炒，一钱半　麦冬二钱　陈皮五分　神曲一钱

（三）胎气方

芩术汤　治胎气上逼。

子芩三钱 白术蜜炙，一钱五分

加阿胶炒珠一钱更佳。如有风邪，加干姜、豆豉各一钱，寒加葱白三钱；热加天花粉一钱；寒热加柴胡一钱。若项强，加葱白三钱；温热腹痛，加白芍一钱；腹胀，加厚朴一钱；下血，加熟艾、地榆各一钱；腰痛，加杜仲盐水炒一钱；惊悸，加黄连一钱；烦渴，加麦冬一钱、乌梅一个；思虑太过，加茯神一钱；痰呕，加旋覆花、川贝母各一钱，或酌用半夏曲一钱；劳役，加黄芪一钱；气喘，去白术，加香附一钱；便燥，加麻仁一钱；素惯难产，加枳壳、苏叶各一钱；素惯坠胎，加杜仲一钱；若素血虚，加川芎、当归各二钱。

胜红丸 治胎气攻心。

红花子研去油，十粒 百草霜一钱

为末，粳米糊丸。葱汤下。

紫苏安胎饮 治胎气喘急。

紫苏 枳实麸炒 大腹皮 桔梗 贝母 知母 桑白皮 当归各八分 甘草 五味子 石膏煅，各三分

（四）胎动方

金匮当归散

黄芩 白术蜜炙 川芎 白芍各一两

为末。每服三钱，米饮调下。

四圣散 治脾虚血热而胎动者，并治漏胎下血。

条芩 白术蜜炙 砂仁炒 阿胶炒珠

上各等分，研极细末。每服二钱，蕲艾煎汤调服。若改散为汤，砂仁用当减半。

凉胎饮 治胎热不安。

生地黄 白芍各二钱 黄芩 当归各一钱半 甘草七分 枳壳炒 石斛各一钱 茯苓一钱五分

如热甚加黄柏。

固阴煎 方见血崩。

芩术汤 方见前。

决津煎景岳 治孕妇腹痛血多，腰酸下坠，势有难留者，用此下之。

当归三五钱或一两 泽泻一钱半 牛膝二钱 肉桂一二三钱 熟地二三钱或五七钱，或不用亦可 乌药一钱，如气虚者，不用亦可

若下死胎，加朴硝。

（五）胎漏方

阿胶汤 治胎漏下血。

阿胶炒 黑栀 侧柏叶 黄芩 熟地或用生地 白芍 川芎 当归

等分。煎服。

黄芪汤 治漏下黄汁，或如豆汁甚多者。

黄芪二两 糯米一合

煎服。

银苎酒

苎麻根 纹银

酒煎服。

加味四物汤 治尿血。

熟地 白芍 川芎 当归 血余 白茅根

等分，煎服。

二黄散 治漏下血虚。

生地 熟地各等分

上为末。每服三钱，煎白术、枳壳汤下。

续断汤《良方》 治妊娠下血尿血。

当归 生地黄各二两 川断续 赤芍各五钱

上为末。每服二钱，空心用葱白汤煎汤调下。

枳壳汤 治胎漏下血，并治恶阻。

枳壳炒 黄芩炙，各半两 白术炒，一两

上为末。每服一钱，白汤下。

加味枳壳汤 治胎漏，劳役下虚。

枳壳炒　黄芩炒　生地黄各五分　熟地黄　白术各一钱

水煎服。未效，加当归一钱。

芎归补血汤　治胎漏气虚下坠。

黄芪蜜炙　当归　白芍　白术蜜炙，各一钱半　阿胶炒珠　五味子杵　干姜炮，各一钱　人参　杜仲盐水炒断丝　炙甘草各五分

补中益气汤　治脾胃虚弱，下血不止。

人参　黄芪蜜炙　白术蜜炙　甘草炙，各一钱五分　当归一钱　陈皮五分　升麻　柴胡各三分

姜三片，枣二枚，水煎，空心服。气陷倍加柴胡、升麻。

八珍汤　方见经候。如气血两虚，胎漏不止，当用此丸下之。

桂枝茯苓丸《金匮》　治孕妇有癥病，漏血不止，当用此丸下之。

桂枝　茯苓　牡丹去心　桃仁去皮尖　芍药各等分

上为末，蜜丸，如兔屎大。每日食前服一丸，不知，加至三丸。

（六）胎前子病各方

赤苓汤　治子气。

厚朴姜制　陈皮去白，各八分　苍术米泔浸，炒，一钱　炙甘草五分　赤茯苓　桑白皮各一钱半

姜三片，水煎服。

天仙藤散　治水气肿满。

天仙藤即青木香藤。洗，略炒　制香附　陈皮　乌药　甘草各一钱　木瓜三片　苏叶四分

姜三片，煎服。日服二次，以愈为度，若脾胃虚弱，佐以四君子汤人参、白术、茯苓、炙甘草各八分。

补中益气汤　方见前。

逍遥散　方见治郁。

鲤鱼汤　治子满。

白术蜜炙，二钱　茯苓一钱半　当归　赤芍各一钱　橘红五分，鲤鱼一尾，不拘大小，去鳞、脏，白水煮取汁

生姜五片。上将鱼汁一盅半入药，煎至一盅，空心服，以水尽肿消为度。如胎死腹中，胀闷未除，须再服一剂。

防己汤　治子肿。

防己　赤茯苓　桑白皮　紫苏叶各一钱　木香五分

姜三片，水煎服。

全生白术散　治面目虚浮，四肢作肿。

白术蜜炙，一两　生姜皮　大腹皮　陈皮　茯苓皮各五钱

为末，每服二钱，米饮调下。如未应，佐以四君子汤，即人参、白术、茯苓、炙甘草各一钱，煎汤调服。

单氏白术散　治脾虚肿满。

白术蜜炙　当归各二钱　人参一钱　川芎八分　大腹皮　茯苓各七分　陈皮四分　甘草三分

姜三片，水煎服。如水泻致肿，加山药、扁豆、泽泻。

五皮散　治胎前浮肿，脾肺皆病。

大腹皮　桑白皮　茯苓皮　陈皮　生姜皮各等分

加木香少许，浓煎汁半盅，空心服。

栀子散　治湿热肿满。

山栀仁炒　萝卜子炒

等分，为末。每服一钱，米饮调下。

紫苏饮　治子悬。

大腹皮二钱　川芎　陈皮去白　白芍酒炒　苏叶各一钱　当归二钱　人参　甘草各五分

姜四片，葱白三茎，水煎。一方有香附，无人参。如腹痛加木香、制香附各一钱；咳嗽，加炒枳壳、桑白皮各一钱；

热，加条芩、淡竹茹各一钱；呕，加砂仁、姜半夏各一钱；泻，加茯苓、蜜炙白术各一钱。

子悬汤

人参一钱　当归身　白芍各二钱　黄芩　丹参　苏叶　陈皮　砂仁　香附制，各八分

姜三片，葱白三茎，水煎服。

加味四君子汤　治胃热不安。

人参　白术蜜炙　茯苓　枳壳炒　柴胡　黄芩　炒山栀各一钱　甘草五分

姜三片，葱白三茎，水煎服。

加味归脾汤　治脾郁不安。

人参　黄芪　白术蜜炙　茯苓　枣仁各二钱　远志制　当归各一钱　柴胡　山栀仁　枳壳炒，各八分　木香　炙甘草各五分　圆眼肉七枚

水煎服。

葱白汤

葱白二十七茎，煮汁饮之

生胎即安，死胎即下。不效再服。此方神效之极，惟脉浮滑者宜之。本草云：通阳气，安胎。

竹叶汤　治子烦，心虚有火者宜之。

白茯苓二钱　麦门冬去心　黄芩各一钱半　淡竹叶七片　灯心十茎

若气虚烦热，加熟地、当归、白芍、川芎各一钱；若气虚烦躁，加人参、白术、炙草各一钱。

竹沥汤

赤茯苓一两

以水一盅煎至七分，去滓，入竹沥一杯，和匀服。又，竹沥一味，细细饮之，亦妙。

知母饮　治烦热。

知母　麦冬去心　生黄芪　甘草各一钱　子芩　赤茯苓各一钱半

水一盅半煎至七分，去滓，入竹沥一杯温服。气虚加人参一钱；口渴加石膏一钱；热甚加犀角五分。

犀角散　治烦躁火盛。

犀角镑，五分　地骨皮　麦冬去心，各二钱　茯神一钱半　条芩一钱　甘草五分

柏子养心汤　治虚烦不寐。

生黄芪　麦冬　枣仁　人参　柏子仁各一钱　茯神　川芎　远志制，各八分　当归二钱　五味子十粒　炙甘草五分

姜三片，水煎服。

安神丸东垣　治心神烦乱，发热怔忡不寐。

黄连酒炒，一钱半　生地黄　当归身各三钱　炙甘草五分

上为末，蒸饼糊丸，如黍米大，辰砂二钱为衣。每服四十丸。

宜胎饮　治子嗽，烦躁不安。

干地黄三钱，酒洗　当归身酒洗　麦冬去心，各一钱半　白芍酒炒，二钱　阿胶蛤粉炒珠　杜仲盐水炒断丝　川续断盐水炒　条芩　枳壳麸炒，各一钱　砂仁炒，三分

桔梗散　治外感风寒，子嗽喘急。

淡天冬去心　赤茯苓各一钱　桑白皮　桔梗　苏叶各五分　麻黄去节，三分　川贝母去心，杵　人参　炙甘草各二分

姜三片，水煎服。一方有杏仁，无贝母。

兜铃散　治火盛乘金，胎气壅塞。

马兜铃　桔梗　人参　川贝母　炙甘草各五分　桑白皮　陈皮　大腹皮　苏叶各一钱　五味子四分

一方有枳壳，无人参、川贝母。

百合散　治痰多喘满。

百合　紫菀茸　川贝母　白芍　前胡　赤茯苓　桔梗炒，各一钱　炙甘草五分

姜五片，水煎服。

葛根汤　治子晕。

葛根一钱二分　桂枝　麻黄去节，各八分　白芍　甘草各六分

姜三片，枣二枚，水一盅半。先将麻黄、葛根煎至一盅，去沫，入诸药，煎至七分，温服。

按：眩晕多属肝风痰火，此方切勿轻用。

葛根四物汤 治血虚火炎，痰多眩晕。

熟地 当归 川芎 白芍各一钱 葛根 秦艽 防风各八分 牡丹皮六分 天麻五分

水煎。入竹沥一杯，和匀温服。

清痰四物汤 治子痫。

熟地黄三钱 白芍酒炒 黄芩酒炒，各二钱半 当归 制半夏 陈皮 白术蜜炙，各一钱

姜三片，水煎。温服。

羚羊角散 治子痫，角弓反张。

羚羊角镑，一钱 独活 酸枣仁炒 五加皮 防风 当归酒洗 川芎 茯神 杏仁去皮、尖，炒 薏苡仁各七分 木香 甘草各八分

姜三片，水煎服。不拘时服。

息焚安胎汤傅 治腰腹疼痛，渴汗躁狂即子狂。

生地酒炒，五钱 青蒿 白术土炒，各二钱 茯苓 人参各一钱半 知母 花粉各一钱

醒脾饮 治子疟，热多寒少及但热不寒。

青皮 厚朴姜汁炒 白术蜜炙 草果 柴胡 黄芩 茯苓 炙甘草各五分

人参养胃汤 治疟来寒多热少及但寒不热。

厚朴姜制 橘红各八分 苍术制，一钱 藿香叶 草果 茯苓 人参各五分 炙甘草三分

姜七片，乌梅一个，水煎服。

加减六君汤 治疟来饮食停滞。

人参 白术蜜炙，各八分 陈皮 苍术制 藿香叶各一钱 茯苓 桔梗 炙甘草各五分

姜三片，水煎服。

驱邪汤 治疟来邪盛食少。

高良姜 白术蜜炙 草果 橘红 藿香叶 砂仁 白茯苓各一钱 甘草五分

姜五片，枣二枚，水煎服。一方有知母，无高良姜。如有表邪，加苏叶八分，葱白五寸，或柴胡八分。

扶气止啼汤傅 治子啼。

人参 黄芪生用 麦冬去心，各一钱 当归二钱 橘红五分 甘草 花粉各一钱

滋肾丸 治子淋，血虚小便涩少。

知母酒炒 黄柏酒炒，各一两 肉桂五钱

为末，水丸，梧子大。空心白汤下百丸。

五苓散 方见带下。

知柏四物汤 治肝肾虚热成淋。

熟地 当归 白芍 川芎 黄芩 知母 黄柏各一钱

清胃散 治胃热成淋。

生地一钱半 升麻 当归 丹皮各一钱 黄连一钱半

姜连丸 治子痢，腹鸣后重。

川连 白术 砂仁 阿胶 炮姜 川芎各一两 枳壳炒，五钱 乳香三钱，另研

为末，加盐杨梅三枚，醋少许，打糯米糊丸如桐子大。每服四十丸。白痢，淡姜汤下；赤痢，甘草汤下；赤白痢，甘草生姜汤下。

香连化滞丸 治痢下初起，腹痛里急后重。

川连 条芩 白芍各一钱二分 厚朴姜汁炒 枳壳炒 青皮 陈皮 归身各八分 山楂肉一钱 生甘草 南木香各五分

当归芍药汤 治腹中疼痛，心下急满。

当归　白芍炒　枳壳炒　山楂炒，各一钱　厚朴炒，八分　陈皮六分　木香三分，磨，冲　甘草四分　黄芩炒，二钱

归芍汤

当归三钱　白芍二钱，半生半炒　莱菔子二钱，炒，研　广木香八分，切　槟榔七分，切　枳壳八分　甘草五分　车前子一钱半　山楂一钱半，砂糖炒

白痢加生姜，红痢加白糖，煎服。若积滞已清，而肠薄不止，加用川连丸，并阿胶、参、芪可也。

芩连红曲汤　通治子痢。

黄芩　黄连姜汁炒　白芍　甘草炙　橘红　红曲　枳壳炒　建莲去皮、心，各一钱　升麻炒，二分

当归黄芪汤　治久痢，腹痛小便涩。

当归酒炒　黄芪蜜炙，各一两　糯米一合

参术饮　治转胞，水道不行。

人参　白术蜜炙　当归　熟地　白芍　川芎　陈皮　制半夏　炙甘草各二钱

姜三片，枣二枚，水煎服。服后，随以指探吐，候气定又服又吐，以升提其气，上窍通而下窍自利也。

参术二陈汤　治气虚转胞，尿闭腹肿。

人参　白术蜜炙　当归　白芍　陈皮　半夏姜制　炙甘草各一钱

（七）胎前内伤杂症方

散气消闷散　治妊娠胸膈满闷。

人参一钱　白术蜜炙，两钱　川芎三分　木香三分，磨汁　苏叶　条芩酒浸　甘草各三分

姜三片，水煎服。

大圣散　治胎惊心悸气促，胀痛不安。

当归酒洗　川芎　麦冬　茯苓各二钱　绵芪蜜炙　人参　木香　炙草各五分

姜三片，水煎服。

益荣汤　治血少神虚而心不宁者。

酸枣仁　远志肉　黄芪蜜炙　柏子仁　当归　人参　茯神　白芍各一钱　紫石英煅，研　木香各八分　甘草三分

安神丸　方见前。

安胎和气饮　治胎冷腹痛欲泻。

诃子煨　白术土炒，各一两　橘红　白芍　木香各三钱　良姜炒，二钱　炙草三钱

姜二片，陈米一撮，分三次服。忌生冷，或加母丁香五分，以去瓜果之积。

归凉节命饮　治心烦腹胀，百节酸痛，小便闭涩。

苎根　白芍　当归　川芎　麦冬各一钱　白术一钱半　砂仁五分　甘草六分　糯米一撮

如中酒者，加葛根一钱；积食者，加山楂、麦芽各一钱；小便闭者，加赤苓、腹皮各一钱，以葱白为引。

加味安胎饮　治小腹重坠作痛。

白术土炒　熟地　归身各二钱，酒洗　陈皮　苏梗　川芎　甘草各四分　砂仁五分

兼寒者，加干姜五分，水煎服；或去干姜，加醋炒良姜七分，生绵芪一钱五分，母丁香四分。

小品苎根汤　治妊娠劳伤腰痛。

生地黄　苎根各二两　当归　白芍　阿胶炒珠　甘草各一两

水三盅，煎二盅，去滓，入胶化开，每服一盅。

通气散　治挫闪气滞腰痛。

补骨脂瓦上炒，一两

研末。空心先嚼胡桃肉一个，酒调下。

青娥丸　治肾元虚损腰痛。

补骨脂炒　杜仲炒断丝，各四两　胡桃肉三十个，研

蜜丸。酒下四钱。

猪肾丸 治肾亏腰痛。

猪腰子一对，劈开四片，去油膜，纳姜、制杜仲于内，合住线扎

隔水蒸熟，焙干，入青盐二钱，共研末，蜜丸。空心淡盐汤下。

平安散 治妊娠遍身刺痛胀满。

厚朴炒，一钱 陈皮一钱 熟地二钱 甘草炙，八分 川芎一钱 木香一钱

煨姜三片，盐一撮，水煎服。

加减安胎饮 治失血类中风症。

人参 白术土炒 麦冬 归身酒洗 熟地 天麻各二钱 防风 荆芥各一钱 陈皮 甘草各五分

姜三片，水煎服。加川贝母一钱、天竺黄一钱。

消风散 治妊娠头目眩晕，痰壅将危。

雨茶 甘菊 羌活 石膏煅 当归酒洗 羚羊角 川芎 白芷 荆芥 防风各一钱 甘草八分

姜煎服。

天冬饮子 治两目不明，头痛项肿。

天冬 荆芥各一钱半 当归酒炒 川芎 熟地 白芷炒 茯苓 知母各二钱 人参六分 五味子十四粒 防风 茺蔚子各一钱

（八）胎前外感杂症方

加味芎苏饮 治外感风寒，身热眩晕。

紫苏 羌活 陈皮 麦冬各一钱 川芎 白芍各八分 干姜 甘草各五分

生姜二片，水煎服。惟胎前宜清凉，干姜慎用。

香苏饮 治妊娠伤寒，勿论日数，但觉恶寒头痛，此方治之。

香附 紫苏各二钱 陈皮一钱 甘草五分

生姜三片，葱白五茎，水煎服。如头痛，加川芎、白芷各一钱；如得肝脉，外症善洁，面青善怒，其三部脉浮而弦，恶寒里和谓二便自调也，加羌活、防风各一钱谓肝生风，是胆受病也；如得心脉，外证面赤，口干善笑，其三部脉浮而洪，恶寒里和，加黄芩、石膏各一钱五分谓心主热，是小肠受病也；如得脾脉，外证面黄，善噫善思，其脉尺寸浮而缓，恶寒里和，加白术、防己各一钱谓脾主湿，是阳明受病也；如得肺脉，外证面白，善嚏善悲，不乐欲哭，其脉尺寸浮而涩，恶寒里和，加黄芪、防风各一钱谓肺主燥，是大肠受病也；如得肾脉，外证面黑善恐，其脉尺寸浮而濡，恶寒里和，加制附子一钱盖肾主寒，是膀胱受病也。按：附子犯胎禁，须酌用之。

黄龙汤 治妊娠伤寒，得之三五日后，外发热恶寒，内烦渴引饮，小便赤涩，治宜和解。

柴胡二钱 黄芩一钱半 人参 甘草各一钱

生姜三片，大枣二枚，水煎服。如寒热往来，无汗口干，加葛根二钱，去枣，入葱白三茎；头痛不止，加川芎、白芷各一钱，去枣入葱白三茎；发热有汗，口渴，加白术、花粉各钱半；脉浮大有力，大热大渴，本方去姜枣，合人参白虎汤，即人参二钱，石膏五钱，知母二钱，生甘草一钱，粳米一撮；心烦不卧，加茯苓、麦冬各一钱；呕哕，加茯苓、姜半夏各一钱，去枣；胸膈胀满，加川芎炒黑、枳壳麸炒、制香附各一钱；大便闭结，加大黄五分，利则止，不利加至一钱，以利为度。

三黄解毒汤 治妊娠伤寒五六日后，发热烦渴，小便赤，大便秘，六脉沉实，宜下之。

大黄 黄连 黄芩 黄柏 黑山栀各

等分

各随五脏脉证加减。如得沉弦有力之肝脉，内证烦满消渴，倍山栀仁，加当归一钱半，甘草五分；得沉数有力之心脉，内证烦躁闷热，倍黄连，加麦冬一钱；得沉缓有力之脾脉，内证腹痛胀满，谵言妄语，倍大黄，加枳实、制厚朴各一钱；得沉滑有力之肺脉，内证咳喘，胸满多嚏，倍黄芩，加桔梗五分，葶苈子一钱；得沉实有力之肾脉，内证下重足肿，寒而厥冷，倍黄柏，加熟地一钱，干姜五分。

散寒救胎汤　治妊娠中寒心腹痛，手足厥逆。

人参一两　白术蜜炙，二两　肉桂　干姜炒　炙甘草各一钱

全生救难汤叶氏　治感少阴风邪危急之证。

人参　白术蜜炙黄，各一两　附子炮，一钱　炙甘草五分

待微冷服。不应，加肉桂、炮干姜各一钱。

回阳救产汤　治少阴感寒，心腹作痛，手足厥逆。

人参　当归酒洗，各一两　肉桂　干姜　炙甘草各一钱　白术蜜炙，五钱

排风饮　治妊娠中风痰迷。

麻黄去节　白术蜜炙　防风　甘草　杏仁去皮、尖　川芎　白鲜皮　当归　独活　茯苓

姜三片，枣一枚，水煎服。

钩藤汤　治中风瘛疭。

钩藤钩　当归　人参　茯神　桔梗各一钱半　桑寄生五分

如风热，加柴胡、黄芩、白术、炒山栀；风痰上涌，加竹沥、胆星、制半夏；风邪急搐，加全蝎、制僵蚕；烦热，加石膏一钱半；临产，加桂心五分。

当归散　治妊娠中恶，心腹疼痛。

当归　川芎　丁香各三两　青皮二两　吴茱萸五钱　桔梗汤泡，炒黑

共研细末。每服一钱，温酒调下。

木香散　治中恶腹痛。

木香　枳壳麸炒，各七钱半　生地黄二钱

为末。温酒调服一钱。

苦梗散　治中恶。

苦桔梗微炒，一两　生姜五钱

水煎服。

消恶安胎汤傅　治妊娠中恶，痰多吐涎，腹中疼痛，有如鬼击。

当归酒洗　白芍酒炒，各一两　白术土炒　茯苓各五钱　人参三钱　甘草一钱　陈皮五分　花粉三钱　苏叶　沉香研末，各一钱

香薷饮　治妊娠中暑。

香薷二钱　厚朴姜制　白扁豆炒，各一钱

若烦热甚而多饮，加麦冬、黄芩、花粉、五味子、黑山栀各一钱。

香苏饮　方见前，治霍乱吐泻。

如转筋加木瓜一钱；胎动加蜜炙白术一钱。夏加黄芩一钱；冬加人参、白术各一钱。

六和汤　治吐泻并作。

扁豆二钱　人参　木香各一钱　半夏姜制，七分　砂仁八分　杏仁去皮、尖，十粒捣　陈皮　藿香　甘草各四分

姜三片，枣二枚，水煎服。

丹溪安胎饮　治妊娠霍乱。

人参一钱　川芎　条芩各八分　白术蜜炙　当归　熟地黄各二钱　紫苏　陈皮　甘草各四分　砂仁三分

姜、枣为引，水煎服。

卷三　保卫临产秘诀

一、临产大要

（一）临产有六字真言

一曰睡，二曰忍痛，三曰慢临盆。

（二）欲产时之试验

薛立斋曰：欲产之时，觉腹内转动，即当正身仰睡，待儿转身向下，时时作痛，试捏产母手中指节或本节跳动，方与临盆即产矣。

（三）生产自有时候

《大旨》曰：大凡生产，自有时候。未见时候，切不可强服催生药，切不可坐早及令稳婆乱动手。

（四）临产试痛

初觉腹痛，先自家拿稳主意，要晓得此是人生必然之理、极容易之事，不必惊慌。但看痛一阵不了，又痛，一连五七阵，渐痛渐紧，此是要生，方可与人说知，以便伺候。若痛得慢，则是试痛，只管安眠稳食，不可乱动。此处最要着意留心，乃是第一关头，不可忽略。若认作正产胡乱临盆，则错到底矣。

（五）临产以忍痛为主

此时第一要忍痛为主。不问是试疼，是正产，忍住疼，照常吃饭睡觉，疼得极熟，自然易生。且试疼与正生亦要疼久，看其紧慢，方辨得清，千万不可轻易临盆坐草，揉腰擦肚，至嘱至嘱。再站时宜稳站，坐时宜稳坐，不可将身左右摆扭。须知此处要自家做主，他人替不得，与自家性命相关，与别人毫无干涉。

（六）临产以睡为第一妙法

到此时必要养神惜力为主，能上床安睡，闭目养神最好。如不能睡，暂时起来，扶人缓行，或扶桌站立片时；疼若稍缓，又上床睡，总以睡为第一妙法。但宜仰睡，使腹中宽舒，小儿易于转动，且大人睡下，小儿亦是睡下，转身更不费力。盖大人宜惜力，小儿亦宜惜力，以待临时用之，切记切记。

（七）临盆不可太早

无论迟早，切不可轻易临盆用力，切不可听稳婆说孩头已在此，以致临盆早了，误尽大事。此乃天地自然之理，若当其时，小儿自会钻出，何须着紧？因恐小儿力薄，其转身时，用力已尽，及到产门不能得出，或亦有之，亦稍用力一阵助之，则脱然而下。盖此时瓜熟蒂落，气血两分，浑身骨节，一时俱开，水到渠成，不假勉强，及至生下，即产母亦不知其所以然矣。

（八）临产切勿妄自用力

或曰：大便时亦须用力，如何生产不用力？不知大便呆物，必须人力；小儿自会转动，必要待其自转，不但不必用力，正切忌用力。盖小儿端坐腹中，及至生时，垂头转身向下，腹中窄狭，他人用力难助，要听其自家慢慢转身到产门，头向下，脚向上，倒悬而出。若小儿未曾转身，用力一逼，则脚先出，以为诧异，且赠之美名曰脚踏莲花生，或转身未定时，用力一逼，则横卧腹中，一手先出，又名之曰讨盐生，即或转身向下，略不条直，用力略早，亦或左或右，偏顶腿骨而不得出，不知此等弊病皆是时候未到，妄自用力之故。奉劝世人万万不可用力，然亦非全不用力，但当用力，只有一盏茶时耳，其余皆不可乱动者也。即如大便未到其时，纵用力亦不能出，而况于人乎？

（九）用力只有一盏茶时

或问：何以知此一盏茶时而用力乎？曰：此时自是不同。若小儿果然逼到产门，则浑身骨节疏解，胸前陷下，腰腹重坠异常，大小便一起俱急，目中金花爆溅，真其时矣。当于此时临盆，用力一阵，母子分张，何难之有？

（十）欲产不出不妨安睡

或曰：早一时断乎不可动矣，不知迟了一时可不妨否？曰：不妨。若果当其时，必无不出之理，然或偶有不出者，则是小儿力尽，不能得出，宜令产母上床安睡，使小儿在腹中亦安睡歇力，少顷自然生矣。

或曰：倘或儿到产门而大人睡下，岂不有碍？曰：更好。盖小儿向下时，而大人坐立，则小儿倒悬矣，岂能久待。今大人睡下，儿亦睡下，有何妨碍？又曰：倘或闷坏奈何？曰：他十个月不闷，今乃闷乎？

（十一）临产用药只有二方

或问：服药有益无损否？曰：有。只须加味芎归汤、佛手散，二方用之不尽矣。盖胎时全要血足，血一足，如舟之得水，何患不行。惟恐产母血少，又或胞浆早破，以致干涩耳。今二方皆大用芎、归，使宿血顿去，新血骤生。药味易得，随地皆有，且使身体健壮，产后无病，真正有益无损。此皆先贤洞明阴阳之理，制此神丹，以利济天下后世。奈世人贵耳贱目，以为平常而不用，必求奇怪之药，如兔脑丸、回生丹，皆耗气破血之剂，服之安得无损。只要奇怪，不论损益，岂不可叹？

（十二）产脉辨生死之法

《脉要》曰：欲产之脉，必见离经，或沉细而滑。夜半觉痛，来朝日中必娩。新产之脉，缓滑为吉。若实大弦急，近乎无胃，凶危之候。或寸口涩疾不调，恶证立见。惟宜沉细附骨不绝，虽剧无恙。

潘硕甫曰：临产气血动荡，胎胞迸裂，与常经离异，必有水先下。俗谓胞浆，养胎之液也。水下则胞裂而产。及已产，气血两虚，脉宜缓滑。缓则舒徐，不因气夺而结促；滑则流利，不因血去而枯涩，均为吉兆也。若实大弦牢，非产后气血两虚所宜。实为邪实，大为邪进，弦为阴敛，宣布不能，牢为坚着，皆相逆之脉也。

二、保产须知

（一）产室宜寒温适中

《医宗金鉴》云：产室之内，四时俱要寒温适中。若大热大寒，均不相宜。夏月必须清凉，勿令炎热，致产母中暑晕迷；冬月必须温暖，勿令寒冷，以致血凝难产。

（二）冻产

冬月寒冷，产母经血得冷则凝，以致儿不能生下，此害最深。若冬月生者，下部切不可脱棉衣，并不可坐卧寒处，当满房着火，常有暖气，令产母背身向火，令脐下腿膝间常暖，血得热则流行，儿便易生，名曰冻产。

（三）热产

时当夏令，威焰酷烈，产妇要温凉得所，亦不得恣意取凉，伤损胎气，又不可房中人多，热气逼袭产母，使产母血沸，发热头痛面赤，昏昏如醉，乃至人事不省，此名热产。

（四）惊生

《医宗金鉴》云：产房之内，不可人多，人多则语声喧哗，产母之心必惊，惊则心气虚怯，至产时多致困乏，号曰惊生。有如此者，须急急摒出，只留服役一二人，使寂静而无嘈杂之声，则母心始安，安则其胎亦宁静矣。

（五）伤产

妇人怀胎，未产一月之前，忽然脐腹疼痛，有如欲产之状，却仍无事，是名试胎，非正产也。但未有正产之候，切不可令人抱腰，亦不可令产母乱动用力。若儿身未顺，才方转动，便教产母虚乱用力，使儿错路，或横或倒，不能正生，皆缘产母用力未当之所致也。直待儿身顺，临逼产门，方始用力一送，令儿下生。若未有正产之候而用力太早，并妄用催生药饵令儿生下，此名伤产。

三、难产

（一）临产有难产之患

世间有难产者，或因母太虚，胎养不足，血气不完；或母病伤寒之后，热毒伤胎；又或夫妇同房太多，以致欲火伤胎；平日过食椒姜煎炒热物，火毒伤胎；以及跌仆损伤，皆致难产，多令胎死腹中。除此之外，无难产者矣。若误用力，已致横生倒产，急令安睡，用大剂加味芎归汤服之，将手缓缓托入，再睡一夜，自然生矣。若到此时，仍不许他睡，又或动手动脚，乱吃方药，吾未如之何矣。

吴本立曰：夫妇人临产，死生反掌。若善于救治者，实可以起死回生；稍不急救，多致夭枉；救之不得其法，药之不能应手，亦莫全其生也。将产努力过多，儿转未逮，以致胎落于胯不能育者；有因子横、子逆而难产者；有体肥脂厚，平素逸而难产者；有子壮大而难产者；有年长遣嫁，交骨不开而难产者；有胞水先破，胞内干涩而难产者。有胎死腹中而不下者，其腹冷舌黑可验。有胞中积水，其腹大异常，脉息细弱，名曰胞水，临产必去水斗余方产，其儿手足必软短残疾，盖水清其胎故也，早用去水之药，儿斯无恙矣。有儿下地去血太多，产下即死者；有血上奔而昏晕，甚至呕血鼻衄者，如血晕不省者，急以醋炭搐鼻，即醒也。有子下而胞衣不下者，有败血灌满胞中者，如胞衣不下，须行去胞中血，则自下也。有因稳婆取胞误伤内脏，轻则带疾，重则伤命，慎之慎之。大抵贫贱妇人生育极易者，以其劳役，胎气流动故也；富贵之家，厚养安逸，身体肥壮，每难生育也。

（二）难产由于安逸气滞

《大全良方》曰：妇人以血为主。惟气顺则血和，胎安则产顺。今富贵之家，过于安逸，以致气滞而胎不转，或为交合，使精血聚于胞中，皆致难产也。

（三）难产由于恐惧气结

许叔微曰：有产累月不下，服催生药不验，此必坐草太早，心惧而气结不行也。经云：恐则气下。惧则精怯，怯则上焦闭，闭则气还，还则下焦胀，气乃不行，得紫苏饮一服便产。

（四）难产由于胞中气血壅滞

郭稽中曰：产难者，因儿转身，将儿枕血破碎，与胞中败血壅滞，儿身不能便利，是以难产。急服胜金散，消其血则儿易生矣。

（五）难产由于胞破血干

陈无择曰：难产多因儿未转顺，坐草太早，或努力太过，以致胞衣破而血水干，产路滞而儿难下。宜先服催生如神散以固其血。

（六）难产由于妊孕房事不谨

虞天民曰：或问丹溪所谓产难之妇，多是八九个月内不能谨慎，以致气血虚故也，其旨何与？曰：妇人有妊，不宜与丈夫同寝。今人未谙此理，至八九月内，犹有房室。夫情欲一动，气血随耗，胎孕全赖气血培养，气血既亏，则胎息羸弱。日月既足，即欲分娩，拆胞求路而出，胞破之后，胞中浆水沛然下流，胎息强健者即翻随浆而下，此为易产；胎息倦弱者，转头迟慢，不能随浆而下，胞浆既干，污血闭塞生路，子无所向，遂至横生逆产。急服催生药，逐去恶血，道路通达，庶速产也。

慎斋按：以上五条，序临产时有难产之患也。难产之由在平时则有安逸气滞，有心恐气结，有房室不谨；在将产则有败血壅滞，有胞浆干涸，大要不外此数端也。

（七）治难产胞浆干，令通上下之气

《大全》曰：胞浆先破，恶水来多，胎干不得下，先与四物补养气血，次煎浓葱汤，令稳婆洗产户，令气上下通畅，更用酥油、滑石涂产门，次服神妙乳砂丹或葵子如圣散。

（八）治难产以顺气和血为主

《女科正宗》曰：难产有因母气血盛，胎肥而难产者；有因母气弱血枯涩而难产者。悉是平时不善调摄，或七八月犯房事，致污浊凝滞，不得顺生，大法以顺气和血为主。如浆干不下者，滋顺为主；污血阻滞者，逐瘀为主；如坐草用力早，胞水干者，滑胎散、神应散连进大剂，如鱼得水，自然顺矣。

（九）治难产当补气养血为主

妇人有难产者，腹痛久而未产也。若恶露少者，虽久不妨，此胞水未破，俟胞水行时自产。若遇腰痛甚者，将产也。盖肾候于腰，胎系于肾故也。如胞水先破，恶露行尽，累日不能下者，当补养气血，慎不可用破血耗气之药，急用佛手散加人参二三钱，入童便调服，此取纯阳生气，切不可停冷，冷则生气去而无益于治。如气滞逆上，频以白色童便灌之；气虚不能驾驭其胎而上逆者，独参汤加童便服之；甚至昏晕吐沫，搐搦谵语者，急控顶发，抉开牙齿，以童便灌之，稍迟则不救。

四、正产

（一）正产之状况

娄全善曰：妇人怀胎，十月满足，忽腰腹作阵疼痛相攻，胎气顿陷，至于脐腹痛甚，乃至腰间重痛，谷道挺进，继之浆破血出，儿子遂生，此名正产。

（二）正产之时候

张景岳曰：凡孕妇临月，忽然腹痛，或作或止，或一二日，或三五日，胎水少来，但腹痛不密者，名曰弄胎，非当产也。又有一月前或半月前，忽然腹痛，如欲产而不产者，名曰试月，亦非产也。凡此腹痛，无论胎水来与不来，俱不妨事，但当宽心待时可也。若果欲生，则痛极连腰，乃将产也。盖肾系于腰，胞络系于肾故耳。又试掐产母手中指本节跳动，即当产也。此时儿逼产门，谷道挺进，水血俱下，方可坐草试汤，瓜熟蒂落，此乃正产之候也。

五、逆产

（一）横产

儿先露手臂，此由产未当，先用力故也。儿身未顺，用力一逼，遂致身横，不能生下。当令产母安然仰卧，然后推儿，徐徐先推其手，令人直上，渐渐逼身，以中指抵其肩，推上而正之；或以指攀其儿耳而正之；必须产母仰卧，以便推儿正之；候其儿身正，煎催生药一盏服之，方可用力，令儿下生，此名横产。

（二）倒产

产母胎气不足，关键不牢，用力太早，致令儿不能回转，便直下先露儿足。当令产母仰卧，令稳婆推其足，渐渐入内。不可令产母用分毫力，亦不得令其惊恐，务必安慰，使儿自顺，名曰倒产。

（三）偏产

儿身未正，产母用力一逼，致令儿偏拄左腿，或偏拄右腿，故头先露，偏拄一半，不能生下。当令产母仰卧，次令看生之妇轻轻推儿近上，以手正儿头，令儿头正后，产母用力一送，即便生下。若小儿头后骨偏拄谷道，只露其额，当令看生之人以绵烘热，裹手于谷道外旁，轻轻推儿头端正，便令产母用力一送，儿即下也，此名偏产。

（四）碍产

儿身已顺而露其正顶，不能生下。盖因儿身回转，脐带攀其肩，因此露顶而不能生下。当令产母仰卧，令看生之妇轻轻推上，徐徐引手，以中指按儿肩下，拨其脐带，仍须候儿身正顺，令产母用力一送，儿即生下，此名碍产。

（五）坐产

欲临产时，高处系一手巾，令产母以手攀之，轻轻屈足坐定，令儿生下，非坐在物上也，此名坐产。

按：横产、倒产、偏产、碍产四法，若非稳婆精良妙手，不可依验此法，恐恣其愚蠢，以伤人命也。今世之横产逆生，手足先出者，以细针连刺儿手足，将盐擦其刺处，即便缩上，俗谓讨盐生也。倒产者往往随其倒足生下，名曰踏莲花生，并无后患，不必依前推足上法也。碍产者往往脐带有缠在儿头顶上，则儿自出在产户外，稳婆以指拔其脐带，从儿头顶过下之者。又有脐带缠住头顶一匝，而儿与胞衣一齐同下者，倘漫用前法，推入产门转，恐误事也。

(六) 捧心生

吴本立曰：妊娠临产有儿手捧母心不下者，多致母子俱亡，必用药引入心，分解开儿手，方得产下。盖儿手捏物最紧，药气一到，其手自软。急用猪心血调乳香五钱，煮酒送下，儿手遂开。

(七) 坐臀生

儿方出胞，气力不续，身未转运，却被产母用力一迸，则儿臀先露，谓之坐臀生。亦宜推入，令服补气和血之药，安卧静养，候其力转运，然后用力。

(八) 背包生

儿出胞转身时，偶然脐肠盘于顶上，牵系不能即下者，俗名背包生。亦宜推入，轻轻拨去，然后用力。

(九) 浪脐生

儿出胞时，头必转向产门，自然正产。若无力转运，脚蹈胞衣，脐肠先出，谓之浪脐生。急令理清推入，稍俟气平，乘势就其脚下，不可推转久延，久则脐肠复下，便难收拾矣。

(十) 盘肠生

人之二肠，俱有脂膜联络，间有生成无膜联络者，则产时其肠随儿而下，谓之盘肠生。须用漆器，以温汤涤净，务令温暖湿润，盛其所下之肠，浓煎黄芪汤浸之即上。切勿稍染尘垢及着干物，即不肯上而黏住断绝矣。全在稳婆精细为妙。

又法将产妇顶心发分开，用蓖麻子捣烂，贴产母顶上，其肠收上，即去之。

一法

以半夏末搐鼻中，肠自上。

一法

以蓖麻油润纸捻，点灯吹灭，将烟熏鼻中，其肠即上。

盘肠生是必母气虚血弱，因而下脱，当用大补气血之药，兼以升提，则肠自收矣。大剂参、芪、芎、归加升麻。

或问：盘肠生是何缘故？曰：是用力之过。盖因产母平日气虚，及到临时用力努挣，浑身气血下注，以致肠随儿下。一次如此，下次路熟，又复如此。若能等待瓜熟蒂落之时，何得有此怪异耶？

六、交骨不开

(一) 交骨不开当助其血气

是因元气素弱，胎前失于调养，以致气血不能运达而然。当助其气血，补而开之。古法用加味芎归汤大剂服之，或大剂人参、童便入芎归剂中，助其血气，开合之功立致也。若见咬牙昏晕，急以热小便灌之，稍迟则无济矣。若元气不虚者，只用佛手散、小便服之，单用小便亦得，人参不必也，外以麻油调滑石末涂产门，交骨渐开。

(二) 开骨之法

傅青主曰：妊娠有儿到产门，竟不能下，此危急存亡之时也。人以为胞胎先破，水干不能滑利也，谁知是交骨不开之故乎。盖产门之上，原有骨两块，两相斗合，名曰交骨。未产之前，其骨自合，若天衣之无缝；临产之际，其骨自开，如开门之见山。妇人儿门之肉，原自斜生，皮亦横张，实可宽可窄、可大可小者也。苟非交骨联络，则儿门必然大开，可以手入探取胞胎矣，此交骨为儿门之下关，实妇人锁钥之键。此骨不闭，则胎可直下；此骨不开，则儿难降生。然而交骨之能开能合者，气血主之也。血旺而气衰，则儿虽向下，而儿门不开；气旺而血衰，则儿门可开，而儿难向下。是气所以开交骨，血所以转儿身也。欲生产之顺利，非大补气血不可。然交骨之闭甚易，而交骨之开甚难。临产交骨不开者，多由于产前贪欲，泄精太甚，精泄则气血失生化之本而大亏矣。气血亏，则无以运润于儿门，而交骨黏滞不开矣。故欲交骨之开，必须于补气补血之中而加开骨之品，两相合治，自无不开之患，不必催生而儿自迅下，母子俱无恙矣。方用降子汤。

七、催生

催生大法

《大全》曰：催生大法，滑以流通涩滞，苦以驱逐闭塞，香以开窍逐血。气滞者行气，胞浆先破，血干者固血。

朱丹溪曰：催生只用佛手散，最稳当，又效捷。

产妇坐蓐时，用达生散去芍药，加枳壳、黄杨脑、童便。然必待胞水破，腰痛甚，方与热服，不可太早，早则先行恶露，反致难产也。

八、试痛

（一）试痛时切勿妄动

或问：试痛何故？曰：儿到七八个月，手足五官全备，已能动弹，或母腹中有火，或起居不时，令儿不安，以此大动而痛。此等十胎而五，不足为奇，只宜照常稳食安眠，一二日自然安静。或痛之不止，用安胎药一二服自止。此后近则数日，远则月余，甚至再过三四个月才产。人多不知，轻易临盆，终日坐立，不令睡倒，或抱腰擦肚，或用手拖，或用药打，生生将儿取出，母则九死一生，儿则十胎九夭，惨不可言。世间难产，皆此故也。盖胎养不足，气血不全，如剖卵出雏，裂茧出蛹，宁可活乎？只说小儿难养，谁复根究到此。

又有受寒及伤食腹痛，不可不知。

或问：何以知其试痛？曰：只看痛法。一阵紧一阵者，正生也；一阵慢一阵者，或乍紧乍慢者，皆试痛也。

或问：伤食受寒，何以辨之？曰：伤食者，当脐而痛，手按之更痛，或脐旁有一硬处。寒痛多在脐下，绵绵而痛，不增不减，得热物而稍缓是也。

（二）试胎弄胎时之腹痛

《医宗金鉴》云：妊娠月数未足，时或腹中痛，痛定仍然如常者，此名试胎，宜养血以安其胎。若月数已足，腹痛或作或止，腰不痛者，此名弄胎，不宜轻动。二者均非正产之时，切勿躁扰疑惑，惟宜安静，以待其时。

九、子死腹中

（一）下死胎法

子死腹中者，或热病伤胎，或颠仆高坠，或惊动太早，或触犯禁忌，或胎肥气滞，恶露已尽，致胎干子死，身冷不能自出。须验产母，面赤舌青，腹中阴冷重坠，是其候也。然不若见紫黑红块血缕，尤为确候。至若爪甲与舌俱青，腹胀气喘，口中臭气者，危矣。急令稳婆动手，以法下之，迟则不救。古法虽有童便调朴硝半两，及平胃散水酒煎调朴硝，虚寒用理中汤倍参煎调芒硝等法，然有时辄应，有时不应，良由产母元气盛衰不同，能行药力与不能行药力故耳。亦有难产，有两儿一死一生者，《千金》用蟹爪一升，甘草二钱，阿胶三两，以流水先煮蟹爪、甘草，去滓，内阿胶烊化服之；血凝不下，加桂心三钱，药入，死者即出，生者即安，神验。此《千金》法，取蟹能散血，而爪触之易脱，物类相感之应也。又有子死腹中，用黄牛尿涂母腹上立出者；又有取灶心黄土为散，酒服三钱匙立出者；又有以夫尿煮沸服之者；又有以冬葵子半升，阿胶三两煎服者；又有用甘草、肉桂、蒲黄、香豉煎成，入鸡子一枚调服者。若冬月胎死坚硬，腹中觉冷，用香桂散加乌头及黑神散、黑龙丹，皆可应用。内外有邪者，五积散最宜。若死胎及胎衣恶血上逆，搐呕昏晕，用小便乘热灌之，但得一口下咽即止。若面赤舌青，子死母活；面青舌赤，母死子活；唇青吐沫，或面舌俱青，子母俱亡。又有以肉桂、当归、朴硝下死胎者。

（二）子死产门不下宜助母气

傅青主曰：妇人有生产三四日，儿已到产门，交骨不开，儿不得下，子死而母未亡者，服开骨之药不验，当有死亡之危，今幸而不死者，正因其子死而胞胎下坠，子母难开，母气已收，未至同子气俱绝也。治但救其母，而不必顾其子矣。然死子在产门塞其下口，亦有致母死亡之道。宜用推送之法，补血以生水，补气以生血，使气血两旺，死子可出，而存母命也。倘徒用降子之剂以坠之，则死子未必下，而母气先脱矣，非救援之善者也。方用救母丹。

十、胞衣不下

（一）胞衣不出治法

脐肠坠断，恶露入胞，胀大不能出者，二味参苏饮，童便和服。壮实人失笑散以消瘀血，甚则平胃散加朴硝下之。

胞衣不下，古法用蛇脱一条，香油灯上烧，研入麝香为末，童便调服，或加蕲艾、阿胶、苏木各一钱，麦芽末打糊为丸，名乌金丸。难产及死胎不出，俱童便服之。亦有单用蛇脱酥炙为末，童便下一钱匙者。《千金》治胞衣不出，胞烂喘急欲死，用牛膝汤服之即下。妊娠肥盛多痰，阻逆气道而致难产，及子死胎干，或子下而胎衣不出，半夏为散，尿服方寸匙，连进三服，并用吹鼻取嚏，以激动开窍，大妙。

常见下死胎、胞衣用朴硝等法，非惟不效，即使得下，胃气大伤，往往不能收功。丹方用蓖麻子肉研涂母右脚心，胞下即洗去，缓则肠亦出矣。今人以产妇头发入口作呕，胎衣自出，其法甚效。如不出，反逆上者，必死。

胞衣不下，血晕不醒，腹中刺痛，败血攻心，或眼闭口噤，或谵语狂言，困顿垂死者，以琥珀黑龙丹灌之，立效。

（二）产后胞衣不下属冷乘血涩

《大全》曰：儿产出，胞衣不落，谓之息胞。由初产时用力，儿出，身体已疲惫，不复能用力。产胞经停之间外冷乘之，则血道涩，故胞衣不出，急以药治之，庶不妨害于儿。所因胞系连脐带，胞不下，即不得以时断脐，浴洗冷气伤儿成病。旧法胞衣不出恐损儿，依法截脐。

（三）产后胞衣不下属血入胞中

郭稽中曰：胞衣不下者何？曰：母生子讫，流血入衣中，衣为血所胀，故不得下，治稍缓，胀满腹中，上冲心胸，疼痛喘急者，难治。服夺命丹，逐去衣中之血，血散胀消，胞衣自下。牛膝汤亦效。

（四）产后胞衣不下有虚实之分

薛立斋曰：胞衣不下有二：有因恶露入衣，胀而不能出；有因元气亏损，虚而不能出。恶露流入衣中者，腹必胀痛，用夺命丹或失笑散以消瘀血，缓则不救；元气虚弱，不能送下者，腹中不胀不痛，用保生无忧散以固元气。

（五）产后胞衣不下急断脐带法

《宝庆方》曰：妇人百病，莫甚于生产；产科之难，临产莫重于催生，既产莫甚于胞衣不下。惟有花蕊石散一药，最为紧要。更有一法，产讫胞衣不下，停久，非特产母疲倦，又血流胞中，必致危笃。宜急断脐带，以物系坠，使血不潮入胞中，则胞衣自痿缩而下。只要产母安心，以物系坠之时，宜用心先系，然后断截。不尔，胞上掩心而死，慎之。

其法，用粗麻线将脐带系住，又将脐带双折，再系一道，以微物坠住，再将脐带剪断，过三五日自痿缩干小而下。累用有验。

按：以上四条，序产后有胞衣不下之证也。胞衣不下有冷乘血凝，有血流衣胀，有元气虚脱三症，当分因用药急治。如冬天严寒，风冷乘虚而入，胞冷血凝而不下，则当用夺命丹、牛膝散、桂附热药以下之。若元气虚弱，气血亏损而不能下，则当用无忧散、生化汤以温补之。寒热虚实之际，不可不详审施治也。

十一、小产

（一）行房小产

傅青主曰：妊妇因行房颠狂，遂致小产，血崩不止，人以为火动之极也，谁知是气脱之故乎。大凡妇人之怀妊也，赖肾水以荫胎，水源不足则火易沸腾，加以久战不已，则火必大动。再至与酣颠狂，精必大泄，精大泄，则肾水益涸，而龙雷相火益炽，水火两病，胎不能固而堕矣。胎堕而火犹未息，故血随火而崩下，有不可止遏之势。人谓火动之极，亦未为大误也。但血崩本于气虚，火盛本于水亏。肾水既亏，则气之生源涸矣；气源既涸，而气有不脱者乎。此火动是标，而气脱是本也。经云：治病必求其本，本固而标自立矣。若只以止血为主，而不急固其气，则气散不能速回，而血何由止。不大补其精，则水涸不能遽长，而火且益炽；不揣其本，而齐其末，吾未见有能济者也。方用固气填精汤。

（二）闪跌小产

傅青主曰：妊妇有跌仆闪挫，遂致小产，血流紫块，昏晕欲绝者，人皆曰瘀血作祟也，谁知是血室损伤乎。夫血室与胞胎相连，如唇齿之相依，胞胎有伤，则血室亦损，唇亡齿寒，理有必然也。然胞胎损伤而流血者，其伤浅；血室伤损而流血者，其伤深。伤之浅者，疼在腹；伤之深者，晕在心。同一跌仆损伤，而未小产与已小产，治各不同。未小产而胎不安者宜顾其胎，而不可轻去其血；已小产而血大崩，宜散其瘀，而不可重伤其气。盖胎已堕，血既脱而血室空虚，惟气存耳，倘或再伤其气，安保无气脱之忧乎？经云：血为营，气为卫。使卫有不固，则营无依而安矣？故必补气以生血，新血生而瘀血自散矣。方用理气散瘀汤。

（三）大便干结小产

傅青主曰：妊妇有口渴烦躁，舌上生疮，两唇肿裂，大便干结，数日不得通，以致腹痛小产者，人皆曰大肠之火热也，谁知是血热烁胎乎。夫血所以养胎也，温和则胎受其益，太热则胎受其损。如其热以烁之，则儿在胞胎之中，若有探汤之苦，难以存活，则必外越下奔，以避炎气之逼迫，欲其胎之不坠也得乎。然则血荫乎胎，则血必虚耗。血者阴也，虚则阳亢，亢则害矣。且血乃阴火所化，血日荫胎，取给刻不容缓，而火炽阴水不能速生以化血，所以阴虚火动。阴中无非火气，血中亦无非火气矣，两火相合，焚逼儿胎，此胎之所以下坠也。治法宜清胞中之火，补肾中之精，则可已矣。或疑：儿已下坠，何故再顾其胞？血不荫胎，何必大补其水？殊不知火动之极，以致胎堕，则胞中纯是一团火气，此火乃虚火也。实火可泄，而虚火宜于补中清之，则虚火易散，而真火可生。倘一味清凉以降火，全不顾胞胎之虚实，势必致寒气逼人，胃中生气萧索矣。胃乃二阳，资养五脏者也，胃阳不生，何以化精微以生阴水乎，有不变为劳瘵者几希矣。方用加减四物汤。

（四）畏寒腹疼小产

傅青主曰：妊妇有畏寒腹疼，因而堕胎者，人只知下部大寒也，谁知是气虚不能摄胎乎。夫人生于火，亦养于火，非气不充，气旺则火旺，气衰则火衰。人之所以受胎者，受父母先天之真火也，先天之真火也，即先天之真气以成之，故胎成于气，亦摄于气。气旺则胎牢，气衰则胎坠，胎日加长而气日加衰，安得不堕哉。况又遇寒气外侵，则内之火气更微，火气微，则长养无资，此胎之不能不堕也。使当其腹痛之时，即用人参、干姜之类补气祛寒，则可以疼止而胎安。无如人拘于妊娠之药，禁而不敢用，因以堕胎，而仅存几微之气，不急救气尚有何法？方用黄芪补气汤。

（五）大怒小产

傅青主曰：妊娠有大怒之后，忽然腹疼吐血，因而坠胎及堕胎之后，腹疼仍不止者，人以为肝之怒火未退也，谁知是血不归经而然乎。夫肝所以藏血者也，大怒则血不能藏，宜失血而不当堕胎，何为失血而胎亦随堕乎？不知肝性最急，血门不闭，其血直捣于胞胎。胞胎之系，通于心肾之间，肝血来冲，必断绝心肾之路，胎因心肾之路断，胞胎失水火之养，所以堕也。胎既堕矣，而腹疼如故者，盖因心肾未接，欲续无计，彼此痛伤。肝气欲归于心，而心不受；欲归与肾，而肾不纳，故血犹未尽，而疼无已也。治法宜引肝之血而入于肝，而腹疼自已矣。然徒引肝之血，而不平肝之气，则气逆而不易转，即血逆而不易归也。方用引气归血汤。

十二、临产应用各方

（一）催生之剂

达生散丹溪　治妊娠九个月，服数剂则易产。胎前之妙剂，催生之良方也。

人参一钱　白术　甘草炙，五分　陈皮五分　大腹皮一钱　当归一钱二分　白芍药一钱　紫苏一钱　青葱五叶　黄杨脑七个嫩头

王晋三曰：达，小羊也。羊子易生，

无留难也。昔湖阳公主体肥难产，方士进瘦胎饮有验，后人因之变方甚多，然求药品中和，肥瘦之体皆可服者，莫若丹溪所制此方。人参、白术、甘草补正气；陈皮、腹皮疏气中之滞；当归、芍药调营血；紫苏、青葱通血中之壅，补泻合宜，气血调畅，自无难产之患；加黄杨嫩头，其树闰年不长，取其知止，催其产也。

瘦胎饮即枳壳散　治妊娠胎肥不转，在九个月服。

白术炒　黄芩各二两　枳壳八钱

为散。每服二钱，砂仁汤下。

束胎丸丹溪　妊娠八个月服。

白术三两　茯苓七钱五分　陈皮二两　黄芩酒炒，一两

粥糊丸。白汤下。

吴鹤皋曰：凡产难者，多由内热灼其胞液，以致临产之际，干涩而难，或脾气怯弱，不能运化精微，而令胞液不足。方用白术、茯苓益其脾土，土为万物之母也；用黄芩泻火而存胞液；陈皮辛利，能流动中气，化其肥甘，使胎气不滞，儿身不肥，此束胎之义也。

便产神方　治胎至九个月一服，产时再服，易于分娩，并可杜血晕、血块、无乳等症。名神验保生无忧散。

当归酒洗，一钱五分　川芎一钱三分　白芍酒炒，一钱二分，冬月用一钱　贝母一钱　荆芥穗八分　菟丝子酒洗，一钱四分　厚朴姜汁炒，七分　黄芪蜜炙，八分　枳壳炒，六分　艾叶七分　甘草炙，五分　羌活五分　生姜三片

水二盅，煎至八分，空腹温服。

凡孕妇胎气完固，腹皮紧窄，气血裹其胞胎，最难转动，此方用撑法焉。当归、川芎、白芍养血活血者也；厚朴去瘀血者也，用之撑开血脉，俾恶露不致填塞；羌活、荆芥疏通太阳，将背后一撑，太阳经脉最长，太阳治而诸经皆治；枳壳疏理结气，将面前一撑，俾胎气敛抑，而无阻滞之虞；艾叶温暖子宫，撑动子宫，则胞胎灵动；川贝、菟丝最能运动顺胎，将胎气全体一撑，大具天然活泼之趣矣；加黄芪者，所以撑扶元气，元气旺，则转动之有力也；生姜通神去秽恶，散寒止呕，所以撑扶元气而安胃气；甘草协和诸药，俾其左宜右有，而全其撑法之神者也。

佛手散　治产妇胎不得下，或六七个月，因跌磕伤胎，或子死腹中，疼痛不已，口噤昏迷，血上冲心，服之生胎即安，死胎即下；及产后腹痛，发热头疼，逐败血，生新血，能除诸疾。

当归五钱　川芎三钱

水七分，酒三分同煎，临服入童便半盏续续进之。质壮气实者，但加童便；若质弱气虚者，加人参三五分；去血过多，加至一钱。如横生倒产，子死腹中，加马料豆一合，炒焦，乘热淬入水中。

加味芎归汤　治产妇交骨不开，百试百验，死胎亦下。

当归一两　川芎七钱　龟板手大一片，醋炙脆，研末　妇人顶心发一绺如指粗，瓦上烧灰，存性

虚人量加人参。水煎服，如人行五里即生。

薛立斋曰：交骨不开者，阴气虚也，用此方如神。

一方　治冬月难产，交骨不开。

肉桂　当归　牛膝

四物汤　方见经候。加车前子二合，长流水煎服。

治胞水放干，儿不肯下。虚者加人参，此急开支河法也。

独参汤加童便　治气虚不能驾驭，或胎气上逆。

降子汤傅　治交骨不开。

当归一两　人参　川芎各五钱　川牛膝三钱　红花一钱　柞木枝一两

水煎服。一剂儿门必响亮一声，交骨开解，而儿乃降生矣。

此方用人参以补气，芎、归以补血，红花以活血，牛膝以降下，柞木枝以开门解骨，君臣佐使，同心协力，所以取效如神，在用开于补之中也。然单用柞木枝亦能开骨，但不能补气与血，恐开而难合，未免有下部中风之患，不若此方之能开能合之神妙也。至于儿未临门之时，万不可先用柞木枝以开其门，然用降子汤亦正无妨，以其能补气血耳。若欲单用柞木枝，必须候到门而后可。

神妙乳砂丹　治难产。

明乳香

为末，以猪心血为丸，朱砂为衣，晒干。每服一丸，嚼碎，酒下。良久未生，再服。或芎归汤送下。

顺生丹华佗

朱砂　丁香各五钱　乳香一两，炙　麝香一两　石燕一对，一雌一雄，火煅醋淬七次

上味为末，择天德月德日，用益母草熬膏为丸如芡实大。每服一丸，用芎归汤送下。

如圣散一名千里马

用路上旧草鞋一双，取鼻梁上绳洗净，烧炭，童便和酒下。

简便保生方

露天陈麦柴

每用一两，洗去尘垢，剪寸段，煎汤服。凡难产皆治，极效。

千金方

阿胶三两　车前子二钱　滑石一两

为末。饮服方寸匙。

催生如神散

百草霜　白芷等分，不见火

共为末。每服三钱，以童便、米醋调和如膏，加沸汤下，或童便酒煎，进二服。立斋云：此药大能固血，可免血干。治逆产横生，其功甚大。一方加伏龙肝、滑石各二钱，甘草五分为末，用芎归汤加陈酒调服。

产时有横逆揠柱诸症，服此神良方。

当归　枳壳　赤芍　贝母　益母草各一钱　车前子八分

上药，好酒、童便同煎。

菟丝子、车前子，治产难横生。

横生逆产，以柘树叶煎汁，连饮二盅，少顷不动，更进一盅，至四五盅，必能提上转身矣。

妇人难产，经日不生。云母粉半两，温酒调服，入口即产，不顺者顺，万不失一。

兔脑丸《局方》

母丁香六粒　明乳香去油，六分　麝香六厘

上药为细末，选八月、腊月、天医①日修合，临时活劈兔脑为丸，六粒，以朱砂为衣，阴干蜡丸。产妇临盆腰痛，儿不能下，温汤囫囵咽下，其儿立产。男左女右，手握药而出。兔用小者，老则不验，死者亦不验。修合时忌见鸡犬、经行妇人、孝服及诸厌物。

兔脑丸四味单用，皆能催生，非特复用为方也。兔性善走，用其脑者，神在精髓也。丁香入营通气，乳香入营活血。麝香走窜，下通玄窍；兔脑寒利，专主滑胎，二者皆有情之品，儿感其气，自然下生。一方有鼠卵者，其走窍入肾之功与兔脑同，且鼠肾之上有符篆朱文，人佩于身，能令见者欢悦，取求如意，谅婴儿得之，亦必生欢喜心也。

① 天医：掌管疾病之事的星神。

回生丹

大黑豆三升，水浸取壳，用绢袋盛壳，同豆煮熟，去豆不用，将壳晒干，其汁留用 红花三两，炒黄色，入好酒四碗，煎三五滚，去渣存汁，听用 大黄一斤 苏木三两，打碎，用河水五碗，煎汁三碗，听用 米醋九斤，陈者佳

上将大黄末一斤，入净锅，下米醋三斤，文火熬之。以长木箸不住搅之成膏，再加醋三斤熬之，又加醋三斤，次第加毕；然后下黑豆汁三碗，再熬；次下苏木汁，次下红花汁，熬成大黄膏。取入瓦盆盛之，大黄锅焦亦铲下，入后药同磨。

人参三两 当归一两 川芎一两，酒洗 香附一两，醋炒 延胡索一两，醋炒 苍术一两，米泔浸炒 蒲黄一两，隔纸炒 茯苓一两 桃仁一两，去油 川牛膝五钱，酒洗 甘草五钱，炙 地榆五钱，酒洗 羌活五钱 木瓜三钱 广橘红五钱 白芍五钱，酒洗，炒 青皮三钱炒 白术三钱，米泔浸，炒 乌药二两五钱，去皮 良姜四钱 木香四钱 乳香二钱 没药二钱 益母草二两 马鞭草五钱 秋葵子三钱 熟地一两，如法制 五灵脂五钱，醋煮化，焙干，研细 三棱五钱，醋浸透红，裹煨 山茱萸五钱，酒浸，蒸捣烂，入药晒干

合三十味，并前黑豆壳，共晒干为末，入石臼内，下大黄膏，拌匀；再下炼熟蜜一斤，共捣千捶为丸。每丸重二钱七分，阴干，须二十日，不可日晒，不可火烘，干后止重二钱有零，镕蜡护之，用时去蜡壳调服。

回生丹催难产，破血晕，却有神功。难产皆由气滞不宜，血晕每多恶露瘀塞，下气行血，均为要法。大黄下气涤垢，黑豆逐水破结，红花活中焦之血，苏木破下焦之血，均用醋盐制，入血不欲其伤气也。马鞭草、秋葵子入奇经，通经催生；蒲黄、五灵脂消瘀下胞；乳香、没药疗产后损伤；乌药、木香除腹中气分冷痛；良姜、香附解腹中血分冷痛；牛膝、桃仁、地榆、延胡索、三棱，皆取其破血下行；佐以四君、四物填补正气；以苍术、羌活宣通卫气；以青皮、木瓜、橘红奠安营气；益母为生血之品；山茱萸为破结生阳，能扶少阳之生气。是方虽漫无纲纪，然其群集催生逐瘀血之药，仍有相须之妙。已扼坐草四五日治法之要，因选之。

按：鼠兔二丸大耗气而兼损血；回生丹大破血而兼损气。盖鼠兔例用香窜之药，产时百脉解散，气血亏虚，服此散气药，儿已出而香未消，其损多矣。且令毛窍开张，招风入内，祸不可言。回生丹以大黄、红花为君，其余亦多消导之品，血已耗而又大破之，多致产后发热等症，遗患无穷。都只谓产后失调，谁复归咎于药？送药者本是善念，但知其利，不知其害耳。

（二）下死胎之剂

千金神造汤

蟹爪一升 生甘草二尺 明阿胶三两

上煎药，作东向灶，炊以苇薪，煮以东流水一斗，煮至三升，沥去渣，入真阿胶令烊，顿服，或分二服。若人昏不能服者，灌入即活。

神造者，制方之妙，一若神仙所作也。蟹爪尖专下死胎；甘草奠安生气，不使死气上乘；阿胶滑利前阴。分两用一、二、三者，取数之顺；衡以升、尺、戥[①]者，取器之动。灶向东者，取生气；炊以苇薪者，取轻脱。若双胎一死一生者，蟹爪又能安生胎；阿胶专于育神；甘草培植生气；服之，令死者出，生者安，真神品也。

---

① 戥（děng 等）：一种小型的秤，用来称金、银、药品等分量小的东西。

黑神散《局方》 治胎死腹中，胎衣不下，产后恶露不尽，血气攻冲，心腹满痛，脐腹撮痛及血晕神昏，瘀血诸疾。

蒲黄 熟地黄 当归 赤芍药 干姜炮 肉桂各二两 甘草三钱，炙 黑豆二合半，炒去皮

上药为散，每服二钱。童便和酒调服。

吴鹤皋曰：胎死者，产难经日而胎死，法以妊妇舌头青黑为验。方以蒲黄逐败血；熟地、当归、芍药养新血；姜、桂能引新血，逐败血；甘、豆调正气而逐败气，并治胞衣不下，产后血晕，余血奔心，儿枕作痛，乍见鬼神等症。盖诸证皆是瘀血为患，故并治之。

琥珀黑龙丹《局方》 治胎死腹中及胞衣不下，败血冲逆，危急之症。

五灵脂酒研，澄去沙 当归 川芎 干地黄 良姜各三两

入阳城罐内，盐泥封固，火煅通红，候冷研细，人下项药。

琥珀 百草霜 硫黄各三钱五分 花蕊石煅 乳香各三钱

共为细末，醋和丸如弹子大。临服以炭火煅通红，研细，入生姜汁、童便、麝香少许，调和，服一丸。

桂香丸《良方》 治子死腹中及胎衣不下。

肉桂三钱 麝香五分

为散，酒煎，和渣服。另加生川乌三钱，为下私胎、死胎猛剂。

又方 肉桂 当归 朴硝

下死胎。

平胃散加芒硝方 治热病伤胎，子死腹中及胞衣不下。

平胃散一两

水酒煎，调入芒硝末五钱。

救母丹傅 治子死产门难产。

人参一两 当归二两，酒洗 川芎一两 益母草一两 赤石脂一钱 芥穗三钱，炒黑

水煎服，一剂而死子下矣。

此方用芎、归以补血，人参以补气。气旺血旺则上能升而下能降，气能推而血能送。况益母又善下死胎，石脂能下瘀血，自然一涌而出，无少阻滞矣。

（三）胞衣不下之剂

半夏汤 治胞衣不下，或子死腹中，或血冲昏晕及胞干不能产者。

半夏曲一两五钱 大黄五钱 肉桂二钱五分 桃仁二十个，炒

加生姜煎，分三次服。

千金牛膝汤 治胞衣不下，腹中胀痛。

牛膝 瞿麦各一两 通草一两五钱 滑石二两 葵子半升 当归一两五钱

水煎，分三服。一方无滑石，有桂心一两。

良方牛膝散

牛膝 川芎 朴硝 蒲黄各三两 当归一两五钱 桂心半两

每服五钱，加姜煎服。

花蕊石散 治子死腹中，血入胞衣，胀大不能下，及恶露上攻、血晕等证。

花蕊石五两，碎 硫黄二两

二味入罐内，盐泥封固，煅研如曲。每服二钱，童便调下，使瘀血化黄水，然后以独参汤调之。

失笑散《局方》 治妇人瘀结，少腹急痛及恶露不行，死血腹痛。

五灵脂醋炒，三钱 蒲黄二钱

为散，入砂糖少许，调服。煎膏，醋调亦可。

汪讱庵曰：此肝与心包药也。生蒲黄性滑而行血，五灵脂气臊而散血，皆能入厥阴而活血止痛，故治血痛如神。

二味参苏饮《圣惠方》 治恶露入胞，胀大不能出及产后败血冲肺，喘满面赤。大便溏泄者禁用。

人参 苏木各五钱

水煎，入童便热服。

生化汤 治产后儿枕痛及恶露不行，腹疼等症。

川芎四钱 当归六钱 桃仁五分 炮姜五分 炙甘草五分

水煎，入童便服。

恶露未尽，小腹胀满，加元胡索、红花、丹皮、肉桂；内伤饮食，加山楂、陈皮、砂仁、神曲、麦芽；口噤反张瘛疭，加荆芥、防风；烦热，加丹皮；脉虚烦渴，加麦冬、五味子；多汗不眠，加黄芪、茯神；血晕，加荆芥穗；血虚气脱，加人参、黄芪；阳虚厥冷，加肉桂、附子。

琥珀丸《广笔记》 治妇人生产艰难，胞衣不下，血晕血崩。

琥珀 珍珠 辰砂水飞，共研细 乳香 没药二味，出油研细 沉香镑，研 人参 熟附子 五味子 川牛膝各五钱 熟地八钱 苁蓉八钱 阿胶蛤粉炒，八钱 当归 川断 川芎 石斛 延胡各六钱

炼蜜为丸，朱砂为衣，圆眼大，蜡护。

夺命丹《华佗方》 治瘀血入胞，胀满不下。急服此药，血消胞下。

附子一枚，炮 牡丹皮一两 干漆五钱，炒令烟尽

上味为细末，用酒醋煮大黄末五钱，同熬成膏，和药丸如桐子大。淡醋汤送下三十丸，须臾又进一服，胞衣立下。

准绳方 治胞衣不下。

用瓦油盏烘热，仰放产妇脐上，令男人以脚抵住油盏，其胞即下。此乃乡村之法，果验。

（四）小产之剂

固气填精汤傅 治行房小产。

人参一两 黄芪生用，一两 白术五钱，土炒 大熟地一两九蒸 当归五钱，酒洗 芥穗二钱，炒黑 三七三钱，研末冲

水煎服。一剂而血止，二剂而身安，四剂则痊愈。

此方之妙，妙在不去清火，而惟去补气补精，其奏功独神者，以诸药温润，能除大热也。盖热是虚，故补气自能摄血，补精自能止血，意在本也。

理气散瘀汤傅 治闪跌小产。

人参一两 黄芪生用，一两 当归五钱，酒洗 茯苓二钱 红花一钱 丹皮三钱 姜炭五钱

水煎服，一剂而流血止，二剂而昏晕除，三剂而全安矣。

此方用人参、黄芪以补气，气旺则血可摄也；用当归、丹皮以生血，血生则瘀难留也；用红花、黑姜以活血，血活则晕可除也；用茯苓以利水，水利则血易归经也。

加减四物汤傅 治大便干结小产。

熟地五钱，九蒸 白芍三钱，生用 当归一两，酒洗 山栀子酒炒 川芎各一钱 山药炒 丹皮各三钱 山萸二钱，蒸去核

水煎服，四五剂痊愈。

黄芪补气汤傅 治畏寒、腹疼，小产。

黄芪二两，生用 当归一两，酒洗 肉桂五分，去粗皮，研

水煎服，五剂愈矣。倘认定是寒，大用辛热，全不补气与血，恐过于燥热，反致亡阳而变危矣。

引气归血汤傅 治大怒小产。

白芍五钱，酒炒 当归五钱，酒洗 白术三钱，土炒 黑芥穗三钱 甘草一钱 丹皮三

钱 姜炭五分 香附五分，酒炒 麦冬三钱，去心 郁金一钱，醋炒

水煎服。

此方名为引气，其实是引血也。引血亦所以引气，气归于肝之中，血亦归于肝之内，气血两归，而腹疼自止矣。

十三、临产应用各药

（一）补气

人参、白术、甘草、茯苓、黄芪、桂圆、大枣。

（二）养血

熟地、当归、川芎、白芍、萸肉、五味、苁蓉、阿胶、川断。

（三）催生

紫苏、葱叶、黄杨脑即黄杨嫩头、滑石、瞿麦、通草、麝香、马鞭草、秋葵子、车前子、血余、石燕、龟板、菟丝子、川贝母、朱砂、珍珠、蟹爪、黑豆、米醋。

（四）散寒

附子、肉桂、炮姜、生姜、丁香、半夏。

（五）理气

陈皮、青皮、腹皮、沉香、香附、厚朴、枳壳、苍术、白芷、羌活、荆芥。

（六）行瘀

益母、三棱、蓬术、五灵脂、蒲黄、花蕊石、乳香、没药、红花、苏木、牛膝、延胡索、地榆、桃仁、琥珀、硫黄、百草霜、童便、朴硝、赤芍、大黄、干漆、伏龙肝。

卷四 安全产后秘诀

一、产后大要

（一）诸禁

一禁卧，二禁酒，三禁浴，四禁寒，五禁汗，六禁下，七禁利小便，八禁寒凉药，九禁起动作劳。盖初产血气未定，遽卧则恶血上升，故分娩之后，须高卧仰倚，切不可即卧，三朝始可稍去其垫，尚宜高枕，七日后如无他病，方可安枕。多有半月后未能贴席者。酒能助火乱经，误用不无动血之虞。至如鸡子、猪肾，一切滞气坚韧难化之物及生冷腻滑，皆不可食。即砂仁汤亦能动血，咸在禁例。浴能生动恶露，虽当夏月，亦须禁之。曾有产数日后因浴，瘀血上冲而死者；亦有因浴动血，误用寒凉，瘀结不行，血化为水，喘满肿胀而死者，不可不慎也。新产骤虚，最忌着寒，寒则血气凝滞，诸变冗生。每至饮食不化，腹痛作泻，祸患莫测，欲去其瘀，则正气并脱，欲止其泻，则瘀结不行，惟姜、桂、参、术，辛温峻补，庶几血行泻止。故冬月一产，即宜重绵兜护其腹，在夏月亦当复巾裹之。洁古《机要》云：胎产之病从厥阴，无犯胃气及上中二焦，谓之三禁：不可汗，不可下，不可利小便。制剂之法，能不犯三禁，则营卫自和，而寒热止矣。故产后虽有表证，一切风药皆不可用，以其性升，不恃载血上行，令人发晕，抑且令人亡阳，多致汗脱而死。不特风药当禁，即佛手散中芎䓖皆为散用，恐汤能发汗也。至于下药，尤为切禁。非特硝黄难于轻试，即溲便数难者，只宜调养元气，若车前、泽泻之类，咸非所宜。以产后百脉空疏，自里至表无一不虚，虚则诸寒皆禁。即芍药亦难轻用，以其酸寒伐生发之气也；地黄皆为慎用，以纯阴之味，能令作泻也；黄芩能凝滞瘀血，令人恶露不行，为害不浅，然皆产后常禁。设有表里客邪，又不当拘于上说也。试观《金匮》产后例中，阳旦汤之用芩、芍，以其中有桂也。薛按：八珍、十全之用熟地、芍药，以其中有参、术及桂也。岂复拘于此例哉！况乎大承气、小柴胡、三物黄芩下瘀血等方，皆产后治例，此圣人临证如日，大转回天之手，非寻常下士可得而测识也。迨夫早作起劳，不避风寒，不禁饮食，往往致成大病者，皆自作之孽耳。

（二）三冲

败血上冲有三：或歌舞谈笑，或怒骂坐卧，甚者逾墙上屋，口咬拳打，山腔野调，号佛名神。此败血冲心，多死。方书用龙齿清魂散，然用之多不应，不若花蕊石散最捷，琥珀黑龙丹亦效。如虽闷乱，不致癫狂者，失笑散加郁金。若饱闷呕恶，腹满胀痛者，曰冲胃，古法用五积散，余当用平胃加姜、桂，往往获效；不应，送来复丹；呕逆腹胀、血化为水者，金匮下瘀血汤。若面赤呕逆欲死，曰冲肺，二味参苏饮，甚则加芒硝荡涤之。大抵冲心者十难救一，冲胃者五死五生，冲肺者十全一二。产后口鼻起黑色而鼻衄者，是胃气虚败而血滞也，急用二味参苏饮，稍迟不救。

（三）三急

产后诸病，唯呕吐、盗汗、泄泻为急，三者并见必危。痰闭心窍，抵圣散去芍药，加炮姜、茯苓，多汗加乌梅。慎不可用浮麦伤胃耗气，枣仁腻滑作泻。芍药、五味酸收，皆能阻滞恶露也。

（四）三审

凡诊新产妇，先审少腹痛与不痛，以征恶露之有无；次审大便通与不通，以征津液之盛衰；再审乳汁行与不行，及乎饮食多少，以征胃气之充馁。必先审此三者，以脉参证，以证合脉。脉证相符，虽异寻常，治之必愈。脉证相反，纵无危候，必多变端。即如产后恶露，常以弥月为期，然间有六七朝即净者，又未可以概论也。虽产母禀质不同，而胎之所禀亦异。如胎息壮盛，则气血尽归其子，瘀血自少；胎息孱弱，则气血涵养有余，瘀血必多。亦有产时去多，产后必少；产时去少，产后必多。势使然也。曾见一妇难产异常，三朝下一血块，大小形色与茄无异，此后绝无瘀血。惟小便如皂角汁，其少腹略无痛楚，良由难产过伤，子宫关闸废弛，不能收敛，故其块得下，世俗名儿枕者是也。大抵常产之妇，开合有权，既产之后，子宫即闭，儿枕随气攻注，碎作小块，续续而下，所以绵延日期。此则全块顿出，自无淋涩之患，即有瘀血，尽归溲便矣。此后屡见数妇，证虽大异寻常，以意逆之，其理自若也。产后血脱津伤，大便自应艰涩，每至五七日始通，无足怪也。其有发热谵语，脉滑实者，又当急攻以救津液。若兼少腹硬痛，又当破瘀为先。产后三朝，每有寒热蒸乳，寒热后乳汁大行，此胃气孚化，虽有余病，必无他虑。如无寒热，而乳汁充然者，血气本旺也。若不寒热，无乳汁，此营卫不调，总无所苦，急宜当归内补建中汤频与调之，否则弥月后，渐见寒热骨蒸，而为蓐劳之患矣。

（五）三因

产后之证多端，其源有三：曰血虚火动，曰败血妄行，曰饮食劳伤。何以明之？气属阳，血属阴，产后去血过多，血虚火动，为烦躁发热之类，一也。虚火上载，败血妄行，为头晕腹痛之类，二也。经云：少火生气，壮火食气。东垣云：火为元气之贼。产后火伤元气，脾胃虚弱，若饮食过伤，为痞满泄泻之类，三也。治法血虚火动则补之，败血妄行则散之，饮食过伤则消之。但人元气有虚实，疾病有浅深，治疗有难易，又不可一概论也。

二、产后治法

（一）新产先消瘀血为第一

叶以潜曰：《良方》云产后以去败血为先，血滞不快，乃成诸病。夫产后元气既亏，运行失度，不免瘀血停留，治者必先逐瘀，瘀消然后方可行补，此第一义也。今人一见产后有内虚证，遽用参、芪甘温之剂，以致瘀血攻心而死，慎之！

（二）产后以大补气血为主

朱丹溪曰：产后有病，先固气血，故产后当大补气血为主。虽有杂证，以末治之。虽当大补，亦宜审恶露多少及有无外感，酌其虚实而治之，庶为合理。若有外感，只宜和解，不可发表，小柴胡中黄芩当去之，恐停恶血伤人也。

（三）产后先补气血兼用消散

陈良甫曰：产后元气大脱，新血未生，概以大补气血为主。如恶露未尽，补药中入行血药；如感冒风寒停滞，亦须先补，然后发表消导，勿得泛用峻厉伤气血之药。

（四）产后驱邪必兼补剂

何松庵曰：产后气血大损，诸事必须保重，切不可恃健劳碌，致内伤外感，六淫七情诸证，为患莫测。故产后证先以大补气血为主，虽有他证，以末治之。或欲去邪，必兼补剂为当，不宜专用峻厉，再损血气。

按：已上三条，序治产后有攻补之法也。子和之论，专主攻邪；丹溪之论，专主补虚。两贤之法，各自有见，而丹溪之说为长。故必合《良方》《正宗》二说以参之，乃攸当也。

（五）辨丹溪“主末”二字即标本论

虞天民曰：或问产后证。丹溪云：当大补气血为主，虽有杂证，以末治之。又云：产后中风，切不可作中风治，用风药。然则产后不问诸证，悉宜大补气血乎？曰：详“主末”二字，其义自明。虚而无他证者，合宜大补气血自愈；或因虚而感冒风寒者，补气血药带驱风之剂；或因脾虚而食伤太阴者，补气血药，加消导之剂；或因瘀血恶露未尽而恶寒发热者，必先逐去瘀血，然后大补。经曰：有本而标之者，有标而本之者。又曰：急则治标，缓则治本。丹溪“主末”二字，即标本之意也。

（六）产后攻补二法辨疑论

叶以潜曰：或问产后气血大虚，纵有杂证，以末治之。又谓：产后须以去恶露为主。二说孰是？不知古人之言，各有攸当。假如产后去血过多，有血晕之状，脉必弦浮大散，乃阴血既亡，阳无所依，宜大剂芎、归，加熟附、干姜顿服补虚；或有滞血作痛兼用行血药，此大补为本，他证为末也。若产后三四日，余瘀卒止，腰腹疼痛，渐渐潮热咳嗽，脉洪实而数，乃是败血停积，上冲心肺，恶露与血相抟，留结不行，非用行血破气以消瘀，何以得安？若徒知当补不当泻，病必益剧。故产后虽为不足，亦有有余之证，不当泥产后无热、胎前无虚之说。如胎前恶阻，少食腹胀，二便清滑，经水时下，胎动不安，不用温补，何以起病？非胎前亦有虚乎！如产后伤寒热病，烦渴秘结，不用苦寒，何以解利？非产后亦有热乎！今人但见产后六脉浮洪弦紧，便说有热，不知产后脉与别病脉不同。产后洪大，是气血耗散，内无存蓄，故显是脉。如用凉剂，杀人反掌，不可不知也。

（七）产后诸证不可误治论

单养贤曰：凡病起于气血之衰，脾胃之弱，至产后而虚又甚焉。故丹溪论产后当大补，已尽医产之旨，若能扩充用药，治产可无过矣。产后气血暴虚，诸证乘虚易袭，如有气不行，毋专耗气；有食不消，毋专消导。有热不可用芩、连，有寒不可用桂、附。用寒凉则血块停滞，用辛热则新血崩流。至若中虚外感，见三阳表证，似可汗也，在产后而用麻黄，虑有亡阳之误；见三阴里证，似可下也，在产后用承气，恐致竭阴之患。耳聋、胁痛乃肾虚恶露之停，休用柴胡；谵语、汗出乃元弱似邪之证，毋加消导。厥由阳气之衰，难分寒热，非大补不能回阳而起弱；痉因阴血之损，毋论刚柔，非滋阴不能活络而舒经。如有乍寒乍热，发作有期，证类疟疾，若以疟论，病甚难痊。神不守舍，言语无伦，病似邪侵，如以邪论，危亡可待。去血多而大便燥结，苁蓉加于生地，莫投润下之汤。汗出甚而小便短涩，六君子倍用参芪，更加生津之剂，人参生化汤频灌，可救产后之虚危。长生活命丹屡用，能苏绝谷之人。脱肛久泻，多是血虚下陷，补中益气正宜。口噤筋挛，乃因血燥类风，加人参、生地为最。产户入风而痛甚，服宜羌活养荣方；玉门伤冷而不闭，先须床、菟、茱、硫。因气而满闷中虚，生化汤加木香为佐；因食而嗳酸恶食，六君子加神曲为良。苏木、棱、蓬，大能破血，青皮、壳、实，最恶中虚。一切耗气破血之剂，汗吐下之策，可施少壮之人，岂宜胎产之妇？大抵新产之妇，先问恶露如何。块痛未除，不可遽加参、术。腹痛若止，补中益气无疑。至若汗出亡阳，气虚喘促，频用加参生化，固是从权。如因大热阴虚，血崩厥晕，速煎生化原方，乃为急救。言虽未能尽证，大略如斯而已。

（八）产后先调脾胃

《妇人良方》曰：新产之后虽无疾，宜将息调理脾胃，进美饮食，则脏腑易平复，气血自然和调，百疾不生也。加味四君子汤、四顺理中丸，百日之内，宜常服之。

（九）产后服生化汤论

《产宝新书》曰：产后气血暴虚，理当大补，但恶露未尽，用补恐致滞血，惟生化汤行中有补，能生又能化，真万全之剂也。如四物汤，产后误人多矣。地黄性滞，白芍酸寒伐生气，生化汤除此二味，加以温中行血之剂。如产后儿枕作痛，世多用消块散血之剂，然后议补。又消与补混施，不知旧血虽当消化，新血亦当生养。若专攻旧，则新血转伤。世以回生丹治产，用攻血块、下胞衣、落死胎，虽见速效，其元气未免亏损。生化汤因药性功用而立名也。产后血块当消，而新血亦当生，若专用消，则新血不生；专用生，则旧血反滞。考诸药性，如芎、归、桃仁三味，善攻旧血，骤生新血，佐以黑姜、炙草，引三味入于肺肝，生血利气。五味共方，行中有补，是产后圣药也。

产妇胞衣一破，速煎一帖，候儿头下地即服。不拘半产、正产，虽平安少壮妇无恙者，俱宜服一二帖，以消血块而生新血。

三、产后脉法

（一）产后死生之脉

产妇寸口洪疾不调者死，沉微附骨不绝者生。又曰：沉小滑者生；实大坚弦急者死；牢革结代及涩滞不调者不治。

朱丹溪曰：胎前脉当洪数，既产而脉仍洪数者死。又曰：胎前脉细小，产后脉洪大者多死。

（二）产后之脉贵虚

《济生产经》曰：胎前之病，其脉贵实；产后之病，其脉贵虚。胎前则顺气安胎，产后则扶虚消瘀，此其要也。

四、产后血晕

（一）产后血晕属恶露乘虚上攻

《家居医录》曰：产后元气亏损，恶露乘虚上攻，眼花头晕，或心下满闷、神昏口噤，或痰壅气急，用失笑散主之。若血下多而晕，或神昏烦乱，大剂芎归汤补之，加童便。

（二）产后血晕属阴血暴亡心虚火炎

李东垣曰：妇人分娩，昏冒瞑目，因阴血暴亡，心神无所养。心与包络，君火、相火也，得血则安，亡血则危。火上炽，故令人昏冒；火乘肺，故瞑目；不省人事，是阴血暴亡，不能镇摄也。经云：病气不足，宜补不宜泻。瞑目合眼，病悉属阴，暴去有形之血，则火上炽。但补其血，则神自安，心得血则能养，而神不昏迷矣。

（三）产后血晕属血随气上

郭稽中曰：产后血晕者何？曰：产后气血暴虚，未得安静，血随气上，迷乱心神，故眼前生花，或闷绝不省，口噤神脱。但服清魂散即醒。

（四）产后血晕属虚火载血上升腹中空虚所致

朱丹溪曰：妇人产后血晕，乃虚火载血，渐渐上晕也。又崔氏云：凡晕皆是虚热，血气奔送，腹中空虚所致。

按：以上三条，序产后血晕之属于不足也。阴血暴亡，虚火上升，皆腹中空虚所致，当用补血滋阴降火之药。但滋阴不可用地、芍，降火不可用苦寒。

（五）产后血晕分下血多少治法

陈良甫曰：产后血晕，其由有三：有使力过多而晕、有下血多而晕、有下血少而晕。其晕虽同，治之则异。如下血多而晕者，但昏闷烦乱，当以补血清心药；如下血少而晕者，多恶露不下，上抢于心，心下满急，神昏不省，当以破血行血药。

按：下血多而晕，名为血脱，当大剂人参可以回阳。何云补血，又加清心？若下血少而晕，非血滞即属血竭，未便以破血行血为妄投也。良甫悉证最明，治法尤未尽善。

按：以上一条，序产后血晕，分血之多少而用治法也。产后血晕，总属阴血暴亡、虚火上炎所致。夫心主血，肝藏血，肝虚则魂无所附而目晕，心虚则神不守而火乘。东垣、丹溪已悉病机之要，若良甫又分血下多少为治。如云恶露不下，上抢心而晕，此在壮实妇人新产下，恒有此患，当用行血破血之剂；若气血虚弱人，血脱过多，当大补气血为主，如大剂芎归汤、生化汤加人参服之可也。

（六）产妇血晕与气脱宜分别治之

血晕是实症，逐瘀为主。此因恶露不行，恶血冲心，而心下满急，神昏口噤，不省人事者。切勿放倒，急与生化汤、失笑丹、佛手散选用。气脱是虚症，补正为主。此因平素虚弱，临产用力劳伤，去血过多，亦致昏晕不醒。微虚者少顷即苏，大虚者血竭即死。但察其面白口开，自汗，手足厥冷，六脉微极，是气脱症也，生死判于顷刻，亦勿令放倒，令人挽住头发，急与大剂参、归、附子等回其阳，煎浓，徐徐灌之，如能下咽，即可得生。若误认其晕，而以行血投之，益其毙也。郑良栋曰：新产血晕，不省人事之类中风，切不可遽以中风治之，急服琥珀丸即愈。如儿已下地，一时血晕，昏昏不醒，速扶起抱住，勿令卧下，快与童便灌之。如不醒，再以烧红炭投醋中，使醋气透入产妇鼻内，即愈。

五、恶露不下

产后恶露不下属风冷乘虚搏血

《大全》曰：恶露不下，由产后脏腑劳伤，气血虚损，或胞络挟于宿冷，或产后当风取凉，风冷乘虚而搏于血，壅滞不宣，积蓄在内，故不下也。

立斋按前证，若恶露不下，用失笑散；气滞血凝，用花蕊石散。

按：以上一条，序产后恶露不下之证也。彭用光有云：凡看产后病，须问恶露多少有无，此要语也。夫新产恶露，属养胎余血，杂浊浆水。儿既产，如气血旺者，恶露随之而下。如气血弱者，阻碍小腹为病，上攻则为血晕闷绝，蓄瘀则为儿枕痛、心腹痛、瘕癥积聚、四肢肿满、血鼓诸证。《大全》以风乘虚搏血不宣所致。此在秋冬寒月，多有犯之。

六、恶露不止

（一）产后恶露不绝属虚损脏腑挟冷

《大全》曰：产后恶露不绝，由产后伤于经血，虚损不足，或分娩之时，恶血不尽，在于腹中，脏腑挟于宿冷，致气血不调，故令恶露淋沥不绝也。

（二）产后恶露不绝属肝脾经病

薛立斋曰：前证若肝气虚，不能生血，六味丸；若肝气热，不能藏血，逍遥散；若脾气虚，不能摄血，六君子汤；胃气下陷，不能统血，补中汤；若脾经郁热，血不归源，加味归脾汤；若脾经怒火，血妄行，加味四物汤；若气血两虚，十全大补汤；若肝经风邪，其血沸腾，一味防风丸。

按：以上二条，序产后有恶露不绝之证也。妇人产下，其血不止，大约一月为期。如不及一月而止者，气血虚也；如逾一月二月而淋沥不绝，非气虚不能摄血，即立斋所论肝脾二经有亏，《大全》云经血虚损不足是矣，又主脏腑挟宿冷所致。夫血得热则行，得冷则凝，岂恶露不绝，反为寒冷致病之理。立斋以为肝脾郁热怒火，此诚善悉病机者也。但产后血脱，当用益气升阳之法，如《千金方》治恶露不绝，经月半岁，用一味升麻酒煎服，正是此意。至下多亡阴，则有寒无热，姜、桂亦所宜用，临证察之。

七、产后头痛

（一）产后头痛属阳实阴虚

《大全》曰：头者，诸阳之会也。产后五脏皆虚，胃气亏弱，饮食不充，谷气尚乏。令虚热阳气不守，上凑于头，阳实阴虚，则令头痛。又有产后败血头痛，不可不知。

薛立斋曰：前证若中气虚，补中汤加蔓荆；若血虚，四物加参、术；气血俱虚，八珍汤；若风寒所伤，补中汤倍加川芎。

（二）产后头痛属风寒用生化汤

单养贤曰：产后头痛，身热恶寒，虽是感冒风寒，只宜服生化汤一二服，慎不可用柴胡、麻黄等药以表虚其汗。剂中川芎、干姜，其味辛温，亦能散邪退热。如头痛不解，加莲须、葱白三枚。

按：以上二条，序产后有头痛之证也。头痛有三阳、三阴经之分，属风寒外感者居多。若产后头痛，虽有风寒，而本之血虚者，其病源也。惟大剂芎、归养血，血行则风自灭。若立斋以补中汤倍川芎，此是治气虚头痛为宜。至血污头痛，产后恒有，若用黑龙丹下蝗虫子，此又病机之不可测者矣。

八、产后心痛

（一）产后心痛属虚寒血凝不散

《产宝百问》曰：心者，血之主。产后虚寒，血凝不散，气逆上冲于心，以温热治之。寒去则血脉温而经脉通，大岩蜜汤主之。四物去川芎，加独活、吴茱萸、干姜、细辛、桂心、甘草、远志、白蜜。

（二）产后心痛属阴亏火冲包络

《大全》曰：产后心痛，为阴血亏损，随火上冲心络，名曰心包络痛，宜大岩蜜汤治之。若寒伤心经，名曰真心痛，无药可救。

（三）产后心痛属寒气上攻

单养贤曰：产后寒气上攻则心痛，下攻则腹痛。兼血块者，宜服生化汤加桂；未止，加吴茱萸、姜三片助血。若独用诸热药攻寒，其痛难止，其血未免来多，以虚产母也。

（四）产后心痛属血虚

薛立斋曰：前证若阳气虚寒，岩蜜汤温之；瘀血上冲，失笑散行之；血既散而痛乃作，八珍汤补之。大凡心腹作痛，以手按之不痛，此血虚也，须用补养之剂。

九、产后腹痛

（一）产后腹痛属余血壅滞

《大全》曰：产后恶血虽常通行，或因外感五邪，内伤七气，致令斩然而止，余血壅滞，所下不尽，故令腹痛，当审因治之。

（二）产后腹痛属伤食裹血

王节斋曰：假如产妇数朝内，或饮食如常，忽作腹痛，六脉沉伏，四肢厥冷，此恶露不尽，伤食裹血，而脉不起也，不可误认为气血两虚，用大补剂，须用消导行血之药。

（三）产后腹痛属气弱阻寒

《金匮要略》曰：产后腹中疠痛，当归生姜羊肉汤主之。

（四）产后腹痛属冷气乘虚入产门

寇宗奭曰：妇人产当寒月，寒气入产门，脐下胀满，手不得犯，此寒疝也。医将治以抵当汤，谓有瘀血也。予教之曰：非其治也，可服仲景羊肉汤。又产后六七日，忽然脐腹痛，皆由呼吸之间，使冷气乘虚而入，宜服当归建中汤、四顺理中丸。

慎斋按：产后有下血过多，冲任空虚，肝经血少而腹痛，脉弦者，熟地、山茱萸为主，加白芍、木瓜、蒺藜一剂。有难产久坐，风入胞门，而腹痛欲绝，脉浮而弦，续断一两，防风五钱，服之立效。一虚一实，不可不辨。

按：以上四条，序产后有腹痛之证

也。产后腹痛，有虚实之分。实者，有恶露不尽，有干血瘀滞，有食伤裹血；虚者，有气弱阻寒，有血虚空痛，自当审因施治。在虚者，固宜补气补血；而实者，亦未可以峻厉克伐，重虚其虚也。

十、产后小腹痛

（一）产后小腹痛属恶露凝结

《产宝百问》曰：产后小腹痛由恶露凝结，或外寒搏之，若久而不散，必成血瘕，月水不调。

（二）产后小腹痛属血滞名儿枕痛

《大全》曰：儿枕者，由母胎中宿有血块，因产时其血破败，与儿俱下，则无患。若产妇脏腑风冷，使血凝滞在小腹，不能流通，令聚结疼痛，名曰儿枕痛。胎以食母之血，十月满足，余血结成块，俗呼为儿枕。欲产时，血块先痛，败血裹其子，是以难产。

（三）产后小腹痛属血停滞有骨疽证

薛立斋曰：有产妇小腹作痛，服行气破血药，不效，脉洪数，此瘀血内溃为脓也。大抵此证，因营卫不调，瘀血停滞，宜急治之。缓则腐化为脓，最难治疗。若流注关节，则患骨疽，失治多为败证。脉洪而数，已有脓；迟紧，乃有瘀血也，下之愈。若腹胀大，转侧作水声，或脓从脐出，或从大便出，宜蜡矾丸、太乙膏，或瓜子仁汤，下脓而愈。

（四）产后脐下痛作恶露不尽论

单养贤曰：产后脐下痛，在七日内未曾服药者，当作恶露不尽论。如按而痛止者，属虚，加味生化汤。

按：以上四条，序产后有小腹痛之证也。产后小腹痛，非恶露瘀蓄，则风寒乘袭。小腹为足厥阴部分，藏血之所。儿产后，一有不慎，则风寒乘虚，与恶血凝结，即有儿枕痛之名。若瘀血溃脓，亦不早治之故也，临证宜虑及之。

十一、产后腰痛

（一）产后腰痛属血滞经络

《大全》曰：产后恶露方行，忽然渐止，断绝不来，腰中重痛，下注两股，痛如锥刺入骨，此由血滞经络。不即通之，必作痈疽，宜桃仁汤、五香连翘汤。

（二）产后腰痛属劳伤肾气风冷乘虚

《大全》曰：肾主腰脚。产后腰痛者，肾为胞络所系，产则劳伤肾气，损动胞络，虚未平复，风冷客之，冷气乘腰，故令腰痛。若寒冷邪气，连滞脊背，痛久未已，后忽有娠，必致损动。盖胞络属肾，肾主腰故也。

（三）产后腰痛属真气虚

薛立斋曰：前证真气虚，邪乘之，用当归黄芪汤，或十全汤为主，佐以寄生汤。不应，十全汤加附子。

按：以上三条，序产后有腰痛之证也。胞胎系于肾，腰者，肾之外候。产后劳伤肾气，损动胞络，属虚者居多。虽有风冷滞血，亦必兼补真气为要。立斋一条，抉其旨矣。

十二、产后胁痛

产后胁痛分证用药之法

薛立斋曰：此证若肝经血瘀，玄胡索散；若肝经气虚，四君子加柴胡、青皮；若肝经血虚，四物加参、术、柴胡；若肾水不足，不能生肝，六味丸；若肺金势盛，克制肝木，泻白散，仍参前证治之。此证苟非用姜、桂辛温助脾、肺以行气，不惟无以收功，而反助其胀矣。

按：以上一条，序产后有胁痛之证也。胁者，肝之部分，肝藏血，产后恶露不尽与去血过多，均足以致胁痛。

十三、产后遍身痛

产后遍身痛属气血失其常度

郭稽中曰：产后遍身疼痛者何？曰：因产走动气血，升降失其常度，留滞关节，筋脉引急，是以遍身疼痛，甚则腰背强硬，不能俛仰，手足拘挛，不能屈伸，或身热头痛。可不作他病治，但服趁痛散，循流血气，使经脉舒畅，疼痛自止。

陈无择曰：趁痛散不特治产后气弱血滞，兼能治太阳经感风头痛，腰背疼，自汗，发热。若感寒伤食，忧恐惊怒，皆致身疼发热头痛，况有褥劳，诸证尤甚，趁痛皆不能疗，不若五积散，入醋煎用，却不妨。

立斋按：五积散治产后身痛兼感寒伤食。若气虚血弱人，似非所宜。如手按而痛，是血瘀滞也，用四物、炮姜、桃仁、红花、泽兰，补攻之；按而痛稍缓者，血虚也，四物加参、术、炮姜，补养之。

十四、产后腹胀呕吐

（一）产后腹胀呕吐属败血入脾胃

郭稽中曰：产后腹胀满闷，呕吐不定者何？曰：败血散于脾胃，脾受之，则不能运化精微，而成腹胀；胃受之，则不能受纳水谷，而生吐逆。医者不识，若以寻常治胀止吐药，病与药不相干，转伤动正气，疾愈难治。但服抵圣汤则愈。

（二）产后呕吐属脾胃病分证用药

薛立斋曰：产后呕吐，因饮食过多者，六君子加楂、曲；兼劳役者，补中汤；因饮食停滞者，人参养胃汤；脾胃气虚者，六君子；胃气虚寒者，加炮姜、木香；寒水侮土者，益黄散；肝木侮土者，六君子加升、柴；命门火衰，不能生土者，八味丸；呕吐泄泻，手足俱冷，或肚腹作痛，乃阳气虚寒，急用附子理中。

十五、产后呃逆

产后呃逆属脾虚聚冷，胃中伏寒

《大全》曰：肺主气，五脏六腑俱禀于气。产后气血伤，脏腑皆损；风冷搏于气，则气逆上；又脾虚聚冷，胃中伏寒，因食热物，冷热之气，相为冲击，使气厥不顺，则为呃逆。脾主中焦，为三焦之关，五脏之仓廪，贮积水谷。若阴阳气虚，使营卫之气厥逆，致生斯病。经云：呃噫者，胃寒所生，服药无效，灸期门穴三壮必愈。

十六、产后气喘

（一）产后气喘属败血停凝上熏于肺

郭稽中曰：产后恶露不快，败血停凝，上熏于肺，亦令喘急，但服夺命丹，血去而喘自定。又：产后败血冲心，胸满上喘，命在须臾，服血竭散或参苏饮。治产后血入于肺，面黑发喘欲死，人参一两，苏木二两。

（二）产后发喘属污血感寒

娄全善曰：产后喘者多死。又：产后二月洗浴，即气喘、坐不得卧者，五月恶风，得暖稍缓，用丹皮、桃仁、桂枝、茯苓、干姜、枳实、厚朴、桑皮、紫苏、五味、瓜蒌煎服，即卧，其痰如失，作污血感寒治也。

（三）产后气喘属孤阳绝阴

郭稽中曰：产后喉中气急喘促者何？答曰：营者，血也；卫者，气也。营行脉中，卫行脉外，相随上下，谓之营卫。因产所下过多，营血暴竭，卫气无主，独聚肺中，故令喘。此名孤阳绝阴，为难治。

（四）产后发喘不可误药

单养贤曰：产后发喘气促，此第一危证也。世每以痰火实证治之，讹以传讹，当以人参生化汤加减。人多疑参能助喘不用，致不救者多矣！加芎、归在内，万无有失。有用参加陈皮兼制，反致耗气，切不可加。

按：以上四条，序产后有发喘之证也。产后发喘有虚实之分：败血入肺，污血感寒，此属于实也，参苏饮、夺命丹、血竭散下之而愈；若去血过多，荣血暴竭，卫气无主，孤阳上浮，此血脱而气不归元也，非大剂人参生脉散与生化汤加桂、附莫疗。误以风痰污血为治，是速之毙矣。观立斋治产后喘急，谓脾肺气弱，用六君子；中气虚寒，用补中汤加姜、桂；更有阳气虚脱、喘促自汗、手足俱冷，以参附汤大剂服之，论诚知本也。

十七、产后浮肿

（一）产后浮肿属败血停积不可作水气治

《产宝百问》曰：产后四肢浮肿，由败血乘虚停积，循经流入四肢，留淫日深，腐败如水，故令面黄，四肢浮肿。医人不识，便作水气治之。凡治水多用导水药，极能虚人。产后既虚，又以药虚之，是谓重虚，多致夭枉。服小调经散，血行肿消则愈。

（二）产后浮肿属血与气搏留滞经络

陈无择曰：产后浮肿多端，有自怀妊肿，至产后不退，亦有产后失于将理，外感寒暑风湿。内则善怒忧惊，血与气搏，留滞经络。气分、血分，不可不辨，当随脉证治之。

（三）产后浮肿分证治法

薛立斋曰：前证若寒水侮土，宜养脾肺；若气虚浮肿，宜益脾胃；若水气浮肿，宜补中气。又曰：产后浮肿，或兼咳喘，脉沉细无力，此命门火衰，脾土虚寒，八味丸主之。

按：以上三条，序产后有浮肿之证也。浮肿虽有风寒湿热外邪之感，若产后，则属气血虚，而脾土不运，肺气不输者多。

十八、产后发热

（一）产后外感风寒发热不可作伤寒论

李氏曰：产后外感，离床太早，或摸衣袭风，冷入下部，令人寒热似疟，头疼不止。血虚者，芎归汤加人参、柴、葛；气虚者，补中汤加防风、干姜，切不可以伤寒法治之。

（二）产后头痛发热不可作外伤感冒治

《大全》曰：凡产后头痛发热，不可便作外伤感冒治，此等多是血虚，或是败血作梗，宜以和平之剂，必效。

（三）产后诸发热状类伤寒不可发汗

吴蒙斋曰：新产后伤寒，不可轻易发汗。产时有伤力发热，有去血过多发热，有恶露不去发热，有三日蒸乳发热，有早起劳动、饮食停滞发热，状类伤寒，要在仔细详辨，切不可便发汗。大抵产后大血空虚，汗之则变筋惕肉瞤，或郁冒昏迷，或搐搦，或便秘，其害非轻。凡有发热，宜与四物为君，加柴胡、人参、炮姜最效。盖干姜辛热，能引血药入血分，气药入气分，且能去恶生新，有阳生阴长之道。以热治热，深合《内经》之旨。

按：以上三条，序产后有外感发热之证也。产后发热，状类伤寒，虽有外感，禁用发表，惟以养血为主，佐以散风寒之剂，如生化汤、芎归汤倍加川芎、葱白。若吴氏论发热数种，又当分因治之。如恶露未尽，腹痛未除，形壮脉实，五七朝内不见虚证，人参尚宜斟酌。如有虚证，必以桃仁与人参同用为当。

（四）产后伤食发热不可作血虚治

王节斋曰：产后脾胃大虚，多有过服饮食、伤滞发热者，误作血虚则不效。故凡遇产后发热，须问服何饮食、有无伤积饱闷、恶食泄泻等证，只作伤食治之。若发热而饮食调者，方用补血正法。

按：以上一条，序产后有伤食发热之证也。产后发热有六证：一曰血虚发热；二曰劳力发热；三曰瘀血发热；四曰风寒发热；五曰伤食发热；六曰蒸乳发热。须分有余、不足治法：如血虚劳力，为不足；瘀血伤食，风寒蒸乳，为不足中之有余。不足者，固宜大补气血，而不足中之有余，亦不可以务末而忘本也。

（五）产后发热属阴虚生内热

朱丹溪曰：产后发热，此热非有余之热，乃阴虚生内热耳。以补阴药大剂服之，必用干姜者，何也？曰：干姜能入肺利气，入肝经引血药生血。然不可独用，与补阴药同用。此造化自然之妙。

（六）产后发热属阴虚阳浮于外

王节斋曰：妇人产后阴虚，阳无所附，浮散于外，故发热。用四物汤补血，以炙干姜之苦温从治，收其浮散，以归于阴也。

（七）产后发热属血脱阳无所附

薛立斋曰：新产妇人，阴血暴亡，阳无所附而外热，四物加炮姜，补阴以配阳。若误用寒凉克伐之剂而外热，此为寒气隔阳乎外，四君子加姜桂，不应急加附子。若肌肤发热，面赤大渴引饮，此血脱发燥也，当归补血汤。

（八）产后阴虚发热宜补气

赵养葵曰：产后大失血，阴血暴亡，必大发热，名阴虚发热，此阴字正谓气血之阴。若以凉药正治，必毙。正所谓证像白虎，误服白虎必死。此时偏不用四物，有形之物，不能速化几希之气。急用独参汤，或当归补血汤，使无形生出有形来，阳生阴长之妙，不可不知。

（九）产后发热不可作火治误用寒凉

薛立斋曰：产后虚烦发热，乃阳随阴散，气血俱虚，故恶寒发热。若误作火证，投以凉剂，祸在反掌。

（十）论丹溪治产后发热用方之法

武叔卿曰：丹溪治产后发热，以芎归四君子加黄芪，不用芍、地者，以新产后用血脱益气之法，不宜敛降凉血，以伐生气也。热甚者加干姜。若产后阴血弱发热，四物加茯苓，热甚加炮姜。此方全不用气药，是血虚气不虚也。加茯苓者，使天气降而阴自生，阴生则热自退。热甚加炮姜者，不特从阳引阴，亦可从阴引阳，微乎，微乎。

按：以上六条，序产后有发热之证也。产后发热，有风寒、有伤食、有瘀血、有蒸乳，此外大抵属阴血虚而阳浮外，故当以辛温从治，戒用寒凉。若肝虚血燥，则宜补血，逍遥散清火，亦宜慎用。阴血大脱，又当益气，毋用补血，此又用药之权衡也。若寒热往来，为少阳经病，产后见之，明属阴阳两虚、营卫不和之候，当遵丹溪大补气血为治，非小柴胡可例也。

十九、产后虚汗

（一）产后虚汗不止属阴气虚

《大全》曰：产后虚汗不止者，由阴气虚而阳气加之，里虚阳气独发于外，故汗出。血为阴，产则伤血，是为阴气虚。气为阳，其气实者，阳加于阴，故令汗出。阴气虚弱不复者，汗出不止。因遇风则变痉，纵不成痉，亦虚乏短气，身体柴瘦，唇口干燥，久则经水断绝，由津液竭故也。

（二）产后虚汗有亡阳之患

单养贤曰：产后虚汗，经曰：阳气者，精则养神，柔则养筋。产后既亡血，而又汗出，乃为亡阳。汗本血液属阴，阴亡阳亦随之而走，故曰亡阳。产后亡血多汗，阴阳两虚，危极证也。

（三）产妇头汗属血虚孤阳上出

《金匮要略》曰：产妇郁冒，其脉微弱，但头汗出。所以然者，血虚而厥。厥而必冒，冒家所解，必大汗出。以血虚下厥，孤阳上出，故头汗出。所以产妇喜汗出者，亡阴血虚，阳气独盛，故当汗出，阴阳乃复。

按：以上三条，序产后有汗出之证也。《内经》云：夺血者无汗。汗与血类，产后去血过多，则阴不维阳，阴虚而阳无所附，周身汗出不止，此为阴阳两虚，有亡阳之患，为危证。若身无汗，但头有汗，头为诸阳之会，阴血暴亡，孤阳上越，阴虽虚，而阳气尚为有余，此时阴不胜阳，故头汗额上偏多。心火上浮，逼阳于外，急补其阴，而入以敛阳之药，则病自复，故产后又喜其头汗出也。

二十、产后中风

（一）产后中风属劳损脏腑气虚邪入

《大全》曰：产后中风，由产时伤动血气，劳损脏腑，未曾平复，早起劳动，致气虚而风邪乘之。冷气客于皮肤经络，但疼痹羸乏，不任少气。大凡筋脉挟寒，则挛急㖞僻，挟温则纵缓不收。若入诸脏，恍惚惊悸，随其所伤脏腑经络而生病焉。

（二）产后中风属下血过多虚极生风

《大全》曰：产后下血过多，虚极生风者何？答曰：妇人以荣血为主，因产血下太多，气无所主，唇青肉冷，汗出目眩神昏，命在须臾，此虚极生风也。若以风药治之则误矣。

（三）产后中风宜大补不可作风治

朱丹溪曰：产后中风，口眼㖞斜，必用大补气血，然后治痰。当以左右手脉分气血多少以治，切不可作中风治，用小续命汤发表治风之药。

（四）产后中风当补元气为主

薛立斋曰：产后中风，果外邪所属，形气不足，病气有余，当补元气为主，稍佐治病之药。若强力不休，月内入房，形气俱不足，当纯补元气，多有复苏者。若误投风药，是促其亡也。前证若心脾血气俱虚，十全汤不应，加附子、钩藤；若肝经血虚，逍遥散加钩藤。经云：脾之荣在唇，心之液为汗。若心脾二脏虚极，急用参、附救之。

二十一、产后发痉

（一）产后血虚中风病痉

《金匮要略》曰：新产妇人有三病，一者病痉。何谓也？曰：新产血虚，多汗出，喜中风，故令病痉。

（二）产后血虚汗多遇风发痉

郭稽中曰：产后血虚，腠理不密，故多汗。因遇风邪搏之，则变痉。痉者口噤不开，背强而直，如发痫状，摇头马鸣，身反折，气息如绝，汗出如雨，两手摸空者，不可治。

（三）产后痉属亡血过多筋无所养

薛立斋曰：产后发痉，因去血过多，元气亏损，或外邪相搏，致牙关紧急，四肢痉强，或腰背反张，肢体抽搐。若有汗不恶寒，曰柔痉；无汗恶寒，曰刚痉。然产后患之，由亡血过多，筋无所养而致，大补气血，多保无虞。若攻风邪，死无疑矣。

（四）产后病痉属阴虚内热生风

缪仲淳曰：产后血虚，角弓反张，病名曰痉。痉者，劲也。去血过多，阴气暴虚，阴虚生内热，热极生风，故外现风证。其实阴血不足，无以养筋所致。足厥阴肝经大虚之候，宜益阴补血清热则愈。

（五）产后变证不可轻用发表

娄全善曰：小续命、大豆紫汤、举乡古拜散，俱太阳、厥阴药也。如邪实而脉来浮弦有力者固宜，但产后气血大虚人，不宜轻发其表，但用防风当归散治之为妙。

二十二、产后口噤

产后口噤属血气虚，风乘三阳经

《大全》曰：产后中风口噤，是血气虚而风入颔颊口之筋也。手三阳之筋结于颔。产则劳损脏腑，伤于筋脉，风乘之，则三阳之筋脉偏虚，得风冷则急，故令口噤。

二十三、产后角弓反张

（一）产后角弓反张属体虚受风

《大全》曰：产后角弓反张，是体虚受风，风入诸阳之经也。人之阴阳经络周环于身，风邪乘虚入诸阳之经，则腰背反折、挛急如角弓状。

（二）产后角弓反张属虚象，宜固气血

薛立斋曰：前证因气血耗损，腠理不密，汗出过多，患此乃虚象也，宜固气血为主。此证乃气血虚极，宜大剂参、芪、归、术、肉桂培养之。不应，加附子倍人参，名参附汤；犹未应，乃药力未能及，宜多用之。

二十四、产后瘛疭

产后瘛疭属阴虚火炽，筋无所养

薛立斋曰：瘛者，筋脉拘急也；疭者，筋脉弛纵也。经云：肝主筋，藏血。肝气为阳、为火，肝血为阴、为水。产后阴血去多，阳火炽盛，筋无所养而然。治法以八珍汤加丹皮、钩藤以生阴血，则阳火退而诸证愈。不应，用四君子，芎、归、丹皮、钩藤补脾土。盖血生于至阴，至阴者，脾土也。此证若肢体恶寒，脉微细者，此为真状；若脉浮大，发热烦渴，此为假象，惟当固本为善。若无力抽搐、戴眼反折、汗出如珠者，不治。

二十五、产后拘挛

（一）产后拘挛属气血不足

《大全》曰：产后中风，筋脉四肢挛急者，气血不足。脏腑俱虚，月内未满，起早劳动，动伤脏腑，虚损未复，为风所乘。风邪冷气，客于皮肤经络，令人顽痹不仁，羸乏少气，风气入于筋脉，挟寒则挛急也。

（二）产后拘挛属肝经风入血燥

薛立斋曰：肝属木主筋，若肝经风热血燥，用加味逍遥散。不应，六味丸以补肾水。经云：风客淫气，精乃亡，邪伤肝也。

按：以上六条，序产后有口噤、角弓、瘛疭、拘挛诸证也。诸证为中风内见证，虽有口噤、角弓异名，总以产后气血大虚所致。故一切风药，概不可用。惟遵丹溪、立斋之论治，为产后中风病之要道也。

二十六、产后不语

产后不语属败血入心

郭稽中曰：产后不语者何？答曰：人心有七孔三毛。心者，君主之官，神明出焉，外应于舌。舌者，声之机。产后虚弱，多致败血停蓄，上干于心，心窍闭塞，神志不能明了。又，心气通于舌，心

气闭，则舌强不语，但服七珍散。

二十七、产后惊悸

产后惊悸属于心血虚

薛立斋曰：人所主者心，心所主者血，心血一虚，神气不守，惊悸所由来也。当补血气为主。

二十八、产后恍惚

产后恍惚不可作风治

薛立斋曰：产后恍惚证，当大补血气为主。盖风为虚极之假象，固其本元，诸病自退，若专治风，则速其危矣。

二十九、产后发狂

产后发狂属肝虚火炎

缪仲淳曰：有产后六朝发狂，持刀杀人，此阴血暴崩，肝虚火炎故也。用泽兰、归、地、牛膝、茯神、远志、枣仁，加童便。

三十、产后乍见鬼神

产后乍见鬼神属败血停心

《大全》曰：心主身之血脉，因产伤耗血脉，心气虚，则败血停积；上干于心，心不受触，遂致心中烦躁，卧起不安，乍见鬼神，言语错乱。医人不识，呼为风邪，如此治，必不愈。但服调经散，加龙齿，得睡即安。

三十一、产后狂言谵语

产后狂言谵语分五证治

《大全》曰：产后语言颠倒，或狂言谵语，如见鬼神，其源不一，辨证治之。一则因产后心虚，败血停积，上干于心，而狂言独语者，当在“乍见鬼神”条求之；二则产后脏虚，心神惊悸，志意不安，言语错乱，不自知觉，神思不安者，当在“惊悸”条求之；三则有宿风毒，因产心虚气弱，腰背强直，或歌笑嗔怒，言语乱道，当作风痉治，在“心惊中风”条求之；四则产后多因败血迷乱心经，言语颠狂，或晕闷，当于“血晕”中求之；五则产后感冒风寒，恶露斩然不行，憎寒发热如疟，昼日明了，夜则谵语，如见鬼状，当作“热入血室”治之，宜琥珀地黄丸及四物汤。以上诸证，大抵产后首当逐败生新，然仔细详疾，不可妄立名色，自生新意，加减方药，大宜对证，依古法施治，未有不安者也。

三十二、产后鼻衄

（一）产后口鼻黑衄，属胃绝肺败

郭稽中曰：产后口鼻黑气起及鼻衄者何？答曰：阳明者，经脉之海，起于鼻，交頞中，还出颊口，交人中，左之右，右之左。产后气血虚散，荣卫不和，散乱入于诸经，却还不得，故令口鼻黑气起，及变鼻衄。此缘产后虚热，变生此证，胃绝肺败，不可治。《病机》云：产后见衄者，不可治。

（二）产后鼻衄为气脱血死证

薛立斋曰：胃脉挟口，绕承浆。鼻准属脾土，鼻孔属肺金。此胃虚肺损，为气脱血死之证。急用二味参苏饮加附子，亦有得生者。

按：以上二条，序产后有鼻衄之证也。鼻衄本非死证，产后犯此，或恶露不下，虚火载血上行，溢出鼻窍，不循经络，肺胃已受火热，故黑气变现于鼻口，此热极反兼水化也，故曰肺胃败绝，为不可治。立斋参苏饮加附子，似未稳，莫若大盏童便加牛膝、丹皮、泽兰、生熟地，倍人参服之。

三十三、产后咳嗽

（一）产后咳嗽属胃气不足

薛立斋曰：产后咳嗽，悉属胃气不足。胃为五脏之本，胃气一虚，五脏失所，百病生焉。患者多谓腠理不密所致，不知肺属辛金，生于己土，亦因土虚不能生金。腠理不密，外邪所感，其阴火上炎，宜壮土金、生肾水，制火为善。若径治咳嗽，则误矣。

（二）产后咳嗽治法有三

叶天士曰：产后咳嗽，有因恶露上攻，肺经受邪者，宜二母散，以破其瘀；有感风咳嗽，恶寒发热者，宜参苏饮，以散其寒；有阴虚火盛，上灼肺经者，宜麦味地黄汤，以滋其化源。

三十四、产后伤寒

（一）产后伤寒治法

新产感冒发热，大为危候。若头痛身热，恶寒无汗，或喘或咳，宜香苏散。有食小剂芎苏参苏，随气血取用。有瘀血，兼行血药；值时行不正之气，遍身疼痛，无汗，败毒散，或香苏散加葱白、香豉。《金匮》云：产后中风发热而面正赤，喘而头痛，竹叶汤主之。

（二）产后伤寒禁用表药

产后伤寒，切不可用表药。多汗经虚，每致发痉也。又不可小柴胡汤，以有黄芩在内，易停恶血伤人也。故产后虽犯时疫，宜柴胡四物汤加减。

（三）类伤寒二阳证

傅青主曰：产后七日内发热，头痛恶寒，毋专论伤寒为太阳证；发热、头痛、胁痛，毋专论伤寒为少阳证。二证皆由气血两虚，阴阳不和而类外感。治者慎勿轻产后热门，而用麻黄汤以治类太阳证，又勿用柴胡汤以治类少阳证。且产母脱血之后而重发其汗，虚虚之祸，可胜言哉。昔仲景云：亡血家不可发汗。丹溪云：产后切不可发表。二先生非谓产后真无伤寒之兼证也，非谓麻黄汤、柴胡汤之不可对证也，诚恐后辈学业偏门而轻产，执成方而发表耳。谁知产后真感风感寒，生化汤中芎羌亦能散之乎？

（四）类伤寒三阴证

傅青主曰：潮热有汗、大便不通，毋专论为阳明证；口燥咽干而渴，毋专论为少阴证；腹满液干，毋专论为太阴证；又汗出、谵语、便闭，毋专论为肠胃中燥粪宜下证。数证多由劳倦伤脾，运化稽迟，气血枯槁，肠腑燥涸，乃虚证类实当补之证。治者勿执偏门轻产，而妄议三承气汤，以治类三阴之证也。间有少壮产后妄下，幸而无妨，虚弱产妇，亦复妄下，多致不救。屡见妄下成臌，误导反结；又有血少，数日不通而即下，致泻而不止者，危哉！《妇人良方》云：产后大便秘，若计其日期，饮食数多，即用药通之，祸在反掌。必待腹满觉胀、欲去不能者，反结在直肠，宜用猪胆汁润之。若日期虽久，饮食如常，腹中如故，只用补剂而已。若服苦寒疏通，反伤中气，通而不止，或成痞满，误矣。

三十五、产后疟疾

（一）产后疟疾属阴阳两虚不可用柴胡汤

《产宝新书》曰：产后类疟分二证：产后半月内外寒热往来，或午后日晡、夜间发热，或一日二三度，其发有期，其证类疟。由气血并竭，阳虚寒作，阴虚发热也。慎毋以疟治，虽小柴胡汤不可轻用，惟调补气血，寒热自除。

（二）产后类疟不可作疟治

傅青主曰：产后寒热往来，每日应期而发，其证似疟，而不可作疟治。夫气血虚而寒热更作，元气虚而外邪或侵，或严寒，或极热，或昼轻夜重，或日晡寒热，绝类疟症。治当滋荣益气，以退寒热。有汗急宜止，或加麻黄根之类；只头有汗而不及于足，乃孤阳绝阴之危证，当加地黄、当归之类。如阳明无恶寒、头痛无汗，且与生化汤加羌活、防风、莲须、葱白数根以散之。其柴胡清肝饮等方，常山、草果等药俱不可用。

三十六、产后痢疾

（一）产后痢疾作渴属津液内竭

《产宝百问》曰：产后下痢作渴者，水谷之精化为血气津液，以养脏腑，脏腑虚燥，故痢而渴。若引饮则难止，反溢水气。脾胃既虚，不能克水，水自流溢，浸渍皮肤，则令人肿。但止其渴，痢自瘥。

薛立斋曰：产后痢作渴，渴而不喜冷饮，属胃气虚，不能生津液也，七味白术散；如夜间发热口渴者，肾水弱而不能润也，六味丸佐益气汤，以滋化源。

（二）产后滞下不可用下药

缪仲淳曰：凡产后痢，积滞虽多，腹痛虽极，不可用大黄等药行之，致伤胃气，遂不可救。但用人参、归、芍、红曲、醋炒升麻，倍加甘草与益母草、滑石足矣。若恶露未尽，兼用乳香、没药、砂仁、阿胶，自愈。

按：以上三条，序产后有痢疾之证也。痢本于外感六淫、内伤饮食所致，若产后当兼气血虚处治，故不可用治痢常法，而以调补脾胃为要也。又按：产后痢属气血大虚，不可治痢，惟补气血，以大剂人参、当归主之。

三十七、产后蓐劳

（一）产后蓐劳属风冷搏于气血

《大全》曰：产后蓐劳，由生产日浅，血气虚弱，饮食未平，不满百日，将养失所，风冷客之，搏于气血，不能温于肌肤，使虚乏劳倦，乍卧乍起，容颜憔悴，食饮不消。风冷邪气感于肺，肺受微寒，故咳嗽口干，遂觉头昏，百节疼痛；荣卫受风邪，流注脏腑，须臾频发，时有盗汗，寒热如疟，背膊烦闷，四肢不举，沉重着床，此蓐劳之候也。

（二）产后蓐劳属忧劳思虑所致

陈良甫曰：妇人因产理不顺，疲极筋力，忧劳思虑，致令虚羸喘乏，寒热如疟，头痛自汗，肢体倦怠，咳嗽痰逆，腹中绞刺，名曰蓐劳。

（三）产后蓐劳当补脾胃养正气为主

薛立斋曰：蓐劳当扶养正气为主。多因脾胃虚弱，饮食减少，致诸经疲倦。当补脾胃，饮食一进，精气生化，诸脏有所赖，其病自愈。

三十八、产后大便不通

（一）产后便秘属亡津液胃燥

《金匮要略》曰：新产妇人有三疾。三者，大便难。何谓也？曰：亡津液胃燥，故大便难。

（二）产后便难属内亡津液

《圣济总录》曰：大肠者，传道之官，变化出焉。产后津液减耗，胃中枯燥，润养不足，糟粕壅滞，故令大便难，或致不通。盖新产之人善病者，由去血过多，内亡津液故也。

三十九、产后小便淋沥

（一）产后淋属热客胞中

《大全》曰：产后诸淋，因产有热气客于脬中，内虚则频数，热则小便涩痛，故谓之淋。

按：以上一条，序产后有淋秘之证也。《三因》云：产前当安胎，产后当去血，此二语为吃紧。如产前淋，或由气虚不化，当用参、芪补气安胎，不可过用渗利；产后淋，或由污血阻滞，当以瞿麦、蒲黄为要药；若血虚热郁，当用六味丸、逍遥散，补阴养血，滋其化源，佐以导血药可也。

（二）产后小便淋沥属损破尿脬

朱丹溪曰：有收生不谨，损破产妇尿脬，致病淋沥。用猪羊胞煎汤入药，参芪为君，归地为佐，桃仁、陈皮、茯苓为使，于极饥时饮之，令气血骤长，其胞自完。稍缓亦难成功也。

（三）产后小便淋沥分证用药

薛立斋曰：稳婆不慎，致胞损而小便淋沥者，八珍汤补气血。若因膀胱气虚，小便频数，当补脾肺；若膀胱阴虚，小便淋沥，须补肺肾，方用补中汤加山茱、山药为主，佐以桑螵蛸散。

按：以上二条，序产后有淋证也。经云：肾主二便，开窍二阴，不禁淋沥，前阴病也。产后气血大虚，有伤脏腑，非肺气虚而不能约制，为遗尿不禁；即肾气弱而多有虚热移于膀胱，为淋沥。总以补养气血，加升提固涩之剂为主。若用渗利疏导，是重虚也。戒之！戒之！

四十、乳汁不行

（一）产妇乳汁不行，宜壮脾胃以滋化源

薛立斋曰：前证若气血虚弱不能生化

者，宜壮脾胃；怒动肝火，乳肿汁不出者，宜清肝火。乳汁乃气血所化，在上为乳，在下为经。若屡经无乳，或大便涩滞者，亡津液也，当滋化源。冲任之脉盛，脾胃之气壮，则乳汁多而浓，衰则淡而少，所乳之子，亦弱而多病。

（二）产妇乳汁少由血虚之故

乳少者，血虚之故。如产母去血过多；又或胎前有病；以及贫俭之妇，产后失于调养，血脉枯槁；或年至四旬外，血脉渐衰，皆能无乳。但服通脉汤，自然有乳。若乱用穿山甲、王不留行等物，往往不效。即或勉强打通，乳汁清薄，令儿不寿，且损伤气血，产后多病，不久便干，反为不美。

四十一、玉门不闭

产妇玉门不闭属气血不足

玉门不闭者，因气血不足也，十全大补倍参桂补敛之。若初肿胀，或焮痛而不闭者，当用逍遥散加荆芥、丹皮；若肿既消而不闭者，当用补中益气汤，切忌寒凉之剂。

四十二、子宫不收

产妇子宫不收属元气不足

子宫不收者，此元气不足也。补中益气加酒炒白芍、肉桂，补而举之。或助以外治之法，如蓖麻子贴顶心之类。

四十三、尿胞坠落

产妇尿胞坠落因气弱血冷

凡产妇偶取重物，致尿胞坠落在外，此气弱血冷，移取重物，努力而致伤脏，因而坠下不收，或三四月，或半年一载，不能还元者，宜服收阴散。

四十四、经血暴至

产后下血属气血大虚

凡产后忽然下血成片如崩状，此因气血大虚，脾胃又弱，以致气血逆攻于脾胃，胃气不顺，则成此症。此营卫衰败也，当和血理气为治。

四十五、月水不通

产后月水不通不必服药

陈良甫曰：妇人冲任之脉，为经络之海，皆起胞内。手太阳小肠、手少阴心此二经上为乳汁，下为月水。若产后月水不通，新产后劳伤气血，或去血过多，乳汁自然不通。若乳子半岁，或一岁之内，月经不行，此常候，非病也；若半岁而行，或四五个月便行，是少壮血盛之时；若产后一二年月经不通，无疾苦，亦不必服药。或劳伤气血，冲于筋骨，则为瘛疭疼痛，或致动血伤精，则为劳损吐衄，或致伤肌腐肉，则为烂疮痔瘘。其有积渐日久而成水鼓者，则尤多也。盖酒性本湿，壮者，气行则已，酒即血也；怯者，着而成病，酒即水也。不惟酒为水，而血气既衰，亦皆随酒而悉为水矣。

四十六、产后应用各方

（一）治血晕方

清魂散《严氏》　治产后气虚血晕。

人参　川芎各一两　荆芥穗炒，二两　泽兰叶　甘草炙，各五钱

为散。沸汤、温酒各半盏，调服二钱，童便尤良。

独参汤　治下血过多，血晕不省人事。

吴鹤皋曰：血晕者，下血过多而眩晕也。不省人事者，气血大脱，而神不用也，故用人参甘温益元之品以主之。此药可以固气，可以生血，可以益元。身热气急者，加童便一杯；身寒气弱者，加附子二三钱。

十全大补汤　治产后气血虚耗，血晕不省。

芎归汤　方见临产佛手散。

以上治去血过多而晕。

夺命散　治产后血晕，血入心经，语言颠倒。

血竭　没药

等分，为末。每服二钱，用童便、陈酒各半杯煎，调下，良久再服，其血自下。

四味散　夺命散加当归、延胡索、童便。

煎服。

红花散　治产后血晕血崩，及远年干血气。

红花　当归　蒲黄　牡丹皮　干荷叶

为末。每服半两，酒煎，和渣温服。

牡丹皮散　治产后血晕闷绝，口噤不开，抉口灌之，恶露点滴不出者。

牡丹皮　大黄煨　芒硝各一两　冬瓜子半合　桃仁三十个

为散。和渣煎服。

独行散丹溪　治产后血晕，昏迷不省，冲心闷绝。

五灵脂半生半炒

为末。每服二钱，温酒送下。

鹿角散丹溪　治产后虚火载血上行而晕。

鹿角烧灰，出火毒，研极细，用酒、童便灌下，一呷即醒。此物能行血，最快。

预防血晕方

人参　苏木　鹿角胶

水酒煎。童便冲服。

仲淳方

苏木　泽兰　蒲黄　益母草　延胡索　牛膝　川芎　续断　荆芥穗　生地　麦冬　黑豆　童便

治产后血晕闷绝，虚者加人参。

黑神散　生化汤　二味参苏饮　失笑散　花蕊石散　琥珀黑龙丹　琥珀丸　回生丹　八方见临产。

醋炭熏鼻法

凡血晕不省人事者。急治炭火，以酽醋沃之，使醋气蒸入鼻，则能收敛，神气自然清爽。

又法

以铁秤锤炭火烧红，以醋淬之，令产妇鼻嗅之，即醒。

以上治恶血攻冲而晕。

海藏愈风汤

荆芥穗一味

炒为末。每服三钱，豆淋酒调服。甚者加童便。

豆淋酒　治产后有余血水气。

黑豆五升

熬令烟尽，投瓷器①内，以酒一升淬之，乘热饮之。盖豆淋酒能治污血，又能发表也。

荆芥散　治产后风虚血晕。

荆芥炒，一两　桃仁炒，五钱

① 器：原作“气”，据《济阳纲目·产后门·恶露不绝》改。

一方用荆芥为末，童便调下二三钱。

以上治风虚血晕之剂。

本事白薇汤 治产后血厥昏冒，脉微多汗。

白薇六钱 当归六钱 人参三钱 甘草炙，一钱五分

治血厥之剂。

（二）治恶露不下方

起枕散 治产后恶血不行，心腹及儿枕作痛。

当归 川芎 芍药 肉桂 延胡索 牡丹皮 五灵脂 蒲黄 没药 白芷

琥珀地黄丸 治产后恶露未净，胸腹作痛，小便不利。

琥珀一两，另研 延胡索一两 当归一两 蒲黄四两，半生半熟 生地半斤 生姜一斤

将地黄切碎酒浸，生姜切片，各捣取汁留滓。用姜汁炒地黄滓，地黄汁炒姜滓。共上药焙干为末，炼蜜为丸。

琥珀黑龙丹 回生丹 黑神散 失笑散 花蕊石散 五方见临产。

仲淳方

当归 益母草 蒲黄 红花 牛膝

治产后恶血薄心。

肉桂 蒲黄 泽兰 红花 益母草 延胡索 苏木 牛膝 当归 生地 续断 楂肉 黑豆 赤芍 丹皮

治产后恶露不下，儿枕作痛，甚则加乳香、没药。产后血癖不消，因寒得者，更加炮姜、肉桂。

泽兰 黑豆 炮姜 川芎 当归 地黄 牛膝 益母草 赤芍药 五灵脂 蒲黄

治产后恶露不尽，少腹作痛。寒月更加肉桂，去五灵脂，加人参、麦冬、香附、鳖甲，治产后诸虚百病。

（三）治恶露不止方

加味四物汤 治产后血崩如豆汁，紫黑过多者。

四物汤加阿胶、蒲黄、蓟根、白芷。

又方

四物汤加升麻、白芷、血余炭。

治产后月余，经血淋沥不止，此陷下举之也。

十全大补汤 方见经候。

补中益气汤 方见胎前。

归脾汤方 见治郁。

六君子汤 方见咳嗽。

逍遥散 方见治郁。

六味丸 方见虚劳。

（四）治头痛方

生化汤 琥珀黑龙丹 二方见临产。

补中益气汤 方见胎前。

（五）治心痛方

千金蜀椒汤 治产后心痛大寒。

蜀椒 桂心 当归 芍药 人参 甘草 茯苓 半夏 白蜜 姜汁

千金大岩蜜汤 治产后阳气虚寒，心腹作痛，呕吐厥逆。

桂心 地黄 当归 芍药 远志 干姜 吴茱萸 甘草 细辛 独活 白蜜

火龙散 治产后气滞心痛。

茴香炒 川楝子炒 艾炒

金黄散 治产后恶血上冲，心腹作痛。

延胡索一钱 蒲黄一钱 桂心一钱

为末。酒调服。

景岳九蜜丸煎 治产后阳气虚寒，或阴邪入脏，心腹疼痛，呕吐不食，四肢厥冷。

当归三钱 熟地三钱 芍药酒炒，一钱五

分　茯苓二钱　炙甘草一钱　干姜炒，一钱　肉桂一钱　北细辛三分　吴茱萸制，五分

失笑散　生化汤　二方见临产。

理中汤　方见治气。

枳实理中汤　方见癥瘕。

八珍汤　方见经候。

（六）治腹痛方

金匮枳实芍药散　治产后腹痛，烦满不得卧。

枳实烧黑　芍药

等分，为散。服方寸匕。

生化汤　方见临产。

四神散　治产后血虚，或瘀血腹痛。

四物汤去地黄，加炮姜。

为散。温酒服方寸匕。

四乌汤　方见经候。

失笑散　黑神散　琥珀地黄丸　三方见临产。

金匮当归生姜羊肉汤　治产后腹中寒痛，血气不足，虚弱甚者；及寒月生产，寒气入于子门，脐下胀痛，手不可犯。

当归一两　生姜五钱　羊肉二斤

先煮羊肉，去渣沫，入上二味煎。分二服。

千金羊肉生地黄汤　治产后腹痛，补中益脏，强力消血。

羊肉一斤　生地黄二两　人参　当归　芍药各一两　川芎五钱　桂心五钱　甘草五钱

水煎。分五七次服。

良方羊肉汤　治产后脾虚，寒邪内犯，腹胁脐下急痛。

精羊肉四两　当归　川芎　生姜各半两

水煎。分三四次服。

千金内补当归建中汤　方见下蓐劳。

理中汤　方见治气。

枳实理中汤　方见癥瘕。

增损四物汤　见下发热寒热。

补中益气汤　方见胎前。

六君子汤　方见咳嗽。

生化汤　失笑散　二方见临产。

（七）治少腹痛方

当归蒲延散　治产后血瘕作痛，脐下胀满。

当归　蒲黄　延胡索　桂心　芍药　血竭各等分

为末，酒下。本方去血竭，加琥珀、红花、童便，酒下，名延胡散，治产后儿枕作痛。本方去血竭，加乳香、没药，名延胡索散，治产后恶血攻刺腹痛。

失笑散　方见临产。

醋煎散　四乌汤　二方见经候。

千金伏龙肝汤　见下泻痢方。

（八）治胁痛方

抵圣散　治产后腹胁满闷，呕吐。

人参一两　甘草二钱　橘皮三钱　半夏一两　泽兰叶四钱　赤芍药六钱，宜易赤茯苓

为散，每服四五钱，水煎，入姜汁，和渣服。有瘀血，加楂炭一两五钱。

经效方　治产后肝经气滞不平，胁肋腹痛。

当归　芍药　桔梗　枳壳　柴胡　木香　槟榔　肉桂

（九）治腰痛方

调经散《局方》　治产后败血，乘虚停滞于五脏，循经流入于四肢，渐至身体面目浮肿，或产后败血上干于心，烦躁不安，如见鬼神。

桂心　当归　没药　琥珀　赤芍药各一两　细辛　麝香各五分

为散。每服一钱，温酒入生姜汁少许服。

如神散　治产后瘀血腰痛。

玄胡索 当归 桂心

寄生防风汤

桑寄生 防风 独活 川芎 当归 续断 芍药 桂心 生姜

当归黄芪汤 治产后失血过多腰痛。

当归身 黄芪 芍药

琥珀地黄丸 见前恶露不下。

八珍汤 十全大补汤 二方见经候。

（十）治遍身痛方

趁痛散《良方》 治产后骨节疼痛，发热头重，四肢不举。

当归 黄芪 白术 桂心 牛膝 独活 甘草 葱白 桂心宜改桂枝

调经散 见前腰痛。

琥珀地黄丸 见前恶露不下。

四乌汤 见前经候。

四神散 见前腹痛。

五积散 方见癥瘕。

增损四物汤 见下发热寒热。

香苏散 方见胎前。

十全大补汤 方见经候。

（十一）治饱闷呕吐方

抵圣散 见前胁痛。

琥珀黑龙丹 方见临产。

六君子汤 方见咳嗽。

二陈汤 方见治痰。

沉香降气散 理中汤 二方见治气。

（十二）治呃逆方

理中汤 方见治气。

参附汤 方见下虚汗。

生脉散 方见虚劳。

生化汤 方见临产。

（十三）治发喘方

五味子汤

生脉散加橘皮、杏仁。

二味参苏饮 生化汤 二方见临产。

参附汤 见下虚汗。

（十四）治浮肿方

调经散 见前腰痛。

四乌汤 方见经候。

四神散 见前腹痛。

紫苏饮 方见胎前。

理中汤 方见治气。

补中益气汤 方见胎前。

（十五）治产后发热寒热方

加味四物汤

治产后阴虚血弱发热。

四物汤加茯苓，热甚加炮姜。

增损四物汤

四物汤去地黄，加人参、炮姜、茯苓。

抽薪饮 治产后血虚发热。

当归 熟地黄各四钱 炮干姜一钱

丹溪方

八珍汤去地黄、白芍，加黄芪，热甚加炮姜。

八珍汤 十全大补汤 二方见经候。

当归补血汤 大补阴血，退血虚发热如神。

黄芪蜜炙，一两 当归三钱

分两不可加减。

柴胡四物汤 方见经候。

逍遥散 方见治郁。

调经散 方见前腰痛。

四乌汤 方见经候。

补中益气汤 方见胎前。

参苏饮 方见下伤寒。

五积散 方见癥瘕。

醋煎散　方见经候。

仲淳方

当归　川芎　地黄　泽兰　蒲黄　益母草　杜仲　牛膝　续断　炮姜　鹿角胶　黑豆

治产后血虚发热。

（十六）治虚汗方

十全大补汤　人参养营汤　二方见经候。

黄芪建中汤　方见经闭。

逍遥散　方见治郁。

参附汤《严氏》　治自汗、盗汗。

人参　制附子等分

姜水煎服。

芪附汤《严氏》　治气虚阳弱，虚汗倦怠。

黄芪蜜炙　制附子等分

每服四钱，姜五片，煎服。

（十七）治中风、发痉、口噤、角弓反张、瘛疭拘挛、颤振方

华佗愈风散　治产后中风口噤，手足瘛疭，角弓反张，及产后血晕，不省人事，四肢强直；或口头倒筑，吐泻欲死。此药能清神气，其效如神。口噤，则挑牙灌之；齿噤，则不为末，童便煎，灌入鼻。

荆芥穗炒

为末，每服三钱，童便调服。

独活酒《千金》　治产后中风。

独活　桂心　秦艽　酒

更生散　治产后去血过多，昏晕口噤，发热恶寒。

四物汤去芍药，加人参、炮姜、荆芥穗香油灯上烧过。

交加散　治产后中风，不省人事。

当归　荆芥穗等分

为末，每服二钱。

良方交加散　治产后中风。

生地一斤取汁　生姜十二两取汁

上以地黄汁炒姜滓，姜汁炒地黄滓，干为末，每服三钱，温酒调服。

十全大补汤　方见胎前。

参附汤　芪附汤　二方见前。

芎归汤　方见临产。

归脾汤　方见治郁。

逍遥散　方见治郁，加钩藤。

八珍汤　方见经候，加丹皮、钩藤。

防风当归散

防风　当归　川芎　地黄

（十八）治不语方

辰砂七珍散《良方》　治产后血虚不语。

辰砂三钱，水飞　人参一两　菖蒲一两　川芎八钱　防风四钱　细辛二钱　甘草三钱

为散。每服三钱，薄荷汤调下。

地黄饮子　治诸见血热证。

生地　熟地　枸杞　黄芪　芍药　天冬　甘草　地骨皮　黄芩各等分

严氏清魂散　方见前血晕。

六君子汤　方见咳嗽。

八珍汤　方见经候。

（十九）治惊悸恍惚方

千金茯神汤　治产后惊悸，志意恍惚，语言错乱。

茯神　人参　当归　芍药　桂心　甘草　生姜　大枣

千金人参丸　治产后大虚心悸，志意不安，恍惚恐畏，虚烦少气。

人参　茯苓　麦冬　山药各二两　甘草　干姜　桂心　菖蒲　泽泻各一两

蜜丸。酒服二三十丸。

（二十）治发狂见鬼方

千金远志汤 治产后心悸恍惚，语言错乱。

远志 人参 麦冬 甘草 茯苓 当归 芍药 桂心 大枣 生姜

龙齿清魂散 治产后败血冲心，笑哭如狂。

龙齿 人参 茯神 远志 桂心 当归 麦冬 甘草 细辛 延胡索

琥珀黑龙丹 方见临产。

调经散 方见前腰痛。

四乌汤 八珍汤 二方见经候。

仲淳方云：产后发狂，此阴血暴崩，肝虚火炎故也。宜：龙齿、泽兰、生地黄、当归、牛膝、茯神、远志、枣仁，加童便。

又方治产后恶血扑心，妄语颠狂。龙齿、泽兰、荆芥穗、牡丹皮、苏木、红花、蒲黄、当归、牛膝、人参，加童便。

（二十一）治妄言谵语方

桃仁承气汤《良方》 治瘀血小腹作痛，大便不利，谵语如狂。

桃仁去皮尖，半两 大黄炒，一两 甘草二钱 肉桂一钱

姜水煎服。仲景方有芒硝三钱。

龙齿清魂散 方见前。

琥珀地黄丸 方见前恶露不下。

四乌汤 方见经候。

导痰汤 方见治痰。

当归芍药汤 方见胎前。

胶艾汤 方见经候。

内补当归建中汤 见下蓐劳。

（二十二）治口鼻黑衄方

二味参苏饮 方见临产。

仲淳云：产后口鼻起黑而鼻衄者，是胃气虚败而血滞也。用人参、熟地、生地、牛膝、丹皮、泽兰、童便。

（二十三）治咳嗽方

小建中汤 方见经闭。

异功散 方见治气。

六味丸 方见虚劳。

（二十四）治伤寒方

金匮竹叶汤 治产后中风，发热头痛，喘而面赤。

竹叶一把 葛根 防风 桂枝 人参 甘草各一钱 生姜三片 大枣四枚

项强加附子，呕加半夏。

参苏饮《局方》 治产后伤寒，头痛，发热无汗。

人参 苏叶 干葛 前胡 陈皮 枳壳 半夏 茯苓各八分 木香 桔梗 甘草各五分 姜五片 枣一枚

煎服。

香苏散 方见胎前。

连须葱白汤 治伤寒已汗未汗，头痛如破。

连须葱白切，半斤 生姜二两

水煎服。

人参败毒散 治伤寒瘟疫等证。

人参 茯苓 枳壳 甘草 川芎 羌活 独活 前胡 柴胡 桔梗各等分

姜三片，煎服。

柴胡四物汤 方见经候。

（二十五）治疟疾方

千金内补当归建中汤 方见下蓐劳。

补中益气汤 方见胎前。

（二十六）治泻痢方

千金伏龙肝汤丸 治胎前下痢，产后不止，及元气大虚，瘀积小腹结痛，不胜

攻击者。

炮黑楂肉一两 熬枯红糖二两

二味，一半为丸，一半为末。用伏龙肝二两，煎汤澄清，煎末二钱，送丸二钱。日三服，夜二服，一昼夜令尽。

气虚加人参以驾驭之。虚热加炮姜、肉桂、茯苓、甘草。兼感风寒，加葱白、香豉。膈气不舒，磨沉香汁数匙，调服。

的奇散 治产后恶露不行，余血渗入大肠，洞泄不禁。

荆芥四五穗

于碗内火烧成灰，入麝香少许，研匀。沸汤调下一两呷。此药虽微，能愈大病，幸勿忽之。

理中汤方 见治气。

四神散 方见前腹痛。

补中益气汤 方见胎前。

六味丸 方见虚劳。

（二十七）治蓐劳方

千金当归芍药汤 治产后虚羸。

当归一钱五分 芍药二钱 人参二钱 地黄二钱五分 桂心一钱 甘草一钱 生姜三片 大枣三枚

千金内补当归建中汤 治产后虚羸不足，腹中刺痛，吸吸少气。

小建中汤加当归。

若去血过多，加地黄、阿胶。

当归羊肉汤《金匮》 治产后发热自汗，肢体疼痛，名曰蓐劳。

当归七钱 人参七钱 黄芪一两 生姜五钱 羊肉一斤

补肾汤《永类方》，一名人参汤 治产后诸虚不足，发热内热，自汗盗汗。

猪肾一枚，去膜，切小片 糯米半合 葱白三茎 人参 当归 豆豉等分

一方去糯米、葱白，换粳米、薤白，加黄芪、生姜。

白茯苓散 治产后蓐劳，头目肢体疼痛，寒热如疟。

十全大补汤去白术、甘草，加猪肾、姜、枣。

八珍汤 方见经候。

增损四物汤 见前发热寒热。

归脾汤 方见治郁。

补中益气汤 方见胎前。

（二十八）治大便秘结方

滋肠五仁丸 麻苏粥 二方见便秘。

八珍汤 方见经候。

逍遥散 方见治郁。

加味清胃散 治产后膏粱积热便血。

生地钱半 升麻 当归 丹皮各一钱 黄连钱半 犀角 连翘 甘草各五分

兵部手集方

大麦芽炒黄为末，酒下一合，神效。

（二十九）治小便不通方

六味丸 方见虚劳。

逍遥散 方见治郁。

四乌汤 方见经候。

五苓散 方见带下。

（三十）治小便频数方

补中益气汤 方见胎前。

六味丸 生脉散 二方见蓐劳。

（三十一）治小便淋沥方

补脬饮 治产后伤动脬破，终日不得小便，但淋沥不干。

天然生黄丝绢一尺剪碎 白丹皮根木白及各二钱

水一碗，煮至绢烂如饧，空心服。咽时不得作声，如作声，无效。

王晋三曰：脬，妇人之膀胱也。临产为稳婆伤破，小水淋漓无度。观其补法，

有不可思议之妙。生丝造者，曰绢，色黄者，入血分；丹皮，色白者，走气。二者皆能泻膀胱之火，引清气以达外窍。白及性黏，功专收涩，能补五内之破损。咽之无声乃有效者，声出于五脏，有声则脏之气动而来迎；无声则五脏之气静而宁谧。所饵之药，不由五脏分布入肺，竟从胃口阑门泌别清浊之处，由脂膜之络渗于膀胱之外膜，使白及得以护外而为固也。

又方：固脬散

自然黄丝绢二尺，以炭灰煮极烂，以清水洗去灰　黄蜡半两　白蜜一两　茅根二钱　马勃二钱

水煮，空心服之，不得作声。

八味汤　方见虚劳八味丸。

补中益气汤　方见胎前。

六味丸　方见虚劳。

（三十二）治乳汁不通方

千金钟乳汤　治妇人肺胃气虚，乳汁不通。

钟乳石四钱　甘草二钱　漏芦二钱　通草五钱　瓜蒌根五钱

《产宝》方无钟乳石。

千金麦门冬散　治妇人寒热阻逆，乳汁不通。

麦门冬　通草　钟乳石　理石等分

为散。酒服方寸匕，日三服。

当归补血汤加葱白方　治产后无乳。

吴鹤皋曰：乳者，气血之所成也。无乳者，皆气体怯弱之妇也。方用归、芪大补其气血，此养乳汁之源也；葱白辛温，直走阳明，阳明达于乳房，故用之为使，此通乳汁之渠也。如依古方，用猪悬蹄同煮漏芦、木通辈，亦可。

通乳汤　治乳少或无乳。

生黄芪一两　当归五钱　白芷三钱　七孔猪蹄一对

煮汤，吹去油，煎药一大碗。服后覆面睡，即有乳。如未效，再一服，无不通矣。

加味四物汤

四物汤加王不留行、木通、瓜蒌根。

八珍汤　方见经候。

异功散　方见治气。

逍遥散　方见治郁。

敷乳法　产妇乳裂，流脂疼痛。

用绷拆茄子，瓦上煅灰，白蜜调敷，即愈。

（三十三）治月水不通方

八珍汤　方见经候。

加味归脾汤　加味逍遥散　二方见治郁。

柴胡四物汤　方见经候。

（三十四）治尿胞坠落方

收阴散

十全大补汤去茯苓、黄芪，加枳壳、升麻、沉香、吴茱萸。

（三十五）断子法

一方　酒曲一升，无灰酒五升。

煮至二升半，滤去滓，分三服。经行至前一日晚进一服，次早五更一服，天明一服，月经即行，终身无妊矣。此《千金》下死胎法也。若妇人四十余，欲其经断，以前方加牛膝、紫薇各一两，经行后如前法服之，即断。

又方

木耳煅灰存性，熬枯，红糖调和。候经行后，或产后月内服之，即不受孕。孕妇服之，其胎即下。

又方

头蚕子三钱，煅灰存性。产后三五日七朝内，陈酒调服，则终身不孕，虽虚人

亦无妨碍。

又方

凤仙子，产后吞之，即不受孕。

四十七、产后应用各药

（一）行瘀

当归尾、川芎、益母草子、延胡索、郁金、蓬莪术、丹参、牡丹皮、蒲黄、牛膝、赤芍药、泽兰叶、生地黄、苏木、桃仁、楂炭、琥珀、乳香、没药、红花、五灵脂、穿山甲、童便。

（二）温血

肉桂心、蕲艾叶、炮干姜、吴茱萸、鹿角胶屑、花蕊石、伏龙肝。

（三）理气

制香附、台乌药、香砂仁、广木香、广橘皮、上沉香、公丁香。

（四）开痰

法半夏、茯苓、双钩藤、川厚朴、玉苏子、建神曲、枳壳实、川贝母、生姜汁、鲜竹沥。

（五）散邪

川芎、荆芥、光香附、川桂枝、紫苏、广藿香、旋覆花、桔梗、防风、柴胡、前胡、苏薄荷、北细辛、川羌活、川独活、紫菀、白薇、嫩青蒿、菊花、杏仁、五加皮、淡豆豉、黑大豆、生姜、葱白。

（六）清热

淡黄芩、天花粉、川黄柏、车前子、薏苡仁、羚羊角、肥知母、鲜竹叶、银花、润元参、净连翘、宣木瓜、乌梅肉、地骨皮、乌犀角、建山栀。

（七）补气

真人参、绵黄芪、白术、炙甘草、酸枣仁、远志肉、云茯苓、云茯神、柏子仁。

（八）养血

干山药、五味子、拣白芍、大麦冬、明天冬、钗石斛、肥葳蕤、京菖蒲、川杜仲、广橘皮、润大枣、龙眼肉、莲子肉、白扁豆、大芡实、女贞子、生龙骨、煅龙齿、浮小麦、大熟地、制当归、川续断、菟丝子、肉苁蓉、补骨脂、沙苑、白蒺藜、山萸肉、枸杞子、明阿胶、炮鳖甲、煅牡蛎、紫丹参、北沙参、制首乌、桑螵蛸、黑穞豆、羊肉、羊内肾、乌骨鸡、鹿茸、鹿角霜、麋茸、紫河车、磁石、紫石英。

卷五 诊治杂证秘诀

一、气

（一）气病总括

经云：百病皆生于气。怒则气上，怒则气逆，甚则呕血及飧泄，故气上矣。呕血者，宜四物汤加丹皮、甘草、香附；飧泄者，四君子汤加柴胡、青皮、甘草、香附、神曲。大怒，则火起于肝。实火，用黄连、栀子泻之；虚火，辨阴阳而施治。如火因怒动而逼血妄行，以致气逆于上，而胀痛喘急者，此伤阴气也。如郁怒所伤，木郁无伸，致侵脾气，为呕，为胀，为痛，为饮食不行，陷而为泄，此伤阳气也。

（二）火郁肝经

有怒火郁于肝经，用开郁降火之药不愈，反用发散之剂微汗而愈者，此亦火郁发散之义也。

（三）肝火上炎

有因怒而肝胆之火沸腾，留滞于颈项之间成瘰疬者。有因怒而内动肝风，厥阴占少阳，患头痛发热，或咳嗽气逆，或寒热似疟，并以四物、香附、柴胡、防风、栀子、黄芩、黄柏之类。

（四）怒伤血海

或产后及经行之时因怒气所伤，凡遇经行则小腹胀痛，此怒伤血海，用当归、川芎、香附、乌药、木香、青皮之类治之。

（五）暴怒气厥

有暴怒而卒厥者。经曰：阳气者，大怒则形气绝而血郁于上，使人暴厥是也。治宜四磨汤、八味顺气散、苏合香丸之类，先顺其气，然后随其虚实而调之。

（六）气郁眩晕

七情所伤，脏气不平，郁而生涎聚饮，随气上逆而眩晕，寸口脉沉，眉棱骨痛。若火动其痰，必嘈杂呕逆，当理气豁痰，二陈加香砂。

（七）气逆呕吐

怒中饮食呕吐，胸满膈胀，关格不通，二陈加丁香、砂仁、厚朴。

（八）气郁胃脘痛

气郁，脉沉弦结伏，胸中气壅，胃脘攻刺胀痛，用沉香降气散。若痰积作痛，脉滑而弦数，恶心烦闷，时吐酸水，此因气滞，碍其道路，不得运行而然，用清中蠲痛汤。如痛甚，导痰汤加白螺蛳壳过一钱。若死血作痛，脉必涩或芤，饮下作呃，口中作血腥气，用手拈散加桔梗，开提其气。

（九）气郁胁痛

因怒伤肝，肝气郁甚，胁中作痛，柴胡疏肝散。或干呕引胁下痛，发寒热，为郁结所致，逍遥散。或胁下有块，乃过饱劳力所致，加木香、丹皮、青皮。脉弦而刺痛在左胁，属肝火，宜柴胡、山栀、归身、芍药、枳壳；不已，加吴萸、炒川连，甚则加酒炒龙胆草。如肝气实者，当归芦荟丸；左胁痛者，木气实也，抑青丸；火盛者，左金丸。两胁肿痛、小便涩滞者，属湿热，龙胆泻肝汤。气滞作痛，脉沉伏或弦，不得俯仰屈伸，二陈汤加枳壳、木香、香附。死血作痛，脉短涩，日轻夜重，宜桃仁、红花、归尾、柴胡、青皮、丹皮、鳖甲之类，甚则加大黄。痰饮作痛，脉弦滑，乃温痰流注，胁下走痛，导痰汤加白芥子、枳壳、木香、香附、乌药。盛怒成痰，面色青黄，两胁胀满，沉香降气散。气郁不舒而痛者，木香调气散，或四七汤加枳壳、木香，虚加人参、菖蒲。

（十）心腹撮痛

一切冷气血气攻击，心腹撮痛，《局方》乌沉汤最捷。

经曰：气主煦之，血主濡之。一切气病，用气药不效，少佐以血药调之，使血气流通而愈矣。

二、肝经病

（一）肝风

华岫云曰：肝为风木之脏，相火内寄，体阴用阳，其性刚，主动、主升。全赖肾水以涵之，血液以濡之，肺金清肃下降之令以平之，中宫敦阜之土气以培之，则刚劲之质，得为柔和之体，遂其条达畅茂之性，何病之有？倘津液之有亏，肝阴不足，血燥生热，则风阳上升，窍络阻塞，头目不清，眩晕跌仆，甚则瘛疭痉厥矣。若思虑烦劳，身心过度，风阳内扰，则营热心悸，惊怖不寐，胁中动跃。治宜清营中之热，佐以敛摄神志。若因动怒郁勃，痰火风交炽，则有二陈、芦荟、龙胆；风木过动，必犯中宫，则呕吐不食，治用泄肝安胃，或填补阳明为法。

（二）肝火

肝火逆症，呕而不食，或吐酸苦青绿水，惟大小便不秘，亦能作心痛，此是火郁木郁之候。若湿热郁积于肝，肝火逆上，伏于肺胃之间，饮食入胃，被湿郁遏，湿中生热，从木化而为吐酸。久而不化，肝木日肆，胃土日衰，当平肝扶胃，逍遥散服左金丸。若宿食滞于中脘，平胃散加白蔻、藿香、砂仁、神曲。若胃中嘈杂者，皆由肝气不舒，木挟相火，乘其脾胃，则谷之精微不行，浊液攒聚，为痰为饮，其痰亦从木气化酸，肝木摇动中土，故中土扰扰不宁，而嘈杂如饥状。治当健脾运痰，六君子汤；火盛作酸，加吴萸、黄连；若不开郁补土，务攻其痰，久久而虚矣。

（三）木乘土

华岫云曰：肝为风木之脏，又为将军之官，其性急而动，故肝脏之病较之他脏为多，而于妇女尤甚。肝病必犯土，是侮其所胜也，本脏现症。仲景云：厥阴之为病，消渴，气上撞心，心中疼热，饥而不欲食，食则吐蛔，下之，利不止。又《内经》所载肝病，难以尽述。大凡其脉必弦，胁或胀或痛，偏寒偏热，先厥后热。若一犯胃，则恶心干呕，脘痞不食，吐酸涎沫。克脾则腹胀便溏，肢冷肌麻。若肝阳亢逆犯胃，胃阴未亏者，用药则远柔用刚。泄肝，如吴茱萸、川椒、桂；通胃，如半夏、姜、附；加益智、枳、朴，则兼运脾阳；中虚必用人参。若肝阴胃汁已亏，木火炽盛，阳风扰胃，用药则忌刚用柔。养肝，则生地、阿胶、白芍、麻仁、木瓜；养胃，则人参、麦冬、知母、粳米、秫米等是也。至于平治之法，则刚柔寒热兼用，乌梅丸、安胃丸、逍遥散，若四君、六君、异功、戊己，则必加泄肝之品。桑叶轻清，清泄少阳之气热；丹皮苦辛，清泄肝胆之血热；川楝子苦寒，直泄肝阳；延胡索，专理气滞血涩之痛。余因呕吐不食、胁胀脘痞等恙，恐医者但认为脾胃之病，不知实由肝邪所致，土败木贼，肝气日横，脾胃日败，延至不救者多矣。

三、治气应用各方

（一）降逆气之剂

七气汤《三因》　治七气致病，呕吐痞闷，腹胁胀痛。

人参　甘草　肉桂　半夏　生姜　厚朴　茯苓　橘皮　白芍　苏叶　大枣

原方因分量太重，故不录。用者宜酌定之，下仿此。

四磨汤《严氏》　治一切气塞，痞闷不舒，不时暴发。

人参　沉香　乌药　槟榔

酒磨。约半钱，入盐一字，沸汤调服。

六磨汤

四磨汤加木香、枳壳。

沉香降气散《局方》　治一切气滞，胸膈不舒，经癸不调，少腹刺痛。

沉香四钱　香附童便浸，炒，二两　砂仁炒，四钱　甘草炙，八钱

为散。每服二钱，入盐一字，沸汤调服。

木香调气散《局方》　治气满、胸膈虚痞，呕逆刺痛。

木香　檀香　丁香　豆蔻各二钱　砂仁四钱　甘草　藿香各八分

为散。每服二钱，入盐一字，沸汤调服。

八味顺气散《严氏》　治气厥，或虚胀喘逆。

四君子汤加橘皮、青皮、乌药、白芷。

苏合香丸《局方》　治猝中僵仆不省，一切气闭属寒症。

苏合香另研　安息香飞去沙土，酒熬，各二两　董陆香另研　丁香　麝香另研，各一两　木香　香附炒　白术各一两　犀角镑细，另研，二钱。

为极细末，白蜜和作五十丸，朱砂一两水飞为衣，蜡护。井花水、生姜汤、温酒任服，化下一丸。

（二）理痰气之剂

四七汤《金匮》　治七情所伤，气结成痰，状如破絮梅核，结在咽喉，咯不出，咽不下，中脘痞闷，气郁不舒，恶心呕逆，郁证初起实者。

半夏　茯苓　紫苏　厚朴　生姜　大枣

苏子降气散《和剂》　治痰涎壅盛，肺满喘嗽。

二陈汤　导痰汤　温胆汤　三方见治痰。

（三）消食气之剂

平胃散《局方》　治胃中宿食不消。

苍术四两，麻油炒　厚朴姜汁炒　陈皮　甘草炙，各三两

为散。每服四五钱，加生姜煎服。

（四）调血气之剂

乌沉汤《和剂》　治一切冷气及血气

攻击，心腹撮痛。

乌药 人参 沉香各一两 甘草炙，五钱

为散。每服五钱，加姜盐煎服。

手拈散 治中脘死血作痛。

延胡索醋炒 五灵脂酒研，澄定，醋炒 草豆蔻 没药箬上炙干

各等分，为散。热酒下三钱。

四乌汤 治血中气滞，小腹作痛。

四物汤加乌药、香附、甘草。

（五）舒郁气之剂

柴胡疏肝散 治怒火伤肝，胁痛，血郁于上。

柴胡 橘皮醋炒，各二钱 川芎童便浸，一钱 芍药炒 枳壳炒，各二钱 香附醋炒，一钱五分 甘草炙，五分 山栀姜汁炒黑，一钱 煨姜一片

逍遥散 加味逍遥散 二方见治郁。

（六）清肝火之剂

金铃子散洁古 治热厥心痛，或痛或止，久不愈者。

金铃子即川楝子。酒炒 延胡索醋炒

各等分，为散。服三钱。

左金丸丹溪 治肝经郁火炽盛，左胁作痛，吞酸吐酸。

黄连六两 吴茱萸一两

盐汤泡。二味同焙干为末，米饮和丸。

抑青丸 治肝火胁下急痛。

黄连六两，同吴萸一两制过，拣去萸

一味为末，滴水为丸。

当归龙荟丸《宣明》 治肝经积热，时发惊悸、搐搦，神志不宁，头目昏眩，咽膈不利，肠胃燥结，燥扰狂越等证。

当归 龙胆草各一两 芦荟 青黛 大黄各五钱 黄连 黄芩 黄柏 黑栀子各一两 木香二钱 麝香五分

蜜丸，或用神曲糊丸，桐子大。每服二三十丸，姜汤下。

龙胆泻肝汤《和剂》 治肝胆经实火湿热，胁痛耳聋，胆溢口苦，筋痿阴汗，白浊溲血，小便不通。

龙胆草 柴胡 黄芩 栀子 泽泻 木通 车前子 生地黄 当归 甘草各等分

清中蠲痛汤 治中脘火郁作痛，即发寒热。

山栀姜汁炒黑，钱半 干姜炮，三分 川芎童便浸，切 黄连姜汁炒 橘红五分 香附醋炒，钱半 苍术童便浸，麻油炒，八分 神曲姜汁炒，一钱 生姜三片 大枣一枚

（七）降肝气之剂

吴茱萸汤仲景

人参 吴茱萸 生姜 大枣

安胃丸

川椒五分，炒汁出 乌梅一钱，去核 黄连一钱 淡干姜一钱五分 枳实一钱五分，炒 人参三钱

为末。每服三钱，水煎服。

乌梅丸

乌梅 川椒 黄连 黄柏 附子 干姜 细辛 桂枝 当归 人参

以苦酒浸乌梅一宿，去核蒸之，及至饭熟，捣成泥，和药末与蜜，杵为丸。

（八）补胃气之剂

理中丸

人参 焦白术 炮姜 炙甘草

四君子汤

人参 白术 茯苓各三钱 甘草一钱

六君子汤

四君子汤加半夏、陈皮各一钱半。

异功散

四君子汤加橘皮一钱。

戊己汤

四君子汤加白芍、陈皮各一钱。

四、郁

（一）咽中如有炙脔

《金匮要略》曰：妇人咽中如有炙脔，半夏厚朴汤主之即四七汤。

《产宝百问》曰：乃阴阳之气，痰结咽喉，膈间塞噎，状若梅核，妨碍饮食，久而不愈，即成反胃。或胸膈痰结，与气相搏，上逆咽喉之间作聚，状如炙脔之症也，以半夏厚朴汤治之。妇人喜怒悲思忧恐怖之气，结成痰涎，状如破絮，或如梅核在咽喉，咯不出，咽不下，此七情所为，或中脘痞满，气不舒快；或痰涎壅盛，上气喘急；或因痰饮中滞，呕逆恶心。

（二）郁病有六

朱丹溪曰：郁病大率有六。气郁者，胸胁疼痛，脉沉而涩；湿郁者，周身走痛，遇阴天则发，脉沉而细；热郁者，瞀闷烦心，溺赤，脉沉而数；痰郁者，动则喘息，脉沉而滑；血郁者，四肢无力，能食便血，脉芤而弦；食郁者，嗳酸腹饱，脉沉而紧。或七情之邪郁，或寒热之交侵，或九气之怫郁，或雨湿之侵凌，或酒浆之积聚，故为留饮湿郁之疾。又如热郁而成痰，痰结而成癖，血郁而成血瘕，食郁而成痞满，此必然之理也。治郁病多主开郁，开郁必先行气，行气则用香燥。然有香燥过用，而窍不滑泽，气终不行，郁终不开者，宜养血以润其窍、利其经，香附、抚芎不足恃也。

（三）五志之郁

何柏斋曰：心郁，昏寐健忘；肝郁，胁胀嗳气；脾郁，中满少食，倦怠乏力；肺郁，皮毛枯燥，咳嗽痰涩；肾郁，腰腹重胀，白带淋浊；胆郁，口苦潮热，怔忡不宁。此五志之郁也。凡七情郁久成病，或为虚损，或为噎膈，或为痞满、腹胀胁痛，或为经闭不调，崩中带下。

（四）治木郁则诸郁皆愈

赵养葵曰：郁者，抑而不通之义。盖东方生木，木者生生之气，火气即附于木中，木郁则土郁，土郁则金亦郁，金郁则水亦郁，五形相因，自然之理。惟其相因也，余以一方治其木郁，诸郁皆因而愈，逍遥散是也。甚者，方中加左金丸，以黄连治心火，吴萸气臊，肝之气亦臊，同气相求，而佐金以制木，此佐金之所以得名也。

（五）有怒郁思郁忧郁之分

凡寒热往来，似疟非疟，恶寒恶热，呕吐吞酸嘈杂，胸痛胠痛，小腹胀闷，头眩盗汗等证，以逍遥散出入加减，此对症之方，无不获效。

张景岳曰：凡五气之郁，则诸病皆有，此因病而郁也。至若情志之郁，则总由乎心，此因郁而病也。若怒郁者，方其大怒气逆之时，则实邪在肝，多见气满腹胀，所当平也。及其怒后，而逆气已去，惟中气受伤矣，而或为倦怠，或为少食，此木邪克土，损在脾矣。倘其不知培养，而仍加消伐，则所伐者谁乎？此怒郁之有先后，亦有虚实，所当辨者如此。

思郁者，则为旷女①嫠妇②有之，思则气结，结于心而伤于脾也。及其既甚，则上连肺胃，而为咳嗽气喘失血，为噎膈呕吐；下连肝肾，则为带浊淋崩不月，为虚损劳瘵。若初起而气结为滞者，宜顺宜开；久病而损及中气者，宜修宜补。然以情病者，非情不解，其在女子，必得愿遂而后可释；或以怒胜思，亦可暂解。若病已成损，而再行消伐，其不明也，亦甚矣。

忧郁者，则全虚矣，本无邪实，及悲忧恐惊而致郁者，盖悲则气消，忧则气沉，必伤脾肺；惊则气乱，恐则气下，必伤肝肾。此其戚戚悠悠，精气但有消索，神志不振，心脾日以耗伤。凡此之辈，皆阳消证也，尚何实邪？使不知培养真元，而再加解散，可乎！

五、治郁应用各方

越鞠丸丹溪　治诸郁痞闷。

香附童便浸　苍术泔浸，麻油炒　抚芎童便浸，各二两　神曲炒　山栀姜汁炒黑，各一两五钱

滴水为丸，绿豆大。加贝母，盖贝母开胸中郁结之气，《诗》所云"言采其虻"者是也。

气郁：香附、苍术、川芎、木香、砂仁、橘皮、吴茱萸。

湿郁：苍术、川芎、白芷、白术、茯苓、厚朴。

热郁：青黛、黄连、山栀、黄芩、薄荷、连翘、瓜蒌皮、麦冬、竹叶、香附、苍术、川芎。

痰郁：海石、南星、半夏、瓜蒌仁、贝母、茯苓、香附、橘皮。

血郁：桃仁、红花、肉桂、川芎、郁金、香附、丹皮。

食郁：枳实、山楂、神曲、麦芽、香附、苍术、川芎。

逍遥散　治肝经抑郁，寒热咳嗽，月事不调。

柴胡七分　白术蒸　茯苓　当归各一钱　白芍一钱五分　甘草　陈皮各八分　薄荷五分　煨姜三片

加味逍遥散

前方加牡丹皮一钱五分，黑山栀一钱。

便溏，山栀易香附。

四七汤

方见治气。治郁痰在咽喉，咯不出、咽不下。

左金丸

方见治气。治肝经郁热，呕吐吞酸，胁间胀痛。

归脾汤　治心脾郁结，经癸不调，赤白带下。

人参　黄芪各二钱　甘草炙，五分　白术二钱　当归一钱　枣仁二钱　远志一钱　木香五分　茯苓二钱　桂圆七枚

加味归脾汤　治心脾郁结，经闭发热。

前方加柴胡、山栀各一钱。

六、虚劳

（一）女子不月传为风消息贲

经曰：二阳之病发心脾，有不得隐曲，女子不月。其传为风消，其传为息贲者，死不治。

高士宗曰：不得隐曲，女子不月，病在肾也。风消，肝木病也；息贲，病在肺

① 旷女：无夫的成年女子。

② 嫠（lí 离）妇：寡妇。

也。二阳之病，传达于五脏而死。

（二）女子虚劳内有干血

《金匮》云：虚劳，虚极羸瘦，腹满不能饮食。食伤、忧伤、饮伤、房事伤、饥伤、劳伤、经络营卫气伤，内有干血，肌肤甲错，面目暗黑。缓中补虚，大黄䗪虫丸主之。

（三）妇女经脉不行宜用健脾胃药

王节斋曰：妇人女子经脉不行，多由脾胃损伤而致，不可便作经闭死血，轻用通经破血药。凡遇此症，须审其脾胃何如。若因饮食劳倦损伤脾胃，少食泄泻疼痛，或因误服汗下攻克药，伤其中气，以致血少不行，只用健脾胃药，脾旺则生血，而经自行。又有饮食积滞，致损脾胃，亦宜消积补脾。若果脾胃无病，有血块凝滞，方用行血通经之剂。

（四）妇人百病皆由心生

虞天民曰：妇人百病，皆由心生，如五志之火一起，则心火亦从而燔灼。经闭不通之症，先因心事不足，心血亏耗，故乏血以归肝，而出纳之用已竭。经曰：母能令子虚，是以脾不磨而食少，所谓二阳之病发心脾者，此也。因食少，故肺气亦失所养而气滞不行，则无以滋肾水。况月水全赖肾水施化，肾水既乏，则经水日以干涸，或先或后，淋漓无时，若不早治，渐至闭塞不通，而成为劳极之症，不易治也。

（五）月经闭绝致成虚损内热骨蒸劳瘵证

徐春甫曰：心属阳而主血，脾裹血以行气。若月经不通，未必不由心事不足，思虑伤脾，有所劳倦，谷气不舒，肺金失养，肾水无滋，经血枯涸，以致三五不调，渐至闭绝。虚损内热、骨蒸劳瘵之症而卒难以治，惟养心则血生，脾健则气布，二者和，则气畅血行，而调经之要至矣。

（六）骨蒸劳瘵由脾胃亏损所致

陈良甫曰：夫骨蒸劳瘵者，由积热附于骨而名也，此症皆由脾胃亏损所致。其形羸瘦，腹胀泻痢，肢体无力。传于肾，则盗汗不止，腰膝冷痛，梦鬼交侵，小便赤黄；传于心，则心神忪悸，喜怒不时，颊唇赤色，乍热乍寒；传于肺，则胸满短气，咳嗽吐痰，皮肤甲错；传于肝，则两目昏暗，胁下妨痛，闭户忿怒。五脏既病，难以治疗。

（七）妇人虚劳有冷热之分

薛立斋曰：妇人虚劳，多因经行胎产；或饮食起居，七情所伤；又或初患未甚，失于调摄，过于攻伐，淹滞日久，积成羸弱。须分寒热论治：冷劳，属于血气不足，脏腑虚寒，以致脐下冷痛，手足时寒，月经失常，饮食不消，或时呕吐，恶寒发热，骨节酸疼，肌肤羸瘦，面色痿黄也；热劳，由心肺壅热，伤于气血，以致心神烦躁，颊赤头疼，眼涩唇干，口舌生疮，神思困倦，四肢壮热，饮食无味，肢体酸疼，心忪盗汗，肌肤日瘦，寒热往来也。当审其所因，调补其气血。

（八）劳损由积想过度

寇宗奭曰：人生以血气为本，人病未有不先伤气血者。若室女童男，积想过度，多致劳损，男子则神消色散，女子则月水先闭。盖忧愁思虑，则心伤而血竭，且心病则不能养脾，故不嗜食；脾虚则金亏，故发嗽；肾水绝则木气不荣，而四肢干瘘，故多怒。不可用凉血行血，宜柏子仁丸、泽兰汤二方见经闭，益阴血以制虚火也。

（九）虚损宜辨其原因证候

皇甫中《名医指掌》云：男子之劳，起于伤精；女子之劳，起于经闭；小儿之劳，得之母胎。总由真阴亏损，虚火炎灼，肺金受伤，无以生肾水；肾水枯竭，无以济心火；心火一旺，肾火从之，而梦遗精脱之病作；肺气一虚，则腠理疏豁，而盗汗、自汗之病生；火动其血，血随火升，而咳嗽、吐红之症起。然虚损之症，因名以责实，不过气虚、血虚、阴虚之异耳。凡脾肺不足，皆气虚也；心肝不足，皆血虚也；肾水不足，即阴虚也。经曰：阴气者，静则神藏，躁则消亡。欲延生者，心神宜恬静，而无躁扰；饮食宜适中，而无过伤。风寒暑湿之宜避，行立坐卧之有常，绝欲以养精，内观以养神。毋劳怒以耗气，则真阴之水自充，五内之火常息，而痊安可期。惟其嗜欲无节，使神散而精竭，血凋而气亡，发热不休，形骸骨立，难为力矣。

（十）女子之劳起于经闭

虚劳一症，男女相同，特其致病之原，则有异焉。盖男子之劳，由于伤精；女子之劳，起于经闭也。夫经不自闭也，女子善思，少不遂心，则生郁气，气与思结，冲任之隧道即有所壅而阻遏，然能暂开，则必移时趋下，所谓月水不调是矣，亦无甚大害。若壅之既久，牢不可破，郁结无自而解，则心脾二经，火土自病，安能荣养其子乎？故先不嗜食而脾困，脾困则肺失所养而金空，发为咳嗽。因之肾水绝其化源，而木气不充，故肝病多怒，而生寒热，饮食不为肌肤，而肉干瘘，此则传变五脏，最危之候也。法当行气解郁，以清其源；降火滋阴，以固其本。可行者行之，令无血痹之患，再继以扶脾养胃之品，使新血日有所生，固本澄元，以复血少气衰之旧，庶有济焉，然而难言之也。

（十一）郁劳

思虑不遂，心神耗散，日渐发热，肌肉消瘦，而成风消。《内经》所谓二阳之病发心脾，以风热胜气，日益消瘦也。宜多服逍遥散，后用归脾汤调理。若血既满而失合，而成经闭血溢，宜巽顺丸方见经闭，专调冲任，兼散瘀血，更与乌骨鸡丸，调补之方见经闭。若误用苦寒凉血药，致脾胃滑脱者，不治。面色不衰，肌肤日瘦，外如无病，内实虚伤，俗名桃花疰，其症必蒸热盗汗，咳嗽多痰，经闭吐衄，善食泄泻。须察所现何症，何脏受伤而治之。然此皆为阴火煎熬症，治多不效。室女过时不嫁及少寡者，多犯此症，以阴火虽乘阳位，非但不能消烁阳分之津液、阴分之津液，反竭力上供阳火之消烁，故肢体日削而面色愈加鲜泽也。轻者嫁后渐愈，重者虽渐愈一两月，向后必死，以其躯体柔脆，精气先枯，不能胜其发泄也。

刘默生曰：虚劳多起于郁，郁则其热内蒸，内蒸则生虫，虫侵蚀脏则咳。初起早为杜绝，不致蔓延，若迁延日久，咳嗽不止，痰如白沫，声哑喉痛，不可治矣。脾胃泄泻，六脉细数而坚急，久卧床褥，烦躁血多者不治。如六脉平缓，重按有神，饮食不减，大肉未消，二便调适者，可用贝母、麦冬，消痰宁嗽，功多开郁；蛤蚧，透骨追虫；佐以百部，杀虫独步；兼地骨皮、薄荷，以清内热；橘红、甘草，调中和营为主。寒热不止加青蒿、鳖甲；骨蒸无汗加牡丹皮；每夜发热不已加酒浸白芍；血虚有伤加茜根；气虚少食加人参；脾虚大便不实加茯苓；燥结加杏仁；小便不利加茯苓、泽泻。但觉脊中热痛不已，或时淫淫作痒者，皆是瘵虫为患。宜用向东南桃头四五十个，生艾一握，雄黄豆大一块，麝香二分，捣烂烘热，擦脊骨膏肓、百劳、肺俞等穴及四肢关节间，七日一次。亦有用桃叶斤许，同艾叶一二两，分二囊盛，以陈酒三斤煮，乘热熨背脊膏肓、百劳等穴。不过二三次，虫从魄门而下，下后以六味丸合生脉散调理。传尸劳瘵，亦宜用之。

（十二）干血劳

思欲不遂，气结于中，血留于内，阻滞经脉关要之地，气血不得流通，精神无以生长，而成骨蒸内热。久则旧血不去，新血不生，气涩血枯，变为干血劳瘵，肌肤甲错，面目黧黑，咳嗽困倦，月事不行。宜消其瘀血，用神应丸治之。世人每用滋阴不效，坐以待毙。但大肉已脱，大便自利者，又当禁用也。

（十三）传尸

热毒积久，则生恶虫，虫蚀人脏腑，故沉沉嘿嘿，不知所苦，经年累月，渐就羸瘦。其症蒸热咳嗽不止，胸背痛，两目不明，四肢无力，腰膝酸疼，卧而不寐，或面色脱白，或两颊时红，常怀忿怒，梦与鬼交，同气连枝，多遭传染。至于死亡灭门，又传他姓，闻者骇心。辨之之法，烧真安息香，病人吸烟，嗽不止者，乃传尸也；若嗽不甚者，非也。瘵虫最易传人，能谨戒七气，严闭六气，常远房事，慎节饮食，虫不侵也；惟纵欲恣情，精血内耗，邪祟外乘。凡觉元气稍虚，或腹饥馁，勿入劳瘵之家。或女病思男，男病思女，一睹其面，随即传染，不可不知。治疗之法，固本为先，祛虫次之。

（十四）风劳

初因感受外邪，咳嗽吐血，久则风邪传里，耗气损血，渐成劳损。在表令人自汗，在里令人内热，在肺咳嗽，在肝吐血，在脾体瘦，在肾白带。医者不察，认为内伤积损，辄投峻补，闭锢风邪，内热愈炽，以致不治。惟宜秦艽鳖甲散，治之为当。

七、虚劳应用各方

（一）治风劳蒸热之剂

秦艽鳖甲散 治风劳，蒸热颊赤，咳嗽盗汗，肌肉瘦削，脉细数。

秦艽 银柴胡 地骨皮 知母 鳖甲炙 青蒿 当归 乌梅

汗多加黄芪。

（二）治郁劳蒸热之剂

逍遥散 加味逍遥散 归脾汤 加味归脾汤 四方均见郁证。

（三）治干血劳之剂

神应丸 治干血劳瘵，用此推陈致新，然后调理，此方惟少男、室女、孀妇可用。若男女交接者禁用。大黄醋炙 鳖甲 桃仁各一两 当归 生地各八两 黄芩四两 人参三钱 甘草三钱

用韭汁糊丸，朱砂为衣，每服六钱。经闭，红花酒下；骨蒸，地骨皮；咳嗽，桑白皮，俱用童便煎下。择除破日，空心面东服，少顷饮酒一杯，至午后当利一二行为验，啜温粥碗许。忌荤冷油腻物。此药只可一服，病深者，一月后再服除根，不可多服。

大黄䗪虫丸 治五劳虚极，羸瘦腹

满，不能饮食。食伤、饮伤、忧伤、房劳伤、肌伤、劳伤、经络营卫气伤，内有干血，肌肤甲错，两目黯黑，缓中补虚，此方主之。

大黄蒸，十两一钱　黄芩炒，二两二钱　地黄十两一钱　杏仁四两四钱　蛴螬炒，一升一合　虻虫去翅足，炒，一升一合　䗪虫去头足，炒，半升半合　水蛭炙黄，一百十枚　干漆炒，一两一钱　芍药四两四钱　桃仁去皮尖，四两四钱　甘草三两三钱

蜜丸，小豆大。每服五十五丸，酒下，日三服。

巽顺丸　治妇人倒经，血溢于上，男子咳嗽吐血，左手关尺脉弦，有瘀血者。

乌骨白丝毛鸡一只，男雌女雄　乌贼骨童便浸，晒干为末，炒黄，四两　茜草酒洗，焙，一两　鲍鱼四两

以三味入鸡腹内，用陈酒、童便各两碗，加水数碗，旋煮旋添，候糜烂焙干。骨用酥炙，共为细末，山药粉和丸，空心百劳水下。

（四）治经闭之剂

柏子仁丸　治血虚有火，月经耗损，渐至不通，日渐羸瘦，而生潮热。兼治室女思虑成劳，经闭兼服泽兰汤。

柏子仁炒　牛膝酒浸　卷柏各五钱　续断　泽兰叶各二两　熟地黄四两，酒浸半日，杵成膏

蜜丸。空心米饮下。

泽兰汤

泽兰叶三两　当归酒浸　芍药酒炒，各二两　炙草五钱

为末。每服五钱，水煎服。

乌骨鸡丸　治妇人郁结不舒，蒸热咳嗽，月事不调；或久闭不行；或倒经血溢于上，崩带白淫；或产后蓐劳。兼疗男子斫丧太早，劳嗽吐血。

乌骨鸡一只　熟地黄四两。血热换生地黄四两　五味一两，以二味入鸡腹内，用陈酒酿童便，于砂锅中煮　黄芪蜜、酒蒸焙，二两　白术米泔水浸，蜜水拌，饭上蒸九次　当归酒洗　芍药酒炒，各二两

以上五味为末，同鸡肉捣烂，骨用酥炙，再加人参三两，川芎童便浸，一两，牡丹皮酒洗，晒干，二两。以三味为末，和入上药中，另加山药末六两，打糊为丸，如梧子大。清晨用沸汤服三钱，临卧用陈酒再服二钱。

骨蒸加鳖甲三两，银柴胡、地骨皮各一两五钱；经闭加肉桂一两；崩漏倍熟地，加阿胶二两；倒经加麦冬二两；郁结痞闷加童便、制香附二两，沉香五钱；赤白带下加萆薢二两，制香附二两，蕲艾二两。

（五）滋补津气之剂

生脉散　治热伤肺胃，虚热喘咳，脉虚无力。

人参三钱　麦门冬二钱　五味子一钱

（六）养血之剂

四物汤　治营血虚热。

熟地黄三钱，血热换生地　当归二钱，便溏土炒　白芍药一钱五分，失血醋炒　川芎八分，血逆童便炒

地骨皮饮　治阴虚火旺，骨蒸夜热，昼静夜剧。

四物汤加骨皮、丹皮。去丹皮，加黄芪即六神汤。

加味四物汤　治血虚发热。

四物汤加白术、茯苓、柴胡、丹皮。

增损四物汤　治血虚发热，食少便溏。

四物汤去地黄，加人参、炙草、炮姜。

圣愈汤 治失血后血虚，心烦燥渴，睡卧不宁。

四物汤加人参、黄芪。

劫劳散 治虚劳咳嗽，发热盗汗。

四物汤去川芎，加人参、黄芪、甘草、阿胶、五味子、半夏。

当归补血汤 治血虚至夜发热，烦渴引饮，脉洪大而虚，重按全无者。

黄芪六钱 当归二钱

（七）滋阴之剂

六味丸 治肾阴不足，吐血咯血，发热作渴，咽燥失音，水泛为痰，喘嗽气逆，自汗盗汗，血虚便燥，小便淋浊，腰膝痿软等症。

熟地黄八两 山茱萸 山药各四两 白茯苓 牡丹皮 泽泻各三两

炼蜜为丸。

（八）补阳之剂

八味丸 治肾气亏损，虚阳上泛，上热下寒，气喘痰壅，吐血衄血等证。

六味丸加肉桂、附子。

八、咳嗽

（一）嗽有内外之分

戴元礼曰：盖咳嗽为病，有自外而入者，有自内而发者。风寒暑热，先自皮毛而入，皮毛者肺之合，故虽外邪欲传脏，亦必先从其合而为嗽，此自外而入者也；七情郁结，五脏不和，则邪火逆上，肺为气出入之道，五脏之邪，上兼干肺而为咳，此自内而发者也。然风寒暑热，有不为嗽者，盖所感者重，竟伤脏腑，不留于皮毛。七情亦有不为嗽者，盖病尚浅，止在本脏，未即上攻。故伤寒以有嗽为轻，而七情郁结之嗽久而后见。七情饥饱嗽，动传脏腑，正气结成痰涎，肺道不利，四七汤加杏仁、五味、麦冬、人参、阿胶、紫菀。

（二）干咳属火郁证

朱丹溪曰：大抵干咳乃燥气乘肺，属火郁症，乃痰郁火邪在肺。先用逍遥散加桔梗以开之，后用六味丸加五味以补之。不已则成劳。劳心思虑，心血耗散。凡思虑则心火上炎，必发干咳，此为神伤，虽服药亦难得有效，归脾汤加麦冬、五味。内伤之咳，治各不同，火盛壮水，金虚崇土，郁甚舒肝，气逆理脾，食积和中，房劳补下，内已先伤，药不宜峻。

九、咳嗽应用各方

（一）治风寒之剂

三拗汤《和剂》 治风寒伤肺而咳，误行敛肺，而壅嗽喘急，语音不出，胸满多痰。

麻黄 杏仁 甘草

金沸草散《和剂》 治肺感风寒，咳嗽声重，发热恶寒，无汗，膈间痰热壅甚。

旋覆花 麻黄 前胡各七分 荆芥 半夏 赤芍 甘草各五分 生姜三片 大枣三枚

（二）治风热之剂

葳蕤汤《千金》 治风热咳嗽，发热自汗。

葳蕤 白薇 青木香 麻黄 石膏 杏仁 羌活 葛根 川芎 甘草

（三）治风燥之剂

清燥救肺汤喻氏

桑叶三钱 枇杷叶炙，一片 石膏煅，一

钱五分　麦冬　阿胶　杏仁　胡麻各一钱　人参七分　甘草五分

（四）治热邪之剂

泻白散钱氏　治肺热咳嗽，手足心热。

桑皮二钱　骨皮二钱　甘草一钱　粳米半合

（五）治寒邪之剂

苏子降气汤《局方》　治涎盛痰壅，肺满喘嗽。

苏子　橘皮　半夏　当归　前胡　肉桂　厚朴　甘草　生姜

（六）治痰气之剂

麦门冬汤《金匮》　治火气上逆，咽喉不利。

麦冬一两　半夏一钱五分　人参一钱　甘草炙，一钱　粳米半合　大枣四枚

二陈汤　方见治痰。

（七）治郁气之剂

四七汤　方见治气。

逍遥散　归脾汤　二方见治郁。

（八）清金崇土之剂

门冬清肺饮　治火乘肺胃喘嗽吐衄。

人参　麦冬　五味子　黄芪　当归　芍药　紫菀

六君子汤　治胃虚食少，痰嗽呕泄。

人参　白术　茯苓　炙草　半夏　会皮

清金壮水丸　治肾脏水亏火旺，蒸热咳嗽。

六味丸加麦冬、五味。

十、血证

（一）吐血必治其本

刘默生曰：吐血一证，人惟知气逆血溢，火升血泛，不知血在脏腑，另有膈膜隔定，其血不能渗溢。夫膈膜者，极薄极脆，凡有所伤则破，则血溢于上矣。故有阳络伤则血上溢，阴络伤则血下渗。已伤之膜，若有复伤，其吐必多。膈膜虽伤，伤处有瘀血凝定，血来则缓。若阴火骤冲破瘀积之血，血来如潮之上涌，自觉沥沥有声，彼时喘息不定，面赤如醉，烦躁不宁，心神昏乱，一皆龙雷之势，脉亦急疾难凭，少顷，火退神清，面白气平，血亦渐止，方可诊切用药。须乘此时，瘀积荡尽，缓缓清理，徐徐调补，然不可骤壅，亦不可用耗气之药。悉知此义，治血有本矣。

（二）妇人血病因郁所致

赵养葵曰：妇人因郁而致血病者多。凡郁属肝木，木中有火，郁甚则火不得舒，血不能藏而妄行也。或其人素常阴虚火动，再感外邪闭郁，郁则火不泄，血随火而动。郁于经络，则从鼻衄出；郁于胃脘，则从口吐出，其症必呕恶口苦，其脉必涩。若便以为虚，而用温补，误矣。当舒散其郁，逍遥散加丹皮、山栀。血止后，以六味丸滋其阴，必随手而愈也。

凡有郁怒伤肝，思虑伤脾，归脾汤。火旺者，加丹皮、山栀；火衰者，加肉桂、丹皮。

（三）肝虚不能收摄营气

杨仁斋曰：血为气配，气之所丽，以血为荣。凡吐衄、崩漏、产后，阴血消

亡，肝虚不能收摄营气，使诸血失道妄行，而为眩晕者，此生于血虚也。宜人参养营汤。

(四) 脱血

张景岳曰：脱血者，如大崩大吐，或产血尽脱，则气亦随之而脱，故致卒仆暴死。宜掐人中，烧醋炭收其气，又用独参汤灌之。

(五) 治血必先顺气

李士材曰：气有余便是火。血随气上，补水则火自降，气顺则血不逆。阿胶、牛膝、丹皮，补水之药也；苏子、橘红、沉香，顺气之药也；童便引血归下窍，兼有行瘀之能；藕汁运血使无滞，而有止涩之力。脉来沉实，腹中满痛，或吐血块，或为瘀血蓄血，当归、桃仁、赤芍、延胡索、蓬术、大黄之属；怒伤肝木，则血菀于上，使人薄厥，沉香、木香、青皮、芍药、丹皮之属；劳心，莲肉、枣仁、山药、茯神、紫菀、柏子仁、丹参之属；房劳，熟地、枸杞、牛膝、杜仲、鹿茸、人参之属；血热，地骨皮、牡丹皮、犀角；血寒，桂心、附子、干姜炭；血虚，地黄炭；血滑，棕榈灰、莲房灰；血瘀，发灰、大黄灰、干漆灰；血热不止，山栀灰、黄连灰。三七、郁金，行血中之气；侧柏叶，凉血中之热；大小蓟，行血中之滞；茅根导血使之下行也。

(六) 血虚发热

李修之曰：血虚发热，凡吐衄、便血、崩漏、胎产失血过多，血虚不能配气，阳亢阴亏而发热者，治宜滋养营血。然亦有阳虚而阴走者，又不可从事滋阴，当从血脱益气、阳生阴长之法，使无形生有形也。治宜独参、保元之类。

(七) 血证治法

吐血者，一吐则倾盆盈碗，以色紫黑者，为瘀积久血；色淡清者，为气虚挟痰，总属炎火沸腾，故治血以降火下行为首务，不可骤用酸寒收敛，使瘀积发热，转增上炎之势。劳心太过，吐血不止，归脾汤去木香，加麦冬、阿胶。倒经，血溢于上，蒸热咳嗽不除，乌骨鸡丸、巽顺丸选用。若至虾血，血水难已，诸失血后，倦怠昏愦，面失色，懒于言语，独参汤加橘皮，所谓血脱益气也。失血后，头晕发热者往往有之，此是虚火上炎，外扰之故，不可误认外感，而用风药也。吐血发渴，名曰血渴，十全大补汤，或生脉散加黄芪、枇杷叶，量胃气虚实用之。吐血，脉以微细为顺，洪大为逆。若暴涌如潮，喉中汩汩不已，脉见虚大，此火势未敛，不可便用汤药，急以热童便或藕汁灌之，俟脉势稍缓，进调养之剂。倘寸关虽弱，而尺中微弦，为阴虚，以防午后阴火上升。上午服独参汤、保元汤以统血，午后用六味丸加童便、牛膝以济阴。服后脉渐调和，饮食渐进，肢体轻捷，面色不赤，足膝不冷，身不灼热，额无冷汗，溲便如常，虽有紫血块，时欲咯出而无鲜血上行，方许可治。血虽止而脉大不减，或虽小而弦细数疾，或弦硬不和，慎勿轻许可治。亦有他部柔和，而左手关尺弦强，为阴虚火旺，最为危兆。其变有三：一则阴火引血复上而暴脱，一则虚阳发露而发热，一则火上迫肺而喘咳，此终不救。脱血用大剂人参益气以固血，惟血色鲜明，或略兼紫块者宜之。若见晦淡者，为血寒而不得归经，须兼炮姜为治。若尺部脉弦，大剂生料六味加肉桂引之，亦有用肉桂为末，和独参汤服之。若血色正赤如朱，光亮如漆，吐出即干，以指甲剔起成片，如柿皮而起者，此为守脏之血，虽能食不倦，后必暴脱而死。若血中见似肉似肺，如烂鱼肠，谓之咳白血，此胃中脂膜为邪火所烁，凝结而成，方书咸谓必死。然吐后，凝结既去而不发热，能进饮食，令服异功散、保元汤、六味丸、都气丸，多有得生者，不可尽委之于无救也。

（八）呕血

呕血证治有三：一属暴怒，血逆伤肝，其症胸胁痛，甚则厥逆，柴胡疏肝散加酒大黄；一属极劳伤肝，其症遍身疼痛，或时发热，犀角地黄汤加当归、肉桂、桃仁；一属房劳伤肝，其症面赤足冷，烦躁口渴，生脉散合加减八味丸。阳衰不能内守而呕者，异功散合八味丸，然不戒房室、思虑、劳役，终不救也。房室劳惫，气竭伤肝，而有干血者，四乌贼骨一芦茹丸兼童便、藕汁之类。

（九）唾血

平时津唾中有血如丝，或浮散者，此属思虑伤脾，脾虚不能统血也。有兼心、兼肾、兼胃之不同。兼心，加味归脾汤；兼肾，六味丸加五味子、肉桂；兼胃，四君子汤加黄芪、山药、粟米、扁豆。食少痰清者，异功散加枇杷叶、白扁豆灰；胃中痰食不清吐血，加半夏、生姜。

（十）咳血

咳血者，因咳嗽而见血，属火逆咳伤血膜，而血随痰出也。其脉微弱平缓易治；弦数急实、气促声嘶咽痛者不治。得此症者，若能静养，庶有生理，宜六味丸加麦冬、五味子，清金壮水为主，略兼阿胶、贝母、百合、款冬、紫菀，润肺止咳之剂。血止后，胃虚食少，气息不续者，劫劳散去半夏，加紫菀茸及琼玉膏调理之。咳血久而成劳，肌肉消瘦，四肢倦怠，五心烦热，咽干颊赤，心中潮热，盗汗减食，异功散加阿胶，或四君子汤加黄芪、鳖甲、麦冬、五味。阴虚火动而咳血，或痰中血星如珠者，生料六味丸加茜根、乌贼骨、童便。咳唾脓血，咳即胸痛隐隐，脉反滑数或数实者，此为肺痈。

（十一）咯血

咯血者，不嗽而喉中咯出小块或血点是也，其证最重，而势甚微，常咯两三口即止。盖缘房劳伤肾，阴火载血而上，亦有兼痰而出者，肾虚水泛为痰也。阴虚多火，黑瘦之人，最忌犯此。初起宜紫菀、麦冬、茯苓、枣仁、山药、白芍、丹皮、童便，以清手足少阳厥阴诸经游散之火，后以六味丸加牛膝，滋补肾阴，以安其血。慎不可用攻血药也。

（十二）九窍出血

九窍出血者，是证非中毒即跌仆受伤。若无故发热，九窍出血者，肝肾疲竭，五脏内崩也，多不可治，若见血水必死。

（十三）三阴交穴出血

妇人三阴交穴，穴在内踝上三寸骨下陷中，无故出血如射，昏不知人事，以手按其窍，缚以布条，以人参一两，煎汤灌之。

十一、血证应用各方

（一）降火凉血之剂

犀角地黄汤 治内伤胃脘瘀血，或吐或衄。

犀角镑，二钱　生地黄酒浸，捣汁，四钱

白芍药 牡丹皮各一钱五分

水煎，去渣。入生地黄汁、藕节汁、扁柏汁，再煎服。瘀血未下，加桃仁、酒洗大黄、童便。

四生丸 治阳盛阴虚，血热妄行，或吐或衄。

生荷叶 生艾叶 侧柏叶 生地黄汁各等分

捣烂和丸，如鸡子大。每服一丸，水煎，去滓。

（二）温中止血之剂

当归汤 治吐血，衄血。

当归一钱 炮姜五分 芍药 阿胶 黄芩各一钱五分

（三）消瘀行血之剂

四乌贼骨一芦茹丸 治气竭肝伤脱血，妇人血枯经闭。

海螵蛸四两 茜草一两 雀卵 鲍鱼汁

丸。

巽顺丸 方见虚劳。

又方

人溺

吴鹤皋曰：咳血不易医，喉不容物，毫发必咳，血渗入喉，愈渗愈咳，愈咳愈渗。饮便溺，则百不一死；服寒凉药，则百不一生。诚哉是言也。

（四）舒郁之剂

柴胡疏肝散 治怒火伤肝，胁痛，血菀于上。

柴胡 橘皮醋炒，各二钱 川芎童便浸，炒 芍药 枳壳炒，各一钱五分 甘草炙，五分 香附醋炒，一钱五分 山栀姜汁炒黑，一钱 煨姜一片

吐血，加童便半杯。

逍遥散 加味逍遥散 二方见治郁。

（五）滋阴养血之剂

四物汤 方见虚劳。

琼玉膏 治虚劳干咳，喉中血腥，肠中隐痛。

鲜生地四十两 人参 茯苓各十两

先以生地熬膏，入参、苓末，用白蜜收膏。或用晶糖二十两，不用蜜，熔化，离火，再加沉香、琥珀末各半两，和匀收贮。清晨用沸汤或温酒，调服数匙。

（六）补气生血之剂

保元汤

人参 黄芪 甘草炙

归脾汤 治思虑伤脾，不能摄血，妄行吐衄。

加味归脾汤 二方见治郁。

独参汤 治气虚不能统血，骤然脱血过多不止，脉微欲绝，及血崩不止。

人参三钱

脱血，加童便半杯。

生脉散 方见虚劳。

四君子汤 方见治气。

异功散 方见治气。

（七）补养气血之剂

十全大补汤 人参养营汤 二方见经候。

（八）养阴之剂

六味丸 方见虚劳。治阴虚火炎，吐血衄血。

（九）补阳之剂

八味丸 方见虚劳。治肾气亏损，虚阳上泛，上热下寒，气喘痰壅，吐血、衄血等症。

十二、衄血

（一）治衄血以养阴清热为主

衄者，血从经络中渗出而行清道也。虽多由火，而惟于阴虚为尤多。正以劳损伤阴，则水不制火，最能动冲任二经阴分之血也，当养阴清热为主。故实热衄血，脉来数实，犀角地黄汤。若衄不止，须加气药，如木香、香附、陈皮之类。盖血无气引，则血不归经也。若大便秘者，再加大黄。用犀角地黄汤，衄仍不止，此内虚寒而外假热也，以当归汤兼标本而治之。若久衄脉虚大，头额痛甚，鼻流淡黄水者，死。凡衄血之脉，数实坚劲急疾不调，皆难治。七情喜怒劳役过伤而至者，无论是何经络，并宜茅花煎汤，调止衄散；久衄不止，热在下焦血分，六味丸加五味子，不效，加童便；曾病衄后，血因旧路，或一月三四衄，又有洗面即衄，并宜止衄散，茅花煎汤调下。

（二）衄血口鼻俱出因积劳伤脾所致

大衄血者，口鼻俱出也，此因积劳伤脾所致。补中益气汤倍加当归、黄芪。不应，归脾汤加童便、藕节、阿胶、生地、蒲黄炒黑，治大衄血不止。

十三、衄血应用各方

（一）清热凉血之剂

犀角地黄汤 方见血证。

（二）养血之剂

止衄散 治久衄发热。

黄芪炙，六钱 当归 干地黄 白芍药 赤茯苓 阿胶各三钱

为散。麦门冬汤调服三钱，日三服。

面热足冷，心悬如饥，下焦阴火也，加肉桂一钱五分；渴不能饮，自觉腹满者，瘀血也，加犀角、丹皮。

当归汤 方见血证。

（三）补气之剂

补中益气汤 方见经候。

归脾汤 方见治郁。

（四）滋阴之剂

六味丸 方见虚劳。

（五）附方

龙骨，煅为细末，吹入鼻中，少许即止。九窍出血，皆效。

人中白，新瓦上烘干研细，温汤调服三钱，治久衄。

山栀，炒研末，吹入鼻。或血余、乌梅二味，火煅研细末，吹鼻即止。

十四、痰

（一）痰之源不一，治法亦不同

王节斋曰：痰之源不一，有因痰而生热者，有因热而生痰者，有因气而生者，有因风而生者，有因惊而生者，有积饮而生者，有多食而成者，有因暑而生者，有伤冷食而成者，有脾虚而成者，有嗜酒而成者。夫痰属湿热，乃津液所化。因风寒湿热之感，或七情饮食所伤，以致气逆液浊，变为痰饮，或吐咯上出，或凝滞胸膈，或留聚肠胃，或客于经络四肢，随气升降，遍身上下，无处不到。其为病也，为喘、为咳、为恶心呕吐、为痞膈壅塞、关格异病，为泄、为眩晕、为嘈杂怔忡惊

悸、为癫狂、为寒热、为痛肿，或胸间漉漉有声，或背心一点常如冰冷，或四肢麻痹不仁，皆痰所致。百病中皆有兼痰者，世所不知也。痰有新久轻重之殊，新而轻者，形气清白，气味亦淡；久而重者，黄浊稠黏，咳之难出，渐来恶味，酸辣腥臊咸苦，甚至带血而出。治法，痰生于脾胃，宜实脾燥湿；又随气而升，宜顺气为先，分导次之；又气升属火，顺气在于降火。热痰则清之，湿痰则燥之，燥痰则润之，风痰则散之，寒痰则温之，郁痰则开之，顽痰则软之，食痰则消之，在上者吐之，在下者下之。又中气虚者，宜固中气以运之。若攻之太重，则胃气虚，而痰愈虚甚矣。

（二）妇人最多惊痰

凡妇人于惊痰最多。结成块者为惊痰，必有一块在腹，发则如身孕，转动跳跃，痛不可忍也。

（三）妇人患痰而兼带下皆由郁结所致

薛立斋曰：妇人患此而兼带下，皆由郁结伤损肝脾，当佐以四七汤送青州白丸子。此等证候，属脾胃气虚为本，而气滞痰结为末也。

十五、治痰应用各方

二陈汤 治脾胃湿痰，呕吐喘嗽，头眩心悸。

半夏一钱五分 陈皮一钱 茯苓一钱五分 甘草一钱 生姜三片

导痰汤 治湿痰，内外壅盛。

二陈汤加南星、枳实。

涤痰汤 治惊痰迷于心窍。

二陈汤加南星、枳实、菖蒲、人参、竹茹。

温胆汤 治寒痰沃胆及郁痰。

二陈汤加枳实、竹茹、红枣。

稀涎散 治涌痰。

白矾半生半熟，一两为末 猪牙皂角去皮、弦、子，酥炙，四条为末

每服三字，温水灌下，探吐之。

控涎丹 下胁下痰积。

甘遂去心，面裹煨 大戟泡去骨 白芥子各等分

曲糊丸，姜汤或温水下。

滚痰丸 下实热积痰异症。

青礞石二两，以焰硝一两同入瓦罐，盐泥固，晒干，火煅，石色如金为度 黄芩八两 黄连八两，酒蒸 沉香五钱

水泛为丸。

青州白丸子 治男妇风痰壅盛，手足瘫痪，呕吐涎沫，牙关紧急，痰喘麻木。

半夏七两 南星三两 白附子二两 川乌半两，俱生用

研为细末，糯米糊丸如绿豆大。每服二十丸，生姜汤下。

四七汤 方见治气。

十六、治痰应用各药

（一）湿痰

半夏曲、苍白术、橘红皮、白赤茯苓、石菖蒲。

（二）燥痰

川象贝母、麦天门冬、生地、瓜蒌仁、花粉、梨汁、蔗浆。

（三）风痰

苏子、杏仁、旋覆花、天麻、天南星、钩藤。

（四）热痰

瓜蒌根仁、竹沥、竹茹、竹叶、黄连芩、牛黄、陈胆星。

（五）寒痰

肉桂、生姜汁、干姜、炮姜、吴茱萸、益智仁、白芥子。

（六）食痰

枳壳、枳实、厚朴、神曲、莱菔子、柑橼。

（七）气痰

沉木香、橘皮、青皮、槟榔、香附。

（八）郁痰

川象贝母、瓜蒌仁、茯苓、茯神、半夏、苏梗子、香附、厚朴、浮石。

（九）顽痰

蛤粉、牡蛎、浮石、礞石、昆布、海藻、海带、天竺黄。

（十）中虚

人参、白术、茯苓、炙草、橘皮、半夏。

（十一）肾虚

熟地、萸肉、山药、茯苓、附子、肉桂、牛膝、沉香。

十七、癫

（一）癫有二因

张子和曰：肝屡谋，胆屡不决，屈无所伸，怒无所泄，肝木胆火，随炎入心，心火炽亢，神不守舍，久逆而成癫狂，一因也。有思虑过多，脾伤失职，心之官亦主思，甚则火炽，心血日涸，脾液不行，痰迷心窍以致癫狂，二因也。

（二）治癫以安神豁痰为主

癫之为症，多因抑郁不遂，侘傺无聊所致。精神恍惚，语言错乱，或歌或笑，或悲或泣，如醉如狂，言语有头无尾，秽洁不知，经年不愈。皆由郁痰鼓塞心包，神不守舍，俗名痰迷心窍。安神豁痰为主，先以控涎丹涌出痰涎，后用安神之剂。怒动肝火，风痰上盛而发癫狂，导痰汤加黄连、黄芩、菖蒲、远志，煎成，入朱砂、沉香磨冲服。因思虑而得者，先与稀涎散，后用归脾汤加朱砂末调服。有病癫人，专服四七汤而愈，盖气结为痰，痰饮郁闭其神识故也。因思虑妄想不遂，致神不守舍，妄言妄见，若神祟所凭，初起宜涤痰安神，若日久为汤药所汩，神出舍空，非大剂独参汤加姜汁、竹沥，填补其神，不能克应。血迷似癫，妇人经水崩漏过多，血气迷心，或产后恶露上冲，而语言错乱，神志不宁者，血虚神耗也，宜宁神定志，《严氏》清魂散。言语失伦，常常嬉笑，不发狂者，心虚也，定志丸加姜汁、竹沥；膈间微痛者，兼有瘀血，加琥珀、郁金。

十八、治癫应用各方

（一）治痰

控涎丹　稀涎散　导痰汤　三方见治痰。

四七汤　方见治气。

（二）行瘀

严氏清魂散 方见产后。

（三）补虚

独参汤 方见产后。

归脾汤 方见治郁。

定志丸 治心虚惊悸。

人参 茯苓 菖蒲 远志制，各一两

蜜丸，桐子大，朱砂为衣。每服五七十丸，米饮下。

十九、肿胀

（一）病有血分、水分之别

《金匮要略》曰：问病有血分、水分，何也？师曰：经水前断，后病水，曰血分，此病为难治；先病水，后断经水，名曰水分，此病易治。何以故？去水，其经自下也。

（二）血分属湿，水分属水气

《圣济总录》曰：血分者，经水通之际，因寒湿伤其冲任，气壅不行，播在皮肤，邪气相搏，经血分而为水，发为跗肿，故曰血分。《脉经》曰：经水前断，后病水者，名曰血分，久不治，积成水肿，即难治。水分者，以水气上溢于皮肤，散于四肢，发为跗肿。盖肾者胃之关，关门不利，故聚而从其类也。此病与血分相似，治药有先后耳。

（三）水分、血分之分治

《良方》曰：妇人经水不通，则化为血，血不通，复化为水。故先因经水断绝，后至四肢浮肿，致小便不通，名曰血分，宜用椒仁丸；若先因小便不通，后身面浮肿，致经水不通，名曰水分，宜葶苈丸；经水不通，而化为水，流走四肢，悉皆肿满，亦名血分，其证与水证相类，实非水也，用人参丸，如夺命丹、黑神散，皆为要药。惟胎前脚肿不同，产后则皆败血所致。水分者，中州停湿，心下坚大，病发于上，先肿而后经断，治在中焦；血分者，血结胞门，脐下胀满，病发于下，先经断而后水肿，治在下焦。且血分之病，小腹硬痛，手不可按，而水道清长，宜用破瘀之治。若属怀孕，气遏水道而肿者，但宜顺气安胎，俟产而肿自消。右半边肿甚者，肺胃中有积滞也，导气为先，大忌琥珀、郁金、苏木、五灵之类；左半边肿甚者，肝肾间有瘀血也，散血为主，大忌胃苓。

慎斋按：妇人有血分、水分之证也。妇人以血用事，而月信其最要也。如经水先断，而后头面四肢肿满，此血不运行，气壅不化，法当通经调血，血行而肿自消。若先四肢肿满，后经水断绝，此是水肿病耳。

（四）积胀 瘀胀 血肿 气肿 水肿各治法

喻嘉言曰：人身中，凡有癥瘕积聚痞块，即是胀病之根。日积月累，腹大如箕，腹大如瓮，是名单腹胀，不似水气之散于皮肤面目四肢也。畜血成胀，腹上有青紫筋现，或手足有红缕赤痕，小水利、大便黑，宜散血消胀汤。妇人血肿，烦躁，漱水不欲咽，神昏善忘，人参芎归汤；妇人血臌，琥珀人参丸。或因产后血虚，或瘀血不散，亦成肿胀，脉涩面黑，不可作水肿治之。气肿者，皮厚色苍，四肢瘦削，胸腹痞满，或连胸痞而痛，或通身尽肿者，气无所不至也。自上而下者，阳本乎上也。脉沉伏，增损流气饮。水肿者，皮薄色白，按肉如泥，肿有分界。自下而上者，阴本乎下也。阳水者，脉浮数，五苓散；阴水者，脉沉迟，肾气丸。

二十、肿胀应用各方

椒仁丸

椒仁 甘遂 续随子 附子炮 郁李仁去皮 黑牵牛 五灵脂 当归 吴茱萸汤炮炒 延胡索各五钱 芫花醋炒，二钱 芫青十枚，去翅足，糯米同炒 胆矾 白砒各一钱 石膏三钱，曲糊丸，如豌豆大

每服一丸，空心橘皮汤下。

人参丸

人参 当归 大黄酒蒸 瞿麦穗 赤芍药 肉桂 赤茯苓 葶苈炒，各一两

炼蜜丸，如梧子大。每服十五丸，空心米饮下。

散血消胀汤 治血胀小便多，大便溏黑光亮。

川芎一钱二分 当归一钱五分 官桂六分 蓬术煨，八分 五灵脂六分 木香六分 炙草六分 乌药六分 砂仁一钱，炒 半夏八分 紫苏三分 生姜五片

琥珀人参丸

人参 五灵脂各一两 琥珀 肉桂 附子各五钱 川芎 赤苓 沉香煨 穿山甲各三钱

煎苏木汁为丸，早夕温酒下二钱。

夺命丹 黑神散 二方见临产。

葶苈丸

葶苈隔纸炒 续随子去皮，各五钱 干笋末

煮红枣肉为丸，如梧子大。每服七丸，萹蓄汤下。

五苓散

肉桂 白术 茯苓 猪苓 泽泻

肾气丸《金匮》

八味丸肉桂换桂枝。

济生肾气丸

八味丸加牛膝、车前子。

增损流气饮 治诸气郁滞，胸膈痞满，面目浮肿。

木香七分 槟榔七分 橘皮一钱 厚朴八分 香附七分 苏叶七分 桔梗七分 人参一钱五分 肉桂八分 甘草五分 半夏一钱 赤苓一钱 腹皮七分 生姜七片 大枣二枚 枳壳七分

二十一、失合症

（一）失合症久则成劳

《大全》曰：师尼寡妇，与室嫁衍期者，多欲心萌而不遂，恹恹成病，乍寒乍热，久则为劳。又有经闭白淫，痰逆头风，膈气痞闷，面䵟瘦瘠等症，皆寡妇之病也。

（二）失合症治法

薛氏曰：前症若肝脉弦出鱼际，用小柴胡加生地，送下生地黄丸；久而血虚，佐以四物汤。若兼怒动肝火而寒热者，佐加味逍遥散。

江应宿曰：男女精血，盛则思欲。室女孀妇，有所思不得，则气结而留瘀血。男思女不得，则遗精，其理一也。精血已离其位，渍入隧道，故变为寒热。肝脉弦出寸口者，夫肾主闭藏，肝主施泄，今肝火不泄，逆而上行，乃知男女失合之症。

二十二、失合症应用各方

小柴胡汤 方见经候。

加味逍遥散 方见治郁。

四物汤 方见虚劳。

生地黄丸 治师尼寡妇，寒热如疟，欲男子不得者。

生地黄二两 赤芍药一两 柴胡 黄芩 秦艽各五钱

蜜丸，如梧子大。每服三十丸，乌梅汤下，一日三服。

加味八珍汤 治妇人思虑过伤，饮食日减，气血两虚，月经不调，盗汗寒热，夜梦鬼交，渐成劳损。

八珍汤加黄芪、丹皮、制香附、柴胡、大枣。

柴胡抑肝散 治独阴无阳，欲心不遂，恶寒发热，有似疟状。

柴胡一钱五分 骨皮一钱 丹皮一钱五分 生地二钱 赤芍炒，一钱五分 青皮二钱 香附一钱 川芎七分 苍术米泔浸，炒，一钱 神曲八分 山栀炒，一钱 连翘五分 甘草三分

二十三、脏燥证

妇人脏燥善悲伤欲哭

《金匮要略》曰：妇人脏燥，善悲伤欲哭，如有神灵所作，数欠伸，甘麦大枣汤主之。

脏燥者，火盛烁金，肺失其润，心系了戾而然。故用甘草缓心系之急，而润肺燥，大枣行脾胃之津，小麦降肝火之逆，火降则肺不燥，而悲自已也。

甘麦大枣汤《金匮》 治脏燥善悲愁欲哭。

甘草三钱 小麦三合 大枣十枚

二十四、交肠

大小便易位治法

仲景曰：交肠，乃大小便易位而出也。此因醉饱房劳，或大怒气乱，真脏气乖，不循常度，泌别失职之所致也。治宜五苓散，或四物汤加海金沙、木香、槟榔、木通、桃仁之类。又法：以五苓散加木香，宜吐以撮其气。肥盛多痰者，二陈汤加枳实、木香以吐之，使阑门清利，得司泌别之职，则愈矣。一法：用破漆纱帽，或金幞头烧灰，米饮下，或酒下五分。如无，以旧草帽当额一圈，煎汤服之亦可。

陈莲舫先生医案

内容提要

《陈莲舫先生医案》成书于1914年，共分为3卷，卷上主要包括中风类、历节风类、湿温类、痱疹类、秋燥、霍乱等42种病证的医案；卷中主要包括痢疾类、肠风类、痔血类、便血类、泄泻类、痰饮类等45种病证的医案；卷下主要包括咽喉、失音类、痫类、痫厥类等40种病证的医案。全书共载医案88则，尤以下册所载20则病案，复诊为多，并附有按语，主要阐发了陈氏丰富的辨证施治经验，对临床颇有参考价值。

陈莲舫先生医案目录

卷上

中风类

钱，左，三十一

三疟后风邪入络，口眼歪斜，现在已得平复。风势走窜经络，肢麻筋掣，脘痛腹鸣，头蒙发眩，燔灼艰寐，脉见细弦。防成风瘫，治以和养。

香独活 炒当归 海风藤 抱木神[1] 桑寄生 炒丹参 焙甘杞 苍龙齿[2] 川桂枝 东白芍[3] 杭菊花 宣木瓜 丝瓜络 虎潜丸

孙，右，廿六

寒热后风湿入络，肢骱[4]痠痛甚于腰膝，当脘亦似寒似痛，脉见沉弦，治以疏和。

香独活 海风藤 生白术 炒香附 酒桑梗 五加皮 炒杜仲 炒淮膝 炒当归 宣木瓜 新会皮 臭梧梗三钱 丝瓜络

赵，左

左臂瘦削，屈伸不利，痠痛之势由肩及项，甚至上连头额，属营虚生风，风入于络，久防偏枯。脉见细弦，治以和养。

香独活 梧桐花 炒杜仲 嫩钩藤 桑寄生 五加皮 白蒺藜[5] 宣木瓜 炒当归 海风藤 杭菊花 威灵仙一钱五分 丝瓜络 功劳叶去刺，三钱

桑，左

风善行而数变，两足骱痛，或上或下。属肝失营养，挟痰挟湿，与风走窜经隧，久防瘫痪。拟养营搜风，兼化痰湿两邪。

香独活 虎胫骨 石决明四钱 左秦艽 桑寄生 元武板 杭菊花 千年健 生白芍 双钩藤 新会皮 黑料豆 丝瓜络

龚，右，十九

四肢麻痹，肌肤发痒，脉见细弦，治以和养。

香独活 宣木瓜 梧桐花 元生地 炒当归 炒丹皮 黑料豆 甘草 炒荆芥 制豨莶 白鲜皮 新会皮 炒侧柏

王，右

风痹走窜，去年腰以下酸而且痛，近则胸背牵引，脉象沉弦，拟以和养。

炒当归 虎胫骨 海风藤 威灵仙 桑寄生 元武板 片姜黄八分 五加皮 左秦艽 宣木瓜 炒杜仲 新会皮 丝瓜络

胡，右，三十一

产前受风，风郁感邪，腰俞下痠痛无度，近乎半身不遂，脉见细弦，治以温养。

香独活 鹿角霜一钱五分 海风藤 炒杜仲 桑寄生 焙甘杞 千年健 炒川断 炒当归 生绵芪 五加皮 新会皮 丝瓜络

---

① 抱木神：即茯神。

② 苍龙齿：即龙骨。

③ 东白芍：即产于浙江东阳的白芍。

④ 骱：骨节间相接之处，即关节。

⑤ 白蒺藜：原作“白夕利”，据文义改。下同。

沈，右

血亏生风，腕后上升及背，皆为不利，脉见细弦，治以疏和。

香独活 片姜黄四分 炒木瓜 炒川断 桑寄生 川桂枝四分 生白芍 五加皮 炒当归 天仙藤 威灵仙 新会皮 丝瓜络 胡桃肉

童，左，六十一

中风门痱与懿合风痹、偏枯为四大证，多主温补，以外风病温凉补泻无不可行。现在见证本非中脏中腑，而邪在筋络，所以足力弛软，腰不能支，手难提高，指有颤动。究之肝肾两经，无不见虚，以腰为肾腑，肝主搐搦，惟痰湿禀体，又当夏令，滋腻温补确属难进，前次所用熟地、附子者，病家急求速效，医者希冀近功，所以出王良诡遇之法①。矫其弊者，凉化清解，亦在禁例。针灸似可缓，缓行之补针甚少，泻针为多，不过在手法中左旋右旋、就浅就深以分补泻。欲鼓动其真气，流灌其营阴，恐非针力所能及，拙见一月间针一二次，至于服药间日一服，从容调治似最合宜，请高明辨之，备方候政。

潞党参 炒当归 炙虎胫 左秦艽 制首乌 生白芍 炙龟板 片姜黄四分 法半夏 梧桐花 炒杜仲 千年健 桑寄生 功劳叶七片

复诊：示及舌腻渐退，根苔尚厚，胃纳略开，仍未如常。久有风患，屈伸虽利，步履欠稳。湿由脾生，风从肝发，两者互扰，外则走窜络脉，内则阻遏中宫，外偏于风，内偏于湿，新旧病皆根于此。拟方即候政行。

生白术 香独活 晚蚕砂 鲜佛手 采芸曲② 桑寄生 干佩兰 焦米仁 宋半夏③ 木防己 厚朴花四分 新会皮 二竹茹玫瑰露炒 功劳叶七片

复诊：气虚生痰，营虚生风，风邪挟痰，走窜经隧，偏左肢骱痠痛，手则不能高举，足则开步不利，脉右部滑大、左部细弦，舌苔黄腻，纳食欠旺，禀体丰腴。气分早亏，以脉合症，又属气虚于营。《经》云：卫气虚则不用，营气虚则不仁。拟宗此旨立方调理，谅无不合，录方即候政行。

生於术 桑寄生 海风藤 炒杜仲 炒当归 晚蚕砂 木防己 抱木神 竹沥夏 梧桐花 炒淮膝 新会皮 玫瑰露炒竹茹 丝瓜络

赵，左

舌强不语，右肢不仁，中风两者最为带根。

高丽须一钱五分 天竹黄八分 香独活 左秦艽 石决明煅 竹沥夏 桑寄生 晚蚕砂 细菖蒲八分 新会皮 梧桐花 炒杜仲 丝瓜络

顾，右，五十六

喉痹起因痰热，又复挟风，渐至手痉面麻，言语舌强，脉见弦滑，治以清熄。

杭菊花 扎马勃八分 川贝母 抱木神 冬桑叶 白僵蚕三钱 梧桐花 远志肉 天竹黄 光杏仁 白蒺藜 陈胆星八分 路路通七枚 丝瓜络 荷边

朱，左

风中廉泉，口不能言，舌则为短，割而又为长伸，四肢掣动，脉息弦滑，拟以和养。

陈胆星 白蒺藜去刺 左秦艽 桑麻丸 法半夏 抱木神 杭菊花 宣木瓜 生白芍 远志肉 炒当归 新会皮 槿树

---

① 王良诡遇之法：指只顾目的，不守规矩的做法。“王良诡遇”典出《孟子》。

② 采芸曲：产于漳州采芸居的神曲。

③ 宋半夏：宋制半夏。

叶 丝瓜络

陈，左

中风偏左，左者为瘫，手足屈伸不利，抽搐无度，舌音不清，脉见细弦，拟温降熄风。

川桂枝四分 炙虎胫 海风藤 晚蚕砂 羚羊片八分 炙龟板 天仙藤 竹沥夏 炒当归 炒杜仲 梧桐花 伸筋草一钱五分 酒桑梗三钱 丝瓜络

汤，右

左瘫右痪①，现属于右，手足麻木不仁，皆由营虚生风，风痰走窜，络脉不能流利机关，脉见细弦，拟以温养。

川桂枝 炙虎胫 左秦艽 宣木瓜 元生地 元武版 法半夏 生绵芪 炒当归 桑寄生 新会络 炒杜仲 丝瓜络 海风藤

复诊：偏风于右，肢节骱皆为肿痛，痛甚于夜。营阴不足，内风袭络所致，脉见沉弦，再以和养。

制首乌三钱 炙虎胫 炒杜仲 晚蚕砂 焙甘杞 元武版 左秦艽 五加皮 炒当归 桑寄生 竹沥夏 新会皮 丝瓜络

徐，左

气虚生痰，阴虚生风，风邪挟痰走窜经隧，不能流利机关。始起右臂屈而不伸，继则由手及足，由右及左，四肢皆为不利。考肝生风，脾生痰，肝邪侮脾。近时腹膨筋露，脉来弦滑。恐成瘫痪，宜加意调理。

炒当归 晚蚕砂 炙虎胫 炒淮膝 梧桐花 海风藤 炒丹参 白茯苓 竹沥夏 五加皮 炒杜仲 生白芍 桑寄生 丝瓜络

类中类

金，右

肝阴不足，肝阳有余，阳化内风，上扰清空，两目起星，渐近失明。关系者又在头眩屡发，厥阴冲犯阳明、太阴，当要呕逆泛痰，每每牵连并作，脉见细弦，舌苔中剥。气与阴亏，风与痰盛，久防类中，拟以和养。

西洋参八分 抱木神 白蒺藜 杭菊花 元精石 煅龙齿 潼蒺藜 新会皮 东白芍 宋半夏 炒丹参 炒淮膝 鲜荷边 玫瑰露炒竹茹

胡，左

上重下轻，头蒙发眩，两足酸软，脉细而弦。最防类中。

西洋参 抱木神 新会皮 炒丹参 元精石 煅龙齿 潼蒺藜 炒淮膝 东白芍 宋半夏 杭菊花 焙甘杞 洋青铅 炒竹茹

肝风类

高，左

头疼肝冲，或呕或溏，脉见细弦，治以疏和。

法半夏 抱木神 嫩钩藤 冬桑叶 煨天麻八分 煅龙齿 蔓荆子一钱五分 石决明 生白芍 杭菊花 新会皮 炒丹参 荷边 竹茹

陆，右

头风眩蒙，呕逆无度，治以镇养。

法半夏 杭菊花 白蒺藜 生白芍

① 左瘫右痪：病症名，见《太平惠民和剂局方》卷一。指半身不遂之证，在左侧者称左瘫，在右侧者称右痪。

煨天麻 双钩藤 潼蒺藜 元精石 桑麻丸 白藁本 炒淮麦 新会皮 荷边 竹茹

陆，左

头风犯中，漾漾欲吐，形寒手麻，血虚挟风，治以和养。

法半夏 杭菊花 白蒺藜 煅龙齿 煨天麻 香独活 白藁本八分 嫩钩藤 生白芍 桑寄生 抱木神 新会皮 荷边 姜竹茹

陶，左，三十二

头风有根，每发必为泛恶，脉弦舌腻，治以疏和。

杭菊花 抱木神 法半夏 焦建曲 双钩藤 苍龙齿 制小朴[①]八分 冬桑叶 白蒺藜 白僵蚕三钱 新会皮 蔓荆子一钱五分 荷边 炒竹茹

复诊：头风痛发额筋抽搐，夜甚于昼，冲犯中焦，并为呕泛，脉息沉弦，治以和降。

石决明六钱 双钩藤 抱木神 蔓荆子一钱五分 白僵蚕 白蒺藜 苍龙齿 制小朴 冬桑叶 杭菊花 法半夏 焦建曲 荷叶边

冯，左，廿四

头风有根，受凉易发，发甚肝邪犯中，即为呕吐，脉息沉弦，治以调降。

法半夏 抱茯神 白蒺藜 桑寄生 煨天麻四分 煅龙齿 新会皮 杭菊花 生白术 双钩藤 炒淮膝 蔓荆子一钱五分 荷边 炒竹茹

傅，左

真水素亏，肝邪上扰，头痛与牙痛时作而时伏，脉左弦于右，属木凌土位，纳呆神倦，有由来也，拟以和养。

西洋参八分 黑料豆 抱木神 杭菊花 桑麻丸煎人 川贝母 煅龙齿 双钩藤 东白芍 川石斛 旱莲草 新会皮 荷边 湘莲肉七粒

任，左

肝阳胃热挟风扰动，牙痛甚，发连及头额。现在痛势虽平，尚牙龈浮肿，齿亦动摇，脉见弦数。半虚半实，虚属阴分素亏，实为余邪未尽，拟以清泄。

西洋参 制女贞 抱木神 炒僵蚕 蜜炙桑叶 黑料豆 白蒺藜 东白芍 杭菊花 旱莲草 霍石斛 新会皮 卷竹心廿根 鲜荷叶

沈，左

真阴内亏，气火为炽，火本热，热生风，上扰清空，头蒙烘烘，耳鸣目涩，甚至风从外越，时起风块，风火走窜，肉瞤不宁，腹痛热炽，种种肝肾内虚，龙雷失潜，脉见细弦，治以镇养。

西洋参 抱木神 杭菊花 石决明 霜桑叶 苍龙齿 黑料豆 双钩藤 黑芝麻 元精石 生白芍 白蒺藜 荷叶边 洋青铅

费，右

左颊酸疼，牙床开合不利，脉见细滑，治以和养。

北沙参 黑料豆 石决明 炒僵蚕 蜜桑叶 制女贞 白蒺藜 东白芍 杭菊花 川石斛 煅龙齿 新会皮 荷边

杨，右

营阴内亏，肝邪化风，头痛频仍，右部为多，甚则满顶皆痛，脉息沉弦。并无感冒，证情皆由内发，久防目损，治以和养。

西洋参 元精石 抱木神 法半夏 桑寄生 杭菊花 苍龙齿 白蒺藜 黑料豆 生白芍 双钩藤 新会皮 荷叶边

接方：冬桑叶 石决明 黑料豆 元精石 黑芝麻 煨天麻 双钩藤 白藁本

---

① 小朴：即厚朴。

白蒺藜　潼蒺藜　生白芍　炒丹参　鲜荷叶边　洋青铅

张，左

肝风入络，由于阳化内风，左面部抽搐无度，脉见细弦，治以和养。

冬桑叶　抱木神　杭菊花　黑料豆　黑芝麻　煅龙齿　双钩藤　沙苑子　石决明　元精石　煨天麻　白蒺藜　荷边

历节风类

王，右

历节风走窜遍体，头痛耳鸣，肝阳挟痰，颈项成疬，脉见细弦。属营虚生风，气虚生痰，治以和养。

西洋参　光杏仁　冬瓜子　炒当归　夏枯花　川贝母　桑寄生　炒杜仲　川石斛　东白芍　新会皮　左秦艽　虎潜丸三钱　丝瓜络

复：历节风象，逢骱皆痛，脉细舌光，治以和养。

香独活　虎胫骨　宣木瓜　五加皮　酒桑梗　元武板　炒淮膝　炒丹参　海风藤　炒当归　海桐皮　东白芍　丝瓜络

裘，右，五十四

历节风痛，由足及手，由右及左，脉细舌光。属营虚生风，治以和养。

香独活　竹沥夏　五加皮　木防己　桑寄生　炒当归　炒淮膝　威灵仙　梧桐花　海风藤　炒杜仲　新会皮　丝瓜络

何，右，四十七

逢骱痠痛，且麻且肿，防成历节风痛，脉见细弦。治以疏和，兼顾脘胀纳呆。

香独活　炒当归　木防己　炒香附　酒桑梗　海风藤　炒淮膝　佛手柑　梧桐花　晚蚕砂　五加皮　新会皮　丝瓜络

游风类

朱，左

湿热挟风，外达肌表，发为游风，起瘰发痒，脉见沉弦，治以宣化。

炙桑叶　炒扁柏三钱　黄防风　焦米仁　制豨莶三钱　白鲜皮一钱五分　荆芥穗一钱五分　赤苓皮五钱　净蝉衣四分　地肤子　杭菊花　新会皮　丝瓜络

吴，右，十六

游风浑身块痒，治以泄化。

冬桑叶　连翘心　白鲜皮　生白芍　制豨莶三钱　焦山栀　生甘草　净苦参　梧桐花　金银花一钱五分　粉萆薢　焦米仁　丝瓜络

陈，左

游风之类遍体滋窜，脉见细弦，治以清养。

元生地　绿豆衣　焦栀皮　焦米仁　制豨莶　大力子　生甘草　赤茯苓五钱　黄防风　块滑石　荆芥穗　新会皮　忍冬藤六钱　炒扁柏三钱

秦，右，四十

游风遍体，发痒无度，脉见细弦，治以清降。

制豨莶　地肤子　忍冬花一钱五分　天花粉　细生地　生甘草　焦山栀　炒丹皮　白鲜皮　连翘心　冬桑叶　白茯苓　炒侧柏

苏，左，廿二

游风作痒，属肺脾之邪。

制豨莶　炒泽泻　忍冬花　地肤子　元生地　炒丹皮　焦米仁　海桐皮　左秦艽　焦山栀　白鲜皮　生甘草　炒侧柏

冷，左，五十六

游风渐成，上下体俱为滋蔓，脉见沉弦。治以清化。

黄防风　焦山栀　地肤子　金银花　制大黄　制豨莶　粉萆薢　新会皮　大力子[①]　白鲜皮　净苦参　生甘草　炒侧柏

冷麻风类

顾，右，五十六

冷麻风且冷且麻，甚于右手左足，脉细弦，治以和养。

炒当归　嫩鹿筋一钱五分　五加皮　炒淮膝　桑寄生　焙甘杞　海风藤　梧桐花　炒杜仲　东白芍　威灵仙一钱五分　新会皮　丝瓜络

复：冷麻风再以温阳，藉理麻痹。

全当归酒炒　香独活　宣木瓜　威灵仙一钱五分　焙甘杞　桑寄生　海风藤　五加皮一钱五分　炒淮膝　鹿角霜三钱　梧桐花　炒川断　虎潜丸煎入　丝瓜络

高，右，三十四

冷麻风，再以疏和。

川桂枝四分　生白芍　五加皮　新会皮　西羌活八分　连皮苓　粉萆薢　宣木瓜　黄防风　炒米仁　桑寄生　梧桐花　丝瓜络

肩风类

薛，左

肩风发于腰痛之后，本元为虚，属水不涵木，指甲枯脱，脉见细弦，治以和养。

香独活　宣木瓜　五加皮　威灵仙　片姜黄四分　左秦艽　粉萆薢　宋半夏　虎潜丸　炒当归　炒杜仲　新会皮　酒桑梗　丝瓜络

骆，左

体倦绵延，肩胛痠痛，纳呆，脉细。防成肩风。

香独活　生白术　佛手柑　酒桑梗　炒枳壳　炒川断　焦建曲　炒香附　五加皮　天仙藤　法半夏　新会皮　丝瓜络

陈，左，三十二

肩风痠痛，脉见细弦，拟以和养。

威灵仙　粉萆薢　生白芍　虎胫骨　炒当归　炒杜仲　五加皮　元武板　片姜黄四分　宣木瓜　新会皮　川桂枝四分　丝瓜络

汪，右

肩风之处结核不一，气与营早亏，风与痰用事，脉见细弦。拟调气化痰，和营熄风。

香独活　竹沥夏　五加皮　宣木瓜　酒桑梗　炒当归　海风藤　炒杜仲　梧桐花　木防己　晚蚕砂　新会皮　丝瓜络　虎潜丸

紫云风类

尤，左

紫云风根尚未脱体，现在胁痛目赤，脉见细弦，治以清降。

冬桑叶　连翘心　梧桐花　白茯苓　象贝母　粉蛤壳　杭菊花　侧柏炭三钱　光杏仁　新会红　制豨莶　生白芍　荷叶边

陆，右，二十四

咳痰稍减，紫云风尚未见除。治以清养。

炒当归　白茯苓　川贝母　桑寄生　宣木瓜　粉蛤壳　左秦艽　旋覆花[②]　冬瓜子　生白芍　白石英　新会皮　炒侧柏　枇杷叶

---

① 大力子：即牛蒡子。

② 旋覆花：原作“全福花”，据文义改。

四弯风①类

钱，左，四十六

四弯风，肢酸发痒，脉见细弦。肺脾为患。

制豨莶　元生地　白鲜皮　焦米仁　焦茅术②一钱五分　焦山栀　地肤子　绿豆衣　净苦参　南花粉　梧桐花　生甘草　丝瓜络

徐，右，三十六

四弯风，拳至不仁，脉见细弦。属气痹营伤，拟药酒方。

元生地　虎胫骨　炒杜仲　宣木瓜　炒当归　川桂枝　元武板　炒淮膝　海风藤　生白芍　蕲州蛇一钱五分　炒川断　生西芪　丝瓜络

上药一帖浸酒二斤，烧、陈各半，七日可服，每日二杯，忌以咸食过口。

唐，右，廿二

产后营亏生风，风邪挟湿走窜经隧，两足酸软，膝盖肿势虽退，仍伸而难屈，两手亦为发麻，将成四弯风，脉见细弦，治以疏和。

香独活　生白术　炙虎胫　五加皮　桑寄生　炒当归　元武板　宣木瓜　梧桐花　炒淮膝　海风藤　炒杜仲　丝瓜络

面游风类

陈，左，四十一

酒湿挟风，发为面游风，瘰痒无度，治以清化。

冬桑叶　金银花一钱五分　绿豆衣　净蝉衣四分　连翘　制豨莶三钱　赤苓皮　荆芥　山栀皮　炒丹皮　鸡苏散　炒侧柏　荷叶

驴唇风类

杨，左，十四

驴唇风根，向春又发，脉见细弦，治以和养。

冬桑叶　焦山栀　净银花　荆芥穗　煨石膏　南花粉　粉丹皮　生甘草　薄荷尖　净连翘　块滑石　新会皮　荷叶　茅根肉去心，三钱

按：此方无腹痛可用，否则不可用。

博，右

禀体阴虚郁热蒸痰，发于少阳部则为子母疬，发于阳明部则为驴唇风，脉见弦数。自痧疹后阴分更伤，肌肤皆为枯燥，拟以清养。

北沙参　旱莲草　夏枯花　黑料豆　冰糖炒石膏　制女贞　新会皮　肥知母去毛，一钱五分　川石斛　川贝母　生甘草　白海粉一钱五分　茅根肉

八帖后去北沙参，换用西洋参八分。

漏蹄风类

周，左

风邪湿热未清，脘闷神疲，治以疏和。

石决明　西羌活　法半夏　白茯苓　制豨莶　炒蒌皮　川石斛　干佩兰　杭菊花　生米仁　白蒺藜　陈皮　丝瓜络　炒竹茹

梁，左

足跟痠痛，防成漏蹄风。气虚生湿，营虚生风，风邪、湿邪流窜络脉，脉见沉弦

① 四弯风：病症名，出《医宗金鉴》卷七十一，肘、膝关节曲侧窝之湿疮也。

② 茅术：即苍术。

带滑，防上盛下轻，头眩耳鸣，治以镇养。

杭菊花 虎胫骨 左秦艽 炒杜仲 焙甘杞 元武板 宣木瓜 炒淮膝 白附子四分 炒当归 海风藤 新会皮 丝瓜络

鹤膝风类

徐，左

昔年痞散下血，血下过多，络脉失养，颈项转侧不利，两足骨粗肉削，渐成鹤膝风象，脉见沉弦，拟以和养。

炒当归 炒杜仲 新会皮 焙甘杞 桑寄生 金狗脊 炒淮膝 炙虎胫 嫩鹿筋酒洗，一钱五分 东白芍 宣木瓜 炙龟板 猪项骨三钱

肝气类

徐，右

肝气犯中，中焦积痰蓄饮，当脘痛胀，吞酸吐沫，气入于络，腰背胁部以及手足络脉皆为牵引，奇经遂失禀丽，产后经久不行，脉见细弦，治以和养。

法半夏 抱木神 玉蝴蝶 炒丹参 左金丸 远志肉 炒杜仲 合欢花 东白芍 佛手花 桑寄生 新会皮 丝瓜络 玫瑰露炒竹茹

复：久有肝气，自产后营阴大伤，厥阴更为失养，皆以春令应肝，肝邪遂为鸱张，既犯中，又入络，脘腹胀满，遍体络脉牵引不和。肝通于心，心亦为悸，奇经因之失丽，癸事不行已经连月，种种营亏气痹，木土不协，脉见细弦，治以调降。

西洋参 抱木神 炒当归 炒丹参 法半夏 远志肉 桑寄生 合欢花 左金丸 玉蝴蝶 炒杜仲 乌勒草一钱五分 玫瑰露炒竹茹 丝瓜络 代代花

殷，右

昔年产后血晕受伤，奇经不调，自崩放后经事二年未行，带脉反为不固。营阴日亏，肝木失养，化气侮中，或呕或胀，少腹痞攻，化风上扰，或痛或晕，头目昏沉，脉见细弦，舌苔前半光剥，种种营虚气痹，木土不协，拟以调养。

法半夏 制香附 远志肉 玉蝴蝶 左金丸 抱木神 炒丹参 炒杜仲 西洋参 煅龙齿 茺蔚子 合欢皮 月季花一朵 代代花二分 洋青铅

粟，右

连次偏产，营亏气痹，当脘作胀，纳食久呆，脉见细弦，拟以和养。

法半夏 抱木神 佛手花 制香附 左金丸 远志肉 玉蝴蝶 淡乌鲗[1] 东白芍 桑寄生 炒杜仲 新会皮 丝瓜络

费，右

脉息滑数，怀麟有兆，适当手厥阴司胎，胎火上升则面热，胎络下损则腰楚。由手经病及足经，肝气又为内扰，或胀或痛，吞酸发嗳。拟以调养，藉防滑胎。

西洋参 炒杜仲 炒丹参 制香附 法半夏 桑寄生 元金斛 佛手花 左金丸 东白芍 炒川断 新会皮 白苎麻不剪断 水炒竹茹

包，右

气郁动肝，肝邪充斥，中焦受侮，当脘作痛，痛势扰腰及背，皆为牵引，脉见细弦，治以调降。

法半夏 抱木神 佛手花 桑寄生 左金丸 远志肉 玉蝴蝶 合欢花 东白芍 炒杜仲 炒丹参 新会皮 玫瑰花炒竹茹

王，右

血不养肝，肝气充斥，犯于胃则呕逆

---

① 乌鲗：即乌贼。

无度，侮于脾则大便溏薄，关系者尤在脘宇结痞，痞攻无度，甚则大如覆盘，脉见细弦，治以疏和。

法半夏　抱木神　佛手花　炒丹参　左金丸　远志肉　玉蝴蝶　炒杜仲　东白芍　新会皮　炒川楝　制香附　西砂仁　炒竹茹

缪，左

淋浊止后，精溺未曾分清，肾为胃关，以致中焦失运，吞酸吐沫，结痞作胀，脉见沉细。拟固肾以养肝，柔肝以保胃。

法半夏　抱木神　范志曲[①]　关虎肚　左金丸　远志肉　炒蒌皮　戌腹粮[②]　生白芍　番荜茇　新会皮　炒丹参　姜竹茹

沈，左

当脘满闷，屡屡发嗳，多纳即为作胀，属脾失其使，胃失其市，中焦升降失职，水谷不化精华而生痰饮，久防反胃，脉见沉弦，治以调降。

法半夏　旋覆花　抱木神　荜澄茄　左金丸　代赭石　远志肉　佛手花　东白芍　炒丹参　范志曲　新会红　玫瑰露炒竹茹

劳伤类

凌，右

环跳痠痛，背脊酸软，尾闾尤甚，脉见弦数。最恐由损茎而进劳，茎有人身缩短之虞。

吉林须[③]　炙虎胫　炒丹参　金狗脊炙，去毛，一钱五分　制首乌　炙龟板　炒当归　桑寄生　东白芍　宣木瓜　炒杜仲　新会皮　丝瓜络

胡，左，三十八

迸力受伤，气不摄血，血为暴吐。治以和降，兼顾咳嗽。

鹿衔草一钱五分　仙鹤草一钱五分　参三七四分　炙款冬　旋覆花　炒川断　光杏仁　白茯苓　新会络　炙紫菀　川贝母　粉蛤壳　枇杷叶　丝瓜络

程，右，廿八

咳呛绵延，连次失血，一伤于产乳，再伤于殴打，以致头眩艰寐，潮热形寒，胸胁肩背皆为引痛，脉见芤弦，治以和养。

北沙参　桑寄生　抱木神　夜交藤　冬虫草　炒当归　炒丹参　东白芍　鹿衔草　仙鹤草　炒淮膝　血燕根[④]　丝瓜络　古文钱一枚

高，左

季胁乃脏会之所，内络受伤，胁痛频仍，形黄便血，脉见沉弦，治以疏和。

制香附　焦红曲　东白芍　煨木香　炒川断　焦楂炭三钱　桑寄生　炒丹参　炒杜仲　新会皮　鹿衔草　白归须一钱五分　丝瓜络

胡，右，三十八

迸力伤气，气不摄[⑤]血，血为暴吐，咳嗽神疲，脉见细弦，治以疏和。

旋覆花　鹿衔草　川贝母　炙款冬　新会络　仙鹤草　炒川断　白茯苓　光杏仁　参三七　炙紫菀　粉蛤壳　丝瓜络　枇杷叶

颜，左，十八

跌仆受伤，左胁作痛，腹部痞攻，或隐或见，逢节每为发动，近复纳食呆钝，且有胀满，脉息弦滑。阴虚之体，气分不

---

① 范志曲：百草曲（《纲目拾遗》）之别名。麦粉、麸皮和多种药物混和后，经发酵而成的曲剂。

② 戌腹粮：狗屎中未消化之粮也。十二生肖中戌属狗。

③ 吉林须：吉林人参须。

④ 血燕根：含有赤褐色血丝的燕窝。

⑤ 摄：原作“失”，据文义改。

调。拟以和养。

旋覆花 白归须 东白芍 新会络 新绛[①]屑四分 桑寄生 炒川楝 九香虫 鹿衔草 炒丹参 炒川断 炒杜仲 丝瓜络

春温类

俞，左

春温挟湿，身热微寒，有汗不解，脉见浮滑，舌色带灰。治以分泄。

淡豆豉 薄荷尖 荆芥穗 光杏仁 黑山栀 嫩白薇 焦米仁 炒枳壳 冬桑叶 方通草 白茯苓 炒蒌皮 荷叶 新会皮

钱，孩，四

春温身热，热而无汗，咳呛痰多，入夜略有谵语。防内陷神昏，治以分泄。

淡豆豉 炒麦芽 粉前胡 杭菊花 冬桑叶 方通草 双钩藤 白僵蚕三钱 薄荷尖 荆芥穗 光杏仁 新会皮 荷叶

费，右

春温挟湿，寒热往来，呕逆脘闷。治以疏和。

冬桑叶 白蔻仁四分 佛手柑 嫩白薇 焦米仁 焦建曲 新会皮 法半夏 川郁金 制小朴 方通草 荷叶 白茯苓

刘，左

春温之邪扰于阳明营分，牙衄口臭，脉息滑大。拟以清降，兼顾痘毒未清。

冬桑叶 生甘草 墨旱莲 新会皮 白茅花 板蓝根 绿豆衣 鲜生地 银花炭 炒荆芥 连翘壳 炒丹皮 炒藕节

戴，左

身热渐除，咳呛胁痛，舌色黄腻。湿邪挟痰，阻于肺络。治以清泄。

旋覆花 川贝母 方通草 杭菊花 冬桑叶 粉前胡 白茯苓 净蝉衣 光杏仁 新会络 薄荷尖 荆芥穗 枇杷叶 丝瓜络

复：身热渐除，仍咳呛脘闷，脉息细弦。再以分泄。

冬桑叶 方通草 净蝉衣 焦米仁 光杏仁 粉前胡 白茯苓 杭菊花 嫩白薇 新会络 薄荷尖 川郁金 荷叶 丝瓜络

风温类

杨，左

身热不解，头痛口渴，温邪郁蒸，势将发痞，脉见浮弦，治以分泄。

冬桑叶 杭菊花 粉前胡 淡竹叶 淡豆豉 荆芥穗 光杏仁 柔白薇 薄荷尖 净蝉衣 川通草 新会皮 荷叶 红蔗皮六钱

王，左

身热咳呛，便溏脘闷，湿温互感。再从分泄。

冬桑叶 鲜佛手 粉前胡 淡豆豉 干佩兰 薄荷叶 方通草 焦建曲 嫩白薇 焦米仁 净蝉衣 新会白 荷叶包益元散

吴，左，廿四

旧伤新感，寒热咳呛，胁旁引痛，脉见浮弦，治以和降。

冬桑叶 粉前胡 冬瓜子 方通草 淡豆豉 旋覆花 白茯苓 川贝母 光杏仁 新绛屑四分 新会络 鹿衔草 丝瓜络

叶，左

身热少汗，脘痛便秘，表解而里未通，仍防神志昏迷，脉浮，拟以清泄。

冬桑叶 焦山栀 炒瓜蒌 粉前胡

---

① 新绛：原作“猩绛”，据文义改。

淡豆豉 淡竹叶 炒枳壳 柔白薇 薄荷尖 荆芥穗 光杏仁 方通草 荷叶

张，左

风温之邪，首先犯肺，郁热蒸痰，煽烁不解，咳嗽喉鸣，气逆胁痛，关系者在舌苔罩灰质红起腐，势将劫津为变，脉两手弦数，拟以清解。

南北沙参各一钱五分 瓜蒌仁 旋覆花 白茯苓 鲜石斛 光杏仁 代赭石 新会络 蜜桑叶 川贝母 粉蛤壳 方通草 莱菔汁四钱 荸荠汁三钱 枇杷叶 竹茹

孔，左

脉两手数大，舌尖绛且有芒刺①，肌灼少汗，脘腹胀痛，痛而拒按，便闭口渴，谵语手痉。此乃邪入营分，食滞中焦，颇为棘手，难许无虞。

乌犀角摩②冲，四分 鲜石斛三钱 大豆卷三钱 元明粉三钱 羚羊角八分 连翘心一钱五分 杭菊花一钱五分 炒蒌皮三钱 鲜生地三钱 黑山栀一钱五分 光杏仁三钱 制锦纹③三钱 芦根一两 辰灯心十寸

湿温类

陈，左

霉令将临，湿邪内动，郁于阳则形寒形热，郁于阴则便涩溺短，脉见沉弦，治以疏和。

焦茅术八分 粉萆薢 焦米仁 干佩兰 乌芝麻一钱五分 炒蒌皮 范志曲 炒黄芩 厚朴花六分 川郁金 白茯苓 鲜佛手 姜竹茹

顾，左，廿八

湿邪稍泄，湿蒸未除，口内或甜或咸，脘宇似闷非闷，现在纳呆便艰，阳明机关大为不利，浑身痹痛，脉见细弦，拟以疏和。

焦茅术乌芝麻拌炒，八分 法半夏 焦建曲 炒黄芩 西羌活八分 炒蒌皮 干佩兰 白茯苓 黄防风 焦米仁 鲜佛手 新会皮 姜竹茹

龚，左

湿邪分布三焦，头眩肢酸，脘腹胀闷，气道不通，所谓清不升而浊不降，大便艰涩，舌黄脉细弦。拟芳香调中，分化上下。

焦茅术黑芝麻炒，八分 法半夏 白蔻仁四分 香青蒿 制川朴 炒蒌皮 光杏仁 炒黄芩 焦六曲 干佩兰 焦米仁 白茯苓 炒竹茹

金，左，四十

身热淹缠，形寒头痛，脘闷肢酸，脉见弦滑，治以分泄。

西羌活 干佩兰 法半夏 白茯苓 黄防风 焦米仁 制小朴 川郁金 焦建曲 鲜佛手 新会皮 方通草 鲜荷叶包鸡苏散三钱

王，左，四十三

寒热渐除，尚肢酸脘闷，二便少畅，脉见细弦，治以疏泄。

西羌活 广藿香八分 法半夏 赤茯苓 黄防风 焦米仁 制小朴 益元散 焦建曲 鲜佛手 炒枳壳 方通草 鲜荷叶

管，左，二十六

寒热肢酸，脘闷溺赤，寒包暑湿，治以分泄。

西羌活 干佩兰 赤茯苓 制小朴 黄防风 焦米仁 益元散 法半夏 焦建曲 鲜佛手 方通草 新会皮 鲜荷叶

王，左，二十四

身热不扬，寒少热多，脘满舌白，口渴不甚引饮，脉见细弦，治以分泄。

---

① 刺：原作“削”，据文义改。
② 摩：通“磨”。
③ 制锦纹：制大黄之别名。

大豆卷 焦建曲 焦米仁 鲜佛手 干佩兰 薄荷尖 白蔻仁 方通草 制小朴 黄防风 赤茯苓 新会皮 荷叶包益元散

沈，右，四十一

脘宇胀满，肝气又复感邪，寒寒热热，防发疹痦，脉见浮弦，治以分泄。

大豆卷 焦建曲 焦米仁 嫩白薇 干佩兰 鲜佛手 白蔻仁 方通草 制小朴 法半夏 川郁金 新会皮 西砂仁 鲜荷叶

复：寒热发痦，脘胀头蒙，肝气挟感。再从分泄。

大豆卷 鲜佛手 嫩白薇 广藿香 法半夏 方通草 制小朴 焦米仁 川郁金 焦建曲 白蔻仁 新会皮 荷叶包鸡苏散

唐，左，三十二

身热不扬，头痛便溏，下血伤体，感受湿温，脉见芤大，治以分泄。

大豆卷 焦建曲 益元散 冬桑叶 干佩兰 焦米仁 川郁金 嫩白薇 制小朴 鲜佛手 薄荷尖 新会皮 鲜荷叶

刘，左，四十

头痛肢酸，外寒内热，风暑湿邪三者互缠，脉见沉弦，治以疏和。

冬桑叶 干佩兰 双钩藤 焦建曲 杭菊花 法半夏 鸡苏散 白蔻仁 嫩白薇 制小朴 鲜佛手 新会皮 鲜荷叶

朱，左，廿七

体倦绵延，霉令又复感邪，脘满纳呆，头痛溺赤，身热虽除，表里尚欠宣通，脉见浮大，舌腻，治以分泄。

冬桑叶 干佩兰 赤茯苓 鸡苏散 杭菊花 焦六曲 焦米仁 川郁金 嫩白薇 鲜佛手 方通草 新会皮 鲜荷叶

王，右

身热头痛，咳呛鼻衄，脉数口渴，风暑互感。治以分泄。

冬桑叶 光杏仁 白茅花 炒荆芥 杭菊花 川贝母 鸡苏散 南沙参 嫩白薇 粉前胡 方通草 双钩藤 荷叶

王，左，廿八

湿浊困中，当脘懊侬，口苦舌腻，脉见沉弦。治以疏和。

法半夏 广藿香 焦米仁 川郁金 制小朴 鲜佛手 白蔻仁 小青皮 采芸曲 新会皮 白茯苓 野蔷薇八分 鲜荷叶

朱，右，四十五

当脘心痛，痛连腰背，时时泛水，脉见弦滑。寒热后治以疏和。

法半夏 广藿香 炒香附 白茯苓 制小朴 鲜佛手 淡姜渣四分 酒桑梗 焦建曲 白蔻仁 大腹绒① 新会皮 丝瓜络 西砂仁 姜竹茹

王，左，廿八

中气不足，湿浊未清，纳少神倦，脘嘈气怯，脉细弦。再疏和。

生白术 法半夏 干佩兰 益元散 焦建曲 焦米仁 鲜佛手 野蔷薇 制小朴 白蔻仁 新会皮 方通草 西砂仁

朱，右

痦后又发细瘰，肢体满布，湿温之邪渐得清彻。惟中气受伤，神疲肢倦，纳食未得如常，脉见弦滑。拟从半虚半实调之。

生白术 干佩兰 元金斛 赤苓皮 厚朴花 鲜佛手 新会白 绿豆衣 焦米仁 炒蒌皮 环粟子②一钱五分 益元散 青荷梗 鲜稻叶

---

① 大腹绒：即大腹皮。

② 环粟子：即高粱。

丁，左，三十七

便溏后腹痛纳少，脉见沉弦。治以疏和。

生白术 淡吴萸四分 炒米仁 焦建曲 生白芍 大腹皮 川朴花四分 炒香附 白茯苓 干佩兰 煨木香 新会皮 红枣三枚

杨，左

身热少汗，五日不解，胸脘满闷，并作恶心，神昏谵语，舌胖言强。外受风寒，内热湿温，郁邪无从出路，表汗不多，里便不爽，三焦弥漫，势防厥逆，脉见濡细。若隐疹不透，证非稳当。

大豆卷 连翘心 肥知母去毛 川郁金 制小朴 炮木神 干佩兰 法半夏 细菖蒲八分 益元散 全瓜蒌 光杏仁 炒竹茹 辰灯心

冲荷叶露三钱，另服至宝丹一丸。

马，右，三十八

寒热未除，得汗不解，脘闷耳聋，渴不多饮，脉见滑大，舌苔带灰。湿温郁蒸，表里解而未畅，经后营舍空虚，防劫津为变。

冬桑叶 薄荷尖 淡竹叶 霍石斛 柔白薇 炒荆芥 块滑石 炒蒌皮 焦山栀 光杏仁 净蝉衣四分 方通草 鲜芦根去节，八钱

复：表得汗透，里得两便通行，湿温之邪已有出路，耳聋较减，神志较清，惟舌苔仍然灰腻，脉右部尚大，左部带数。再从清化。

冬桑叶 炒黄芩 省头草一钱五分 细菖蒲 嫩白薇 焦山栀 块滑石 炒荆芥 杭菊花 野蔷薇八分 赤茯苓 方通草 鲜芦根去节，八钱 荷叶

湿痞类

何，右

痢后感邪，寒热发痦。治以分泄。

嫩白薇 炒黄芩 益元散 粉萆薢 干佩兰 焦米仁 生白芍 山楂炭 大豆卷 制小朴 新会皮 方通草 鲜荷叶

徐，左

身热出痦，脘闷便溏，脉见浮弦。治以分泄。

嫩白薇 制小朴 益元散 鲜佛手 干佩兰 焦建曲 白茯苓 川通草 大豆卷 焦米仁 川郁金 新会皮 扁豆花七朵

包，左

疹痦密布，脘闷神烦，寒热或轻或重，脉见细弦。治以分泄。

冬桑叶 光杏仁 鲜佛手 肥知母去毛 嫩白薇 益元散 炒蒌皮 川石斛 连翘心 焦米仁 连皮苓 川通草 荷叶 炒竹茹

窦，左

寒热连日未解，脘闷气急，上为呕逆，下为溏稀，邪势仍未宣化，脉数而滑，两寸独不应指。上焦不能宣物，虽有疹痦不能由里达表，治以清泄。

冬桑叶 制小朴 益元散 连皮杏仁 嫩白薇 鲜佛手 川郁金 黄防风 大豆卷 焦米仁 方通草 新会红 炒竹茹 洋佩兰七片

俞，左

红疹白痦夹杂而出，当脘仍有满闷，舌苔黄腻未化，惟六部芤弦细软为多。余邪未清，正气久虚，防其变端。拟以和化。

冬桑叶 薄荷尖 鲜佛手 生谷芽 柔白薇 连皮杏仁 干佩兰 新会皮 净

蝉衣八分　焦米仁　赤茯苓　方通草　鲜荷叶

邵，右

身热白痦先起，脘闷呕逆，脉见细弦。肺胃受病，治以分泄。

冬桑叶　光杏仁　焦建曲　炒黄芩　嫩白薇　白蔻仁四分　炒麦芽　方通草　厚朴花六分　焦米仁　白茯苓　新会皮　青荷梗五寸　竹茹

钟，右

肝气发后，邪势透斥，由痧痦变毒，遍体瘰痒。治以清泄。

冬桑叶　焦山栀　焦米仁　环粟子一钱五分　嫩白薇　绿豆衣一钱五分　白茯苓　方通草　杭菊花　辰滑石　生甘草　新会皮　鲜荷叶

李，左

痧后耳聋头鸣。治以清泄。

冬桑叶　焦山栀　粉萆薢　蔓荆子一钱五分　柔白薇　嫩滑石　炒荆芥　省头草一钱五分　杭菊花　薄荷尖　焦米仁　方通草　鲜荷叶

周，左，十八

痧痦后内热未清，纳呆咳呛，耳聋盗汗，脉见弦滑。治以清养。

北沙参　黑料豆　光杏仁　香青蒿　川贝母　制女贞　冬瓜子　杭菊花　川石斛　生白芍　新会皮　绿豆衣　冲枇杷叶露三钱　鲜稻叶一束

复：疹痧后阴伤热炽，耳聋盗汗，咳呛肌灼，脉见弦数。再以清养。

北沙参　川贝母　新会白　粉蛤壳　川石斛　青蒿　光杏仁　白茯苓　杭菊花　绿豆衣　黑料豆　环粟子一钱五分　鲜稻叶　枇杷叶露

宋，左

痦后内热未除，口渴纳少，脉见沉弦。治以和养。

香青蒿　北沙参　生谷芽　炒黄芩　西芪皮　环粟子　柔白薇　白茯苓　黄防风　焦米仁　元金斛　方通草　荷叶　红枣

陈，左，十一

身热出痦，痦色枯白，上为口渴无度，下为大便溏薄，脉见细弦。治以分泄，兼顾咳呛耳聋。

香青蒿　北沙参　冬桑叶蜜炙　益元散　炒黄芩　川石斛　杭菊花　川贝母　柔白薇　环粟子　净蝉衣　新会白　枇杷叶　鲜稻叶一大握，煎汤代水

顾，左

痦随汗，汗随热，呕恶绵延，肺胃之病，脉见细弦。治以和养。

香青蒿　制小朴　旋覆花　炒米仁　炒黄芩　干佩兰　代赭石　白茯苓　柔白薇　川郁金　金石斛　川通草　荷叶包鸡苏散　炒竹茹

沈，左

寒少热多，白痦出没，脘腹痛胀亦未见轻。邪入气分，逗留不解，脉左弦右滑，舌苔前半脱液，根腻，属虚中挟实，实中挟虚。拟分化三焦，略兼存津养液法。

香青蒿　西洋参　生白芍　新会白　炒黄芩　绿萼梅八分　炒川楝　晚蚕砂　柔白薇　元金斛　炒夏曲　佛手花　荷叶　竹茹

痦后类

庄，左，五

据述种种见证属肺脾两经为多，肺气不能宣通，挟痰挟风，则咳嗽气粗；脾气不达四肢，挟湿挟滞，则手冷足肿；风痰湿滞，四邪交并，乘痦后之虚，互为发动，以致身热淹缠，或轻或重，痦点出

没，或多或少，肺不制肝，肝木又将侮脾。昨起神思倦怠，纳食呆钝，两手有痉厥之势。拟以疏和。

冬桑叶 炙鸡金一钱五分 赤苓皮 方通草 莱菔子一钱五分 杭菊花 熟谷芽 嫩白薇 川贝母 双钩藤 益元散荷叶包 净蝉衣 鲜豆卷三钱 枇杷叶

吴，右，十四

湿温身热，痦随汗布，耳聋口渴，舌苔灰黄。以上见证属时邪应有之义，尚不关系。吃紧者，误服下剂，胃阴胃气两为受伤，纳食不思，肢清气怯，睡中露睛，汗多发冷，脉左部模糊，右大至数不匀。防正不胜邪，由闭而脱。

西洋参 鲜菖蒲 净蝉衣 连翘心 枫石斛 益元散鲜荷叶包 广橘白 香青蒿 嫩白薇 杭菊花 蜜桑叶 淡竹叶 枇杷叶 扁豆花 鲜稻叶煎汤代水

复：昨投清营养胃法，便溏已止，舌灰略退。阴液有上升之势，四肢虽清，热来尚暖，脾阳有灌溉之机。关系者，误下伤阴，胃无醒豁之象，纳食不思，汗出淋漓。心失营液为养，神志倦怠，脉象如昨，再以前意增损，未识然否。

西洋参 香青蒿 益元散鲜荷叶包 环粟子 枫石斛 嫩白薇 杭菊花 连翘心 炒黄芩 川贝母 新会白 淡竹叶 枇杷叶 洋佩兰 鲜稻叶一大握，煎汤代水

痱疹类

钱，左，三十六

身热脘闷，痱疹满发，脉见弦滑。治以分泄。

大豆卷 净蝉衣 益元散 焦建曲 冬桑叶 赤茯苓 嫩白薇 干佩兰 焦米仁 薄荷尖 新会皮 方通草 鲜佛手 荷叶

中暑类

汪，左，四十八

初起身热不扬，至第二日热甚，神志模糊，不知人事，舌光红根灰，脉右部如无，左部细数。吸烟之体，益以发病前一夜通宵不寐，故邪入里最速。用犀角四分，鲜菖蒲、竹沥、连翘、竹芯、桑叶、杭菊、薄荷尖、西瓜翠等药一剂，神志已清，诸恙均松，接后方。

复：昨投宣窍涤痰峻剂，神志已得清楚，惟身热未清，有汗不多，口渴无度，大便虽通，脘宇略有窒塞。脉右部已起，且滑且大，微带数象，左部一律如是。舌灰色已退，仍根带黄腻，尖光绛。风暑挟痰，尚少清彻，再从清解，候政。

冬桑叶 川贝母 鲜菖蒲 嫩白薇 杭菊花 光杏仁 莱菔子四钱 益元散荷叶包 粉蛤壳六钱 抱茯神 连翘心 薄荷 竹沥六钱 西瓜翠三钱

次日转方，加鲜稻叶一束，煎汤代水。

秋燥

徐，左，十九

身热头痛咳呛，舌光，口渴无度，脉见浮弦。治以分泄。

淡豆豉 焦山栀 光杏仁 川石斛 冬桑叶 方通草 荆芥穗 南沙参 杭菊花 粉前胡 川贝母 新会白 红蔗皮一两 鲜荷叶 薄荷尖

蒋，左，七

寒少热多，大便不通。当表里分解。

淡豆豉 光杏仁 荆芥穗 黄防风 粉前胡 方通草 冬桑叶 炒枳壳 净蝉衣 薄荷尖 炒蒌皮四钱 杭菊花 荷叶

朱，左

寒热之后，燥邪未得清彻，客于肺胃，牙龈浮肿，咳呛无度，脉见弦大，舌苔光红。治以清泄。

南沙参 川贝母 细荆芥 蜜炙前胡 冬桑叶 杭菊花 粉蛤壳 薄荷梗 光杏仁 炒天虫三钱 方通草 川石斛 荷叶

富，左，廿八

燥邪客于上焦，牙肿喉痛，咳呛不爽，脉息浮大。治以辛凉。

冬桑叶 光杏仁 杭菊花 方通草 炒天虫 象贝母 炒牛蒡三钱 荆芥穗 扎马勃八分 薄荷尖 白射干 新会皮 荷叶

顾，左，九

会厌为吸门，系七冲之一。痰热内阻，呼吸不利，哮声如锯。脉见弦数。拟宜肺窍而化痰热。

南北沙参 粉蛤壳一两 冬瓜子三钱 冬桑叶 川贝母 栝蒌仁四钱 净蝉衣七只 杭菊花 光杏仁 煅海石四钱 青蒿子 扎马勃 冲鲜竹沥六钱 枇杷叶

浦，左，十七

咽喉红痛，身寒发热，咳嗽口渴，脉息数大。治以辛凉分泄。

冬桑叶 杭菊花 炒荆芥 制元参 扎马勃 方通草 光杏仁 川石斛 象贝母 薄荷尖 炒天虫三钱 甘中黄[1]八分 红蔗皮一两

冬温类

顾，右

冬温郁蒸表里解而未解，有汗不多，大便不畅，呃忒口渴，当脘胀满，邪势方张，精液渐为劫烁，舌苔质红色灰薄如烟煤。脉两手滑大，左右寸重按模糊。温邪愈趋愈深，犯包络已有神昏，动肝风又将痉厥，高年正虚邪炽，势防内闭外脱。拟清阴泄邪，以图弋获[2]。

西洋参一钱五分 光杏仁 淡竹叶 鲜生地 淡豆豉二味同打 羚羊尖磨冲，四分 瓜蒌元明粉二钱拌，三钱 黑山栀 朱茯苓 鲜石斛 冬桑叶 炒枳壳 活水芦根去节，八钱 荷叶一角

盛，左

身热无汗，咳呛口渴，入夜谵语，防冬温内陷为变，脉见浮弦。治以辛凉。

冬桑叶 粉前胡 胖大海一钱五分 白茯苓 淡豆豉 连皮杏仁 炙款冬一钱五分 川通草 薄荷尖 冬瓜子 净蝉衣 枇杷叶

温毒类

王，右，廿

咽喉红痛，内热脉大，染苔舌灰。风暑挟痰，郁于上焦，当清凉分泄。

冬桑叶 薄荷尖 光杏仁 炒荆芥 淡豆豉 扎马勃 象贝母 粉前胡 炒僵蚕 白射干 大力子 益元散 荷叶

复：咽喉红痛，减而未除，脉大身热。再以分泄。

冬桑叶 光杏仁 杭菊花 荆芥穗 淡豆豉 象贝母 扎马勃 粉前胡 炒天虫三钱 薄荷尖 大力子 新会皮 鲜荷叶包益元散

仇，右

风暑挟痰，项肿咽痛，口疳满布，脉浮大。治以分泄。

冬桑叶 炒僵蚕 大力子 荆芥穗 淡豆豉 扎马勃 光杏仁 净银花 薄荷尖 白射干 象贝母 益元散 荷叶

---

① 甘中黄：即人中黄。

② 弋获：获得。

风痧类

冯，左

身热微寒，咳嗽头痛，势将发痧，脉见浮大。治以分泄。

冬桑叶　荆芥穗　淡豆豉　光杏仁　柔白薇　方通草　净蝉衣　新会皮　薄荷尖　粉前胡　白茯苓　杭菊花　荷叶

复：风痧已发，布于四肢头面，咳呛口干，咽喉红肿，脉见浮大。治以清解。

冬桑叶　甘中黄八分　川贝母　川石斛　扎马勃　南沙参　山豆根一钱五分　京元参　板蓝根　杭菊花　光杏仁　忍冬花　红蔗皮一两

复：热毒烁肺，喉腐，脉数大。治以清化。

北沙参　冬桑叶　甘中黄八分　鲜石斛　板蓝根　净连翘　金果兰八分　杭菊花　山豆根　忍冬花　京元参　绿豆衣　红蔗皮

食复

李，左，十一

痧后食复，身热有汗。向来脾胃失健，又有腹痛便溏，脉见细弦。治以疏和。

嫩白薇　大腹绒　五谷虫一钱五分　白茯苓　焦米仁　焦建曲　生熟谷芽各三钱　净蝉衣　炙鸡金　方通草　陈皮　鸡苏散　荷叶一角

转方：去白茯苓、净蝉衣、熟谷芽，加赤苓、朴花。

呃忒类

蒋，左，十九

寒热后胃气为逆，呃忒频仍，纳呆脘闷，脉见细弦。治以疏和。

法半夏　焦建曲　新会皮　旋覆花　公丁香　鲜佛手　焦米仁　代赭石　制小朴　干佩兰　白蔻仁四分　白茯苓　干柿蒂三枚　姜竹茹

汪，左，三十四

寒热不扬，神迷发痉，口渴无度，呃忒频仍，右脉模糊，左脉细弦。阴寒外束，湿热内蒸，从此邪无出路，急防闭脱。

老苏梗一钱五分　广藿香　抱木神　真川连四分　新会皮　石决明　法半夏　生白芍　双钩藤　竹茹　鲜佛手　鲜佩兰七片

霍乱

姜，右

挥霍扰乱，泻而兼呕，脉见细弦。治以苦辛通降。

姜川连四分　姜半夏　鲜佛手　焦米仁　制小朴　连皮苓　干佩兰　益元散　焦建曲　大腹绒　宣木瓜　方通草　扁豆花七朵　姜竹茹

复：呕泻渐减，再以清泄。

姜川连　鲜佛手　杭菊花　焦建曲　制小朴　川郁金　白茯苓　粉萆薢　姜半夏　新会皮　焦米仁　方通草　扁豆花七朵　鲜荷梗五寸

徐，左

上吐下泻，汗冷肢清，脉细兼弦。治以疏和。

姜川连　广藿香　焦米仁　益元散　制小朴　连皮苓　白蔻仁　黄防风　焦建曲　大腹绒　鲜佛手　新会皮　荷梗

朱，左

挥霍扰乱，勃然上吐下泻，当脘懊侬，汗多肢清，脉来沉细。治以分疏。

法半夏　干佩兰　大腹绒　焦米仁　制小朴　鲜佛手　带皮苓　白蔻仁　焦建

曲 川郁金 晚蚕砂 新会皮 姜竹茹

费，左，四十

霍然扰乱，吐泻脘闷，脉见沉弦。治以分泄。

法半夏 广藿香 青木香 白蔻仁 制小朴 鲜佛手 晚蚕砂 焦米仁 焦建曲 川郁金 白茯苓 新会皮 西砂仁

囊风类

囊风发热发痒，流滋结痂，略有咳嗽。治以清泄。

茅术 连翘 黄芩 萆薢 栀皮 银花 苦参 赤苓 豨莶 川连 生草 新会 扁柏

游风多年，变为囊风，流滋发痒，甚于下部，脉来弦滑。治以清化。

茅术皮 连翘 萆薢 鲜皮 栀皮 黄芩 赤苓皮 米仁 豨莶蜜炙 苦参 侧皮 滑石 忍冬藤

惊风类

左，一岁

惊风挟痰，气逆音嘶，脉弦。治以清泄。

桑叶 川贝 钩藤 杏仁 胆星 白芍 前胡 新会 蛤散

加竹沥一两，冲濂珠粉一分。

复：惊风稍平，发呕发嗳，满口腐烂。治以清养。

沙参 金斛 银花 连翘 冬瓜子 薄荷 象贝 蛤壳 通草

加茅根去心三钱，枇杷叶。

复：惊风已平，口干咽哽，烂斑肌灼，能否支持。

洋参六分 淡竹叶 新会白 羚羊四分 生竹茹 橄榄核 鲜斛三钱 连翘心 蜜桑叶 辰灯心

肺痈类

沈，左

肺痈溃烂，先血后脓，现在虽减，最恐炎夏反复。

沙参 杏仁 桑皮 新会[1] 冬瓜子 川贝 地骨 通草 米仁 蛤壳 茯苓 生草 活水芦根去节，五钱

王，左

哮喘重发，痰不爽吐，且带腥臭，脉见浮弦。治以宣解，兼顾形寒形热。此症有根，重发已三日，服此方四帖而愈。

豆豉 菔子 冬瓜子 杏仁 桑叶 大力 生米仁 川贝 白前 兜铃 茯苓 通草 枇杷叶

左

咳嗽暴起，娇脏顷刻腐烂，秽气直冲，红痰不止，肺痈之象。

兜铃 地骨 杏仁 茜草 冬瓜子 桑皮 川贝 茯苓 米仁 蛤壳 白芍 新会 竹茹 枇杷叶 肺露

左

吐血甚多，由阳明而损及肝肺，现加咳嗽黄痰、绿痰带秽而出，显成肺痈，嘈杂颧红，又复盗汗。拟以清养。

沙参 杏仁 桑皮 白芍 冬瓜子 川贝 前胡 茯苓 米仁 蛤壳 仙鹤[2] 会络 枇杷叶 竹茹 肺露

肺痿

左

久咳不已，娇脏受伤，痰中带血，其

---

① 新会：即新会皮。
② 仙鹤：即仙鹤草。

色不一，或黄或绿，肺痿渐成，脉见细弦。治以清养。

沙参　白芍　茜根　旱莲　川贝　冬瓜子　三七　冬虫　蛤壳　米仁　紫菀　会络　藕节　枇杷叶

哮嗽类

左痰体本虚，感受寒邪，肺叶积饮发胀，哮嗽始重，痰如曳锯，咽喉窒塞。日后须防失血，治以开降。

炙麻黄四分　杏仁　旋覆　白芍　煨石膏三钱　川贝　石英　茯苓　炒牛膝三钱　会红　苏子　桑皮　银杏　枇叶　磨冲沉香一分

左

内有痰饮，外感风寒，哮嗽有根，发而较重，胸次痹闷，气逆喉鸣，脉见细弦。治以和降。

苏子　桑叶　半夏　冬瓜子　杏仁　白前　会皮　款冬　葶苈蜜炙　通草　茯苓　川贝　红枣五枚

左

胸痹喉鸣，哮喘又发，脉息细弦。治以和降。

苏子　白前　冬瓜子　川贝　杏仁　桑叶　茯苓　旋覆　葶苈　会红　款冬　防风　红枣五枚

左

哮嗽重发，喉鸣气逆，寒热脉细。属旧病新邪，治以和养。

桑叶　苏子　川贝　防风　白前　款冬　茯苓　会皮　杏仁　葶苈　菔子　通草　红枣

左

哮嗽重发，即为肺胀，喉痰鸣鸣，未能爽吐，脉息沉弦。治以疏降。

葶苈　杏仁　会红　芥子　菔子　川贝　款冬　冬瓜子　苏子　茯苓　桑叶　通草　银杏肉　红枣

复：肺胀频仍，咳痰稍松，脉息细弦。宜肺气而豁痰饮。

葶苈　白前　茯苓　冬瓜子　苏子　通草　款冬　莱菔子　川贝　会络　杏仁　桑叶　红枣五枚

右

痰沫涌吐，哮嗽日进日深，脉见细弦。拟以和降。

白前　旋覆　葶苈　茯苓　苏子　石英　桑皮　会红　杏仁　川贝　沉香屑三分　款冬　银杏　红枣

哮喘类

左

咳减喘轻，肺肾渐有相生之势，平日操心过度。考心居肺肾之间，有时艰寐，有时懊憹，侵晨[①]出汗，脉见细软，左关较弦。拟甘缓调降，藉摄心神。

沙参　川斛　半夏　夜交藤　绵芪　旋覆　秫米　茯苓　蛤蚧　石英　淮麦　会皮　枇叶　红枣

右

上虚生痰，下虚生饮，积痰蓄饮，咳嗽多年，或平或发。近时薄有感冒，呛势较重，喘不能睡，属肺俯肾仰，两为失司。考女科以肝为先天，种种气痹营亏，冲海无权，月事多年未行，并非干血成劳，以致诸虚杂出，头蒙心悸，腰酸肢倦。脉息细弦，虚多感少。拟以甘缓调降。

沙参　燕根　杏仁　百合　绵芪　旋覆　川贝　淮膝　蛤蚧　石英　冬虫　会红　枇叶　胡桃肉

① 侵晨：天快亮的时候。

左

痰饮内积，肺肾气道失宣，咳呛无度，痰多气喘，脉息细弦，治以和降。

沙参 蛤蚧 旋覆 白芍 绵芪 秋石 石英 茯苓 防风 川斛 冬瓜子 会皮 肺露 磨沉香一分 贝母

左

冲失坐镇，气从腹旁上冲，咳嗽甚于早起，有时发呕，脉息细软。从虚多邪少，调之。

沙参 淮膝 白芍 冬瓜子 蛤蚧 旋覆 会红 茯苓 绵芪 紫石英 杏仁 川贝 枇叶 红枣 肺露 磨沉香一分

咳嗽类

咳嗽有根，与年俱进，每发先为寒热，属气虚积饮，肺失卫外，以致气喘，痰沫屡屡发呕，脉见沉弦，治以和降。

沙参 苏子 半夏 旋覆 芪皮 款冬 川贝 代赭 防风 茯苓 杏仁 会皮 枇杷叶 姜竹茹

右

气虚生痰，阴虚生饮，痰饮咳嗽，肺俯肾仰，两为失司，脉见细弦。日后慎防络伤失血，拟以和养。

沙参 川贝 白芍 冬瓜子 绵芪 旋覆 茯苓 会皮 杏仁 石英 燕根 蛤壳 枇杷叶 红枣 肺露

右

痰饮伤中，中主表里之权。咳嗽未减而寒热交作，肢冷背寒，神疲嗜卧，两日稍解而未清。前诊脉之细弦、舌之黄剥，显属表失卫外，里失主中。

沙参 仙半夏 青蛤散 五味 芪皮 川贝 当归 姜渣 防风 白芍 元斛 白薇 竹茹

左

两脉俱静，左静则根本无损，右静则感冒渐清，寒热已止，大便通畅，惟侵晨尚有咳痰，白沫中略有黏腻，最恐扰动肺痿旧根。当长夏炎热方兴未艾，最宜保护气脏。再须清热和阴，新旧病兼顾为宜。

沙参 冬虫 白芍 元斛 芪皮 女贞 茯苓 川贝 防风 杏仁 冬瓜子 会络 枇杷叶 竹茹 肺露 红枣

左

咳嗽绵延，音嘶痰沫，肉落气逆，脉左细右弦，气虚见症为多，拟以和养。

沙参 杏仁 旋覆 淮膝 绵芪 川贝 石英 茯苓 冬虫 冬瓜子 白芍 会络 蜜炙枇杷叶

左

咳嗽绵延，背脊痠痛，恶风神倦。春季虽为失血，血尚不多，脉见细弦。脱力内伤，气与阴两为不足，治以和养。

沙参 川贝 旋覆 冬瓜子 芪皮 杏仁 石英 蛤壳 血燕根 淮膝 会络 冬虫 丝络 杜仲

左

咳嗽未减，夜重于日，痰多气怯，关系者形寒潮热，营卫之伤最难调护，脉芤，拟以和养。

沙参 甜杏 旋覆 白芍 阿胶 川贝 石英 茯苓 百合 冬虫 冬瓜子 会络 枇杷叶 红枣

左

肝升太过，肺降无权，咳呛绵延，气逆无痰，两胁每每引痛，痛时面部火升，势防天热失血，脉息沉弦。治以清降。

沙参 甜杏仁 白芍 蛤壳 旋覆 川贝母 淮膝 石英 新绛 冬瓜子 冬虫 会红 丝瓜络 肺露

左

酒客郁热，肝肺两脏受伤，咳血虽

平，两胁尚为引疼。治以和养。

北沙参　燕根　旱莲　甜杏　旋覆　冬虫　女贞　川贝　新绛　淮膝　蛤壳　会络　丝瓜络

左

因感起咳，咳而无痰，胁痛气逆，脉息细弦。最防失血成劳，拟以和养。

沙参　甜杏　白芍　淮膝　旋覆　川贝　冬虫　蛤壳　新绛　冬瓜子　燕根　会络　蜜炙枇叶　丝络

左

脉左部弦大，甚于关位，属春令应肝，肝邪为炽，加以素有遗泄，水不涵木，厥阴更为失养，以致有升少降，上烁娇脏，咳呛虽属不甚，行动即为气逆。关系又在失血，血发连次，所吐甚红，由阴伤气，气分渐为不调，食后每每腹胀。防进而足肿便溏，即属过中难治，拟以和养。

沙参　川贝　白芍　金斛　燕根　冬瓜子　旱莲　石英　冬虫　旋覆　女贞　蛤壳　红枣　藕节

如血来，以墨染白绢三寸一方，化灰待冷冲服。

孔，左

失血渐止，痰中尚为带溢，肝肺两虚，肺失降为咳呛，肝不和为胁痛，脉见数滑。青年最防入损，再从清养。

沙参　甜杏　旋覆　白芍　冬虫　川贝　石英　川斛　燕根　旱莲　蛤壳　茜根　藕节　肺露

复：失血已平，肝升肺降仍属未和，痰胶气逆咳呛之势，夜甚于日，脉见数滑。再从清养，兼和中以开胃纳。

沙参　甜杏　旋覆　白芍　冬虫　川贝　石英　生熟谷芽　元斛　冬瓜子　蛤壳　会白　红枣　肺露

梅，左

连年见血，每每逢节而发，发时或多或少，整口色鲜。由阳明损及肝肺，肺不降为咳呛，肝不和为胁痛，渐至音嘶盗汗，潮热形寒，关系尤在便溏，有损而过中之势，脉息弦滑。拟以和养。

沙参　元斛　白芍　蚕茧炭　冬虫　旋覆　川贝　扁豆衣　燕根　石英　百药煎[①]　炙草　红枣　鲜藕肉一两

王，左

英发太早，湿热下注，肛痈未敛，内管渐成。肺肠为表里，咳嗽绵延，痰薄且黏，夏令防失血成损。治以清养急和。左脉弦数。

沙参　杏仁　旋覆　象牙屑　冬虫　川贝　石英　冬瓜子　燕根　蛤壳　川斛　新会红　枇叶　红枣　肺露

左

早有遗泄，近发失血，遂致肝升肺降，两为失司，咳嗽气逆。穷则伤肾，诸虚杂出，形寒潮热，咽干艰痒，肢腰酸楚，盗汗淋漓，脉见芤数，右部为甚。治以和养。

沙参　元斛　旋覆　白薇　冬虫　川贝　石英　苏子　燕根　白芍　新会　茯苓　枇杷叶　藕节　豆花露

复：遗泄不发，失血亦不见重，惟关系者尤在咳嗽气怯，喘须高枕，痰多成罐。营卫早为偏胜，形寒潮热，且又出汗，心烦神倦。脉见细软。根本大伤，夏令能否有减无增，再拟甘平清降。

吉林须淡秋石八分，泡汤煎　冬虫　旋覆　白芍　沙参　燕根　石英　茯苓　绵芪盐水炒　淮麦　川贝　蛤壳　枇叶　红枣　会络

---

① 百药煎：出自《本草蒙筌》，五倍子同茶叶等经发酵制成的块状物。

呕血类

沈，左

跌仆受伤，左胁迸痛，呕血迸发，脉沉弦。治以和降。

降香　寄生　当归　杜仲　仙鹤草　会络　丹参　膝炭　三七　白芍　川断　鹿衔　藕节　蚕茧炭

吐血

左

勃然吐血，两胁作痛，脉见沉弦。治以和降。

降香　旋覆　白芍　膝炭　归须　新绛　旱莲　茯苓　仙鹤草　丹参　竹三七　会络　丝瓜络　藕节

左

血随气沸，勃然吐血，当脘发迸，两胁引痛，内伤胃络显然，脉见沉弦。治以和降。

降香　旋覆　白芍　膝炭　归须　新绛　鹿衔　茯苓　仙鹤　丹参　参三七　会络　藕节　丝瓜络

左

无端失血，整口色鲜，由胃络而伤肝肺，渐加咳嗽，脉见芤大。治以清降。

沙参　仙鹤草　杏仁　淮膝　三七　女贞　川贝　蛤壳　旱莲　茜根　冬瓜子　会络　藕肉两许

左

吐血连日未止，由阳明而传肝肺，渐加咳嗽，脉见芤弦。治以和降。

降香　杏仁　淮膝　旋覆　仙鹤草　石英　茯苓　川贝　三七　白芍　会络　冬瓜子　藕节

左

咳呛失血，内热脉数。治以清降。

南沙参　旱莲　杏仁　冬瓜子　竹三七　女贞　川贝　青蒿子　仙鹤　茜根　川斛　蛤壳　藕节

左

阳明为多气多血之经，血随气沸，或紫或红，皆属整口。久防损及肝肺，渐加咳嗽，脉见弦数，治以和降。

细生地　旱莲草　白芍　茯苓　川石斛　女贞子　蛤壳　归须　参三七　盆秋石　会络　仙鹤　鲜藕汁一小杯

左

素有遗泄，以致龙相失潜，燥灼之势上冲于胃，阳明之血随气火上腾，每发血时心烦神躁，坐立不安。热迫营阴，气火用事，脉见芤弦，治以和养。

细生地　白芍　元斛　生熟谷芽　煨石膏　旱莲　木神　淮膝　沙参　丹参　莲须　会皮　藕节　红枣

口鼻血类

左

咳呛失血，口鼻俱溢，脉见弦滑。治以清降。

沙参　杏仁　旱莲　白芍　茅花　川贝　茜根　冬瓜子　三七　会络　山茶花一钱五分　蛤壳　藕节

复：口鼻之血，再和咳嗽，脉细。

沙参　川贝　旱莲　茜根　蛤壳　会络　杏仁　冬瓜子　茅花　白芍　川斛　藕节

痞块类

左

腹痞胀满，阴阳络两为受伤，鼻血便血，形黄内热，脉见弦滑。治以疏和。

白术　茅花　香附　川楝　鳖甲　大腹[①]　丹参　九香[②]　建曲　楂炭　新会　白芍　侧柏　砂仁　红枣

陆，左

腹痞攻胀，阴阳络伤，吐血虽止，便血未除，脉见沉弦。再以调降。

白术　大腹　川断　川楝　赤曲　香附　丹参　香虫　楂炭　煨木香　新会　白芍　炒侧柏

柴，左

腹痞肢肿，形黄神倦，脉见细弦。阴阳络伤，鼻血虽止，便血未除。治以疏和。

白术　大腹　香附　白芍　建曲　防己　川楝　丹参　楂炭　萆薢　九香　葫芦巴　西砂仁

左

左胁之下，迸结若痞，脱力气痹。治以疏和。

吴萸　香附　独活　杜仲　白芍　川楝　寄生　当归　建曲　九香　青木香　新会　丝瓜络

左

早有腹痞，或痛或胀，肝脾内伤。治以疏和。

吴萸　川楝　佛香[③]　香附　白芍　九香　茯苓　大腹　建曲　陈橼[④]　丹参　新会　砂仁

陈，左

腹痛痞攻，便血澼澼，脉息细弦。治以疏和。

香附　炮姜　吴萸　佛柑　建曲　地榆　白芍　川楝　楂炭　大腹　煨木香　新会　砂仁

周，左

便血体肝脾早伤，右腹结痞，攻动作痛，痛连腰部，脉来细软。治以温通。

香附　吴萸　川楝　腹皮　建曲　白芍　九香　川断　楂炭　新会　桑梗　丹参　砂仁

左

腹痛痞攻，内热肌灼，脉数。拟清阴调中。

鳖甲　川楝　大腹　鸡金　志曲　九香　陈橼　白芍　银柴　香附　新会　茯苓　砂仁

左

腹痞痛胀，咳呛肢肿，属旧伤新邪，肺脾同病，脉见细弦。拟以疏和。

吴萸　香附　苏子　木防己　白芍　大腹　款冬　萆薢　建曲　新会　茯苓　米仁　砂仁

顾，左

腹痞作胀，洞泄无度。旧伤新邪，再从疏和。

白术　大腹　吴萸　川楝　香附　茯苓　白芍　九虫　煨木香　新会　建曲　车前　砂仁

左

中焦气痹，积痰蓄饮，当脘屡屡作痛，两痞交攻，溏泄亦因之而发，脉见沉弦。久防痰饮常扰，再加呕吐，拟以温通。

半夏　茯神　川楝　陈橼　香附　远志　香虫　白芍　煨木香　澄茄　志曲　新会　砂仁　姜竹茹

右

腹痞便溏，经事应通未通，转为鼻血屡溢，脉见沉弦。治以疏和。

香附　建曲　大腹　茺蔚　川楝　丹参　侧柏　延胡　香虫　白芍　新会　枳

---

① 大腹：即大腹皮。

② 九香：即九香虫。

③ 佛香：即佛手。

④ 陈橼：即枸橼。

壳 砂仁

左

肝脾肺三者俱伤，肝为胁痛，脾为痞胀，肺为咳呛，脉见沉弦。治以疏和。

香附 陈橼 苏子 大腹 川楝 建曲 款冬 白归须 香虫 白芍 新会 新绛 砂仁 丝瓜络

右

痞痛旧根近发，连及腰胁，脉见沉弦。治以疏和。

鹿衔 新绛 丹参 杜仲 当归 香附 白芍 香虫 寄生 川楝 会络 志曲 丝瓜络 砂仁

胸痹类

袁，左

痰饮内阻，晨起咳嗽，胸痹气逆，痰沫不爽，脉见细弦。拟以和降。

瓜蒌仁 旋覆 半夏 茯苓 薤白头 石英 川贝 淮膝 苏子 款冬 会红 磨冲沉香一分

右

肝为之升，肺失其降，肝肺两病此平彼作，咳嗽频仍，痰色不一，金不制木，肝邪益炽，胸痹脘满，痰沫涌吐，咽喉且痛，脉见沉弦。拟以通降。

瓜蒌仁 旋覆 半夏 白芍 薤白头 代赭 川贝 木神 苏子 瓦楞 新会 佛花 枇叶 姜竹茹 青铅

方，左

早有失血，去年复发。近日又有胸痹不舒，少腹结痞，肝肺久为受伤，脘宇窒塞，略有咳嗽。燔灼之令，恐血再来，脉见细弦。治以和降。

瓜蒌仁 旋覆 杏仁 冬瓜子 薤白头 石英 川贝 紫菀 降香 冬虫 蛤壳 会络 丝络 枇杷叶

肺脾类

右

咳呛略减，转为腹痛多利，有上损过中之势，当肺脾兼和，并顾失血。

沙参 旋覆 川贝 川斛 冬虫 紫石英 冬瓜子 会白 扁豆衣 白芍 甘草炙 谷芽炒 红枣

右

吐血咳嗽，近来虽不加重，病情杂出，潮热盗汗，胃纳甚微，大便多次，上损及脾，月事渐枯；下损过胃，脾胃两伤，过中最险。脉见细软，舌光。属虚多邪少，治以和养。

於术 元斛 粟壳 川贝 夏曲 补骨[1] 扁豆衣 淮麦 白芍 菟丝 茯苓 新会 红枣

左

肺脾两伤，上为咳嗽，下为便血，渐至肉落纳少，形寒潮热，势将由伤成劳，脉见弦滑。治以和养。

党参 杜仲 苏子 茯苓 赤曲 川断 款冬 白芍 楂炭 丹参 紫菀 陈皮 红枣 扁柏

---

① 补骨：即补骨脂。

卷　中

痢疾类

于，左，四岁

赤痢未止，舌黄口渴，身热腹痛，关系者又在噤口。拟以疏和。

川连元米炒　炒荆芥　川斛　白薇　白头翁　地榆　会白　鸡金　银花炭　侧柏　益元　楂炭　粳稻叶一大握，煎汤代水

吴，右

霍乱后又发痢疾，舌剥口噤，如何支持。

洋参　甘中黄　木神　野赤豆　地榆　赤白芍各一钱　丹参　绿豆衣　银花炭　霍石斛　赤曲　会皮　卷竹心　稻叶一束

右

红白痢，昼夜百计，脉见细弦。治以疏和。

香连丸八分　赤曲　姜炭　萆薢　白芍　楂炭　地榆　泽泻　香附　大腹　荆芥　新会　红白扁豆花

左

酒客湿热伤营，每便干结，带下赤痢，脉见细弦。由阳明而损肝脾，渐为腹痛形黄。拟以疏和。

脏连丸　大腹　侧柏　泽泻　红曲　木香　炒荆芥　车前　楂炭　香附　地榆　会皮　野赤豆

右

休息久痢新积，色白，脉见沉弦。拟苦辛固养。

驻车丸　地榆　扁豆衣　川楝　白芍　侧柏　通草　会皮　楂炭　茯苓　米仁　泽泻　红枣

左

痢疾，小腹发迸，肛门气坠，欲便不利，属半虚半实，脉见沉弦。治以和养。

白术　吴萸　川楝　谷芽　香附　白芍　木香　车前　建曲　大腹　佛柑　陈皮　阳春砂仁　枣

张，左，四十四

脱力阻气，胁痛稍减，尚似痢非痢，里急后重。治以疏和。

白术　香附　佩兰　茯苓　建曲　大腹　米仁　通草　楂炭　炒荆芥　益元　新会　荷叶

复：血痢渐减，再以疏和。

白术　大腹　佛手　佩兰　建曲　广木香　楂炭　炒荆芥　香附　会皮　益元　米仁　红扁豆花

右

肝脾失协，赤痢屡发，小腹迸痛，得食欠运，脉见细弦。拟以和养。

白术　金斛　木神　川断　赤曲　白芍　丹参　佛柑　香附　煨木香　杜仲　新会　荷蒂

右

休息痢有赤无白，腹痞攻痛，脉息濡细。阴虚之体，舌苔光剥。拟以和养。

於术　红曲　炮姜炭　杜仲　党参　艾绒炭　地榆　丹参　香附　煨木香　侧柏　白芍　荷蒂　枣

左

赤痢久而不止，腹痛肛痛，肢肿纳

少，脉见细弦。拟以温养。

白术 炮姜 吴萸 补骨 党参 地榆 白芍 菟丝 香附 木香 杜仲 车前 荷蒂 枣

左

赤白痢减，肛坠里急，脉息细弦。拟升清降浊。

茅术 建曲 泽泻 升麻 党参 楂炭 茯苓 白芍 川连元米炒 广木[1] 野赤豆 会皮 荷蒂 枣

肠风类

徐，左

幼年间鼻血吐血，阴分早亏，虚热内炽。现在热迫大肠，肠风绵延，血下如射。每便坚涩，肛痔外凸。关系者在梦泄，精血两伤，诸恙从此蜂集，神烦少寐，头眩目花，惊悸不宁，脉见弦大。治以清养。

珠儿参 郁李仁 旱莲 甜杏仁 乌芝麻 柏子仁 女贞 槐花炭 川石斛 地榆 元参制 莲须 西瓜翠 松子仁 鲜藕肉一两 卷竹心

左

早有痰血，脏热移腑，传为肠风，血下如注，大便艰涩。由阴伤气，渐至纳少，神疲气逆肢倦，脉见弦滑，虚多邪少。治以和养。

珠儿参 地榆 料豆 生熟谷芽 乌芝麻 侧柏 女贞 茯苓 川斛 白芍 炙草 新会 红枣

左

便燥带血，属肠风为多，久则损及肝脾，形黄腹痛，脉见沉弦。拟以和养。

元生地 地榆 赤曲 茯苓 川斛 荆芥炒 料豆 炙草 白芍 扁柏 杜仲 会皮 荷蒂 红枣

沈，左，四十二

阳明郁热，肝脾统脏两为失司，以致气陷为肛坠，营虚为肠风。脉息沉弦，舌苔微灰。嗜烟体气阴两伤，调理不可偏阴偏阳。治以和养。

党参 赤曲 扁豆衣 诃子肉一钱五分 於术 地榆 炒椿皮 炒荆芥 元斛 白芍 丹参 炒扁柏 炒荷蒂 枣

复：肠风绵延，或轻或重，血下如水，甚则后重，脉见沉弦。阳明郁热，肝脾又失统藏，以致营不为守。再以和养。

於术 丹参 茯苓 椿皮 地榆 赤白芍各一钱 扁柏 扁豆衣 元斛 新会 炒荆芥 赤曲 荷蒂 枣

痔血类

左

痔血受伤，营虚热炽，阳明传送无权，大便坚结，数天一行，行而不畅，脉见弦大，舌苔光红。拟以清养。

珠儿参 旱莲草 生当归 地榆 火麻仁 黑料豆 白芍 制元参 瓜蒌仁 女贞 丹参 新会 松子肉三十粒

复：阳明郁热，痔血频仍，大便每每艰行，脉息弦细。虚多邪少，治以清养。

洋参 旱莲 川斛 丹参 乌芝麻 料豆 当归 地榆 白芍 女贞 柏仁 新会 松子肉 红枣

便血类

左

痢久渐成便血，便之前后俱溢，昼夜六七行，腹痛里急，脉见沉弦，形黄肢肿，应月枯少。能否得复，治以和养。

---

[1] 广木：即广木香。

珠儿参　木神　椿皮　丹参　脏连丸　龙骨　赤曲　於术　白芍　会皮　地榆　香附　侧柏　枣

刘，左

肢腿之病尚不见发，惟湿火内蒸，随气下陷，阴分已伤，脱肛类痔，便艰下血，病滋水交流。阳明湿火触发，肝邪气逆作恶，上焦为患属阳明胃府，下焦为患属阳明大肠，邪热俱在阳明，遂至雷龙失潜。头胀频仍，少寐多梦，纳谷尚少，大便尚涩，所以左脉细弦，右脉弦大不静。属邪正相搏，治宜兼顾。

珠儿参　木神　半夏　白芍　元斛　丹参　新会　地榆　脏连丸　炒槐米　菊花　姜皮　侧柏　竹茹

左

便血绵延，脱肛腹痛，脉息濡细。治以疏和。

党参　香附　丹参　楂炭　白术　木香　侧柏　炮姜　赤曲　地榆　白芍　新会　荷蒂　枣

泄泻类

左

脘满作泻，腹痛肢倦。治以疏和。

羌活　鸡苏　陈皮　川楝　防风　佩兰　郁金　茯苓　小朴　大腹　蔻仁　米仁　荷叶

孩

暑邪内蕴，风邪外束，寒热而兼泄泻。治以分疏。

防风　天水散　五谷虫一钱五分　荆芥　麦芽　大腹皮　佩兰　鸡金　车前　荷叶　白扁豆花

右

久泻未止，肝脾伤也。

白术　大腹　川斛　香附　建曲　佩兰　郁金　茯苓　小朴　米仁　补骨　陈皮　荷叶　枣

孩

受凉伤中，洞泄无度，脉弦。拟以疏和。

於术　佛手　萆薢　大腹　建曲　佩兰　泽泻　米仁　小朴　连皮苓　鸡金　会皮　扁豆花

左

泄泻渐止，脘闷纳呆，脉见沉细，属半虚半实。拟以调中化邪。

白术　香附　佛手　生、熟谷芽　建曲　大腹绒　佩兰　通草　小朴　半夏　煨木[1]　新会　荷叶

右

由血转痢，由痢转泻，纳呆，舌光，脉息沉弦。拟以和养。

白术　佩兰　丹参　白芍　楂炭　佛手　谷芽　泽泻　川斛　苡米　茯苓　新会　扁豆花七朵　红枣　荷蒂

左

久泻不止，大腹膨满，得食作胀。向有遗泄便溏，由阴伤气，现在病寓中焦。脉象细弦。拟以调养。

白术　煨木　元斛　茯苓　志曲　车前　新会　米仁　香附　泽泻　生谷芽　白芍　荷蒂　红枣

右

久泻不止，由脾及胃，胃纳作张，土衰关乎火弱，舌剥肢肿，咳噫气逆，脉见细弦。治以疏和。

於术　补骨　皮苓　粟壳　香附　郁金　大腹　炙草　建曲　石莲肉炒，二钱　新会　车前　伏龙肝　枣

右

生冷伤中，中焦积滞，腹部隐痛，便

---

① 煨木：即煨木香。

溏纳呆，防转为痢疾，脉来沉细。治以疏和。

香附 小朴 白蔻仁 通草 广木 佩兰 米仁 郁金 大腹 建曲 新会 茯苓 荷叶

右

洞泄无度，舌糙如苔，寒湿水毒，一时充斥阳明。拟以分泄。

茅术 皮苓 大腹 车前 防风 广藿 萆薢 泽泻 小朴 建曲 佛手 新会 扁豆花七片

痰饮类

左

肺虚生痰，肾虚生饮，痰饮内扰，咳嗽绵延，渐加气怯，上下摄纳无权，中焦亦失砥柱，纳食欠旺，两足浮肿，脉息沉弦。拟以和养。

於术 旋覆 苏子 元斛 半夏 石英 款冬 杜仲 川贝 冬瓜子 白芍 新会 枇杷叶 银杏肉

左

中气不振，积痰生饮，阻遏升降道路，脘宇攻动，漉漉有声，必得嗳气，然后松软，脉见沉弦。治以调降。

於术 沉香曲 木神 香附 党参 澄茄 远志 新会 半夏 左金 白芍 小青皮 玫瑰露炒竹茹

朱，左

封藏早亏，水不涵木，木邪扰中，中焦积痰蓄饮，以致脐腹间似痞非痞，有时下陷转而上升，即为胸次窒塞，又复凌心，心悸艰寐，迫肾为之梦遗。种种升降失司，阴阳造偏，头眩耳鸣，鼻衄疝坠，脉见细弦，舌苔滑腻。虚中挟实，实即痰饮。拟交坎离而调木土。

於术 旋覆 瓦楞 半夏 代赭 夜交[①] 秫米 丹参鸭血拌 白芍 洋参 芝麻 新会 竹二青[②]

费，右

下虚生饮，气虚生痰，喘肿多年，痰不从咳而化，饮不从便而达，以致肢面皆肿，先为胁痛，由络脉泛滥肌肤。高年防气不归元。

茅术皮 杏仁 苏子 茯苓 防己 川贝 桑皮 米仁 萆薢 冬瓜子 新会 仙藤[③] 姜衣 陈麦柴[④]

脾胃类

王，左

能食无力，大便屡解，有时当脘作痛，痛行臀部，得一转矢气较松，脉见沉弦。治以调养。

党参 半夏 益智 杜仲 白术 左金 澄茄 香虫 建曲 香附 白芍 新会 老檀香四分 姜竹茹

高，左

脘宇懊憹，得食每为上冒，头痛肢酸，早有便溏，脾胃受伤。治以和降。

生白术 小朴 旋覆 茯苓 枳实 郁金 代赭 白芍 半夏 姜渣 瓦楞 新会 姜竹茹 白檀香

疟疾类

朱，左，十六

暑风客邪，内伏募原，营卫不和，致发疟疾。少热多寒，脘闷头眩，脉见弦数。治以分泄，兼顾便坚腹痛，舌黄

---

① 夜交：即夜交藤。

② 竹二青：即竹茹，亦称二竹茹。

③ 仙藤：即天仙藤。

④ 陈麦柴：即麦杆草。

口渴。

苏梗一钱五分 黄芩 益元 桑叶 煨草果四分 青蒿 小朴 白薇 炒知母一钱五分 枳壳 苡米 佩兰 荷叶 竹茹 陈皮 半夏

张，左

间日发疟，寒少热多，有时但热不寒，脘闷头痛，渴不多饮，便涩溺赤，脉见弦滑，舌苔黄腻。属风暑痰湿四邪交并，表里因之失宣。拟以疏和。

煨草果八分 青蒿 半夏 桑叶 炒知母 黄芩 川贝 白薇 制小朴 益元 建曲 赤苓 荷叶 佛手

类疟类

刘，右，六十三

咳嗽痰薄，类疟寒热，脉见弦滑。治以分疏。

豆豉 小朴 白薇 益元 防风 薄荷 茯苓 通草 前胡 佛手 米仁 新会 荷叶

复：类疟较轻，仍咳嗽痰多，当脘满闷，脉见弦滑。治以分泄。

半夏 桑叶 益元 佛手 川贝 白薇 小朴 赤苓 前胡 米仁 建曲 通草 枇杷叶 洋佩兰

复：类疟已止，咳喘未除，脉见弦滑。治以疏和。

半夏 桑叶 茯苓 款冬 川贝 杏仁 通草 佩兰 苏子 前胡 会白 谷芽 枇杷叶

间日[1]疟类

左

间日发疟，寒热满闷，咳嗽泛恶，脉见细弦。治以分疏。

豆卷 米仁 佛手 白薇 小朴 佩兰 蔻仁 杏仁 建曲 会皮 通草 前胡 荷叶 姜竹茹

右

间日发疟，寒少热多，烦闷非常。表未解则汗不多，里不达则大便结，九窍不和，都属胃病，胃不和则卧不安也。至于骨痛肢麻舌剥等症，且从缓治，姑拟以分疏先之。

豆卷 小朴 瓜蒌皮 木神 青蒿 志曲 枳壳 川斛 黄芩 佛手 佩兰 通草 荷叶

三疟类

徐，左

三疟五年，劳动即发，寒热从中，营卫受伤，脉见濡细。属虚而非实。治以和养。

芪皮 当归 半贝丸三钱 丹参 防风 银柴 桑梗 川断 白术 白薇 新会 杜仲 枣 生姜二小片

左

劳倦成疟，是为劳疟。微寒微热，盗汗纳少，脉见濡细。拟和表里，兼顾咳嗽。

芪皮 当归 苏子 茯苓 防风 银柴 款冬 米仁 杏仁 白薇 会红 通草 姜竹茹

左

三疟阵乱，呕泻仍作，脉见沉弦。治以疏和。

半夏 郁金 桂枝 大腹 建曲 蔻仁 白芍 茯苓 小朴 米仁 佛柑 新会 姜竹茹

---

① 日：此字原脱，据目录及文义补。

疟母类

左

疟母攻胀，肢酸脘闷，脉见细弦。治以疏和。

焦茅术　大腹　连皮苓　小朴　米仁　蔻仁　建曲　戈半夏[①]冲人，三分　新会　荷梗

疟母内损，头眩肢倦，便溏带血，脉见细弦。恐其成劳。

生白术　米仁　泽泻　大腹　小朴　佩兰　野赤豆　白芍　建曲　楂炭　佛手　新会　荷蒂　枣

狐疝类

左

狐疝出没无常，少腹牵引作痛，脉见沉弦。治以疏和。

当归　鹿角霜　香附　丹参　川楝　枸杞　茴香　荔核　香虫　杜仲　白芍　橘核　丝瓜络　焦茅术

左

七疝中之狐疝，出没无常，其声呜呜然，属肝肾内虚，气为下陷，脉弦。治以和养。

党参　香附　杜仲　会核　当归　吴萸　甘杞　荔核　菟丝　白芍　桑梗　楂炭　丝瓜络

血疝类

左

疝胀屡发，色红而热，七疝中之血疝。治以和养，一切内热盗汗，口渴便艰，均须照顾。

左金　枳壳　橘核　香虫　川楝　当归　楂核　丹参　鳖甲　银柴　青皮　白芍　丝瓜络

冲疝类

左

冲疝下坠至囊，上冲呕逆，冲甚欲厥。拟以温养。

肉桂　木神　川楝　香附　白芍　当归　九香　木香　沉香曲　杜仲　荔核　会皮　丝瓜络

水疝类

左

水疝胀大出水，脉见濡细。治以疏和。

白术　香附　鹿角霜　带皮苓　半夏姜炒　吴萸　官桂　煨木香　建曲　白芍　甘杞　新会　青荷梗　枣

左，二十九

据述疝胀溃头，流水郁郁，大致水疝之象。治以疏和，兼顾寒热。

茅术皮　米仁　橘核　香附　枳壳　茯苓　荔核　小朴　萆薢　川楝　青皮　豆卷　荷叶

㿗疝类

左

疝气两月未止，恐成㿗疝。尾闾结核，亦属湿痰，脉见细弦。治以疏和。

香附　当归　荔核　枳壳　川楝　甘杞　夏曲　木香　九香　杜仲　新会　萆薢　丝瓜络

---

① 戈半夏：戈制半夏之别名。

左

右部睾丸坚结不和，渐成㿗象，惟目赤屡发。肝家素有郁热，一切过温之药似在禁例。脉见弦滑。治以清养。

左金 杜仲 川楝 洋参 当归 桑寄生 楂炭 枳壳 丹参 白芍 会核 青皮 鳖血 炒丝瓜络

转方：去左金，加沙苑。

脚气类

脚气疲软，朝退暮重，少腹发麻，气逆上升，脉见沉弦。再以通阳益气。

西潞党 生牛膝 菟丝 茯苓 生於术 木防己 北五味 白芍 安肉桂 车前 干姜蜜炙 苡米 干松节三钱 桑梗五钱 磨冲沉香一分

左

脚气属脾肾两虚，寒湿内滞。两足浮肿，有上行之势；两便少行，最恐冲心犯胃，手指麻痹。治从和解，藉以通利机关。

白术 防己 五加 茯苓 桂枝 萆薢 海桐 野赤豆 槟榔 会皮 泽泻 天仙藤 姜衣四分

左

干脚气，两足软不能行，手亦发麻，颇有上升之势，犯胃冲心皆能传变，脉见沉细。急须调治。

桂枝四分 防己 小朴 五加 细辛四分 萆薢 牛膝 天仙藤 白术 会皮 杜仲 当归 姜衣四分 丝瓜络

复：脚气疲软难行，两手亦麻，脘闷纳少，脉见细弦。属脾肾致虚，风寒湿袭入络脉，仍从温养。

桂枝 防己 天仙藤 加皮 槟榔 木瓜 海风藤 小朴 苏梗 萆薢 半夏 会皮 杉木节三钱 丝络

左

脚气将成，恐上升为变，脉见细弦。拟去寒湿。

制茅术 防己 苡米 生牛膝 桂枝 萆薢 天仙藤 五加 白芍 木瓜 桐皮 新会 丝瓜络

程，左，五十一

脚气渐成，有升少降，少腹窒塞，手指发麻。寒湿之邪实少去路，二便又为失利，脉见沉弦，舌糙。急宜疏导。

焦茅术 槟榔 川楝 独活 防已 苏梗 海桐皮 泽泻 半夏 牛膝 加皮 全瓜蒌 地栗干 姜衣

左

脚气暴起，两足已见肿亮，手麻发痉，有积水上冲之势，脉浮弦。拟先开降。

桂枝 萆薢 连皮苓 生瓜蒌 葶苈 防已 桑皮 枳壳 杏仁 怀膝 新会 泽泻 姜衣 陈麦柴

左

脚气将升，酸软不和，少腹、手指皆为发麻，恐其上冲为变，脉见沉细。治以和养。

独活 当归 生淮膝 木瓜 寄生 槟榔 五加皮 会络 木香 苏梗 防已 天水散三钱 丝瓜络 杉木节三钱

左

足膝酸软，神疲纳少。治以疏和。

西羌活 防已 淮膝 半夏 香独活 萆薢 杜仲 加皮

加丝瓜络、桑梗、天仙藤、晚蚕砂、会皮。

臌胀类

左

臌胀筋露脐平，囊茎皆肿，积水不

化。治以分导。

桂枝 大腹 泽泻 川楝 白芍 连皮苓 防己 车前 橼皮 会皮 川椒目八分 黑白丑 磨冲沉香一分 地栗干 陈麦柴三钱

王，左，三十九

积湿化水，水泛为肿，肿势渐升渐上，由足而腹而面，面为之浮，腹为之胀，关系又在小便不利。治以通降。

桂枝 腹皮 泽泻 香附 白芍 皮苓 防己 建曲 橼皮 会皮 椒目 萆薢 通天草 西砂仁

左

臌胀伤气易治，耗阴者最不易调。腹臌脐平，两便少行，脉左弦数，舌剥口渴。拟通关导水。

肉桂 川楝 水炒黄柏 鸡金 白芍 淮膝 肥知母 丹参 建曲 茯苓 野赤豆 会皮 陈麦柴

右

肝脾内伤已成，臌胀两便失利，上逆为咳，脉见细弦。治以和降。

肉桂 川楝 陈橼 车前 白芍 淮膝 香附 杏仁 建曲 大腹 萆薢 黑白丑 陈麦柴

左

单腹胀属脾胃，受伤不同，积水遏湿，通行即解，脉见沉弦。治以疏和。

香附 白术 川楝 淮膝 陈橼 枳实 九香 白芍 建曲 皮苓 归须 会皮 野赤豆 陈麦柴

高，左，廿九

脘腹胀满，甚至肾囊俱肿，气急发呛，三焦不能分化，防成臌胀，脉见细弦。治以疏和。

香附 白术 大腹 半夏 陈橼 小朴 泽泻 米仁 建曲 皮苓 萆薢 新会 野赤豆 通天草①

右

气臌渐成，肝脾受伤，属气痹营亏。若两便不走，恐膨满日增。拟以通降。

香附 川楝 大腹 野赤豆 建曲 香虫 泽泻 萆薢 陈橼 皮苓 白芍 新会 陈麦柴

左

臌胀受温，温则气通逐水，脉见细弦。肝脾久伤，治以温通。

於术 腹皮 泽泻 野赤豆 熟附子 防己 淮膝 白芍 橼皮 萆薢 椒目 新会 檀香四分 陈麦柴

左

肢肿腹满，肿势由下升上，咳呛不爽，舌苔粉白，脉息濡细。治以温通。

白术 白芥子一钱五分 牛膝 葶苈 熟附子 川椒目 苏子 茯苓 半夏 木防己 款冬 新会 砂仁

左

痞散成臌，大腹发热，愈热愈大，脉芤无度。阴伤气痹，恐有不得了之势。

於术 大腹 车前 野赤豆 鳖甲 皮苓 生膝 萆薢 建曲 陈橼 白芍 新会 地栗干 丝瓜络

左

水势狂溢，肿胀渐成，膨满腹大，囊肿色亮，泛滥之势上及高原，气喘有痰，脉息沉弦。拟通导沟渠。

川桂枝 橼皮 泽泻 杏仁 白芍 建曲 米仁 苏子 葶苈 淮膝 茯苓 会皮 姜衣 麦柴

曹，右

肿胀之势渐及四肢面部，胸次窒塞，大便艰涩。现在痰湿逗留，阻遏气道，若小溲不行，如何支持。急图疏化。

桂枝 生膝 小朴 皮苓 白芍 泽

---

① 通天草：即荸荠梗。

泻 半夏 杏仁 葶苈 炒瓜蒌 会皮 桐皮 麦柴 姜衣

沈，左

皮水屡发，溺闭即肿，肿势上中下三焦俱到，脉见沉弦。治以通降。

茅术皮 米仁 陈皮 防己 黄芩 滑石 冬瓜皮 泽泻 皮苓 萆薢 杏仁 车前 荷梗

郁，左

表里同病，臌胀外再有寒热发喘，不纳不便，如何支持。

茅术皮 川楝 车前 小朴 黄芩 白芍 冬瓜皮 米仁 绵茵陈 建曲 大腹 萆薢 野赤豆 麦柴

顾，左，五十四

肝脾久伤，腹膨放后，纳呆形黄，便多溺少，脉见细弦。治以疏和。

党参 皮苓 香附 泽泻 白术 大腹 木香 赤豆 建曲 新会 香虫 车前 红枣

复：两次放臌，腹满虽平，肝脾未免受伤，形黄疲倦，纳食不多，脉见细软。再从和养。

党参 茯苓 香附 生杜仲 於术 大腹 煨木 陈橼 建曲 新会 九香 车前 西砂仁 红枣

噎膈类

左

未能辟谷登仙，格症但求进食。

高丽参须 木神 丹参 瓜蒌仁 法半夏 远志 腹粮 煨益智 生当归 白芍 香附 陈皮 竹茹 枣

左

阴耗阳结，谓之关格，随食随吐，更衣艰涩，攻补不受。大致气与液两亏，痰与饮用事，脉见细濡。调理为难。

吉林须 关虎肚 丹参 澄茄 宋半夏 戌腹粮 志曲 佛花[1] 生当归 生白芍 生谷芽 会皮 姜竹茹 枣

右

肝邪内扰，积饮蓄痰，阻遏脾胃升降气道，谷食难下，吞酸吐沫，必得大便通行渐觉松动，属上格下关之象。高年患此，必须调理，尤在颐养。

吉林须 虎肚 木神 澄茄 半夏 腹粮[2] 远志 白芍 左金 生当归 丹参 会皮 姜竹茹

左

上格下关，谓之关格。所食无多尚欲吐出，吞酸吐沫，脘宇或痛或胀，更衣十余日一行，粪如羊矢，脉左右沉濡。气痹液耗，用药不可偏阴偏阳。拟以和降调中。

吉林须 虎肚 木神 澄茄 宋半夏 腹粮 远志 麦冬 川石斛 白芍 丹参 新会 竹茹 伏龙肝

李，左，三十四

关格数年，一饮一食皆难停留，必得吐尽后已，渐至气久不能升降。现在阴液亦为枯槁，呕甚见血，脘腹通连梗痛，脉六部细微。无六淫外感，亦无七情内发，昨晚形寒发热，寒暖不调所致。拟调中降逆。

吉林须 旋覆 木神 姜半夏 川连元米炒 代赭 益智 丹参 苏梗 瓦楞 志曲 会皮 姜竹茹 伏龙肝

左

随食随吐，名曰上膈，脉见细弦。治以通降。

左金 旋覆 虎肚 澄茄 半夏 代赭 戌腹粮 益智 当归 建曲 白芍

---

① 即佛花：佛柑花，亦称佛手花。

② 腹粮：即戌腹粮。

木神 姜竹茹 枣

左

上格为呕逆，下关为便闭，上下不和，由于中焦窒塞，当脘满闷，时发懊侬，脉见弦涩。弦主阴耗，涩主气痹，久延恐难调复。

左金 木神 虎肚 瓦楞 法半 远志 戌[1]粮 志曲 生当归 丹参 白芍 会皮 竹二青

左

肝邪侮中，中有积饮，当脘作痛兼胀，吞酸吐沫，脉见细弦。中焦升降失调，厥阴遂为充斥，更衣不利，上格下关之势。

吴萸 生当归 戌腹粮 澄茄 川连 木神 白芍 益智 姜夏 丹参 新会 建曲 姜竹茹

右

上呕不止，下便不利，是为关格，脉见沉弦。老年阴耗阳结，难许调复。

左金丸 木神 虎肚 沉香曲 生当归 远志 戌腹 新会 香附 丹参 白芍 姜夏 姜竹茹

痢后类

张，左

昔年痢后受伤，久而不复，大便有溏有结，溏时每为带血。营虚生风，气虚生湿，风湿之邪外游肌表，或寒或热，或为发瘰。关系者肛门发麻，有时上升，可及遍体。脉见细弦。治以疏和。

芪皮 白术 地榆一钱五分 豨莶三钱 防风 当归 炒槐米一钱五分 梧花 寄生 丹参 炒椿皮一钱五分 侧柏 红枣

复：休息痢后，有时下血作泻，由阳明垢滞，随去随生，以至肝脾受伤，生风挟湿，忽寒忽热，遍身发麻。最虑者，上至巅顶，下至肛门，脉见细弦。治以和养。

防风 秦艽 丹参 冬瓜子 荆芥炒 白芍 茯苓 川斛 脏连丸 地榆 赤曲 新会 侧柏

囊漏类

艾，左，三十四

阳明、太阳之间，小肠之下，垢秽不能分化，当时满腹攻痛，渐至大便解通，囊为出粪，年余淹缠，脉见沉弦。拟分清降浊。

败酱草三钱 生当归 米仁 生草 川楝 新会皮 冬瓜子 荔核 瓜蒌仁 茯苓 洋参 白芍 黄绢三寸一方，化灰冲服

复：大便失行，舍正路而不由，阴囊膜破，粪即由此而行，脉见濡软。证情淹缠，一时难复，拟以疏导。

通幽丸三钱 败酱草 生当归 青皮 火麻仁三钱 丹参 橘核 茯苓 西洋参一钱 白芍 荔核 蚕茧灰一钱五分 黄绢三寸一方，化灰冲服

通幽汤方 油当归 升麻 桃仁 甘草 红花 熟地 生地

煎成，用药汁，磨槟榔五分调服。

按：古方只有通幽汤，无通幽丸，可改用麻仁丸或润肠丸。

尿血类

董，左

谨读证情当是尿血，与血淋诸症有别。考此证多属腑病，由小肠之热瘀注膀

---

[1] 戌：原作“戍”，形近致误，据文意改。下同。

胱，惟病久而由腑及脏，心与小肠，肾与膀胱，本关表里，以故数年来溺血频仍，血色不一，紫黑鲜红，日夜无度。大致紫黑者出于管窍，鲜红者随溢随下，精溺管异路同门，势当混淆，甚至茎梗、毛际隐痛，或似精泄，或似溺迸。至头眩目花，胁胀腰酸，亦为应有之义。心与肝同气，肾与肝又同源，从中肝邪尤为之煽烁。用药之义，腑泻而不藏，脏藏而不泻，极多牵制。照病处方，温气兼以潜阳，滋阴更须利窍，与中虚呃忒亦有照顾。

九制熟地三钱　生甘草　东白芍　吉林须五分　熟甘草　冬葵子　安南肉桂四分　凤凰衣[1]　木神　真西珀末四分　西赤芍　莲须　乱头发肥皂水洗，一团　黄绢三寸一方，化灰冲入

右

迸伤气分，膀胱失司，不约又为不利，下窍发坠，每溺作痛，所下且有血丝，脉见沉弦。治以和养。

生绵芪　血余炭　甘草梢八分　白芍　凤凰衣　冬葵子　覆盆子　茯苓　小蓟炭　桑螵蛸　石斛　丝瓜络

江，右

五淋中之劳淋，劳伤气迸，发为淋浊，赤白交下，每解痛苦非常，脉见沉弦。治以和养。

生绵芪　小蓟炭　甘草梢　白芍　元生地　血余炭　丹参　茯苓　凤凰衣　蒲黄炭　侧柏　会皮　丝络

左

高年阳盛阴热，向来便血，今复血渗膀胱，渐成尿血，连发未止，脉见细数。治以清养。

洋参　木神　料豆　牡蛎　蓟炭　龙骨　女贞　沙苑　白芍　石斛　旱莲　丹参　藕汁一小杯　侧柏

淋浊类

王，左，四十

气虚下陷，小便先为不利，继以淋浊，遂至分化无权，其气由前向后，更衣欲通不通，气坠矢气难转，脉见细弦，舌苔黄白。拟以升补。

生绵芪三钱　炒黄柏　木神　米仁　炙升麻四分　知母　川斛　白芍　北柴胡鳖血炒，四分　覆盆　甘草梢八分　新会　辰灯心　栗子衣二枚

左

气陷脱力，溲时仿佛精坠，发酸不禁，脉见濡细。拟以升补。

生绵芪　莲须　木神　丹参　炙升麻　覆盆　牡蛎　夜交　北柴胡鳖血炒　白芍　川斛　新会　金樱膏三钱，冲

左

精溺浑淆，小便不禁，且带白垢，脉见弦滑。治以和养。

生绵芪　洋参　牡蛎　白芍　莲须　木神　料豆　沙苑　覆盆　龙骨　女贞　陈皮　红枣　金樱膏

左

精溺未得分清，小便色浊，每解似有阻隔，脉见细弦。拟以清解。

洋参　木神　白苡米盐水炒　料豆　莲须　牡蛎　知母炒　女贞　白芍　川斛　丹参　鸡肫皮　海参肠　红枣

左，三十三

久则为淋，精溺窍两属受伤，溺为不禁，精为遗滑，脉见细软。拟以和养。

绵芪　木神　凤凰衣　杜仲　莲须　龙骨　螵蛸　沙苑　覆盆　白芍　新会　牡蛎　枣

---

[1] 凤凰衣：鸡蛋壳的内膜。

左

无感不发，久则为淋，管内渐痛。由于郁邪不宣，真阴已亏。治以清养。

洋参 沙苑 白术 莲须 黄柏 牡蛎 料豆 草梢 白芍

吞威喜丸一钱。

以上属气虚淋证。

邢，左，三十六

初则为浊，继则为淋，溺数微痒，热毒未清，脉见细弦。治以清降。

萹蓄一钱五分 草梢 料豆 山栀 瞿麦三钱 萆薢 丹皮 黄柏 龙胆草八分 滑石 茯苓 通草 卷竹心十根

左

迸伤为淋，便痛茎肿，囊筋牵引，脉见细弦。治以和养。

萹蓄 萆薢 石韦 草梢 瞿麦 滑石 银花 黄柏 龙胆 山栀 茯苓 新会 辰砂拌灯心

左，廿九

湿热下注，溺痛如淋，且带浮肿，脉见细弦。治以通降，兼顾牙痛口疳。

萹蓄 石韦 海金 忍冬 瞿麦 滑石 连翘 桑叶 冬葵 赤苓 山栀 薄荷 荷叶 灯心

邢，左

初则为浊，溺痛发痒，郁邪未清，脉见细弦。治以通降。

萹蓄 丹皮 萆薢 黄柏 龙胆 银花 米仁 知母 凤凰衣 草梢 茯苓 通草 卷竹心

以上属湿热淋证。

遗泄类

陈，左，三十四

脉禀六阳，阳充则阴不为守，久有遗泄，有梦渐为无梦，向春发而较勤，且有盗汗，种种心肾两亏。治以清养。

洋参 木神 料豆 丹参 莲须 龙齿 女贞 淮麦 白芍 川斛 牡蛎 新会 枣

左

遗泄有梦属心，无梦属肾，心虚于肾，梦泄频仍，有时艰寐，有时惊悸，诸恙交集，多属心肾两亏，脉见弦滑。拟以清养。

洋参 辰茯神① 料豆 连心麦冬 莲须 龙齿 女贞 乌芝麻 白芍 夜交 牡蛎 新会皮 枣

朱，左

有梦属心，无梦属肾。遗泄阴伤，阳虚上冒，头蒙口渴，心悸艰寐，肢体酸软。治以和养。

洋参 木神 半夏 牡蛎 莲须 龙骨 秫米 夜交 白芍 石斛 女贞 新会 辰灯心 金樱膏 红枣

姚，左

精关不固，梦泄复发，甚至小便不禁，脉见细弦。治以清养。

洋参 木神 料豆 丹参 莲须 龙骨 女贞 沙苑 白芍 川斛 牡蛎 新会 枣

左

久有遗泄，一月必发数次。有梦者属心虚于肾，肾不足，心阳偏旺。考牙乃骨余，关系于肾，心火上烁，挟风挟痰，屡屡牙痛，龈肿外突，或平或发，绵延经年，防成骨槽风。标实本虚，拟清上摄下。

洋参 杭菊 木神 川斛 莲须 旱莲 丹参 料豆 白芍 女贞 僵蚕 新会 盐水炒竹茹

---

① 辰茯神：用朱砂炮制的茯神，因朱砂又名辰砂而得名。

程，左，三十四

外感渐清，诸恙轻减，惟心肾两为不济，肝主相火，跃跃欲动，艰寐稍平，仍关门不固，常常自遗，素有头眩耳鸣，皆属上盛下虚。脉见细弦。治以清养。

洋参　元精　桑螵　半夏　莲须　木神　白芍　秫米　覆盆　龙骨　川斛　玳瑁　龙眼肉二枚，内包川连二分，外滚金箔半张

左

精溺管混淆，出口管内微痛，似淋非淋，牵连肝胃，脘宇满闷，腹部鸣响，有时虚阳上升，头亦为蒙，脉见细弦。治以和养。

生於术　莲须　木神　半夏　牡蛎　覆盆　丹参　秫米　西砂仁　炙升麻　川斛　会皮　竹茹　金锁固精丸另吞二钱

左

着寒泛水，牵连脘胀，受热鼻血，又复遗精，遂至心跳气喘，神疲肢倦，脉见细软。治以和养。

蒸於术　莲须　龙骨　木神　牡蛎　覆盆　夏曲　夜交藤　川斛　白芍　丹参　新会　侧柏　枣

朱丸方：

潞党参三两　莲须一两五钱　木神三两　沙苑三两　蒸於术一两五钱　覆盆一两五钱　龙骨一两五钱　五味四钱　制首乌三两　桑螵一两五钱　丹参三两　陈皮一两　生白芍一两五钱　紫菀一两五钱　半夏一两五钱　甘草四钱

上药不经火燥，晒干磨末，水泛为丸。每服三钱，不拘早晚，开水送下。

遗溺类

顾，左，十八

膀胱不纳，每每遗溺，脉见细弦。再从丸剂调理。

党参炒，三两　桑螵一两五钱　木神三两　升麻四钱　生芪三两　菟丝三两　龙骨一两五钱　益智八钱　覆盆一两五钱　白芍一两五钱　山药一两五钱　鸡肫膛不落水，净，十具

左

遗溺频仍，禀体不足，膀胱不约。拟以和固。

生於术　桑螵　莲须　益智　牡蛎　菟丝　乌药八分　夏曲　龙骨　料豆　丹参　新会

加红枣。

溲数类

右

肝邪为炽，溺数且痛，尊年有虚为多，不外三阴内虚，八脉郁热，现在薄有外感，脉见细弦。治以分泄。

洋参　料豆　凤凰衣　木神　血珀末三分　女贞　草梢　远志　细生地　元斛　银柴胡　新会　青黛　灯心十寸

右

本有痛经，现在小溲频数，脉见细弦。拟以升补。

绵芪　木神　桑螵蜜炙　会皮　柴胡醋炒　龙骨　凤凰衣　香附　当归　覆盆　杜仲　丹参　红枣

左

小溲迸痛，久为不禁不约，溺数无度。现在脉沉，能否支持。

绵芪　川楝　菟丝　料豆　凤凰衣　木神　益智　女贞　生白芍　丹参　沙苑　新会　荷蒂　枣　丝络

复：溺数无度，卧着即流，不特膀胱为患，属肾失关键。

绵芪　益智　沙苑　夜交　覆盆　木神　白芍　夏曲　菟丝　丹参　川楝　新会　枣　荷蒂　冲沉香一分

癃闭类

左，十三

癃闭有根，近发较甚，每溺痛而不利，脉见细弦。治以通降。

萹蓄 干蟋蟀一对 草梢 淡竹叶 瞿麦 海金沙 梗通草 泽泻 冬葵 赤苓 滑石朱砂拌 车前 荸荠干 灯心

左

膀胱气迸，小便不利，防成癃闭。

萹蓄 香附 草梢 米仁炒 冬葵 川楝 梗通 泽泻 萆薢 茯苓 会皮 车前 砂仁 地栗干

左

气迸受伤，少腹作胀，小溲不利，防成癃闭。

萹蓄 佛手 梗通 生膝 冬葵 九香 茯苓 车前 香附 草梢 泽泻 新会 砂仁

阳亢类

王，左，四十一

示及心烦足软，目赤颧红，盗汗频仍，小溺数解，舌苔少液，脉象见弦。关系者，尤在阳刚易举，有时泄精。考精藏于肾，汗属于心，心肾之阴不足，虚阳有升少降，诸恙因之蜂集，拟以清养。至滋腻峻补，霉令不甚相宜，是否即候政行。

洋参 木神 寄生 丹参 莲须 龙骨 料豆 白芍 覆盆 牡蛎 女贞 淮麦 红枣

俞，左，十五

少年以精血为宝，早有遗泄，又为吐血，精血两伤，以致虚损之象。病情纷沓，头痛发眩，耳聋面麻。关系者，龙雷不熄，阳刚发动，即为不固，咳嗽亦然。惟虚证而见实脉，若亢阳不潜，真阴何以得复。拟以清养，并调胃纳。

沙参 木神 夏曲 元斛 旱莲 莲须 米仁 白芍 加竹茹、红枣 女贞 覆盆 淮麦 会白

阳痿类

顾，左

肾为作强之官，心为济之，肝为辅之，始得举而能坚，坚而能久，全仗关门之固，脉见细弦。拟固摄为要，补阳助火之药皆在禁例。

洋参 净锁阳一钱五分 夏曲 桑螵蛸 覆盆 抱茯神 丹参 南烛子 淫羊藿一钱五分 花龙骨 牡蛎 会皮

冲金樱膏，吉林须另煎冲入。

又丸方：

潞党参三两 木神三两 桑螵一两五钱 锁阳一两五钱 生於术三两 龙骨一两五钱 绵芪三两 枸杞一两五钱 首乌一两五钱 沙苑三两 陈皮一两 萸肉一两五钱 元金斛三两 菟丝一两五钱 淫羊藿一两五钱 白芍一两五钱

上药不经火炒，晒燥磨末，水泛为丸。每服三钱，不拘早晚，开水送下。

便结类

高，右，五十八

气痹液枯，大便燥结，四五十日一行，脉见细弦，痛势上行后腰前腹，治以和养。

火麻仁 柏子仁 生首乌 川楝 郁李仁 杏仁 淡苁蓉 茯苓 生当归 瓜蒌仁 白芍 新会 松子肉

右

营阴素亏，亏则生热。大肠为津液之

腑，遂为燥结肠行，每每五六日一解，解时脱而外翻，脉息细滑，怀麟佳。脾胃司胎。拟以清降。

洋参　脏连丸　槐花炒　寄生　麻仁　当归　地榆炒　女贞　郁李　蒌皮　元斛　会皮　松子肉

右

禀体阴亏，郁火蒸痰，痰扰于肺，肺失清肃，咳呛绵延；火迫于肠，肠失通润，更衣艰涩。肺与肠本为表里，以致上下见证相因而发。脉见弦滑。拟以清降。

沙参　麻仁　冬瓜仁　旋覆　川贝　郁李　蛤壳　石英　甜杏　蒌仁　燕根　会白　枇杷叶　冲肺露

汪，右

温邪先受，发于产后。当时寒热厥逆，瘆疮俱发，现在脘嘈频仍，心悸怕繁，更衣四五日一行，素体血热多痰，脉见细弦。治以清养。

沙参　杏仁　料豆　木神　麻仁　元斛　女贞　丹参　柏仁　白芍　杭菊　蛤壳

加松子肉三十粒。

通大便方附后：

杏仁　蒌仁　麻仁　郁李仁　柏仁　黑芝麻　单桃仁

诸味有壳去壳，有衣去衣，浓煎用蜜收膏服。

脬坠类

潘，右，十八

产虚不复，咳嗽屡发，脬坠溺数。早有便血，脉见细涩，肢腰酸楚，经来腹痛。治以和养。

绵芪　木神　覆盆　香附　升麻　丹参　寄生　乌鲗炙　夏曲　杜仲　白芍　新会　荷蒂　枣

又接方：

沙参　阿胶　丹参　醋炒柴胡　绵芪　夏曲　木神　白芍　升麻　香附　覆盆　会皮　荷蒂　红枣

鱼口[1]类

徐，左，三十四

触毒起因，先发袖口疳，每溺作痛。现在左胯肿痛，将成鱼口，脉见滑大，疮兼病发，身热焦灼，口渴便闭。拟以通降。

萹蓄　银花　赤苓　泽泻　瞿麦　连翘　归须　桑叶　白薇　西赤芍　滑石　金沙　荷叶　辰灯心

随服青麟丸三钱。

杨梅疮类

顾，左

毒疮阴分受伤，余热未清，煽烁肝肾。目为肝窍，耳为肾窍，以致两耳发鸣，左甚于右，两目发赤，左及于右。脉见数大。拟以清化。

洋参　羚羊　料豆　草决　龟板　杭菊　女贞　新会　石决　桑麻丸　木神　生草　荷边一圈

王，左

杨梅风，逢骱痠痛，屈伸不利，脉见细数。治以清养。

煅石决　当归　木瓜　火麻仁　元武板　白芍　防己　知母炒　羚羊　威灵仙　秦艽　会皮　丝瓜络

① 鱼口：出自《外科正宗》，指因硬下疳引起的横痃破溃，因创口日久不愈，形如鱼嘴得名。

左

杨梅风肢酸神疲，郁邪入于肝肾，营气两伤，内风煽烁。治以和养。

羚羊 当归 萆薢 杜仲炒 寄生 秦艽 木瓜 石决 龟板 威灵 白芍 会皮 丝瓜络

耳聋类

王，左，十五

禀体内热，挟风郁湿，清窍蒙蔽，右耳失聪，有时流脓，有时痛胀，脉见弦滑。拟以疏和。

杭菊 料豆 细菖蒲八分 米仁 桑叶 女贞 天虫炒 三钱 鸡苏散 青蒿子 川斛 路路通一钱五分 新会 青葱管五寸

何，左，廿一

风邪挟湿，两耳为聋，脉见沉弦。治以和养。

杭菊 路路通 元精石 生白芍 桑叶 钩藤 大力子 茯苓 细菖 蔓荆子 陈皮 白蒺藜去刺 荷边 青葱管

左

右耳失聪，有时雷鸣，属内虚挟湿。治以和养。

桑叶 鱼脑石 木神 川贝 芝麻 白蒺藜 远志 路路通 菖蒲 钩藤 白芍 料豆 荷叶

以上乃不鸣属实者。

朱，左，卅八

头蒙渐减，耳仍鸣响，脉见弦滑。治以清养。

元精石 木神 甘杞 白蒺藜① 白芍 龙齿 菊花 潼蒺藜② 料豆 新会 丹参 杏仁 荷边

王，左，卅四

下疳受伤，肝肾之阴不足，耳为肾窍，肝阳上扰，头部鸣响，两耳渐为失聪，脉见弦滑。治以清养。

洋参 料豆 木神 龟板 元精 女贞 贝齿 桑叶 白芍 菊花 新会 芝麻 洋青铅

朱，右，四十七

头痛多年，渐致耳鸣目花，颈项牵引，木旺者必侮土，有时脘痛纳呆，脉见沉弦。治以和降。

元精 木神 杭菊 杜仲 白芍 龙齿 双钩 佛柑 半夏 寄生 白蒺藜 新会 荷边 丝络 青铅

以上乃鸣响属虚者。

耳聤类

周，右

五聤者，脓分五色，总名谓之耳聤。现在并无血出，青脓、白脓交溢，脑髓受伤，肝阳为炽，渐至颊车，闭而难开，颈项头目皆牵引为痛，清空之虚难于着枕，脉见细弦。体本丰腴，内痰与内风有升少降。拟以镇养。

洋参 木神 潼蒺藜 白芍 杭菊 龙齿 白蒺藜 象牙屑 鱼脑石 丹参 僵蚕 料豆 荷边

周，右

耳聤溢血，血止又复溢脓，脓薄如水，或多或少，以致清空受伤，头部鸣响，两额作痛，牵连诸虚，喉痹哽痛，脘闷纳少，有时腹痛，有时便溏，脉见弦滑。治以和养。

洋参 白芍 象牙屑 白蒺藜 杭菊 木神 贝母 广橘叶 鱼脑石 龙齿 金斛 合欢皮 荷边 橄榄核一钱五分

---

① 白蒺藜：原作“白夕”，据文义改。

② 潼蒺藜：原作“潼夕”，据文义改。

耳菌类

孙，左

耳菌溃烂，脓血交溢，久防失聪，脉见细弦。治以清化。

石决明 桑叶 川柏炒 赤苓 杭菊 连翘 泽泻炒 滑石 天虫炒 丹皮炒 米仁炒 会皮 卷竹心

目疾类

左

两目蒙赤，属肝风所致。拟以镇养。

石决明 谷精草 连翘心 白蒺藜 桑叶 秦艽 元精石 钩藤 青葙子 夜明砂 料豆 蕤仁霜 辰灯心 荷边

左

目属肝窍，眼眶上下发红，属脾湿肝风所致，脉象细弦。治以清泄。

沙参 川斛 料豆 丹参 桑叶 秦艽 女贞 米仁 草决明 新会白 白芍 茯苓 卷竹心卅根 荷叶

左

头痛未止，目仍蒙赤，脉见细滑。拟从熄养。

石决 木神 元精 生地 双钩 桑叶 龙齿 草决 料豆 胡麻 杭菊 白蒺藜 白芍 荷边

咬牙疳类

陈，右

咬牙疳满口腐烂，并有寒热。治以分泄。

豆豉 大力 银花 桑叶 芥穗 防风 薄荷 僵蚕 生草 荷叶

赵，左

咬牙疳满口腐烂，两腮痛胀，脉见浮滑。温毒客于上焦，治以清泄。

豆豉 大力 连翘 射干 桑叶 荆芥 银花 防风 薄荷 僵蚕 象贝母 通草 荷叶

牙疳类

左

腿部青色退而未尽，现在牙疳腐烂或轻或重，总未平复，脉见数滑，舌滑腻。拟清阴而化湿热。

洋参 杭菊 茯苓 料豆 川斛 南花粉 绵茵陈 生苡米 二至丸 肥知母 会络 防己 白茅花 白灯心

舌疳类

冯，右，三十一

营阴不足，气火有余，中焦积湿与火互扰，煽烁阴液，舌上似疳非疳，脱破作痛。属无外感之邪，由内因之热。

洋参 黄芩 金斛 会白 女贞 茵陈 翘心 生草 料豆 米仁 茯苓 通草 鲜芦根去节，八钱

重舌类

左

重舌形小而尖，现在舌底胀大，屡破涎血，浮胖时平时作，久恐成为郁毒，坚结翻大，即属难治。早有腹膨作泻，转而上扰心脾为患，挟湿火内燃。治以宣化。

沙参 杏仁 桑叶 丹参 天竹黄 川贝 淡竹叶 会白 瓦楞 冬瓜子 白芍 茯苓 枇杷叶

复：痰色屡破屡结，血水或裹痰涎，心

脾部位无非郁热蒸痰，脉息细弦。治以和养。

洋参 翘心 木神 生草 天竹黄 象贝 远志 绿豆衣 瓦楞 料豆 白芍 会皮 枇杷叶

牙宣类

高，左，十八

禀体虚热，牙宣溢血，旋平旋复，寒热头疼，有感即来，脉见细弦。拟以疏和。

洋参 旱莲 桑叶蜜炙 白蒺藜 料豆 元斛 杭菊 茯苓 女贞 白芍 双钩 会皮 竹心 荷叶

右

营阴不足，气火有余，心肝两经燔灼，阳明郁热，牙宣半年，诸虚杂出，脘胀发嘈，头蒙艰寐，脉见细弦。急宜调理牙宣，以冀血减，则诸病皆除。

洋参 旱莲 桑叶 绿萼梅 料豆 元斛 木神 蒌皮炒 女贞 白芍 龙齿 丹参 藕节 红枣

宋，右，二十

牙宣连年，阳明郁热，肝风为之上扰，头发眩晕，脘闷心悸，脉见细弦。治以清养。

沙参 元斛 杭菊 佛花 料豆 丹参 双钩 玉蝶 旱莲 白芍 白蒺藜 会白 藕节 白茅花

鼻衄类

右

阳络受伤，鼻衄狂溢，薄而有红者，属热为多，脉见细弦。治以清降。

沙参 池菊炭 白芍 茜根 茅花 膝炭 会络 侧柏 三七 丹参炭 荆芥炒 旱莲 焦藕节

左

阳络受伤，鼻衄倾注，甚至痰中亦带，脉见细弦。不加咳嗽，总可调复。

沙参 菊炭 降香 白芍 茅花 膝炭 鹿衔 会络 三七 丹参炭 仙鹤 杏仁 藕节 丝络

赵，左

鼻衄狂溢，营伤气痹，两胁作胀，当脘发迸，脉见沉弦。拟以和养。

降香 仙鹤 归须 桑叶 旋覆 丹参 白芍 杏仁 新绛 膝炭 茯苓 会络

加丝络、藕节。

鼻渊类

左

鼻衄屡发，洋人所谓伤脑气筋也。

桑叶 杏仁 杭菊 料豆 茅花 川贝 荆芥 通草 脑石 紫菀 白芍 会皮 枇杷叶 红枣

高，右

鼻痔复发，并溢清水，鼻骨酸麻。考鼻为肺窍，由于肝邪烁肺，肺失清肃。脉见细弦。拟肝肺两调。

沙参 嫩辛夷 杏仁 茯苓 桑叶 鱼脑石 半夏 料豆 茅花 白芍 川贝 新会 枇杷叶 竹心

殷，左

鼻渊复发，风邪挟湿，上蒸清窍。治以清养。

沙参 元金斛 薄荷 山栀 辛夷 炒川柏 钩藤 生草 鱼脑石 茯苓 丹皮 绿豆衣 枇杷叶 红枣

复：鼻渊稍减，咳嗽有痰，头蒙腰楚，脉见细弦。治以清降。

洋参 山栀 川贝 钩藤 辛夷 知母 益元散 通草 鱼脑 花粉 生草 会皮 枇杷叶 荷边

卷　下

咽喉类

张，左

喉闭较通，蒂丁未曾收敛，肝肺不和，脉见细弦。郁热尚未清楚，汗出津津。拟从和养。

洋参　杏仁　川斛　橄榄核　燕根　川贝　茯苓　生草　冬虫　蛤壳　白芍　新会　枇杷叶　枣

左

将成喉痹，咽哽音嘶，脉见弦滑。治以和养。

沙参　柿霜　淡秋石　蜜桑叶　杏仁　蛤壳　茯苓　橄榄核　川贝　瓜蒌仁　白芍　冬瓜子

冲枇杷膏三钱。

夏，左，廿四

疙瘩红肿，肺肾阴伤，郁热挟痰，为之上下不摄，甚至溺多色黄，夜寐不宁，龙雷之势有升少降，夏令与病不合，恐失血失音，脉见细弦。急宜调护。

沙参　柿霜　白归须　茯苓　杏仁　燕根　料豆　生草　川贝　元参　白芍　会皮

冲鸡子清一枚。

张，左

湿去热存，阴分受伤，咽喉为之痛哽，得饮冲鼻，肺阴伤而蒂丁病。拟以清降。

沙参　柿霜　茯苓　蜜桑叶　杏仁　旋覆　通草　橄榄核　川贝　代赭　新会　冬瓜子　枇杷叶

右

喉痹将成，头眩肢麻，病情太多。治以清泄。

杏仁　大黑豆　蜜桑叶　川斛　川贝　女贞　杭菊　白芍　柿霜　花粉　新会　生草　枇杷叶

张，左，四十四

失血后咳，肺阴大伤。咽为外候，且哽且痛，渐成喉痹，脉见细弦。治以和养。

沙参　柿霜　冬虫　石斛　甜杏　旋覆　元参　冬瓜子　川贝　石英　蛤壳　白芍

冲鸡子清一枚，枣。

失音类

李，左，六十六

示及咳嗽略减，痰多而薄，咽喉作痛，吃紧尤在失音。诸证起郁怒之后，显系肝邪刑肺，肺失清肃。考发音之源有三，心为其主，肾为其根，肺为其户也。失音之证有二，暂则为金实无声，久则为金破不鸣也。现在病仅匝月，暂而非久，当是金实为多。实非外邪之谓，由向来嗜饮，痰与热从内而生，乘肝之升，上郁肺脏，音户遂为失宣。拟清养肝肺以和本，分化痰热以治标，录方即候政行。

桑叶　扎马勃　南沙参　蝉衣　川贝　杭菊　橄榄核　冬瓜子　蛤壳　杏仁　茯苓　枳椇仁　枇杷叶　冲肺露　茅根肉去心，三钱　芦衣一方

左

嗜饮伤肺，痰热内阻，咽为肺之外候，痰扰为肿，热炽为哽，将成喉痹，脉息弦滑。拟以清化。

桑叶 杏仁 扎马勃 淮膝炒 川贝 冬瓜子 茯苓 南沙参 蛤壳 杭菊 橄榄核 枳椇仁 荸荠去皮，两枚 漂淡海蜇一两

杨，左

治咽红发哽，脉息浮弦。

桑叶 象贝 蝉衣 南沙参 杏仁 蒌仁 马勃 杭菊 蛤壳 茯苓 金果榄 山豆根 枇杷叶

以上属金实无声者。

王，左

咳嗽绵延，咽哽发呕，音嘶痰少，脉见细弦。阴伤气痹。治以和养。

北沙 芪皮 旋覆 杏仁 柿霜 冬虫 石英 会白 百药煎包，八分 川贝 白芍 生草 枇杷叶 枣

沈，左

咳嗽失音，虚而非实，属金破不鸣，脉见细弦。肺肾两为失司，音之根、声之户受伤非浅。拟以和降。

沙参 杏仁 蒌仁 麦冬 绵芪 川贝 薤白 百合 柿霜 茯苓 蛤壳 白及片一钱五分 枇叶 生竹茹 芦衣 冲肺露

以上属金破不鸣者。

痫类风痰

俞，左，五十四

风痰互扰，肢骱抽搐，面麻舌强，甚则神迷跌仆，属五痫之一，脉弦且滑。治以熄化。

杭菊 白蒺藜 木神 竹沥夏 僵蚕 双钩 远志 丹参 梧花 胆星 寄生 全蝎去毒，四分 水炒竹茹 丝络

复：痫厥有根，不发时舌亦为强，肢麻头晕①，脉见弦滑。再从熄风化痰。

杭菊 菖蒲 木神 竹沥夏 僵蚕 双钩 远志 天竹黄 梧花 胆星 寄生 路路通 丝瓜络 冲功劳叶露三钱

徐，左，十

痫厥有根，发时神迷手痉，目瞪口呆，喉似曳锯，脉来弦滑。当熄风化痰，以冀除根。

青礞石 细菖 木神 蒺藜 杭菊 双钩 远志 路路通 僵蚕 胆②星 龙齿 新会 竹二青

王，左，十八

猪痫屡发，喉鸣痰响，项斜肢痉，脉见细弦，从中惊痰入络。急拟开降。

礞石 双钩 木神 竹沥夏 杭菊 胆星 龙齿 白芍 细菖 珠母粉 丹参 会皮 洋青铅 炒竹茹

痫类不寐

徐，左

癫痫复发，仍言语喃喃，有时默默，彻夜不寐，脉见细弦。属痰热内蒙，机关失利。治以镇养。

磁石辰砂拌 木神 胆星 石决 宋夏 远志 夜交 白芍 秫米 丹参 玳瑁八分 会皮 玫竹茹③ 洋青铅

复：界乎癫痫之间，有根屡发，发则神迷喉鸣，言语反常，属痰邪蒙蔽机关，脉弦滑。拟镇养，先冀艰寐得和。

磁珠丸煎入 木神 胆星 杭菊 半夏 远志 夜交 白芍 秫米 丹参 珠

---

① 晕：原脱，据文义补。

② 胆：原作“腥”，据文义改。

③ 玫竹茹：即玫瑰露炒竹茹。

母　会皮　二竹茹

痫厥类

郑，左，十四

痫厥不平，轻发神志模糊，重发手足颤动，一日数十次，甚至身热胃呆，脉息弦细。治以镇养。

羚羊　木神　玳瑁　洋参　石决　珠母　龙齿　会皮　杭菊　桑叶　胆星　细菖　白蒺藜　双钩　白芍　竹茹　铁花①

又末服方：

珠粉一分　犀黄五厘　琥珀二分　辰砂一分　川贝四分　天竹黄二分

上味共研细末，每服二分，竹沥夏一两，再加开水冲服。

癫　类

金，左，四十二

阳并于阴为癫。癫象有根，每发神呆目瞪，当脘懊侬，言语亦为错落，脉见弦滑。拟以开降。

半夏　木神　路路通　杭菊　细菖　远志　会皮　白芍　胆星　丹参　当归炒　枳实炒　炒竹茹　龙虎丸一丸，另冲服

右

治癫症将成，神呆不语。

半夏　木神　礞石　路路通　胆星　远志　天竹黄　会皮　细菖　丹参　僵蚕　开口椒八分　竹茹炒

范，左

癫厥屡发，口吐白沫，手痉目瞪，痰邪入络，心阴不足，肝火有余，脉见弦数。拟以清降。

洋参　木神　白芍　远志　胆星　龙齿　半夏　丹参　细菖　元精　秫米　新会络　丝瓜络　路路通　荷边

头痛类

张，左，卅四

冷水洗面已近月余，遂致寒伤于脑，头痛不已。治以分解，兼顾脘闷肢酸。

防风　蔓荆子一钱五分　米仁　佛手　北细辛四分　佩兰　小朴　建曲　香白芷四分　鸡苏　半夏　会皮　荷叶

河白类

左

治寒热食荤，肢腹浮肿，将成河白②。

防己　车前　大豆卷　通草　紫浮萍一钱五分　泽泻　防风　野赤豆　连皮苓　萆薢　建曲　会皮　地栗干　陈麦柴

张，左，五岁

肢腹浮肿，将成河白。急宜分疏。

防己　泽泻　米仁　川桂枝　浮萍　萆薢　地枯楼三钱　建曲　连皮苓　防风　通草　赤豆　地栗干

范，左，五岁

寒湿互扰，幼年谓之河白，又名肿胀，脉见细弦。治以疏导。

白术　川楝　陈橼皮　粉猪苓一钱五分　枳实　白芍　车前　泽泻　建曲　会皮　萆薢　香附　砂仁　地栗干

黄疸类

孙，左，廿七

黄疸渐成，形黄脘闷，脉见细弦。治以疏和。

---

① 铁花：即生铁落。
② 河白：水肿。

焦茅术一钱五分　米仁　炒蒌皮　川斛　炒黄芩　佩兰　新会　防己　绵茵陈　半夏　茯苓　萆薢　竹茹

汗　类

左

自汗、盗汗久而未止，脉见细弦。治以固养。

芪皮　木神　秦艽　夏曲　防风　龙骨　鳖甲　丹参　麻黄根一钱五分　牡蛎　白芍　会皮　淮麦　枣

损病类龟胸

何，左，十六

龟胸属于损病，潜滋暗长，日后背亦发弯。内虚内热，拟以清养。

青蒿子　鳖甲　鸡金　会络　寄生　建曲　秦艽　当归　川斛　白芍　茯苓　知母去毛　榧子肉七粒　丝瓜络

疬　类

徐，右，廿六

屡屡内热，咳呛频仍，热复蒸痰，痰流于络，颈项左右皆有结核，脉见细数。治以清养。

洋参　海粉一钱　川斛　淡昆布一钱五分　夏枯　杏仁　银柴　白芍　川贝　冬瓜子　冬虫　蛤壳　海蜇　荸荠

左

禀体阴虚，郁热蒸痰，阻于络脉，项筋牵引，结核虽小，久而成疬，脉见细弦。治以清养。

洋参　海粉　海藻　会络　夏枯　僵蚕炒　昆布　木神　川贝　寄生　杭菊　竺黄　丝络

右

久有结核，发于耳后，属少阳部位，阳亢火化，煅凝成痰，痰流于络，以致溃久不敛，屡屡抽搐。外疡由内因而发，诸恙因之蜂集，有时头痛，有时耳鸣，面为之赤，目为之花，脉见弦滑。拟以清化。

洋参　元精　寄生　海粉　夏枯　木神　女贞　杭菊　川贝　龙齿　白芍　会络　漂淡海蜇一两　去皮荸荠二枚

徐，右

复：咳呛略减，项核较软。再从清热化痰。

洋参　蛤壳　海藻　杏仁　夏枯　银柴　昆布　石斛　川贝　杭菊　会络　秋石　海蜇　荸荠　女贞

右

经事久为不调，后期而少，营虚生热，热复蒸痰，阻于少阳部分，耳后结核渐形胀大，防成十八疬之一，脉见沉弦。拟以和养。

当归　木神　香附　青皮　夏枯　远志　延胡　会皮　川贝　僵蚕　丹参　杭菊　竹茹　丝瓜络

左

马刀现将穿溃，余者皆欲成未成，体虚挟热，热则生痰，流于络脉，坚红而痛。拟以宣化。

夏枯　料豆　会络　茯苓　川贝　女贞　白芍　冬瓜子　石斛　僵蚕　生草　杏仁　丝瓜络

消渴类

右

饮一溲二，上渴下消，从此肉落肌灼，脉数舌红。治以清养。

洋参　料豆　煅石膏　桑螵蛸　生地　女贞　木神　白芍　麦冬　石斛　牡蛎

陈皮　枣　糯米三钱

复：消渴绵延，饮水无度，溺亦无度，脉数。拟清上以和阴，摄下以固窍。

洋参　料豆　石斛　螵蛸　生地　女贞　寒水石三钱　白芍　麦冬　淡天冬　牡蛎　莲须　枣

左

饮一溲二，渐成消渴，脉象濡细。治以和养。

生绵芪　螵蛸蜜炙　牡蛎　莲须　沙参　木神　白芍　川斛　覆盆　龙骨　料豆　麦冬　枣

朱，左，廿五

饮一溲二，将成消渴，脉右细左弦。治以和养。

绵芪　木神　川斛　桑螵蛸蜜炙　沙参　龙骨　会皮　料豆　覆盆　白芍　菟丝炒　制萸肉　枣

按：上二症属气虚消渴，故重在上升下摄。

鹅雪疳类

王，左，十六

鹅雪疳，治以宣化。

萹蓄　川黄柏　萆薢　瞿麦　肥知母去毛　茯苓　黑山栀　甘草梢　会皮　竹心

棉花疮类

全，左

肺脾受毒，棉花疮生生化化，遍体皆到，脉见细弦。肾囊发胀，淋浊虽止，近发寒热，郁邪上攻下注，有不得了之势。

羚羊片　山栀　会核　大力子　桑叶　黄柏　荔核　生草　粉丹皮　知母　楂核　绿豆衣　丝瓜络

流火类

张，左，六十三

流火红肿，溢脓未透，形寒，脉细。治以疏托。

羌活　川牛膝　归须　防风　防己　生草　大力　西赤芍　萆薢　忍冬藤

叶，右，三十三

流火坚肿，脉见沉弦，恐其发头穿溃。

防己　牛膝　米仁　皮苓　独活　青木香　萆薢　桐皮　当归　加皮　滑石　桑梗　丝络

发背类

陆，左，廿八

背疽骑梁已重，又在肺俞之处，暑湿内郁，最恐界限不分，痛腐不高，容易内陷。急宜宣托。

绵芪　当归　生草　炙甲片　大力　玉桔梗四分　枸杞　青皮　会皮　角针[①]八分

陆，左，卅一

骑梁发背，红晕四散，中腐色青，属半阴半阳，脉见细弦。险重之至。

生绵芪　鹿角霜　茯苓　僵蚕　甘杞　小朴　大力　青皮　会皮　藕节　丝瓜络

流注类

左

流注三处，曲池已溃，腋下臂上亦欲蒸脓，脉见细弦。治以宣化。

羌活　赤芍　象贝　大力　桔梗　生草　青皮　归尾　会皮　丝瓜络

---

① 角针：即皂刺。

褚，左

流注溃处不一，现在两眼未收，疮由虚发，营液从此受伤，两足软弱，络脉拘挛，脉见弦滑。治以和养。

洋参 当归 川斛 白芍 料豆 杜仲 木瓜 牡蛎 女贞 寄生 淮膝 新会 丝瓜络

左

痰注不一，眼细中空，久而不敛，渐至营卫受伤，营争为寒，卫争为热，寒热频仍，防成疮劳，脉见弦滑。治以和养。

洋参 石斛 当归 白芍 芪皮 料豆 银柴 丹参 防风 女贞 青蒿子 会皮 丝络 枣

右

产后新血已伤，旧瘀入络，左腹旁结块有形，防成败瘀流注，脉左细右弦。治以疏和。

香附 九香虫 独活 杜仲 川楝 当归 寄生 银柴 白芍 淮膝 会皮 青皮 丝瓜络

流痰类

陈，右，十六

右肩流痰，身热纳微，防天热难支，脉见细弦。治以宣化。

炙麻黄 大力 生草 元生地 归须 茯苓 青皮 白芥 会皮 丝络

复：右肩流痰，高肿色红，势难消退。

绵芪 石斛 大力 炙甲片 归须 生草 小青皮 白芥 会皮 丝瓜络

流痰发于臂部，高肿色变，势难消退，脉见弦滑。治以疏和。

独活 蚕砂 当归 防己 寄生 大力 赤芍 萆薢 竹沥夏 青皮 青木 会皮 丝瓜络

左

腰为肾府，肾俞流痰蒸脓已熟，势将穿溃，所恐者纳呆肉削，元气难支。

潞党参 甲片 会皮 葛根 绵芪 当归 大力 茯苓 青皮 半夏 生草 生白术 细角针

左

环跳流痰高肿之势，渐滋暗长，久防蒸脓穿溃，脉见细弦。治以疏化。

独活 竹沥夏 当归 杜仲 寄生 蚕砂 赤芍 会皮 洋参 大力 青皮 生草 丝络

左

环跳流痰，筋骨发赤，成则累月难痊。治以疏和。

竹沥夏 萆薢 大力 防己 芥子 青木 九制熟地 石斛 会络 黄芩 丝络

沈，右，廿九

身热脘闷，环跳肿痛，防成流痰，脉见沉弦。治以疏降。

羌活 青皮 防己 生苡 防风 牛膝 会皮 赤苓 大力 赤芍 益元 归尾 荷叶

左

膻中流痰，久溃未收，中孔甚大，渐至本元更伤，连次失血，又为咳嗽，脉见细涩。阴伤气痹，内外证皆属损象，早宜护持。

旱莲 旋覆 沙参 杏仁 白芍 石英 料豆 川贝 象牙屑 会皮 女贞 丹参 丝瓜络 枇杷叶

股阴毒类

左

股阴毒右面结核，按之作痛，步履皆为不利，属气痹凝痰，痰流于络。治以疏和。

独活 赤芍 竹沥夏 淮膝 桑梗 归尾 防己 萆薢 蚕砂 大力 天仙藤 新会 丝络

张，右，卅八

股阴毒溃脓孔深，筋络先伤，半身抽搐疼痛，因疮成病，气逆汗多，心悸神疲，纳微发呕，大便失行，脉见濡细。势防痉变。

洋参 木神 旋覆 米仁 川石斛 龙齿 川贝 淮麦 白芍 丹参 女贞 会红 丝瓜络

李，右，卅四

股阴高肿，将成流痰，脉见弦细。治以疏和。

当归 竹三七 杏仁 寄生 生牛膝 仙鹤草 赤芍 瓦楞 防已 青皮 丹参 昆布 丝瓜络 藕节

张，右，三十八

复：股阴外收未全，小便仍脓，防成小肠痈。急宜调护。

沙参 茯苓 白芍 川斛 料豆 米仁 牡蛎 会皮 女贞 败酱草三钱 川贝 草梢 藕节 丝瓜络

膝眼痈类

陶，左，十一

膝眼痈流脓郁郁。治以和解。

潞党参 当归 茯苓 料豆 银柴 生草 川石斛 青蒿子 新会 丝瓜络 湘莲肉七粒

复：膝眼痈流脓不止，因疮发病，脉数将劳。

洋参 青蒿子 冬瓜子 连翘心 银柴胡 蛤壳 象贝母 川石斛 生草 丝瓜络

胃脘痈

陈，左，卅四

胃脘痈万不可成，属脱力触秽而发。

香附 佩兰 会皮 丹参 法半 小朴 建曲 羌活 枳壳 佛手 生苡 防风 丝络 荷梗

复：胃脘痈。急图消退。

香附 建曲 白芍 当归 川楝 小朴 丹参 苏梗 枳壳 米仁 茯苓 会皮 丝瓜络 竹茹

乳痈类

右

乳痈蒸脓，色红兼肿，脉浮舌白，并有表证，微寒微热。治以疏和。

防风 大力 赤芍 青皮 荆芥 甲片炙 王不留行 生苡 薄荷 归尾 生麦芽 会皮 藕节

鱼肚痈类

范，左，四十二

鱼肚痈恐变为烂疔，腐化有掌大之势。

石决明 象贝 生草 地丁草 连翘 会皮 滑石 大力 花粉三钱 忍冬藤 芦根

子痈类

左

肾囊肿痛，疝气起因，将变子痈，形寒形热，蒸脓之势，脉息沉弦。治以疏和。

川楝 青皮 橘核 木香 赤芍 延

胡 枳壳 蚕砂 大力 当归 香附 桃仁炒 丝络

脏毒类

张，左，三十九

脏毒绵延，内缩不见，脉象浮弦。治以和养。

沙参 生草 龟板 郁李打 生地 知母炒 麻仁打 地榆 胡黄连 黄柏炒 蒌仁 石斛 忍冬藤

乳癖类

右

肝气充斥，挟痰入络为乳癖，挟饮扰中为吐沫，脉见细弦。治以和养。

半夏 毛菇八分 木神 佛手 左金 归须 远志 白芍 香附 青皮 丹参 会络 水炒竹茹 丝瓜络

右

营失养肝，肝络郁热蒸痰，乳囊结核将成，乳癖恐潜滋暗长，奇经亦失禀丽而带下甚多，气虚挟痰。拟以和养。

洋参 木神 乌鲗 丹参 毛菇 远志 蛤壳 佛花 川贝 白芍 会络 青皮醋炒 丝络

叶，右，卅四

乳癖起因，癖久不消，渐为胀大，肌肤板滞，按之坚结，属由癖成岩之势，若抽搐作痛，痛而色红，即能穿溃，溃后有血无脓，尤为可虑。考厥阴、阳明之脉皆绕于乳，虽属外疡，由内因而发，血不养肝，肝邪犯胃，当脘久有胀满，屡屡头眩火升，脉息弦大。拟以和化。

石决明 合欢皮 丹参 女贞 炒当归 木神 新会络叶 杏仁 寄生 远志 料豆 川贝 丝络

复：乳癖潜滋暗长，坚结不解，已成岩象，有时抽痛，有时色红。近复上为咯血，下为便闭。营阴久亏，痰热互扰，触感新邪，又有微寒微热，热势复甚，神烦心悸，脘胀纳呆，头眩火升，诸恙从此交集，脉息弦大。再从调气清阴，化痰热而和内外。

沙参 银柴 旱莲 合欢 石决 杏仁 女贞 蜜桑叶 杭菊 川贝 当归 乌芝麻 代代花 藕节 丝络

又复：乳岩散漫，内胀外肿，四旁红晕又添。厥阴充斥，阳明内络大伤，以致纳食呆钝，食后作胀，肢体浮肿，心悸艰寐。种种营虚气痹，恐孔囊结盖之处溢脓为出血，脉见细弦，舌糙。从中挟痰郁湿，与肝邪为之互扰，拟清营和络。

洋参 蒲公英 木神 川贝 麻仁 绿萼梅八分 金斛 忍冬 生瓜蒌 银柴胡 会络 青皮 丝瓜络

肛痈类

周，左

肛门结块，痛时发坚，将成肛痈，能否消退。

珠儿参 料豆 黄芩 萆薢 炒槐米 女贞 山栀 米仁 黑地榆 泽泻 会皮 茯苓 松子仁卅粒

左

吐血连次，肺热移于大肠，痈象将成。治以和养。

珠儿参 川贝 川斛 料豆 炒槐米 杏仁 白芍 麻仁 地榆 蒌仁 生草 会红 枇杷叶 藕节

腋痈类

左

腋痈溃头，治以宣化。

生芪 大力 赤芍 象贝 滑石 桔梗 连翘 生草 新会 藕节

肠痈类

柯，左

肠痈将成，少腹肿痛，大便不行，脉见沉弦。治以通降。

败酱草三钱 槟榔 大力 炒桃仁 炒川楝 建曲 赤芍 米仁 炒枳壳 青皮 归尾 陈皮 丝瓜络

陆，右

脐肠痈脐凸红肿，腹膨作痛，大便已通，能否不为外溃。脉数内热，治以清降。

败酱 槟榔 当归 橡皮 川楝 瓜蒌 苡仁 冬瓜子 枳壳 青皮 鸡金 陈皮 推车虫①一枚 榧子肉七粒

左

小肠痈腹胀溺短，能否消退。

败酱 大力 防己 青皮 川楝 赤芍 萆薢 青木 枳壳 归尾 赤苓 香附 丝络

张，右，卅一

缩脚肠痈，小产后仍未减松，肢骱痠痛，脉见细弦。治以分疏。

败酱 艽蔚 黄芩 生膝 川楝 寄生 杜仲 桃仁 当归 蒌皮 米仁 会皮 丝瓜络

曲池痈类

褚，左

曲池痈势流走，大半消象。

羌活 青皮 滑石 大力 桔梗 青木 赤芍 陈皮 秦艽 丝瓜络 藕节

左

曲池痈兼脘间肢酸。

西羌 大力 大腹 黄防② 小朴 通草 青皮 建曲 生草 佩兰 荷梗

左

曲池痈方溃，治以清泄。

川斛 滑石 银柴 生草 青蒿 象贝 青皮 会皮 花粉 忍冬藤

腿痈类

左

腿痈蒸脓，势难消退。

生芪 青皮 生膝 大力 赤芍 炙甲片 归尾 生草 新会皮 细角针

血风疮类

左

血风疮，治以渗化。

豨莶 连翘 滑石 大力 萆薢 川柏炒 山栀 防己 苡仁 侧柏

产后类

右

骈产③之后，瘀露鲜行，少腹痛胀，胀而拒按。拟以通降，藉防上冲为患。

当归 泽兰叶 新会 大腹 艽蔚 淮膝 香附 川楝 延胡 丹参 茯苓 川芎八分

冲山楂末三钱。

胎前类

沙，右，廿四

月事过期四月，脉见细滑，怀麟之

① 推车虫：即屎壳郎。
② 黄防：即炒防风。
③ 骈产：双生。

兆。惟阳明营事初停，脘宇懊侬，纳谷渐减，腹疼腰楚，皆属胎元不足。治以和养。

洋参 佛花 当归 会红 姜半夏 玉蝶 川斛 川断 白芍 寄生 杜仲 丹参 姜竹茹 白苎麻不剪断，一条 枣

奔豚类

王

便血之后，结瘖内攻，脐上四旁常常跳动，甚至小便不利，脘腹坚结，奔豚症肾气有伤，牵连肝肺，脉见弦细。治以温通。

赤桂心去粗皮，后入，四分 川楝 归须 茯苓 川黄柏 九香 枳实 紫石英 白芍 会皮 狗脊 香附 枣

健忘类

左

健忘之证，西医谓之脑气筋，中医谓之心血受亏，现在遇事善忘，由昔年痢下之虚，脉见弦滑。治以和养。

半夏 木神 合欢皮 杜仲 龟板 远志 新会皮 川断 龙骨 丹参 白芍 补骨 龙眼肉两枚

早服天王补心丹三钱，晚服归脾丸三钱。

怔忡类

左

心阴不足，肝阳有余，两耳发鸣，头蒙肢麻，多梦少寐，心悸肉瞤，证属怔忡，脉偏弦细，右滑。从中积痰蓄饮，拟以镇养。

洋参 木神 胆星 潼、白蒺藜 半夏 贝齿 夜交 丹参 秫米 珠母粉 白芍 新会 玫炒竹茹

右

病后心气心阴两为受伤，心悸艰寐，多思多虑，怔忡之象，脉息弦细。治以清养。

洋参 木神 川斛 女贞 半夏 远志 夜交 丹参 秫米 龙齿 白芍 新会 玫炒竹茹

左

彻夜不寐，将成怔忡，属操劳过度，肝阳内扰，以致神不守舍，痰热内蒙，脉见细弦。拟以镇养。

洋参 木神 胆星 丹参 半夏 远志 柏子仁 白芍 秫米 龙齿 夜交藤 会皮 龙眼肉 竹茹

邱，左，五十一

遗泄目前不发，封藏早亏，遂致诸虚杂出。肝藏魂，又主风，心藏神，又主血。诸窍出风，畏光怕亮，胸脘之间气攻无度，脉沉弦。拟驯龙雷而静肝阳。

洋参 木神 玳瑁 白蒺藜 半夏 海贝齿 钩藤 潼蒺藜 秫米 白芍 夜交 丹参 龙眼 二竹茹

虫积类

刘，左，十二

脘腹作痛，甚于脐眼，扰上为呕，下便如脓，防成内痈之势。幼年食积为多，常常痛者为滞，作阵痛者为虫。脉息细弦。治以疏和。

洋参 芜荑 鹤虱一钱五分 楂炭 败酱 鸡金 左金 白芍 川楝 使君 米仁 陈皮 榧子肉

王，左，十

蛲虫郁于肠，头发痒虫出。治以苦化。

珠儿参 炒黄柏 使君 槐米 小川

连　炒知母　乌梅八分　川楝　炒黄芩　山栀　生草　会皮　榧子肉七粒

崩　漏

右

崩势稍定，尚零零落落，红白交见，奇经大损，肢酸腹痛。治以和养。

阿胶　香附　龙骨　沙苑　艾叶　夏曲　牡蛎　侧柏　党参　白芍　棕炭　会皮　红枣

右

经漏三月，腰酸腹痛，心跳头蒙，种种营亏气痹，脉见沉弦。治以和补。

阿胶　血余　木神　白芍　党参　陈棕　龙骨　侧柏　香附　楂炭　丹参　会皮　焦荷蒂　红枣

梅，右

奇经不摄，崩放后又为经漏，应月淋漓，营阴大伤，诸虚杂出，头眩耳鸣，心悸腰楚，脉见弦滑。治以和养。

阿胶　血余　木神　杜仲　党参　陈棕　龙骨　白芍　香附　莲房炭　炮姜炭　新会　侧柏

另服吉林须、红枣。

高，右

老年崩放，绵延未止，脉息濡细。冲海不摄，气营两亏，肢腰酸楚。治以和养。

阿胶　血余　木神　杜仲　党参　陈棕　龙骨　沙苑　香附　莲房炭　白芍　新会　侧柏

复：崩放减而未止，向有失血，老年营阴不摄，内络已损，脉见芤细。炎夏急宜调和。

阿胶　血余　木神　白芍　党参　陈棕　龙骨　杜仲　香附　莲房　茧炭　会皮　侧柏　藕节

右

操劳过度，有伤奇经，经漏三月，绵延不止，以致统藏不摄，血海愈涸，脉见细弦。当温养八脉，兼补气血，栽培火土，以固其根本，涵养乙癸，以充其渊源，俾得天癸有恒，阴顺阳和为法。

安肉桂去粗皮，后入　艾绒　木神　赤石脂醋煅，包煎　陈阿胶蒲黄炭炒　血余　龙骨　杜仲　党参　陈棕　白芍　会皮　枣

停经类

右

停经见红，多日不止，恐至偏产，而为崩漏。治以和养。

大生地　白芍　木神　杜仲　鸡血膏八分　香附　川斛　沙苑　当归炒　艾绒　新会　料豆　藕节炭二枚　枣

右

停经见红，数月未止，似小产而不下，头眩腰痛，腹亦迸痛。治以和养。

生地　白芍　木神　川楝　鸡血藤　香附　沙苑　荆芥　当归　艾绒　料豆　新会　荷蒂　枣

调经类

右

常常气怯神倦，属中气受伤，失于砥柱，遂致肝阳内扰，头眩耳鸣，月事反为趱前。女科以肝为先天，皆以营阴失养，气无以摄。脉见濡细，舌腻。拟轻重调补。

洋参　寄生　杜仲　佛花　法半　木神　丹参　玉蝶　白芍　远志　米仁　会皮　竹茹　枣

王，右

月事早而且多，每每零落不止，且带

下淋漓，奇经久为不摄，以致头眩耳鸣，脉见细弦，左关尺俱涩。拟以和养。

洋参 白芍 佛花 丹参 元生地 木神 玉蝶 乌鲗 夏曲 龙骨 川斛 会白 侧柏 枣

窦，右

当脘作痛，头眩腰楚，脉息细弦。治以疏和，兼调月事腹痛。

香附 煨木香 木神 茺蔚子 当归 艾绒 远志 延胡索 白芍 丹参 杜仲 会皮 丝瓜络

杨，右

营亏气痹，奇经失职，月事不调，衍后为多，且少色泽。营失养肝，肝气转为充斥，侮中则腹部攻痛，入络则两乳发胀，甚至晨起为之发呕。脉见细弦。拟以调养。

香附 法半夏 寄生 合欢 鸡血膏 木神 茺蔚 杜仲 当归 远志 白芍 会络 丝络 代代花

复：月事衍后，渐得准期，惟逢月之前，或为腹胀，或为腰楚，脉见弦滑。营亏气痹，再从和养。

香附 木神 阿胶 茺蔚子 鸡血膏 远志 杜仲 佛手 当归 白芍 沙苑 新会 丝络

随服吉林须。

林，右

每经淋漓不净，小腹发迸，筋骨酸软。属气不调营，营阴失守。拟以调气和阴。

香附 木神 酒红花四分 延胡 当归 丹参 炒川芎八分 川断 茺蔚 白芍 淮膝 新会 砂仁

刘，右

经事向来后期，忽又先期，总由冲任不摄，未能生育，脉见细弦。治以和养。

香附 丹参 夏曲 料豆 当归 川芎 杜仲 银柴 白芍 艾绒 川断 新会 丝络

右

气痹营滞，腹部胀满，经事五月未行，脉见弦滑。治以和养。

香附 木神 茺蔚 陈橼 夏曲 远志 延胡 会皮 丹参 佛手 玉蝶 当归 砂仁

右

经事不调，或一二月一行，或四五月一行，营滞由于气痹，脘胀腰楚，形黄肢肿，脉息濡细。治以疏和。

香附 木神 茺蔚 川断 夏曲 远志 延胡 杜仲 丹参 新会 川芎 当归 月季花一朵 西砂仁

王，右，三十九

肌灼腹满，经事七月未行，脉见弦数。拟以疏和。

香附 木神 茺蔚 丹参 当归 远志 白芍 杜仲 银柴 淮膝 陈橼 会皮 盐水炒砂仁四分

陈莲舫先生医案秘钞

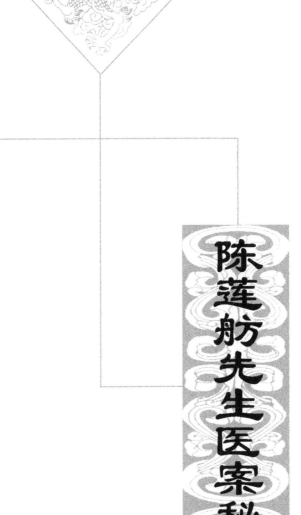

内容提要

《陈莲舫先生医案秘钞》由陈莲舫门生董韵笙（字人鉴）校订，成书于1921年。本书卷前载丁福保、余伯陶、陈士雄、董人鉴序，其后为“八大特色”。“八大特色”概括了陈莲舫先生治学临证的主要特点。全书分前后两编，前编卷首载诊治光绪皇帝医案数则，后载瘟疫论及方治、痰饮、痰湿内风证等52种病证的医论及医案，各类例案共计百余则；后编主要包括中风、痿痹、劳伤、臌胀等32种病证，每一病证列举不同证候，指明治法及方药。

序　一

医之为技，盖甚难者也。有属于己者，有属于人者。古书难读，且多错简讹脱，欲技术之精，首在读书。文学不深造，不能读也。病情万殊，决于俄顷①；生理神秘，辄多疑似。不明决不足肆应②，必学识兼到方可与言明决也。吾生有涯而知无涯，故曰业精于勤荒于嬉，然非有道之士以名山自期者，不足与言无逸也。言医者，尚师承。所贵乎师者，不惟其名惟其学，而拾取一二成方享盛名者比比，盖非聪明绝世不能自得师也。凡此皆所谓难也。虽然，此属于己者，苟刻苦自励，未尝不求仁得仁；其属于人者，则权不我操矣，其事乃不胜更仆。如猝病之危者，一日恒数变，而病家日延医一次，而医之技穷。病室宜清洁而病者所居湫隘③，秽气充塞，而医之技穷。病忌劳服、食服，病者屡犯之而医之技穷。尤无可如何者，病家挟成见。医以为宜补也，而病者畏参如虎；医以为宜汗下也，而病家以为虚甚，附子、麻黄则减其分量，人参、白术无故增益之，而医之技愈穷。其有病者喘息待毙，医者三五七人从客议药，言人人殊，病家不知所可，则决之诊金多寡与医者衣饰、车马之丰啬，而医之技乃无不穷之又穷。准此以言，医贫人难，医富人尤难也。而先生之医案，自天子以至王公大臣居全书之泰半，吾所视为最难者，先生盖行所无事焉夫，岂无故而然邪？至其案语之中庸、用药之渊博，于长沙以下乃至金元四家，乃至王海藏、张隐庵诸大家之外别开生面，全无剑拔弩张面目，使病家望之生畏者，则其所学宁可量邪？闻之沪人陈氏治医至先生凡十九世，呜呼如是，其久远也。不惟于医学即人情世事，阅历之深，谁出其右者？宜乎！无美不臻也。犹忆十数年前会，一亲先生杖履，并拜珍物之赐，今何幸而得拜观遗著也。吾知此篇一出，其必风行海内也夫。

辛酉孟夏无锡丁福保志于沪上

---

① 俄顷：片刻，一会儿。

② 肆应：响应。

③ 湫隘：低下狭小。

序　二

往者光绪庚子，予迁沪，始识莲舫先生。时先生以户曹家居，由珠溪来沪，屡相过从，纵谈医理甚惬。先生每慨世宙日新，古学不振。壬寅之岁，因与予及李君平书、黄君春圃等创设上海医会，俊彦云集，一时称盛，无何景皇不豫，先生奉诏入都，诊治颇能称旨。以年老惮居北土乞归，岁余卒，年逾七十矣。先生生平喜谭医理而不乐著书，其及门高足董君韵笙录存医案若干，编为二卷，吉光片羽[1]，洵可珍也。予读之，觉先辈典型，犹存弥切，高山景行之慕已。

共和十年辛酉夏四月嘉定余伯陶志于素盦

① 吉光片羽：神兽吉光身上的一片羽毛。此指留存的珍品。

序　三

古人用药，苟非宿病痼疾，其效必速。《内经》云：一剂知，二剂已。又云：覆杯而卧。《伤寒论》云：一服愈者，不必尽剂。可知古人治病，审病精，用药审，未有不一二剂而即获效者。故治病之法，必宜先立医案，指为何病，所本何方，方中用何药，主治何病，其论说本之何书；服药后，于何时减去何症，或反增他症，应加减何药。如此则审症处方，自无不合病情之患矣。然而近世能造斯诸者，厥惟陈莲舫征君①。征君系青浦珠街阁名医，学有根柢，术有渊源，为人治病，常切中病情，十全八九。所立医案，传布于国内者不鲜，兹得董君韵笙编辑成帙，鲁君云奇刷印行世。披诵之下，知征君所立方案，无一病不穷究其因，无一方不洞悉其理，无一药不精通其性，遇大病以大药制之，遇小病以小方处之。施治有时，先后有序，大小有方，轻重有度，纯而不杂，整而不乱。所用之药，所处之方，极精极当，而寓以巧思奇法，深入病机，不使扞格。故是书一出，则医家能藉此以自考，而病家亦得以此考医者，而不为庸医所误矣。寿世福民，无有善于此编者，故不嫌不文而为之序。

中华民国十年五月松江天马山镇士雄陈雄谨志

① 征君：指不接受朝廷征聘，隐居于民间的人士。

序　四

治世在良法，治病在良方，此良医之功，所以侔于良相也。吾师陈莲舫征君，由儒而医，家传十九世，代出名医，迨吾师而道乃大行。德宗皇帝五次征召，无不称旨。于是王公大臣、封疆大吏之患疾病者，或踵门求治，或驰书敦聘，吾师制方配药，靡不着手成春。当时声誉之驰，几遍全国，而国中患病之人，向吾师乞方索药者，亦如山阴道上，络绎不绝。恒见呻吟而来，踊跃以去，治病神妙，盖有如此。鉴久侍绛帐①，随同门诸贤后，择经验诸方，录而珍之，视为枕中之宝，未尝流传于世。庚申孟冬，鲁君云奇偶过余，见案头置有吾师方案，读而赏之，请付梨枣，以惠医林。夫吾师方案，精而渊博，与神而妙化，为群弟子收藏者良多，此特鳞爪耳！然而零缣碎玉，岁久易湮，秘而不传，终且散佚，亦复可惜，乃从鲁君之请。编订既竣，于是乎拜而书之。

民国十年辛酉孟夏门人董人鉴拜撰

① 绛帐：师门、讲席之敬称。

八大特色

—医之为道，非可执一，古今异宜，贵通其变。先生立案处方法乎古，而又衡乎今，有神化之妙。

—病情疑难，用药遂多牵制。古人有一日而进寒热攻补数剧者，今之病家必骇怪而不能从。先生于一方之中，君臣佐使配合灵妙，遂能兼治诸证，一剂回春。

—病家变证，难以断言，故无事预防。羌无把握，先生明见先机，往往并现在、将来以为治，案中所载不一而足，启人智术不少。

—富贵病家，最为难治，任医不专，群议庞杂故也。先生名达九重，公卿倒屣，而论病不为高远之说，用药不尚峻烈之品，故非众咻之所能动，而病者受益非鲜。

—望闻问切，伊古相传，自非躬亲，难为调治。先生精心默运于一病一证之来去，靡不洞彻，故远方通函求治者甚众，而神效立见，如操左券。

—世传各家医案，载复诊诸方者盖鲜，良以所重者，奇病异方，故摘录其一二，以见深渺，而病者欲穷其究竟，乃茫然堕五里雾中矣。今所录先生医案，多首尾完全，极便研究。

—学识由阅历而深，医术则尤重经验。先生家世习医，至先生已十九世，故所施诊治法，有非常意料所及者，初学得此，胜读十年书也。

—各家医案，一病一方，于加减法均略而不详。今先生医案中，或同时拟具数方，或一方加减法至数十则，学者得此参考，可悟无数法门。

陈莲舫先生医案秘钞目录

前　编

光绪皇帝医案

戊申四月十七日　请得皇上脉弦数均减，重按轻按无力而软。以脉议证，头为诸阳之会，足为至阴之部，虚阳少潜，耳窍堵响未平，又为眩晕，真阴不充，足胫痠痛就轻，又移腰胯。先天之本虚，后天之气弱，胃之容物，脾之消滞，升降失度，清浊每易混淆，所以脘宇膜胀作嗳，更衣溏结不调。处方用药，谨拟阴不能不养，藉以解热熄风；气不能不调，藉以运滞化湿。

生於术一钱　杭菊花钱半　炒夏曲钱半　金毛脊去毛，三钱　金石斛三钱　生白芍钱半　黑稆豆三钱

引用干荷叶边一圈　酒炒嫩桑枝三钱

四月二十二日　请得皇上脉细软如前，又起数象带弦。弦属阴虚火旺，数属阳不潜藏，所以诸恙纷叠而来，耳响作堵，骤为眩晕，足跟尚痛，又觉酸软，种种上盛下虚。由于肾真亏弱，腰俞疼痛尤甚，咳嗽转动，皆为牵引。应当填补相宜，惟以中虚气滞，纳食消运尚迟，大便溏结不定。向来虚不受补，斟酌于虚实之间，谨拟镇肝熄热，安中和络。

大生地三钱　煅龙齿三钱　扁豆衣三钱　炒夏曲钱半　炒川断三钱　白蒺藜三钱　炒桑梗三钱　抱茯神辰砂拌，三钱

引用丝瓜络钱半

四月二十七日　请得皇上脉左三关均细软无力，右寸关独见濡浮，此阴虚阳旺所致。《经》云：阴在内，阳之守也；阳在外，阴之使也。阴不敛阳，浮阳上越，阳不引阴，阴失下贯，遂至耳窍蒙听、鸣响不止、足跟痠痛、筋络时掣。阴阳本互为其根，其禀承悉由于肾封藏内虚，精关因之不固。遗泄后腰痛胯酸有增无减，诸恙亦未见平，头晕口渴，纳食泛酸，大便溏泄。按证调理，谨拟运水谷之精华，调气营之敷布，则令阳平阴秘，精神乃复。

野於术钱半　黑料豆三钱　西洋参钱半　炙甘草四分　双钩藤钱半　炒川断三钱　潼蒺藜三钱　杭菊花钱半

引用酒炒桑枝三钱

五月初九日　请得皇上脉左右皆软，两尺尤甚，由于夏季损气，气失运行。经云：百病生于气。表虚为气散，里滞为气阻，冲和之气致偏，气火上升则耳病，气痹不宣则足病。气之所以亏者又归肾，肾关久不为固，所谓精生气气化神之用，有所不足。腰胯之痛有增少减，且神倦无力，心烦口渴，食物运迟，大便见溏。总核病机，按以时令，拟以甘温其气①，参以柔肝养心。

潞党参二钱　生白芍钱半　野於术钱半　白茯神三钱　焦夏曲钱半　炙甘草五分

引用桑寄生三钱　陈橘络五分

初十日请得　皇上脉右寸濡细，属肺气之虚②；左寸细小，属心阴之弱；左关

---

①　拟以甘温其气：此6字原脱，据《御医请脉详志》补。

②　属肺气之虚：此5字原脱，据《御医请脉详志》补。

属肝，右属脾胃，见为细弦，系木邪侮中；两尺属肾，一主火，一主水，按之无力，当是水火两亏之象。三焦俱及，诸体欠舒，所以腰胯痛胀，大便溏稀，上起舌泡，下发遗泄，无非阳不潜藏，生风郁热。现在耳窍蒙堵，鸣响更甚。再谨拟和阳清阴之法。

潞党参三钱　辰茯神三钱　寸麦冬钱半　扁豆衣钱半　白蒺藜三钱　原金斛三钱　生白芍钱半　双钩藤钱半

引用路路通三枚　桑寄生三钱　莲子心七根　阳春砂仁三分

十一日　请得皇上脉左右六部如昨，两尺细软更甚。肾为先天之本，肾家之症，虚多实少。肾为胃关，少宣行则纳食运迟也；肾司二便，少蒸化则大便不调也。且腰为肾腑，耳为肾窍，现在腰痛尚可支持，而耳堵日甚一日。古贤论耳病，实者在肝胆，虚者在肝肾。肝阳不潜，由于肾水不足，所有胯酸筋跳、心烦口渴，亦关封藏为主。谨拟三才封髓丸滋肾水、熄肝火。汪昂云：合天地人之药饵，为上中下之调理。其推重如是。

天门冬糯米炒，一两　川黄柏盐水炒，六钱　炙甘草四钱　潞党参三钱　大生地炒，二两　阳春砂仁七钱

上药先粗捣，再研细末，水泛为丸。每用三钱，早晚分服，亦可开水送下。

十二日请得　皇上脉六部细软，今日略有数象，以脉论证，诸恙勿增勿减，吃紧者又在耳患。耳内由响而蒙，由蒙而堵，甚至听音不真。古人以《内经》详病，精虚则为蒙，属肾；气逆则为堵，属胆。胆与肝为表里，肾与肝为乙癸，所以肝火化风，一时俱升。至于腰俞酸重，胯筋跳动，脘满运迟，大便不调，神倦口渴，种种见证，谨拟煎丸分调，丸以补下，煎以清热。

制萸肉钱半　远志肉钱半　石决明三钱　霍石斛三钱　细菖蒲四分　冬桑叶钱半　辰茯神三钱　钩藤钩钱半

引用荷叶边一圈　路路通三枚　红枣五个　炒麦芽谷芽各三钱

瘟疫论及方治

壬寅春，瘟疫流传几遍大江南北，我师陈征君视证寓沪，目击症情，因系之以论，并示用药次序。

寒暖不匀，时行疠气，谓之瘟。证情相似，传染一方，谓之疫。现在瘟疫几遍江苏，于沪地为尤甚。新春盛宫保行辕亦患是证，上下数十人幸获痊者多，宫保亦沾染其间，不数日而愈，愈后检及诸方垂询于余。余答曰：疫名有异，疫证不同。考仲圣论疫以清浊两邪互中为言，未详治则，所以后人言疫，仅随一时之证，立处方之法。东垣以劳役内伤言，主升补；又可以肠胃溃烂言，主攻下；他如罗谦甫、喻嘉言、王宇泰、刘松峰、戴麟郊、秦皇士诸人亦各有议论，未尝无见。但此次之疫是热湿之疫也，去冬不寒而暖，无雪少雨，向春仍然晴燥，所以为病初起有寒有热，一日间即但热不寒，用辛凉法；二日间即烦躁非常，满闷欲绝，神志恍惚或谵语，口颊干燥或糜痛，仍辛凉而加咸寒；三四日间证势最为吃紧，用辛凉咸寒犹杯水车薪，加入苦寒解毒诸品，一星之火变为燎原，非此无以扑灭病证。大定善后之法用甘寒，疫来如豕突狼奔，用药须长枪大戟，若迟回瞻顾其间，即难挽救。顾雁庭云：脉证不必大凉，仍服大凉之药，似有害而终无害者，疫也；脉证可进温补而投温补之剂，始似安而渐不安者，疫也。喉烂虽重不死，有汗虽重不死，脉弦脉数亦不死，所怕者，阳证阴脉，上呕逆，下泄泻，阳邪发于阴分。阴虚者，十中难全

一二，所以断不可用香燥升散、攻下种种诸剂，当参南阳遗意。疫病有清浊两邪之分，目前之疫以天之戾气流行，非地之秽气蒸腾也，若浊邪而非清邪，又须别有方药焉。余近因目击证情，故敢缕悉言之，以冀知医者匡我不逮，不知医者广为劝喻，幸甚幸甚！

瘟疫初起或先寒热，咽喉赤痛或起烂起腐，脉弦或浮，略有数或不数。泄表清里，取汗为要。得汗，或疹丹痧瘢不等渐见，或透或不透，用桑叶、连翘、银花、桔梗（须轻，或八分多，或加至一钱）、薄荷叶、淡豆豉、牛蒡子、鲜芦根、竹叶、马勃、杏仁、象贝，再重加羚羊角、知母、花粉等不嫌其早清，惟到底用凉药不出牛蒡、霜桑叶、薄荷等药，恐其汗闭故也。

二日起至三日，身热无寒，咽痛或肿或腐，身热甚壮，口燥或饮或不甚多饮，神烦满闷或谵语，或目赤口腐。即用犀角八分，磨冲，或片用一钱半，生石膏八钱，牛蒡子三钱，桑叶、薄荷各一钱，象贝四钱，连翘、丹皮、马勃、知母各三钱，银花四钱，芦根二两，竹叶三十片，鲜生地二两。如上之犀角、鲜生地即为咸寒。再喉腐壮热，烦闷不退，目赤口干，无汗或微汗，照上加黄连六分，黄芩二钱，仍用犀角、石膏、象贝、连翘、知母、马勃、银花、薄荷、牛蒡、桑叶、芦根、竹叶，再加用甘中黄，最好用金汁。

病重在三四五六日至七日已过，总可无变，只须见症用药，不同寻常用药，尽可凉透，如犀角、石膏、竹叶、芦根、甘中黄、连翘、银花、玄参玄参一味亦是要药等不可早为撤去。至于用到甘寒，如南沙参、北沙参等不关系矣，仍须偏清一面。

论中言辛凉，即桑菊饮；言咸寒，白虎汤、犀角地黄并用；言解毒，即将白虎、犀角汤加金汁及甘中黄；多痰，加竹沥一两，不用姜汁。

喉咙红肿，用明月石六分，人中白六分，薄荷叶三分，猴枣三分，冰片五厘，濂珠一分，西牛黄一分，同研细末，吹喉咙间。

喉咙腐烂，用象牙屑、珍珠各三分，飞青黛六分，冰片三厘，壁蟢窠二十个，西黄、人指甲各五厘，同研细末吹，即锡类散。

痰壅喉阻，用土牛膝根汁，或探吐或灌服。

喉痰难吐，用竹沥六成，青果汁四成，和匀温服。外用斑蝥糯米炒，四钱，血竭、制乳香、制没药、麝香、玄参、冰片、全蝎各六分，研末酌用三五厘。上于膏药上，贴于结喉两边，起泡挑破之，即异功散。

痰 饮

盛杏荪宫保

饮脉自弦，痰脉自滑，左关弦滑甚者又系乎肝，右三部弦滑而兼大者属肺，中伤咳嗽多年，由乎积痰蓄饮，厚为痰而艰出，薄为饮而易吐。血虽经年未发，其中不足可知。中伤者，肝必为强，风从内生，痰饮随之走窜，由络脉而入经隧，以致足肿酸软，膝盖为甚。上及肩臂，下及足髓，风淫四末，触处皆应，所以肢骱咸为乏力。总核病机，太阴肺为起病之原，厥阴肝为受病之所，每每腹旁窒塞，放空则松，即肝气得泄也。咳嗽发动，小溲较少，即肺气勿降也。所幸者，封藏根蒂未为摇动，否则肺与肝日为困乏，必防痰饮挟湿而生，有肢体浮肿之虞。向来用药总多牵制，滋阴则气不宣通，补气则阴为燔灼，轻方则病难兼顾，重方则药难运行，铢两于轻重之间，拟两方轮流进服，附呈加减。候政。

北沙参 生绵芪 法半夏 炒杜仲 云茯苓 冬瓜子 竹二青 东白芍 光杏仁 川贝母 桑寄生 新会皮 伸筋草 丝瓜络 血燕根

又方：

炒党参 嫩鹿筋酒洗 川贝母 炒杜仲 杭菊花 冬桑叶 枇杷叶 野於术人乳拌 法半夏 冬虫草 炒当归 甜杏仁 新会皮

有血，去半夏，加炙紫菀。

肌肤燔灼，加秦艽、人参须，去嫩鹿筋。

如用炙虎骨一钱，同炙龟板二钱并用，为相辅而行。

现在两方与去年方意义不同。失血勿发，痰少沫多，其中营液受伤，内风走窜，所以轻方兼和络脉，重方兼和经隧，大半着重在肢体酸软等证，咳嗽气怯亦调理其间。请为试服。除感冒停滞，尽可多服。

又方：

气虚之体平常善嚏多痰，气不摄营，曾发痔血。现在虽痔消血止，而心肾大受其亏，心失君主之权，肾少摄纳之职，艰寐频仍，尾闾痠痛，二者一似怔忡，一似虚损。合脉细涩，左弦滑，不得再动肝之内风，脾之痰湿乘虚走窜，为上重下轻或左右偏痹，当先为护持。拟温煦其气，固摄其阴，合丸调理于上半年至中秋最妥，不至助痰生湿也。

制首乌三两 淡苁蓉一两五钱 桑寄生三两 苍龙齿一两五钱 生於术一两五钱 新会皮一两 炒党参三两 黑芝麻一两五钱 冬桑叶一两五钱 远志肉一两五钱 生白芍一两五钱 生绵芪三两 炒杜仲三两 抱茯神三两 炒丹参一两五钱 法半夏一两五钱

上味各研细末，并和再研，水泛为丸如桐子大。每日服二三钱，开水送下。

又方：

脉六脉偏弦，左关尤甚，属心肾不足，肝阳有余，所以将睡未睡，随处掣动，偶有头眩，又复痰多。向属痰湿禀体，调理用药，滋阴不用腻，补气不助火，多服自效。

制首乌 杭菊花 法半夏 白蒺藜 抱茯神 苍龙齿 黑料豆 新会皮 焙甘杞 光杏仁 川贝母 潼蒺藜 炒丹参 左牡蛎 生白芍 竹二青 红皮枣

又方：阴虚挟湿，湿复化热，入于营阴，遗泄频仍。有梦主心，无梦属肾，心肾两亏，湿热交迫，以致体发虚疖，结痂流滋，绵绵不已。禀体脉藏不见，反诊横诊均不应指，尽可舍脉从证。拟和阴固窍，并清湿热，惟湿不用分利，热不用苦降，与体尤合。

西洋参 元金斛 桑螵蛸 黑料豆 抱茯神 生甘草 元生地 川黄柏 花龙骨 制女贞 怀山药 忍冬藤 肥玉竹 炒丹皮 白莲须 潼蒺藜 生苡米 绿豆皮

上味晒燥，不经火炒研末，用大鱼肚三两，加酒炖化，薄泛为丸如桐子大。每日服三钱，开水送下。

朱厚甫兄

痰饮之症，莫详于《金匮》，但治虚为少，治实为多，不能尽步成法。叶氏详义亦言外饮治脾，内饮治肾，言饮而未言痰。拙见以为饮从肾出，痰从肺生，所以治法略有变通，不能尽用燥药。为肺为娇脏，专从辛温甘缓调治，入后必为失血，不能不预为防维。惟尊体见证，既不能用燥，而一切滋养之品亦在所不受。且中宫窒塞，发病必纳谷减少，脐间胀满，大便艰涩，小便不利，脾胃升降无权，清浊相干，尤为概见。且寤而艰寐，或手足抽搐，或心绪烦满，而关系之见证仍在肺肾。肺主腠理，劳顿即出汗不止，肾失作强，阳刚失振，不能久持。将病源再三推详，拟三方次第调复，当卜获效，尚请法家政行。

第一方：

如停滞受感，脘腹胀满，两便失利，痰饮初发，服此方五六剂，不等平即服后方。

生於术　焦建曲　白茯苓　川石斛　生白芍　陈佩兰　竹二青　法半夏　新会皮　佛手花　焦米仁　炒蒌皮　生谷芽　白檀香

第二方：

如胀满稍减，两便通利，轻浅调理，服此方一二十剂。

潞党参　白茯神　关虎肚　炒远志　生白芍　黑芝麻　红皮枣　生於术　法半夏　新会皮　甘枸杞　炒当归　炒丹参　竹二青

第三方：

如无停滞、感冒诸症，痰饮亦不见重发，尽可服之。此方藉以养心肾，协肝脾，并可卜得麟之庆。如艰寐沫多，心烦神倦，阳刚不振，均能照顾。此补剂之重者也，合式服至春二月为止。

吉林须　淡苁蓉　炒菟丝　炒夏曲　抱茯神　生首乌　南枣　血蜡鹿茸　甘枸杞　生白芍　新会皮　炒丹参　炙甘草　竹二青　磨冲沉香汁一分

筱斋先生

示及舌苔带黄，口有冷气，似有饮象。饮乃寒也，肠间作鸣，凡辘辘有声亦是饮。惟木火相激者亦响，且牵连上则牙痛耳鸣，下则煽动肛门，又属肝邪充斥。肝主火生风，饮属阴生寒，互相牵制用药，亦须两顾，拟以柔肝温中。

吉林须　法半夏　抱茯神　甘杞子　潼蒺藜　制丹参　生於术　东白芍　苍龙齿　杭菊花　炙甘草　广陈皮　竹茹　红皮枣

痰湿内风证

濮紫泉廉访

历年操心，心阴不足，每每假用于肝，肝阳化风，煽烁络脉，痰邪湿邪随之走窜，臂指发酸，指节弛软，右肢麻而且酸，左肢酸而不麻，总不外营气两虚所致。考麻属气虚，酸属营虚。大致营不能灌溉，气不能通调，所以有络痹之象。且心之营注于肝，肝之气通于心，肝邪愈炽，心神愈伤，因之积劳过食，多语燥烦，往往寤不成寐，如怔忡然，疑虑交乘，恐怖并作。经旨脉滑主痰，脉弦主风，现在不见滑弦两端而见濡软，于根柢无损。只以痰湿内风互扰其间，枢机若有失利，神明若有欠振，仍须痰从上咯而解，湿从大便而行。中焦升降既宜，清浊无干，则内风自能潜移默化。议证用药，请候政行。

备春冬两季调理方：

九制首乌　淡苁蓉　西洋参　法半夏　炒丹参　左秦艽　甘枸杞　海风藤　生绵芪　抱茯神　杭菊花　新会皮

加嫩桑梗、竹二青、红皮枣，或加吉林参五六分①，另煎随服。

备霉令、夏令两季调理方：

生於术　杭菊花　法半夏　白蒺藜　焦苡仁　夜交藤　黑芝麻　甘杞子　新会皮　全当归　云茯神　云茯苓　金石斛

加竹二青、丝瓜络，或加吉林须，或用条参五六分，另煎冲服。

有备无患诸方：

万一感冒风热，如肌热头疼、脘满咳

---

① 分：原脱，据文义补。

痰等恙。

冬桑叶　杭菊花　川通草　冬瓜子　淡豆豉　光杏仁　嫩白薇　粉前胡　川贝母

万一感冒风寒，如头重骨酸、脘满泛恶、咳呛、大便溏稀等恙。

西羌活　粉前胡　大豆卷　佛手片　新会红　黄防风　制川朴　范志曲　大腹绒①

万一湿痰阻中，如脘闷恶心、肢酸头重、饮食减少等恙。

法半夏　干佩兰　焦苡米　新会皮　焦建曲　制川朴　佛手柑　川郁金　白茯苓

备不寐调理诸法：

多食不寐，用真福建神曲三五钱，煎汤去渣，乘热冲牛乳或冲人乳服。

用心多言不寐，用濂珠粉一二分，开水冲服。

过劳不寐，用法半夏一钱五分，陈秫米三钱，西洋参八分，吉林参五钱，煎汤服。

或因虚而挟湿痰，当霉令不能成寐，用天王补心丹钱五，煎汤服。

备肢臂酸麻、手肢弛软调理诸法：

或服董文敏公延寿丹，每日二三钱许，开水送下。

用清阴搜风、和阳通络，服虎潜丸，每服钱五，开水送下。

常用野梧桐花自采晒干，泡服代茶。

或用真桑寄生熬膏调服，每服三四钱，开水冲。

夏季天热，用十大功劳叶蒸露，每日一二中杯，炖热服。

备消痰诸方：

消痰雪羹汤：用去皮荸荠、浸淡海蜇等分，煎汤服一二中杯。

消痰用荆沥：以荆树叶捣汁，熬浓，开水冲服一中杯。

添备不寐调理一法：

心肝郁结，挟热生风，每晚用鸡子黄一枚，调散，或杵百数或杵千数，以成数为式，用开水冲服。

备出汗调理诸法：

随常止汗，照正方内加入糯稻根五钱，炒淮麦三钱。重则加麻黄根钱五，轻则加瘪桃干钱五，夏季加冻蒲扇叶三钱。

随便加入方内，和养加用柏子仁三钱，炒枣仁三钱；潜育加用左牡蛎三钱，花龙骨钱五；固腠理加用生芪皮三钱，黄防风钱五。

痰湿气滞证

三世兄

示及病由大约痰湿禀体，所以平常多痰，气滞后重，大便屡带红白。升降失运，清浊相干，拟和中气而化痰湿。

潞党参　范志曲　白茯苓　制丹参　焦米仁　焦山楂　饭蒸天生术②　生白芍　法半夏　广陈皮　炙甘草　煨木香　红皮枣

风痰胁痛肤痒证

季翁，二十九年九月十六日

胁旁掣痛，肌肤内外之间若有痒象，推摩又及于背，病情总在络脉。有时手臂搐搦，有时两足不和，偏左者总属于肝。肝为风脏，从中挟痰郁湿，所以右脉弦滑，左偏滑细，屡屡咯痰，大便艰涩，痰邪湿邪随风走窜，拟煎膏并调。膏用养营以熄内风，补气以化痰湿；煎则随时调理，并非调治外感也。候政。

① 大腹绒：即大腹皮。

② 天生术：白术中体大者。

煎方：

吉林须　杭菊花　生白芍　晚蚕砂　桑寄生　伸筋草　竹沥夏　炒当归　旋覆花　光杏仁　抱茯神　白蒺藜　乌芝麻　宣木瓜　炒杜仲　甘杞子　丝瓜络　甜橘饼　竹二青

膏方：

养离明以安坤土，滋坎水以熄巽风。

制首乌三钱　潞党参三钱　甘杞子钱半　竹沥夏钱半　炒丹参一钱　元生地三钱　宣木瓜一钱　炒杜仲三钱　左牡蛎三钱　晚蚕砂三钱　生於术一钱　潼蒺藜三钱　生白芍一钱　杭菊花一钱　天仙藤钱半　生绵芪盐水炒，三钱

五帖并煎三次，去渣存汁，以陈阿胶一两二钱，文火收膏。每日酌进三瓢许，开水冲服。服后妥适，再煎再服。

风湿孔窍出虫证

俊翁

甲辰十二月十一日

痰湿禀体，冲疝愈后呕泛亦止，惟肾气愈虚，肝邪愈炽，挟心经之热，挟脾家之痰与湿，厥阴之肝从此发动，习习①生风。风从丹田而起，散漫毛孔，随处内煽，自下而上以致胸次。常时孔窍出虫，虫亦风生。脉细而濡带滑，舌根糙尖红。内不关于脏腑之损坏，外不涉于六淫之感冒，邪在皮里膜外，牵动络脉。用药之义，温凉不受，补散皆拒。至于大便数十日一行，亦属风势煽烁。小溲亦不甚通利，当从燥邪调治，应无不合。

西洋参钱半　梧桐花钱半　白蒺藜三钱　鲜生地三钱　黑料豆三钱　杭菊花钱半　松子肉十四粒　黑芝麻三钱　郁李仁三钱　潼蒺藜三钱　京玄参钱半　左秦艽钱半　抱茯神三钱　辰灯心十寸

复方：十二月十五日

丹田为蛰藏要害，封而不泄，泄即挟肝升腾，化为内风，属虚风而非实风，体禀痰湿，痰邪、湿邪与风互扰。考古书云痰多怪变，又云风生虫，湿生虫，常时孔窍出虫。现在风势攻胀走窜，随处煽烁，无时停歇，自下走上，皮肉之间若痛若痹，上重下轻，无非气失宣行，阴无所纳。所以有时便难，有时溺闭。照例用药，肾非温不纳，肝非清不宁，与内风有裨，与痰湿亦为无损。

滋肾丸　炒夏曲　杭菊花　生白芍　海贝齿　元金斛　炒竹茹　淡苁蓉　潼蒺藜　抱茯神　炒丹参　石决明　梧桐花　连心莲子

湿热口舌糜烂

张香涛宫保

心之脉系于舌本，脾之络系于舌旁，脾亦开窍于唇，所以唇舌为病者，无不关于心脾两经。心经之热，脾家之湿，湿热混淆，由湿化火，由火成毒，以致唇口腐烂，舌质剥苔②，饮食言语稍有妨碍。病起指疮痔患之后，淹缠三月，似乎邪势未去，遂至艰寐神烦，心悸火升。合脉弦大，病久致虚，虚中挟实，现在调理先从实治。用药大致白虎只能折轻浮之热，不能解郁结之火；承气只能攻有形之滞，不能去无形之滞。进而筹之，犀角通灵，解心经之热，且平相火；黄连色黄，去脾家之湿，并能解毒；再佐使二三味，未知有当宪意否，并请诸高明政之。

乌犀角　金银花　西洋参　蔷薇根　上川连　净连翘　竹叶心

---

① 习习：痛痒的感觉。

② 剥苔：原作“剥潭”，据文义改。

湿热鼻臭眼花

叶幕周兄

素体营阴郁热，湿邪随去随生，湿入营分为患，皆由乎此，以致大便不利，有时溏稀，有时干结成粒。晨起咳痰，曾凝血两天，皆系肺、大肠主病，亦关营阴湿邪。前方本有风动之说，湿热生风，血燥生风，因之瘰痒大发。虽属营阴更伤，而湿与风实有出路，鼻臭眼花亦由此来也。就病奉复，拟方候政。

西洋参　蜜豨莶　制女贞　东白芍　白茯苓　白鲜皮　侧柏叶　元生地　虱胡麻　左秦艽　炙甘草　光杏仁　炒丹皮　梧桐花

尊命不用旱莲、地榆，其实凉血解热并非涩血破血，心有所疑，可以不用。现用洋参、女贞，略带清阴，须得照方多服。趁此冬令，兼养阴为相宜。至于询及野於术，略嫌其燥。如大便不利，鼻观臭秽，庶与黑芝麻拌蒸。芝麻十成，於术五成，九蒸九晒，去芝麻，只服术，尚可用得。

暑湿内趋证

黄琴南方

病前是否夺精，身热不退，有汗有寒，口渴唇白，色晄溺数，手指微凉，恶心言謇，神迷发笑，暑湿两邪夹杂内趋。脉息濡细兼滑，似瘖未能尽透，恐其闭脱。考古成方与见证未能丝丝入扣，踌躇再三，拟仲景白虎汤加减，请酌进。候政。

川桂枝四分　肥知母去毛，钱半　生甘草四分　嫩白薇钱半　生石膏四钱　连翘心钱半　川郁金八分　新会皮一钱　广藿香钱半　连皮杏仁三钱　生白芍钱半　宋半夏钱半

加玫瑰露炒竹茹钱半。

第二方：

服药后，身热不甚，手指颤动，神志时清时迷。现在便溏不作，小溲甚长，白瘖微见，左脉静，右脉弦数。能否里邪达表，尚少把握，再以前方，法稍为变更，候高明政之。

西洋参三钱　嫩白薇钱半　生白芍钱半　金石斛三钱　生石膏四钱　连皮杏仁三钱　新会红八分　香薷花四分　连翘心钱半　肥知母去毛，钱半　川郁金　野蔷薇露代水，冲磨八分

加荷叶一角，炒竹茹钱半，稻叶煎汤代水。

黄桐林方

薄寒外来，暑湿内触，邪势勿从外发，反从内趋。身热不扬，大便溏稀，有黏腻之象，近乎自利，纳谷呆钝，少寐多梦，有时谵语，脉来细滑，舌光。属嗜烟久虚，受邪不易外达。拟以清阴调中，扶其本以化其邪。

西洋参钱半　生白芍钱半　生熟谷芽各三钱　益元散包，三钱　扁豆叶钱半　上川连四分　焦苡仁三钱　白茯苓三钱　金石斛三钱　鲜莲肉钱半　炒夏曲钱半　野赤豆三钱　嫩白薇钱半　新会白八分

第二方：

体羸太虚，郁邪不里不外，表里交攻，身热哺甚，无力发瘖，大便溏稀，又若利象。前诊脉情细滑，邪炽正虚，能否支持？再拟清热保阴、和中调气，以冀标本兼顾。

西洋参钱半　金石斛三钱　白茯苓三钱　厚朴花八分　香青蒿钱半　益元散包，三钱　新会白八分　炒夏曲钱半　生白芍钱半　石莲肉钱半　白荷花瓣七片　淡黄芩姜汁炒，钱半

湿温证

王兰坡方

湿温两旬，湿邪、温邪混淆不解，久溏而里未通，发痞而表不化，氤氲弥漫渐及三焦，舌苔灰黄，耳聋咬牙，此上焦热也。便秘复溏，小溲自遗，此下焦虚也。上热下虚，中焦邪势不得升降分化，遂致神志模糊，手足倔强，言语似清非清，面色油亮且复青黯，种种病机已入厥、少两经。考手少阴燔灼，必吸足少阴阴精，手厥阴迷蒙，必连足厥阴风火，所以错综变化无可捉摸，实出于寻常湿温病之外，无从援例处方。脉左细、右濡软，只得依脉合证。阴不承则热不熄，气不鼓则湿不走，参以复脉，佐以清宫。

吉林参五分　麦冬心三钱　霍石斛三钱　陈胆星一钱　抱木神三钱　元生地三钱　连翘心三钱　炙鳖甲三钱　莲子心三钱　东白芍钱半　嫩钩藤钱半　新会络一钱

加玫瑰露炒竹二茹钱半，辰灯心二十寸。

用新鲜稻露代水煎药。

风温证

蒋泉堂方

风温之邪，首犯太阴，郁热蒸痰，煽烁不解，咳嗽喉鸣，气逆胁痛，关系尤在舌苔罩灰，质红起腐，势将劫津为变。脉两手弦数，拟以清解。

南北沙参各二钱　粉蛤壳四钱　光杏仁三钱　全福花包，钱半　新会络一钱　方通草五分　鲜石斛五钱　川贝母去心，钱半　蜜炙桑叶钱半　代赭石钱半　瓜蒌仁三钱　白茯苓三钱

加玫瑰露炒竹茹钱半，蜜炙枇杷叶去毛三片，冲荸荠汁、萝卜汁各一小杯。

冬温证

尤浜徐，六十五岁

冬温郁蒸，表里解而不解，有汗不多，大便旁流，呃忒口渴，当脘胀满，邪势方张，津液渐为劫烁，舌苔质红，色灰薄如烟煤，脉两手滑大，左右寸重按模糊。温邪愈趋愈深，犯胞络已有神昏，动肝风又将痉厥，高年正虚邪炽，势防外脱内闭，拟清阴泄邪以图弋获①。

西洋参钱半　冬桑叶钱半　全瓜蒌六钱　玄明粉二钱，同打　光杏仁三钱　黑山栀钱半　羚羊尖钱半　鲜石斛四钱　淡竹叶钱半　炒枳实钱半　朱茯苓三钱　干荷叶一角　鲜生地三钱　淡豆豉三钱，同打

加活水芦根去节八钱。大解后，炒枳实换用小青叶一钱。

风热耳鸣牙痛兼腰足痠痛证

蒋澜江方

肝营肾液两为受伤，皆由下焦关门致虚，所以液亏生热，营亏生风，风热煽烁，上扰清空，头响耳鸣，牙肿颊痛，下窜经隧，腰股酸软，手足引痛，脉尚静软，右寸独数，拟两方次第调服。

西洋参钱半　伸筋草钱半　白蒺藜去刺，钱半　左秦艽钱半　功劳叶去刺，七片　羚羊尖钱半　炒杜仲三钱　潼蒺藜钱半　生甘草四分　酒桑梗三钱　元生地三钱　炙龟板三钱　黑料豆三钱　炒归身三钱

第二方：

西洋参半钱　生於术钱半　桑寄生三钱　左秦艽钱半　二至丸煎入，三钱　制首乌三钱　乌芝麻钱半　左牡蛎三钱　东白芍钱半　功劳叶去刺，七片　炙龟板三钱　炒杜仲三钱　杭菊花钱半　炒淮膝三钱　丝瓜络三寸

---

① 弋获：收获。

头胀兼马刀痈证

李卓如

木火心阳煽烁不息，两日来头顶发攻，目眩项胀增而不减，因之夜寐维艰，精神亦困，其内风为搐搦，内痰为凝聚。脉今诊浮而兼弦。再拟清阴熄风、和络化痰。

西洋参　上川连元米炒　杭菊花　川贝母　制女贞　桑麻丸煎入　黑料豆　石决明　抱木神辰砂拌　生白芍　竹沥夏　明玳瑁　冲濂珠粉一分　鸡子黄一枚

少火不足，壮火转为有余，清空胀势有增少减，牵连不寐，必至起坐胀觉较松。龙雷跃跃为升内风，内痰与之扰攘。脉尚偏于弦，舌糙而腻。用潜阳育阴，参以熄风化痰。

吉林须另煎　玄武板炙　左牡蛎　白蒺藜去刺　宋半夏　寸麦冬去心　竹二青　陈阿胶　生白芍　杭菊花　潼蒺藜　抱木神　海贝齿　鸡子黄调冲

头胀如前，疮势亦如前，连进数剂，一无小效。心为君主之权，肝为将军之职，脏病不同腑病，七情不同六淫，自难指日奏效。脉劲大病进，细软病退，病易变动，由于风痰起伏故也。

西洋参　杭菊花　炙龟板　煅龙齿　白蒺藜　广橘络　洋青铅　陈阿胶　煅牡蛎　天竺黄　抱木神　沙苑子　海贝齿　竹二青　鸡子黄调冲

数十年宦途操心，心气不足，假用于肝。肝为罢极之本，遂至生风挟痰，扰攘头项。巅顶之上，惟肝可到，所以胀势更凶。肝与胆为表里。肝火煽烁，胆汁为痰，凝住坚块，属马刀痈①，未至石疽②。肝通于心，则为艰寐。心不交肾，小便反多，气火有升，津液内枯，大便容易艰燥。历治旬余，尚少把握，由于脉之早晚不定，起伏不定，大致弦滑为多，细软为少。种种气虚生痰，阴虚生风，痰热互郁，郁火内生。不能凉化者，为少火内亏也；不能温补者，为壮火内炽也。虽主潜阳育阴，而熄风化痰必得配合其间，方无偏胜。大致夏热秋燥，与病不甚合一，大转机者，入中秋以后以冀向安，饮食起居尤须加意于服药之外。未识高明以为然否？

轻方：

西洋参钱半　海贝齿钱半　广橘络一钱　炒丹参钱半　丝瓜络三寸　元生地三钱　明玳瑁八分　东白芍钱半　川贝母去心，钱半　抱茯神三钱　杭菊花钱半　白蒺藜去刺，三钱　合欢皮三钱

重方：

吉林须八分　煅牡蛎三钱　抱木神三钱　梧桐花钱半　丝瓜络三寸　陈阿胶蛤粉炒，钱半　东白芍钱半　海贝齿钱半　伸筋草钱半　炙龟板三分　炒丹参钱半　白蒺藜去刺，三钱　新会络一钱　濂珠粉一分　竹二青玫瑰露炒，钱半

未来之证：便溏汗多，气喘溺数，潮热头眩，足肿。

现在之证：艰寐，疮势抽痛胀大，头部胀甚。

有备无患：

便溏加夏曲钱半，扁豆皮三钱，轻方去生地、玳瑁，重方去龟板、阿胶。

汗多加炒淮麦三钱，稻根一扎煎洗，用糯稻根为要。

气喘加广蛤蚧炙去首足八分，淡秋石八分。

---

① 马刀痈：病名。见《儒门事亲》卷六。指瘰疬连续发作溃破成痈，形长似蛤者。

② 石疽：病名。见《诸病源候论·痈疽病诸候下》。指疽之质地坚硬如石者。

溺数加覆盆子三钱，桑螵蛸炒钱半。

潮热不服重方，但服轻方，加青蒿子钱半，柔白薇钱半。

头眩而加汗多，心神恍惚，不得已服黑锡丹五分，一天三服，只服一天而止。

口干舌绛加寸麦冬去心钱半，霍石斛三钱。

足肿加生於术钱半，白茯苓三钱，焦米仁三钱，轻方去玳瑁，重方去龟板、牡蛎。

艰寐加夜交藤钱半，炒枣仁三钱。

现在两方加减：

疮势胀大，加晚蚕砂三钱，醋炒青皮一钱，光杏仁三钱，白海粉三钱，白归须钱半，海藻钱半。

阳和汤不能服。

头胀甚，加大熟地三钱，灵磁石三钱。或嫌重坠，用元精石三钱，虎头骨钱半。

以上之证，方中早已照顾，姑备数味参用：旱莲草、霍石斛、萹蓄草、制女贞、竹三七、淡秋石，不得已服童便。

不用诸方：阳和汤、归脾丸、大活络丹、指迷茯苓丸、人参再造丸、都气丸。

可酌用丸方：天王补心丹、生脉散、酸枣仁汤、首乌丸。

夏天感冒风热：如身热咳嗽，头项更胀，口干，服二三剂不等，平即不服。

冬桑叶钱半　新会红一钱　焦米仁三钱　佛手花四分　柔白薇钱半　光杏仁三钱　嫩钩藤钱半　川石斛三钱　左秦艽钱半　竹二青钱半　川贝母去心　杭菊花钱半　荷叶一角　香青蒿钱半

感冒暑湿：

佩兰叶钱半　新会红一钱　益元散三钱　炒夏曲钱半　白茯苓三钱　竹二青钱半　厚朴花四分　黄防风钱半　焦米仁三钱　川通草四分　荷梗三寸

食物酌用：

燕窝或白或毛、莲子、绿豆汤、稻叶露、白木耳、芡实、荷花露、鲜藕、梨、苹果、吉林参逢节用荷花露煎服。

冬天宜服：鱼肚、红旗参。

嗳泛咳呛证

杨绍澄兄，三十年三月初十日

肠风遗泄，止而不发，精与血似得收摄，阴虽稍复，气分仍亏，嗳泛未除，小便仍多，咳呛时心有不安，从中挟湿郁痰在所不免。种种见证，与膏滋必得变通，冬季宜填养，春夏间当调气不用辛燥，和阴不用滋腻。用药处方，所谓无伐天和，方为合式。

西洋参　覆盆子　抱茯神　梧桐花　蜜豨莶　料豆衣　炒竹茹　宋半夏　生白芍　炒丹参　生於术　乌芝麻　新会皮　红皮枣

试加吉林须五分，另煎随服。服后满闷，请缓服之。

汁饮方：治痰塞气急、元虚迷厥等症。

人参汁四分　台乌药汁四分　白芍汁四分　老姜汁三分　伽南香[①]汁四分　老苏梗汁四分　水梨汁三钱　竹沥汁一两

上汁和匀，如黏腻难服，可冲开水调服。

酒客呃逆证

刘信宝先生

气旺饮酒则行，气亏饮酒则停，停与行皆能伤中。胃既有病，肝肺乘之，于是痛胀交作，行则痛无定处，停则多在胸

① 伽南香：即沉香。

胁。左胁属肝，胸次属肺属胃。大约阴液不足，气火有余，所以口干喉燥，属少火而非壮火。食甘凉之梨仍不能多。种种见证，防咯血再发，万一溢血屡见，恐加潮热咳嗽。现在调治，不调气不能治呃逆，不和阴不能承津液，惟调气不宜辛燥，和阴不用滋腻，较为周到。请质高明。

西洋参 炒丹参 白茯苓 炒杜仲 元金斛 制女贞 竹二青 红皮枣 旋覆花 代赭石 新会络 生白芍 粉葛花 橄榄核 枇杷叶 丝瓜络

第二次转方：

酒病多年，呃忒频作，口喉发燥，遂至血不循络，痛势频仍，胸胁均为牵引，又为溢血。考气有余便是火，火有余便伤阴。证属阴虚气痹，夏令炎热，与病不合。最恐金囚木旺，胃阴不复，胃气有升，宜预为调摄，拟抑其气而不伤气，和其阴而不滞阴，从前方进一步。候政。

吉林须 新会络 炒丹参 白归须 川贝母 炒阿胶 丝瓜络 淡秋石 旋覆花 东白芍 粉葛花 元金斛 仙鹤草 炒竹茹

关 格

王方

关格之象渐得轻减，大约上不为泛，下得便通。惟向有遗泄，诸虚叠见，腰肩痠痛，耳鸣肢倦。拟养阴以固精，补气以运中。

党参檀香汁炒 生白芍 生首乌 法半夏 远志肉 川杜仲 松实炒於术 覆盆子 当归身 白莲须 抱茯神 沙苑子 姜竹茹 炒桑枝 制丹参

如受补，加吉林须五分。十帖后加甘枸杞二钱，淡苁蓉三钱。

眩晕兼足弱证

罗少耕观察方

久病痰体，痰邪随伏随起，自病以来，阴虚于下，阳冒于上，早有耳蒙，又有溺数。近复晕眩骤作，两足不能自持，步履维艰，大似上重下轻之势。上重者属热，心肝必有郁火；下轻者属寒，脾胃又为两亏。用药遂极其牵制，非铢两病端，实不易落笔。拟煎丸并用，煎主熄养其上，丸主温纳其下，调理分服，可通西法，所谓上为压力，下为吸力是也。

煎方：

大生地三钱 西洋参二钱 潼蒺藜三钱 白蒺藜三钱 黑料豆三钱 宋半夏钱半 川贝母二钱 桑寄生三钱 炒杜仲三钱 淡苁蓉钱半 东白芍钱半 杭菊花钱半 梧桐花钱半 化橘红五分，宣木瓜钱半 竹二青钱半 丝瓜络钱半 灵磁石飞，辰砂拌打，三钱

参茸丸方 但能丸服，不能煎服；但能朝服，不能晚服；但能空肚服，不能饱肚服。

吉林人参五成，去芦，切片，研末 血蜡鹿茸五成，先刮去毛，酥油拌烘，切片研末

上味对半搭配，各研细，和匀再研。以龟板胶炖烊酌量多少为丸，如梧桐子样大小。每晨空肚吞服八分，多至一钱，随即压以食物，俾药下趋不为上僭。此丸自冬至起服，至交春止，以四十五天为度。

复少耕观察病由：

承示敬悉病在心肝之热、脾肾之虚，病后劳顿，《经》义谓之劳复。水亏木旺，习习生风，忽为头眩，两足轻飘不能自持，中焦痰邪与之俱发，脉前诊屡歇，歇象见于浮部，病根本外强中弱，上重下轻。现届冬至节令，调理之法宜与前法变通，上焦宜清不宜温，下焦宜温不宜清，中焦必得升降其间，令痰邪得有出路，不

与风火互扰，乃与诸病均有关涉。拙拟煎、丸两方，次第服之，应有小效也。

又方：

湿痰禀体，无不阳虚。阳主气，又主火，气不蒸液，火转上炎，每每口舌干燥，以致不受辛温摄纳。入春少阳相火司令，力疾从公，触发肝阳，内风早动，又袭外风，风火交迫，蒸痰郁热，呜呜更甚，舌黄为之灰黑。得疏泄，继甘凉，痰为爽利，热潮平复，诸恙就轻。惟尾闾仍然软酸，左臂右足不甚利便，抽搐之势并无定处。合之脉情，两尺细软，右濡而迟，左关弦而不敛，属两肾真阴真阳俱为亏损。而肝邪独炽，化风化热，流走经隧，肺之痰、脾之湿与内风相互扰，深虑痱中之势。以气虚之体为阴伤之证，辛温之药则碍风阳，滋清之品则碍痰气，拟和营养络、通阳宣痹。

生绵芪　竹沥夏　木防己　炒菟丝　焙甘杞　左牡蛎　嫩桑梗　广陈皮　海风藤　梧桐花　二蚕砂　炒补骨　炒杜仲　川桂枝　丝瓜络

肝木侮土腹痛证

紫封先生

夏秋间候脉两次，深悉操劳过度，事事每多躬亲，心阴早亏，因之借用肝阳，遂至厥阴充斥，脾胃受其所侮。久有腹痛彻上彻下，虽痛势有时得止，仍随时举发，甚则肌目发黄，肤体发痒。赋禀未尝不厚，花甲尊年未免由下虚上。种种见证无非肾不涵肝，肝邪侮土，积湿生风，太阳、阳明为所受困。用药之义，胃主容纳，脾主输运，调补中须化湿滞；肾主蛰藏，肝主柔顺，养阴须熄风燥。候法家正之。

清理方：

生白术　范志曲　焦苡米　白茯苓　川楝子　生白芍　炒丹参　厚朴花　金石斛　新会白　生谷芽　嫩白薇

加白檀香、西砂仁、干荷叶、红皮枣。

上方或停顿食滞，或感受风寒，腹痛又起，酌服二三剂不等，平复即不服，仍服调理方。

调理方：

饭蒸於术　制首乌　白蒺藜　法半夏　炒丹参　九香虫　潞党参　范志曲　潼蒺藜　元金斛　炒杜仲　土炒归身　生白芍　白茯苓　炒菟丝　黑料豆　蜜豨莶　酒炒金铃子

加红皮枣、甘杞子。

上方腹痛小发可服，不发亦可服，大合四季调理，二三日酌服一剂，最为稳妥。

心虚艰寐证

郑晓翁

连日候脉，两尺寸皆静软无疵，惟两关屡见不和，或为弦，或为滑，且右大于左。大致运谷失职，输精无权，每每积痰郁热触动肝邪，两三日必发艰寐之疾，发则彻夜不寐。胁间跳动，本阳明大络也，偏右为甚，属厥阴冲犯也。考血不归肝则不卧，胃不和则卧不安，其本虽在心肾，其为病之由仍关肝胃，所以将睡未睡之时，倏而攻扰，倏而烦躁。且头亦发眩，耳亦发鸣，其为龙雷升而不降，即为神志合而复离。《经》云：水火者，阴阳之征兆也；左右者，阴阳之道路也。尊年[1]水火失济，左右失协，若是则潜育为正宗，无如舌苔或白或腻，有时花剥，中焦运化不灵，用药当照顾其间，拟方候政。

---

① 尊年：高龄，年老。《后汉书·章帝纪》："三老，尊年也。"

吉林须另煎，五分 生白芍钱半 煅龙齿钱半 杭菊花钱半 石决明三钱 抱茯神三钱 野蔷薇三分 黑芝麻钱半 法半夏钱半 炒丹参钱半 夜交藤钱半 新会络一钱 竹二青玫瑰露炒，钱半 龙眼肉二枚，内包柏子仁七粒，外滚金箔半张

尊体之证，重在阳不交阴，不全属阴不纳阳，虽不寐之证，以阴阳混言，用药尤须分重在阴、重在阳。用阳药，忌温燥，忌升举，为照顾阴分也；用阴药，忌滋腻，忌填纳，为照顾阳分也。又亏损欲补，须照顾痰热，痰热欲平，须照顾亏损，虽方药清虚，而功效可卜。自夏至秋，藉此调理，《灵》《素》所谓阴平阳秘，精神乃治，以颂无量福寿。

附加减：

吉林须或用淡秋石一二分，泡汤，或与西洋参钱半，同煎。盛夏可用白荷花露代水煎。

吉林须久而能受，可换用吉林参六分。

大便通润可加湖广於术钱半，用人乳九蒸九晒，不受不服。

大便燥结，不用於术，加火麻仁，杵，三钱。

痰凝热炽，加珠母粉六钱，或用白濂珠粉一二分，调入药内服。

头眩较甚，加潼蒺藜三钱，白蒺藜去刺，三钱。

小便太多，加白莲须钱半。

有汗太多去石决明，加煅牡蛎三钱。

十余帖后去野蔷薇，加淡秋石八分。

胁跳太过加旋覆梗钱半，鸭血炒丝瓜络三寸。

烦躁较重，不得已加明玳瑁一钱，冲服濂珠粉一分。

进一步调理方：

吉林须另煎，五分 沙苑子三钱 法半夏钱半 炒枣仁钱半 陈阿胶蛤粉炒，钱半 金石斛三钱 抱茯神三钱 合欢皮钱半 黑料豆三钱 左牡蛎煅，三钱 新会络一钱 竹二青玫瑰露炒，钱半 大丹参鸭血拌炒，钱半 龙眼肉二枚，内包柏子仁七粒，外滚金箔半张

郑晓翁

连示病由，心应艰寐，肝旺胁痛，夏秋来不至大发，而痰邪湿热因时作虐，更衣甚至十余日一解，三日五日亦不定，渐至头眩耳鸣，神疲脘闷。大致脾使胃市失司，清升浊[1]降愆度，痰与湿用事，气与阴益亏，上焦肺失宣化，下焦肠液就枯，确是虚闭而非实闭。可知阴液无以涵濡，且阳气无以传送，半硫丸通阳宣浊，温润枯肠，而久服似非王道。并序及左脉细弱，右较大，现在已属深秋，邪势当亦默化潜移，拟方附加减。

西洋参钱半 鲜首乌三钱 晚蚕砂钱半 柏子仁三钱 金石斛三钱 淡苁蓉三钱 远志肉钱半 东白芍钱半 法半夏钱半 陈秫米钱半 大丹参钱半，猪心血炒 抱木神三钱，辰砂拌

加盐水炒竹二青钱半，白木耳三分，洗去沙。

此方为大便艰滞难行而设。素患心阴受伤，屡屡寤不安寐，肝阳易炽，屡屡胁痛气阻，均能兼顾。如大便转溏或口喉发燥，皆停服。

如服数剂后，大便仍然数日一行，坚燥难下，将五仁汤，用光杏仁、郁李仁、火麻仁、瓜蒌仁、松子仁各一两，同捣破而不烂，浓煎汤代水煎药，自无不效，通即停服。如欲少少通润，不用五仁汤，单服煎方。

调理方：

西洋参钱半 淡苁蓉三钱 真川贝钱半

① 浊：原作"渴"，据文义改。

抱茯神三钱　佛手花四分　东白芍钱半　九制首乌三钱　宋半夏钱半　白归身三钱　杭菊花钱半　新会络一钱　大丹参猪心血炒，钱半

加玫瑰露炒竹二青钱半，甜杏仁十粒，去皮尖。

如溏稀，去苁蓉，白归身改用土炒。

如满闷，去首乌。此方专治艰寐属心肾虚，又治胁痛属肝气滞，至于中满停滞，头眩耳鸣，痰湿虚阳内风，无不可以兼顾。未进寒冬，可随时调理。

膏方：

九制首乌三两　焙甘杞两半　潼蒺藜二两　酸枣仁炒，不碎，二两　佛手花五钱　元生地三两　淡苁蓉三两　川杜仲盐水炒，三两　白蒺藜去刺，三两　新会络八钱　潞党参三两　抱茯神辰砂拌，三两　范志曲两半　宋半夏两半　西洋参二两　沉香屑四钱　寸麦冬去心，两半　大丹参猪心血炒，三两

加红旗参①酒漂，四两；龙眼肉七十枚，湘莲子去心，百粒；白木耳洗去沙，两二钱。

以陈阿胶三两，龟板胶三两，收膏。

膏方药释义：

尊恙大致属气阴两亏，心肝脾三经同病。艰寐属心气不宁，心阴就损。胁痛属肝气有余，肝阴不足。至脾气少运，则为旧病之停滞；而脾阴又虚，则更为近病之便艰。方用茯神、丹参、枣仁、龙眼、湘莲以补心阴而益心气；首乌、杞子、潼蒺、白蒺、杜仲、橘络、沉香、佛花以调肝气而养肝阴，不特艰寐、胁痛两者可除，即头眩耳鸣无不可兼顾。若党参主在培中益气，佐半夏之辛，合范曲之消，脾之痰湿由此分化。独是停滞屡发，固当责之脾气之虚，而大便少行又未可专责诸脾阴之弱，不得不以肺胃为关键也。考肾为藏精之所，且为二便之司，肺为生水之源，复属大肠之里。以生地、苁蓉、红旗、阿胶、龟板温肾气，滋肾阴，洋参、麦冬、白木耳清肺气、和肺阴，而后肾可作强也，肺可司钥也，则心肝之病两有裨益，而仓廪而传道诸官亦无旷职之虞也。

癣疾兼腰痛肛患证

四川主考吴蔚若垂询病由诸条

癣疾，考陈实功云癣患有风、热、湿、虫四种。每每虫之一种由风热湿酝酿而成，所谓风生虫、热生虫、湿生虫。但此虫在腠理之间，极微极细，须用西人数百倍显微镜窥之目见。虽云纤介之患，未免营阴受伤，气液就枯。落白屑者，属风也；皮坚而厚者，属湿也；或事烦或便燥而发者，属热也。三者相因而至，相并而来，论中国法，但治风湿热，不能用杀虫之药，若外治，则加以祛虫亦无不可。

腰痛，肾俞一穴，左为真水，右为命火，总之腰为肾府。其为肾病，可知腰间裹结如带紧束，服鹿茸确最合适，灵异之物，加以气血有情，更为的当。惟癣患多年，风湿血热，恐多服必为结毒，由癣变疮，不能不预为防维，不如服温润之品，祛血中之风热，调气中之湿邪，且与大便结燥，肛脱痔坠，亦可照顾。

肛患痔有十八种，疙疙瘩瘩，其形不一，属樱桃痔，又名莲子痔，俱可以类得名。若无疙瘩而光大圆绽者，属脱肛，而脱肛在大肠之下为直肠，即是直肠之头。其直肠内有别窍，见血即由此出，日后必流滋水。患此者往往大便结燥，若溏润最妥。现在虽不甚发，而去根甚难。若论虚实，则虚中挟实，实中挟虚，须标本兼

① 红旗参：海参以产奉天者为最，色黑多刺，名辽参，俗称红旗参。

顾，特不宜温燥耳。

尊体终年不病，大约病从表去，从癣发也，病从里去，从痔发也。考肺主皮毛，又肺与肠为表里，所以感冒必咳嗽而后已。至于吸烟口干，属热也；不喜茶，属湿也。

大烟，罂粟酿成。虽主收敛而气坠益甚，似属实而不属虚。

精气神三者，皆从本原而出，不够用者，其虚可知。劳心之人心阴不足，必借于肝，肝阳因之有升少降，面部火浮，遂至便亦结而癣亦痒也。

风与热由阴虚而发，湿与滞由气虚而来。湿多者无不肿满，早食尚易运动，晚食磨化更难，所以腹中作膨。若服熟地必须连茅术服，若服黄芪必须与防风服，诸恙方有关涉。

燕制补丸，不得已而服之。确服后极灵，实在三五日不通，偶服之，不如用铅司楷辣西葛利达八字译出之音，亦是洋药，前李文忠公天天服之。现在盛旭人封翁三五日不便，即服一饼或两饼，亦颇见效，并无损伤。

煎方可随时调理，与诸病尚有关涉。既有丸与膏重剂，只须轻淡煎方。

蜜豨莶　白鲜皮　炒杜仲　炒丹参　金狗脊　炒知母　炒扁柏　梧桐花　料豆衣　粉萆薢　抱茯神　炒槐米　炒泽泻

膏丸通用方：

茅山术两二钱　生绵芪三两　白蒺藜三两　炒归身三两　杭菊花两半　野於术两半　黄防风两半　潼蒺藜三两　淡苁蓉两半　抱茯神三两　元生地四两　潞党参三两　梧桐花两半　金狗脊两半　炒丹参两半　怀熟地半两　西洋参两半　乌芝麻三两　焙甘杞两半　炒泽泻两半　东白芍两半　左牡蛎四两　生熟甘草各三钱　新会皮一两

上方或丸或膏听便。如秋季合丸，将各药生打粗末，晒燥，不经火炒磨为细末，水泛为丸。每日吞服二三钱许，不拘早晚开水送下。如冬季作膏滋调理，将上味浓煎三次，去渣存汁，以陈阿胶三钱，鹿角胶三钱，龟板胶三钱收膏。每日酌进一二瓢许，开水冲服。合丸照方分量减半，煎膏照方全料配合。

揩癣方：

侧柏叶二两　金银藤三两　百部三钱　白鲜皮两半　川黄柏一两　苍术两二钱　川连四钱　黄防风两半　山栀皮两半

上味煎汤揩洗。

洗痔方：

凤尾草二两　金银花一两　鱼腥草二两　野青蒿一两　葵花壳二两　生槐米一两　生甘草四钱　生地榆两半

上味煎汤洗净。

擦癣药：

大枫子肉一两　上川连三钱　生大黄三钱　绿矾三分　生石膏六钱　川黄柏三钱　木鳖子钱半

上味研极细末，用稀夏布包药擦于痒处。如不嫌沾染衣服，用生猪油去衣捣如膏，随时擦用。方主泄风化湿、杀虫解热，不同一扫光之法，遏毒入里，转有流弊。

吴蔚若侍郎

久不候脉，脉虽濡软而呼吸尚调，要知表里无甚感受，根蒂尚为坚固。素有癣患遍体，从中湿与热，藉此可以出路，惟以粗裂干枯，营液未免受伤，以致痔为之坠，便为之燥。考肝主营、肾主液，内风因之暗动，尾闾间举动欠利，起坐仰易而俯难，伏兔间搐搦频仍，着热即为作痛。下焦本肝肾之乡，若龙相失潜，仍防发头晕旧恙，现风生热炽，又挟湿邪，所以不见扰于清空，转为流于支络。用药大致补气，须兼潜阳，阳平则风热与湿不为患，养阴必参和血，血行则络脉与筋自得调。候政。

西潞党　元生地　炙虎胫　梧桐花　宣木瓜　抱茯神　西洋参　制首乌　玄武板　蜜豨莶　桑寄生　炒怀膝　甘杞子　杭菊花　左牡蛎　白蒺藜　炒丹参　炒杜仲

上方除感冒或煎或膏或丸，请为尊裁。如合膏丸，照方用十倍料，如一钱用一两。

足部发热甚，去虎胫骨，并去玄武板，加蛤粉炒阿胶。癣不大发，去豨莶草、梧桐花，加料豆衣。大便不润，加乌芝麻、火麻仁。

头晕发作，加元精石、潼蒺藜。

痔患如有血来，加炒槐米、黑地榆。

腿部痛热较甚，加羚羊片或石决明。

腰痛甚，加炒菟丝、金狗脊。

服参茸法另录于后。

洗方前备，兹再补洗足一方：用八角符、侧柏叶、臭梧梗、伸筋草、丝瓜络、全当归，浓煎，加戎盐二三分，陈酒二三杯，八角符，诸味均用等分。

附：参茸丸方

吉林参五成，去芦底　鹿麋茸五成，酥油拌，烘，刮去毛

上味对半搭配，各研细末，和匀再研，以龟板胶炖烊，酌量多少拌和为丸。每服多则一钱，少则八分，服于空肚，开水送下，压以食物。自冬至服起，至立春为止，四十五天不可间断。

肿胀偏中

周介眉方　蘇州

肿胀偏中两症绵延太久，气阴两为不足。气痹生痰，阴虚生风，风与痰皆从本原而发。以夏季酷热，既伤气又烁阴，似乎发动时邪，脘闷呕吐，大便艰涩，当时服行军散未免孟浪，遂至头眩目花，汗泄肢冷，复发厥逆。醒后下行大便溏稀见血，血紫凝块，脐腹作痛，甚至呃忒。正当脾胃司令，清浊相干，恐有中气不支之势。血必由脾不统而来，厥必由肝内扰而至。平素风痰亦由两经而发。又述左脉沉细，右兼滑数，深虑内闭外脱，用药甚为牵制，补不受，攻不胜，辛泄填摄又为窒碍，拟潜阳育阴，接续生气。

吉林须　左牡蛎　抱茯神　黑料豆　东白芍　新会皮　红皮枣　炙龟板　元金斛　杭菊花　花龙骨　炒丹参　竹二青

泄泻不止，眩晕不平，再服黑锡丹五分，一日两服。

复诊：

《难经》云：气主呴之，血主濡之。呴者，流利之谓也；濡者，灌溉之谓也。失其流利则气痹酿痰，失其灌溉则血自为瘀。瘀注于下，便后溢血，血紫而黑；痰凝于上，胸次窒塞，非胀即闷。气血交病，即升降愆度，遂至嗳而不爽，转矢不利，脘腹颟顸[①]，胁肋引痛。所虑者，纳食呆钝，水谷少化精华，气血更无从滋长。脉两手弦滑，左部较大，舌苔灰腻，尖带光剥。拟调气不用辛燥，和营避其滋腻，旧病偏枯之象，亦须早顾其间。

戊己丸　白归须　新会叶　宋半夏　丝瓜络　瓦楞子　新绛屑　佛手花　侧柏炭　竹二青　炒丹参　玉蝴蝶　绿萼梅　全福花冲藕汁

示及证由，辗转不已，浮肿轻重勿定，肢体屈伸欠利。一为肿胀旧根，一为偏中骤起，从中诸病牵连，咯痰不爽，欲嗳不通，大便不畅，小便不利。上通下达无权，中焦更为抑塞，纳谷式微，漾漾欲吐，泛恶频仍。脾失其使，胃失其市，肝

---

① 颟顸：满大。

邪转为猖獗，侮脾犯胃。所难者，阴分有热而不能滋养，气分虚寒而不能温通。舌苔有黄有灰，脉前诊或滑或数，用药不易设法，将病之原委，参体之虚实，录方候政。

北沙参　绿萼梅　新会络　海桐皮　丝瓜络　瓦楞子　旋覆花　东白芍　炒丹参　竹二青　玉蝴蝶　左金丸　桑寄生　云茯苓

足肿多年，春间又复肢节酸软，皆偏右部，是内风挟痰挟湿，早为发动。考诸风之动都出于肝，痰湿之盛都归于脾，脾气失振，肝气转旺，从中痰邪湿邪又为阻遏，以至上嗳不通，下便不利，中宫抑塞异常，得食即胀，有时泛恶，有时发鸣。关系者，尤在曾发厥象，目瞪口噤，头汗淋漓，久防虚而为脱。脉息弦滑，左部较右部为甚，舌苔黄腻罩灰。目前调理拟调气化痰为主，佐以清热和营，于便后溢血，艰寐耳鸣，头眩火升，一切均有关涉。

左金丸　制胆星　炒丹参　炒当归　代代花　竹沥夏　抱茯神　旋覆花　绿萼梅　竹二青　川贝母　远志肉　新会络　真獭肝

瘫痪之象无甚增减，于夏季来湿邪助虐，湿复化水，泛滥肌肤，肿势胀象更为加剧，两足浮亮，势竞过膝。由于肺气清肃不能下注膀胱，溺道因之阻滞，筋络肌肉两为受伤，阴囊骨旁起瘰，发痒不痛，即属水邪，湿邪藉以出路，无虑外症纠缠，断不可敷药贴膏。所难者，尊体虚不受补，实不可攻，胃纳又为减少。种种肺有积痰，脾有积湿，皆能酝酿成水，病情大致如此。现在调理治法，须理肺和脾，冀其小水通调，肿势逐次退解。

生白术　野赤豆　海桐皮　新会皮　千年健　萹蓄草　炒淮膝　光杏仁　连皮苓　桑白皮　木防己　川贝母

用金匮肾气丸钱半煎汤，去渣煮药。此方诸药甚轻，吃紧在肾气丸。

偏中之象，自数日调理以来，虽无甚增减，今日细察外形，曲池、盖膝[1]两穴上下肌肉甚为消瘦，正骱则为浮肿，不似外风而似内风，所以体非肥胖，本少类中，其为风熄亦属有据。风之作由于阴虚，痰之多由于热蒸，往往咯痰不利，舌腻属灰，服清热消风、和络活气，不见错误，而滋养营阴之药尚少，经络未免枯槁，机关自为不灵，脉因之左偏弦数，至于滑象或见于左，或见于右。肝营肾液虚非一日，现调治不得专主清热豁痰熄风。治气血虚者，补气则易，营则有形有质，非培养不可。惟痰有窒碍，有气不调，当次第服之，以希功效，拟三方附加减法。

第一方服十余帖接服第二方，加鳖血炒丝瓜络钱半。

梧桐花　炒归身　左秦艽　制女贞　白茯苓　桑寄生　杭菊花　血燕根　川贝母　新会络　冬瓜皮　干风斛　荆树叶　羚羊角先煎，钱半

第二方：主养阴清热以熄内风。

元生地　炒归身　左秦艽　生白芍　元武板　炒杜仲　杭菊花　梧桐花　炒桑梗　北沙参　肥玉竹　白蒺藜　黑料豆　新会络　川贝母　炒丹参　干风斛　丝瓜络鳖血炒

去生地、玉竹，加西洋参一钱，服四帖接服第三方。

第三方：

冬桑叶　川贝母　旋覆花　新会络　生白芍　粉蛤壳　白蒺藜　炒丹皮　左秦艽　杭菊花　云茯苓　霍石斛　枇杷叶　竹二青玫瑰露炒

---

① 盖膝：即膝盖骨。

此方服十余帖后，仍用羚羊片一钱，又服十余帖，加鳖血炒丝瓜络钱半，北沙参钱半，生谷芽三钱。

足肿

恽中丞方

《经》云：水火者，阴阳之征兆也；左右者，升降之道路也。水火失济，火上炎则牙龈发胀，水化湿则踝腘为浮；升降无权，清气虚则纳谷减少，浊邪阻则更衣艰涩。诸证皆起于吐血之后，不特心肾为亏，肝肺不调，中焦之受伤尤甚，遂至脾不为使，胃不为市，不克输精而转化为湿。考胃主机关，脾主四肢，所以两足浮肿，朝轻暮重，推摩揩洗每见红晕，气为之陷，阴亦为亏。因之气陷而化湿，阴亏而生热，正与邪自当理，气与营亦当兼顾。脉参差不同，有时静软，有时滑弦，又随时邪之动静为转移。望于霉令前纳增肿退，日渐向安。拟两方候政。

先服方：

木防己　左秦艽　西洋参　东白芍　炒淮膝　光杏仁　京元参　霍石斛　焦苡米　野於术人乳拌　炒泽泻　冬瓜皮　白茯苓　金狗脊　粉丹皮　桑寄生　丝瓜络　竹二青　夜交藤

三四帖后试加吉林参须，不见口干，不增牙肿，尽可服。

饮食呆钝，去防己、苡米，加谷芽、橘白。

口干牙胀较减，去元参、丹皮，加黑料豆、天仙藤、制女贞。

小便太多，去泽泻，白茯苓换用茯神。

足部红色褪尽，去秦艽，加水炒杜仲。

接服方：

吉林参须　炒菟丝子　淮牛膝　云茯苓　金石斛　新会皮　黑车前　生白芍　生归身　黑芝麻　水炒杜仲　野於术人乳拌

服三四帖，气亦能调，阴不为滞，加炒党参、大生地砂仁末拌打。

足肿未退，加海桐皮、天仙藤。

夜寐不稳，加柏子仁、炒枣仁。

大便艰涩，加火麻仁、京元参。

脘满少纳，加六神曲、生谷芽。

口喉干燥，加连心麦冬。

咳呛，加川贝母或竹沥半夏。

大便溏稀，去黑芝麻，并不用所加火麻仁、元参等。

小便太多，去车前，将茯苓换用茯神，加煨益智、宣木瓜，将参须换用人参。

大便燥结可服白木耳，咳嗽可服燕窝。

牙肿口干，梨汤、二至丸、生地露均可服。

足肿，赤小豆、冬瓜子代茶。

气虚神倦服人参，艰寐心烦服珠粉、鸡子，不拘多少。

恽观察方

体禀痰湿，与五志之火互扰，湿为下注，足带浮肿，有时股筋不舒，痰从上凌，卧发魇压，先为口舌干燥，其痰与湿每挟火生。所恐足肿逢霉令而加，魇防日间亦来。且脉情屡见歇象，虽非三五不调，亦非一定次数，而气虚阻痰湿而不调，阴亏生浮火而不潜，已有见端。似宜气营两调，不必偏阴偏阳，从中化痰湿、熄浮热，实不可缺。请禹翁饬采。

潞党参　竹沥夏　石决明　苍龙齿　淮牛膝　川杜仲　潼蒺藜　炒当归　九制首乌　制胆星　云茯神　炒丹参　桑寄生　天仙藤　杭菊花　云茯苓　东白芍

上味分两照煎方加十倍，用竹沥四

两，藕汁四两，再加开水泛丸，每日三钱，开水送下。

煎服方：

西洋参　炒党参　法半夏　霍石斛　云茯苓　旋覆花　冬瓜皮　焦神曲　京元参　野於术人乳拌　陈秫米　焦苡米　炒淮膝　新会络　东白芍　炒泽泻　丝瓜络　红皮枣

梦遗自遗

孙炳森方

曩患腰疽，脓血过溢，营阴从此受伤，加以梦泄频乘，每每逢节而发，遂至肝营肾液不主涵濡。脉见细软，两足屈而难伸，左甚于右。关系者又在背脊板滞，艰于俯仰，防久成虚损，有脊以代头、尻以代踵之虑。

九制首乌三钱　桑寄生三钱　炒丹参钱半　炒当归三钱　梧桐花钱半　炒杜仲二钱，盐水炒　宣木瓜钱半　炙龟板三钱　东白芍钱半　白莲须钱半　西洋参钱半　炙虎胫钱半

加丝瓜络三寸。

某君

示及两足软弱抽搐稍减，未能久立健行，上盛下虚，所以耳鸣不息，小便频数，且为自遗。肝肾大虚，关键失固，非温气补味不可。

毛鹿角四分　大熟地五钱　桑螵蛸三钱　抱木神三钱　覆盆子三钱　高丽参钱半　花龙骨三钱　菟丝子三钱　大麦冬三钱　元武板五钱　淮山药三钱　新会皮一钱

加湘莲肉三钱，炒桑枝三钱。

癞疝

严芝楣先生

癞疝多年，冬春间积劳太甚，胸次窒塞不开，大便竟失次序，由阴伤气，气不化津而化水，下焦无决渎之权，太阳失通降之职，遂至水邪泛滥，统体浮肿，凌于心则艰寐，犯于肺则喘促。水势停聚中焦，懊侬无度。服金匮肾气丸后，小溲仍未通长，转形口渴。种种病机，本虚邪实，清浊相干。再拟阴阳两顾，邪正兼施。

吉林参　怀牛膝　东白芍　宋半夏　新会皮　光杏仁　陈麦柴　滋肾丸　野赤豆　陈橼皮　胡芦巴　伏龙肝

尿血

高淳县知县李方

谨读证情，当是尿血，与血淋诸证不同。考此证多属腑病，由小肠之热瘀注膀胱。惟多年久病，由腑及脏，心与小肠、肾与膀胱皆属表里相关，以致数年来溺血频仍，种种调理，有验有不验，大约心阴不复，肾关失司。现在血色不一，紫黑鲜血日夜无度，紫块中又裹鲜血。大致紫者出于管窍，鲜者随溢随下，精溺管异路同门，所以有混淆之势，有似精遗，有似溺进，甚至茎梗发酸，毛际隐痛。至于头眩目花，胁胀腰酸，亦为应有之义。心与肝本通气，肾与肝本同源，从中肝邪煽烁不靖。用药之义，腑泻而不藏，脏藏而不泻，极为牵制。照病处方，温气须兼潜阳滋阴，须得利窍，与中虚呃逆亦有照顾。

想高明久药明医，必有卓见，请为政行。

西赤芍钱半　白莲须钱半　冬葵子钱半　凤凰衣钱半　东白芍钱半　云茯神三钱　鸭血炒丹参钱半　西琥珀研末，三分　潼蒺藜三钱　生熟甘草各三分　九制熟地四钱，与琥珀同打　吉林参八分，另以盆秋石代水煎　安肉桂三分，去粗皮，后入

加乱头发一团，皂荚水洗净，黄绢一方，约三寸，化灰冲。

脘闷泻泄

某君

胸次饱闷，饮食甚少，肛门不收，作泻多次，确是火土两虚，水亏木强。大约受补易愈，不受补较难调理。趁此冬令蛰藏，从金匮肾气丸，合黑地黄丸加减。悬拟恐未确切，倘希政行。

怀熟地 上肉桂 焦茅术 制萸肉 炒泽泻 黑车前 炮黑姜 熟附子 北五味 新会皮 白茯苓 野赤豆 红皮枣 霞天曲

久血久泻调理方

庞元翁方

吉林参五分，另煎冲 炒丹参钱半 煨木香八分 潼蒺蔾三钱 抱茯神三钱 野於术钱半，人乳拌 熟附子四分 焦建曲钱半 炒菟丝三钱 炒泽泻钱半 陈阿胶钱半，蛤粉炒 东白芍钱半 焙甘杞钱半 补骨脂三钱 新会皮二钱 炙甘草四分

加伏龙肝三钱，红皮枣三枚。

附释方义：

人参、於术为补气大宗，阿胶、丹参为养营主脑，补气即止泻，养营即止血。气不温则无以运行，以附子佐之；营不摄则无以流动，以白芍佐之；病情久血初定，久泻未和，从中醒脾健脾，加入木香、建曲；柔肝养肝，加入杞子、潼蒺。现在胃纳虽强，并不知饥，有时少腹胀满，其肝脾不协实为显然。菟丝、补骨藉命火以蒸化，非补肾也；茯神、泽泻藉丙肠[①]以分解，非渗膀胱也。和诸药则用炙草，仗化原则用陈皮，引伏龙肝合红皮枣辅佐其间。屡诊脉情，或滑或濡，弦总不退，大致肝为血藏，脾为输精，其精神欠振，肌肉不充，皆由是来也。此方可服二三十帖，当卜微效。再三思索，可无须加减，未识高明以为然否，尚请政行。

以上男科。

痰 饮

陈太太 二十三年十一月二十九日方

历年病深，上损下损，吃紧在势欲过中。中者，脾胃也。胃失其市，脾失其使，水谷不化精华，酿痰蓄饮，按之辘辘有声，是其明征。肝邪乘虚，横逆更甚，脾胃日为受伤。胃受之，则或泛或呕；脾受之，则或溏或结。又复牵连心肺两经，肺病为呛痰，心病为惊悸。诸病丛集，元气益虚，以致气之窒塞，腹痞又复攻胀。风之窜络脉，肢麻又复搐搦。种种上为虚阳，下为虚寒，因之头眩口燥，肌瘦腰酸，无虚不至。现在用药，偏滋阴必为气滞，偏补气必为阴灼，所以取效较难，流弊甚易。将所示诸方及证由反复推详，拟保肺以制肝，并柔肝以养心，肝能有制而得养，脾胃可以醒复，而痰邪饮邪亦可潜移默化，以冀上下摄而营卫和。

元米炒西洋参 鸭血炒丹参 人乳汁炒香附 蛤粉炒阿胶 化橘红 玉蝴蝶 真獭肝 沙蒺藜 辰茯神 云茯苓 炒夏曲 酸枣仁 煅龙齿 炙甘草 竹二青 红皮枣 生东白芍 冬虫夏草 盐水炒杜仲

如用吉林须，不连於术服，当无胀满。如仍胀满，调入伽南香磨汁五厘服。如口喉发燥，用盆秋石三分泡汤，煎吉林须服，每用吉林须约五六分。

上方配合义在能升能降，有通有补，清不用寒，温不用燥，温而甘者无损其阴，清而通者无害其气。虽属平淡，尚为紧凑。如服后合式，作膏滋用十倍料，如一钱用一两，提出方内之炒阿胶收膏。

---

① 丙肠：即小肠。

如调理，将方常服，四季皆合。

二十四年十一月初一日方

肝邪素不能平，上扰为热，咳痰口燥，下陷为寒，腹膨作痛，诸虚杂出，艰寐心悸，四肢麻痹，脉来弦涩，右兼滑。拟调肝肺而和心脾。

西洋参　炒杜仲　炒夏曲　制女贞　炒丹参　川贝母　红皮枣　橘叶　金石斛　真獭肝　远志肉　佛手花　丝瓜络　制香附　抱茯神

煎方不计帖数。如服膏滋，仍照去年十一月廿九日煎方，以十倍料作膏。

二十七年十二月二十日方

示及之恙，早有腹痞，或膨或痛。肝脾素为不和，肝失疏泄，脾失输运，气愈阻滞，痛胀复作，痞亦时升，甚至凉汗淋漓，鼻管空洞。大约中气久虚，不受辛通，诸害纷沓而来，腹腿痠痛，头顶抽搐，心悸肢麻，并述及舌苔灰糙且干。中有郁火，用药甚为牵制。阴有热宜清，气为滞宜温，调停二者之间，拟苦辛通降，与旧咳亦无窒碍。

调理方：

吉林须　潼蒺藜　炒杜仲　炒夏曲　白蒺藜　川贝母　代代花　抱木神　生白芍　制香附　新会皮　炒丹参　炒归身　红皮枣

如服参须，或胀满或燔热，仍用西洋参钱半。

又方：腹胀且痛，尚未平复，服此方。

左金丸　炒丹参　杭菊花　法半夏　抱木神　佛手花　红皮枣　玉蝴蝶　炙甘草　九香虫　生白芍　炒川楝　新会皮　竹二青

三十年三月初十日方

示及近时病由，病在肝肺，左肝右肺，为升降道路。向有积痞左行于右，左块较软，右部时升，肺能制肝，是胜其所胜，肝反制肺，是胜其所不胜，所以左减而右增也。夙昔诸虚毕集，吃紧总在咳嗽多痰，痞块攻动，病本纷沓，药多牵制。拟肝肺两和。

吉林须　新会络　川贝母　生白芍　炒丹参　炙甘草　丝瓜络　旋覆花　炒杜仲　宋半夏　炒川楝　醋炒延胡　佛手花

痰湿

陈太太

时邪已清，仍扰动痰湿旧病，湿不由便而达，痰不上咯而松，以致口淡脘闷，神疲纳少。痰邪湿邪阻遏气道，气有余便是火，热迫冲脉，每每先期而至。现当痧后，又天气未凉，未可峻补。再清热以宣痰浊，调气以化湿滞，从前调补之法尚须变通。

西洋参　盐半夏　抱茯神　杭菊花　炒蒌皮　叭杏仁　北秫米　川贝母　海贝齿　生白芍　炒丹参　绿萼梅　竹二青　鲜荷叶

咳嗽潮热

吴太太敬修太史夫人

诊脉多次，无非咳嗽在肺，灼热在肝，不外乎肝肺两经，咳嗽或轻或重，潮热旋平旋作，久而不愈，必及于中。中者，脾胃也。病境到此，药之偏阳偏阴皆为窒碍，越人所以有过中难治之论。纳谷不见运，所谓胃失其市也；更衣屡见溏，所谓脾失其使也。逐至阳明机关失利，太阴敷布无权，腹腰作胀，四肢亦胀，诸症蜂起。近来咳痰且复带血，便溏有时艰涩。种种阴阳造偏，水升火降，失其常度。凌于心，气冲惊悸，汗出艰寐；迫于下，经水仍行，带脉失固，且小溲畅利较安，少则发病，肺虚不能通调水道也。气若有不摄，目赤牙痛，肝虚不能驯驭龙雷也。脉息右手弦大，属木扣金鸣，左关肝脉反小。《经》言肝为罢极之本，自后夏热秋燥，与病不合，风消息贲，尤为吃紧，曷勿用复脉汤？较四物、蒿甲、清骨、泻白诸方，自有力量而尚灵动，候质高明。

吉林参 元生地 生白芍 左牡蛎 元金斛 陈阿胶 炙甘草 抱茯神 炒丹参 新会白 川贝母 生谷芽

加红皮枣、枇杷叶。

咳逆痞胀月枯带多

王太太方

种种见证都起于肝，前则肝邪侮胃，脘胀结痞；兹则肝邪刑肺，咳嗽气逆。肺阴愈弱，肝气愈旺，时刻懊憹，痞为上升，胀甚神迷，脉来弦细。奇经亦损，月枯带多。最恐由虚成损，拟肝肺两和。候政。

西洋参钱半 法半夏钱半 东白芍钱半 抱茯神苓各三钱 二竹茹钱半，玫瑰露炒 真獭肝八分 真川贝八分，去心 左金丸八分 炒丹参钱半 代代花七朵 四制香附三钱 枇杷叶去毛，三片 新会白八分 炒杜仲三钱 瓦楞子三钱，煅

第二方：

西洋参钱半 佛手花四分 炒丹参钱半 新会白八分 二竹茹钱半，玫瑰露炒 宋半夏钱半 东白芍钱半 抱茯神苓各三钱 金石斛三钱 枇杷叶三片，去毛 川贝母钱半，去心 炒杜仲三钱 合欢皮钱半 沙苑子钱半 红皮枣三枚

膏方：

调左右之升降，摄上下之气营。

潞党参三两 瓦楞子两五钱 野於术两五钱 新会皮一两 西绵芪三两，生熟各半 法半夏两五钱 黑芝麻两五钱 佛手花四钱 花百合两半 川贝母一两五钱，去心 炒丹参一两五钱 叭杏仁三两，去皮尖 甘杞子一两五钱，焙 炒当归三两 炒杜仲三两 沙苑子一两五钱 大熟地三钱 东白芍一两五钱 白燕窝四两 上南枣二十枚 北五味四钱 抱茯苓三两 抱茯神二两 二竹茹一两五钱，玫瑰露炒 上湘莲四钱

上味浓煎三次，去渣存汁，以陈阿胶三两五钱收膏。每日酌进一二瓢许，临服时和入另煎吉林参须五分，另磨沉香五厘同服。

潮热痰涎带红

某小姐

潮热许久不退，兼有凛寒，且不甚退清。痰涎带红，或发或止，痰黏颇多，甚于巳午之间。总以三阴失调，心脾既弱，肝邪并炽，所以气逆上攻，膨胀之势窜腰上膈，纳谷甚少，有时作咳，有升少降，大便艰涩，小溲短少。夏热秋燥已过，能否热退纳强，转危为安；用药仍清热以和阴，调中以顺气，气不用燥，阴不用腻，至于营阴枯竭，本非一时所能获效。

青蒿子 女贞子 制丹参 川贝母 广橘络 霍石斛 北沙参 绿萼梅 抱茯神 东白芍 叭杏仁 嫩白薇 枇杷叶 藕节

咳嗽失血兼惊悸艰寐

李小姐罗店

女子以肝为先天。《经》云肝为罢极。遂至营阴不足，气火有余，两胁攻胀，有时刺痛，属肝之横逆；当脘懊憹，有时烦灼，属肝之冲犯，甚至口无津液，两耳发鸣。凌于心，则为惊悸艰寐；刑于肺，则为咳嗽喉涩，连次咯血，且为痰为沫，胶黏难吐。心与肺之见证，无非由肝而发。肝为将军之官，脘腹间升而少泽，扰攘不安，久病不复，自觉力不能支，神

不能振，奇经遂失禀丽，居而忽至，毫无色泽，似经非经。种种证情，虚热多而实寒少，虽膏肓发冷，足亦不暖，汗多怯寒，无非营卫不协所致。挟痰挟火，所以实不能攻，虚不受补，偏于凉则碍痰，偏于温则碍火。从本虚标实调理，拟备轻重两方。

轻方：

北沙参　寸麦冬　合欢皮　新会络　瓦楞子　抱茯神　宋半夏　东白芍　黑料豆　旋覆花　绿萼梅　海贝齿　竹二青玫瑰露炒　灯心飞，青黛末拌打

冲濂珠粉二分。

重方：

吉林须　东白芍　炒丹参　佛手花　陈秫米　淡秋石　炒阿胶　抱茯神　苍龙齿　川贝母　黑料豆　叭杏仁　冲濂珠粉二分、鸡子黄一枚　煎入龙眼肉二枚，内包川连，外滚金箔　竹二青玫瑰露炒。

如心中懊侬难过或两胁刺痛作胀，姑备急治法。若连诸症，仍服一轻一重正方。

人参磨汁　沉香磨汁　水梨打汁　白芍磨汁　地栗打汁　人乳汁　甘蔗打汁　藕汁。

如腹痛去梨汁，脘嘈去地栗汁，倘泄泻，诸汁均不服。汁饮内人参磨汁，不同煎剂发胀。

诸汁调匀温服。如嫌胶黏，略冲开水，徐徐酌服。

病情较前略有增减，痰血不发，黑涕渐平，心里懊侬觉减。惟近来见证，仍属肝邪为多，扰于胃则脘胀纳减，得嗳为舒，侮于脾则气攻便燥，下屁为松。肝气之旺必由肝营之亏，气无营养，走散无度，其气之逆而上升，又复散而横窜，腹部两胁皆为膨胀，及于腰俞，牵于尾闾，无所不至。其心旁辘辘痛响，小溲短赤，挟动龙雷，内热外寒，左颧发热，背俞愈寒。起病总在于肝，连及于心，牵及脾胃，从中必有挟痰郁火。其不能受补者，为肝病本来拒补，所以用药极为细腻，恐黄连、肉桂名进退汤，苏梗、参须名参苏饮，实在不敢轻试。再拟调其气而潜其阳，和其营而清其阴，参以熄风豁痰。候政。

轻方如洋参不合，改用北沙参：

西洋参　苋麦冬　玉蝴蝶　合欢皮　东白芍　珠母粉　宋半夏　炒丹参　京元参　抱茯神　柏子仁　佛手花　竹二青　莲子心

煎入左金丸。

重方：

北沙参　宋半夏　抱茯神　霍石斛　夜交藤　炒丹参　东白芍　鲜橘叶　炒阿胶　北秫米　远志肉　绿萼梅　合欢皮　柏子仁　叭杏仁

加竹二青。

另煎吉林参须三分，冲；另研濂珠一分，冲。

复诊：近示病情反复甚多，大约春分大节，厥阴当令正旺，所以气攻尤甚，甚至上升欲呕，升之太过，降更无权。扰胃刑肺，失血复发，痰中连次带溢，或为懊侬，或为膨胀，潮热时来数次，皆无一定，并有形寒之象。见证如此，恐交夏先为吃紧，用药以肝为纲领，苟得肝火肝气平淡，不特肺胃不为其侮，而心气亦藉以镇摄，并叙大经先生论脉弦大而缓，恐似脉小病退，脉大病进。是否，候政。

北沙参　玉蝴蝶　竹三七　元金斛　炒丹参　川贝母　糯稻根　佛手花　抱茯神　东白芍　炙甘草　沙苑子　新会络　红皮枣

示及病由服紫河车后，既有膨胀，又

出汗淋漓，又似不为服药而起。仍时寒时热，口苦发热，小便频数且短，舌苔尖绛起刺，且有时腹痛，有时气不接续。种种见证，仍属心肝致虚，中焦复失输运。读方先生方潜阳育阴，确是正治，实因病情转辗不定，未必即能取效。拙拟叠次服药虽不多，而亦有过无功，然不能不敬遵命议药。目前腊尾春头，厥阴又属当令，本为虚不受补，当从轻浅调治，以养心止其汗，柔肝和其热，佐以运用脾阳化湿浊，鼓中气并开胃纳。拟方候政。

北沙参　白茯神　绿萼梅　炒丹参　生谷芽　炒淮麦　糯稻根　元金斛　法半夏　玉蝴蝶　新会白　麻黄根　夜交藤　炒竹茹　红皮枣

细读病情一半，跃跃欲用肉桂，读至末条，与拙见相同。所以用桂者，为现在病情懊憹欲呕，腹痛且膨，属上热下虚，有欲过中之势。中者，脾胃也。被肝来克，脾升胃降无权，胃阴伤，口唇干燥；脾阳困，便干后溏，奇脉亦损，经耗带多。《女科门》本有寒热往来，皆有肝出，万无用截疟诸品，最合十全大补之法。尚不敢轻服，一剂分三日服，请为试之。大约有裨无损，未识能首肯否，以方案代书札，祈为鉴政。

安肉桂　元生地　抱茯神　炒丹参　炙甘草　红皮枣　炙阿胶　炒夏曲　淡乌鲗　新会白　代代花

表虚内热[①]

某三小姐

示及病情，表为之虚，内为之实，因感冒发散太过，容易嚏喷。拟实表清里，用玉屏风散法。

西芪皮　北沙参　冬瓜子　新会皮　川贝母　嫩白薇　黄防风　光杏仁　白茯苓　冬桑叶　东白芍　竹二青

头眩兼心悸

熊太太

就述证情，大致肝病为多。经言诸气之升，皆属于肝。肝体阴而用阳，侮犯中焦，烁灼上冲，苦主火，酸主肝，其为肝火无疑。甚至上蒙清空之部为头眩，逼近宫城之处为心悸。考诸脏附于背，营枯不能受热，冲脉镇于下，血损不能高枕。女科本以肝为先天，由悲伤起因，由肝而及心脾。总之三阴皆虚，虚不受补，肝病拒补也。愈虚而愈不受补者，所以前能受补而今不能受也。发时若形外脱，其亏损可知。拟上两方，一为发病服，一为调理服，进退其间，服无不效。

病发时，如热升上冲，吞[②]酸口苦，若欲脱象诸证，服三五剂不等，服之应效，多服亦无不可。

西洋参　法半夏　玉蝴蝶　真獭肝　石龙齿　北橘叶　竹二青　左金丸　生白芍　佛手花　辰茯神　制丹参　炒远志　红皮枣

受补，可加吉林须五分。

调理方：大约十月、十一月天寒必能受补，不计帖数。

生白芍　抱茯神　炒归身　佛手花　橘叶　宋半夏　煅龙齿　制女贞　玉蝴蝶　竹茹　盐水炒杜仲　蛤粉炒阿胶　吉林参须　潼蒺藜　白蒺藜

煎入龙眼肉三枚，内包黄连二分，外滚金箔一张。

---

① 表虚内热：此标题原脱，据目录补。
② 吞：原作“吝”，据文义改。

肝厥

吴太太

女科以肝为先天，所以诸病无不关肝，因产育多次，肝营为虚，肝气偏旺，遂有厥逆之象，遂至舌质发热，神明失主，气冲流涎，闭目流泪，无虚不至。近来肝常为逆，肺失为降，木扣金鸣，咳嗽随时举发，或稠痰，或稀沫，大致中挟痰邪饮邪。凡痰饮化燥者必多失血，肺本制肝，肝反刑金。经旨所谓胜其所不胜，不胜其所胜，因之诸虚纷沓，五心烦灼，脘宇懊侬，气窜作痛，并无定处。无非络脉空虚，气营偏胜，奇经无从禀丽，带脉不固。近复偏产有形，连诊脉情，或浮濡，或细滑，幸数不现，舌常光滑。能否向春不加潮热盗汗，以免由虚成损。拟肝肺两调，肝为刚脏，济之以柔；肺为娇脏，济之以养。而痰邪饮邪停留，大都湿注中焦。中者，脾胃也。甘缓之品，亦不可少，与纳谷甚呆，大便易溏两者，亦有裨无损。

吉林须　生白芍　炒丹参　花百合　新会络　川贝母　枇杷叶　淡秋石　炙甘草　冬虫草　炒阿胶　桑寄生　白茯苓　红皮枣

附加减诸法：

十帖后去吉林须，可用吉林参五分。如身灼喉燥，加西洋参钱半。

腹痛便溏去秋石，加人乳拌蒸於术钱半。

胸闷去阿胶，五六日后仍加入。

万一盗汗自汗，加炒淮麦钱半，糯稻根三钱。

万一气喘痰饮，加旋覆花钱半，紫石英钱半；不得已加姜汁炒五味子四分，蜜炙

万一中宫窒塞，纳呆面浮，加佛手花四分，元金斛三钱，生谷芽三钱，冬瓜皮三钱。

万一恶寒多发热少，加西芪皮钱半，黄防风钱半。

万一络脉窜痛尤甚，加鳖血炒丝瓜络钱半，新绛屑四分。

万一喉痛音嘶，加寸麦冬钱半，白柿霜三钱。

万一又为失血，加酒炒旱莲草三钱，炒藕节两个，炒丹参钱半。

万一月事趱前，加沙苑子三钱，煅龙骨钱半。

万一带下淋漓，加淡乌鲗钱半，湘莲肉三钱。

示及厥逆惊悸两平，口内潮润，惟营阴不足，气火有余，每夜潮热，脘宇嘈杂。所谓气有余便是火，营不足多变痰，且与内风、内湿互为扰攘。食后发胀牵连两胁，上冲即吐，酸水白沫杂来，皆属肝邪为逆。心肝两虚，肢体转侧皆麻，寤不安神，喉甜舌黄，面色青晄。种种见证，虚多实少，拟柔肝以熄内风，和脾养心而化痰邪湿热。候政。

西洋参　生白芍　煅龙齿　宋半夏　新会络　绿萼梅　杭菊花　抱茯神　银柴胡　陈秫米　炒丹参　玉蝴蝶

冲濂珠粉二分，加炒竹茹、红皮枣。

示及视事稍劳即不感冒，肝邪顿起，咳嗽未止，属肺不制肝，能胜反为不胜。两次厥逆，膝冷手灼，气涌痰哽。现在嗜卧目重，气促鼻煽，脘宇嘈杂，小溲不畅。大致发热仍关潮热，气涌仍关咳嗽，从中痰邪饮邪因肝发动，有升少降。拟轻重两方，候政。

轻方：

北沙参　生白芍　光杏仁　川贝母　宋半夏　白茯苓　枇杷叶　粉蛤壳　白蒺藜　佛手花　新会白　元金斛　杭菊花

炒竹茹　红皮枣

轻方先服三剂，如不见效，服重方数剂，必有应验。

重方：

吉林须　生白芍　宋半夏　白茯神　冬虫草　淡秋石　枇杷叶　石决明　元金斛　川贝母　煅龙齿　叭杏仁　新会络　炒竹茹

肝风证

杭州王太太

痧发之后，营阴受伤，生风生热，走窜络脉。手足偏右疼痛，绵延未止。风本属肝，头痛耳鸣，夜寐发热，舌苔红裂。种种营阴不足，气火有余，风势煽烁所致。拟清阴和络，养肝为主，兼顾心脾，较为周到。

西洋参　白蒺藜　桑麻丸　东白芍　左秦艽　厚杜仲　女贞子　潼蒺藜　寸麦冬　梧桐花　黑料豆　制丹参　丝瓜络

无胸闷等症，可加元生地三钱；能受滋阴养血，再加蛤粉炒阿胶三钱；不嫌升提，再加吉林参须五分。照此调理，有益无损。

肝病多怒

女科以肝为先天，善怒而多火，厥阴冲犯太阴阳明，当要脘宇作痛，痛势自午至夜半为甚，属气痹营虚也。由胃及脾，阴稀为脾泄，结燥为脾约，种种脾升胃降失司，中无砥柱，郁火内炽，嘈杂一发，纳食即呆，病久渐损，肌肉瘦削，遇事多怒。照述拟方，治肝木以柔克刚，调脾胃以通为补。

野於术　东白芍　川青皮　合欢皮　制丹参　沙苑子　绿萼梅　沉香曲　西党参檀香汁炒　桑寄生　姜半夏　西洋参　竹二青

脘痛善怒

陶太太

女科以肝为先天，善郁而多火，厥阴冲犯阳明、太阴，当道脘宇窒痛，自午至夜半作痛者，都属气痹营亏。由胃犯脾，更衣结燥为脾约，溏薄为脾泄，皆自脾升胃降失司，中无砥柱，郁火为炽，心中每发嘈杂，壮火不能运谷，所以谷纳更呆，肢体瘦削，遇事善怒。照述处方，拟柔肝调中，佐以苦辛通降，应无不合。

西洋参　生白芍　新会叶　左金丸　四制香附　沙苑子　炒竹茹　炒夏曲　佛手花　玉蝴蝶　抱茯神　炒杜仲　合欢皮　红皮枣

随服吉林须五分。

腰痛泛酸

许太太

连病损及三阴，渐及奇经，经水久居不行，遂至营卫偏胜，寒热每每发作，诸虚杂出。肢腰痠痛，络脉拘牵，心脾既虚，肝邪偏旺，脘宇胀满，纳少泛酸，气升口干。种种营虚气痹，趁此冬令，治须培养。

吉林参　四制香附　鸡血藤膏　川贝母　生白芍　玉蝴蝶　炒竹茹　炒阿胶　潼蒺藜　炒夏曲　抱茯神　佛手花　新会叶　红皮枣

万一感冒，如寒热咳痰，气喘脘满或肝气重发，脘痛骨酸等服三五剂。

冬桑叶　光杏仁　佛手花　左金丸　川贝母　杭菊花　姜竹茹　嫩白薇　焦米仁　生白芍　炒夏曲　新会红　炒丹参　干荷叶

脘闷胀有时泛恶

四太太

胃阴既伤，脾湿未清，病后当脘嘈杂

减而未除，有时泛恶，有时作胀。脉历诊细软为多，舌黄边白总未退尽。再从清养以和胃，芳香以醒脾。

第一方：

干佩兰 川通草 新会皮 川郁金 青荷梗 炒黄芩 赤茯苓 香青蒿 炒枳壳 红皮枣 生米仁 鲜佛手 炒蒌皮 益元散 鲜稻叶

第二方：

北沙参 广藿香 新会白 益元散 环粟子 柔白薇 生熟谷芽 生苡米 红皮枣 野蔷薇 川石斛 云茯苓 鲜佛手

泛恶兼腹胀

王奶奶

营失养肝，肝气侮中，犯胃为泛恶，侮脾为腹胀，肝脾机关失利，四肢皆为痠痛。肝气本通于心，梦多艰寐，遂至虚及奇经，期愆色淡，带脉不固，再拟调气和营。

西洋参 沙蒺藜 东白芍 淡乌鲗 苍龙齿 宋半夏 生於术 佛手花 抱茯神 川杜仲 北秫术 制香附 竹二青 红皮枣

煎入左金丸八分。

十帖后，受补加吉林参须五分。

呕[①]泻后头眩痛发热

罗少耕大姨太太

肝体不足，肝用偏旺，早有脘胀头眩。入夏来郁湿扶滞，中焦脾胃受困，加以肝木来侮，勃发呕泻。现在呕止泻平，并无寒热，惟胃纳总未见旺，着紧者尤在头部发热，热而痛，痛而晕，日轻夜重，其热势痛势上及巅顶，旁及眉棱。合之脉弦滑，舌苔光红，中心少液。证情似虚而非实，本而非标，虽属外因，当从内因调理。录方候政。

西洋参 风霍斛 制女贞 蜜炙桑叶 荷叶边 杭菊花 抱茯神 元精石 白蒺藜 竹二青 东白芍 炒丹参 苍龙齿 生熟谷芽 红皮枣

复方：

风从肝出，热从心生，属内风而非外风，虚热而非实热，所以上扰清空，则为头部眩晕；煽烁娇脏，则为气冲发呛。牵连诸恙，两耳时鸣，神志恍惚，有时出汗，有时泛痰。脉弦滑较减，仍细实少力，舌红势渐淡，仍光剥少液。虚非一脏，心肝两亏，肺脾亦为受病，须得持久调理，以冀次第复元。

西洋参 夜交藤 炒怀膝 东白芍 甜橘饼 红皮枣 灵磁石 抱木神 风霍斛 白蒺藜 糯稻根 旋覆花 炒丹参 冬青子 滁菊花 枇杷叶

再复方：

手三阳之脉，受风寒仗留而不去，则名厥头痛，入连在脑者，则名真头痛，此《难经》之论头痛，专从外感立说也。兹则并无外感，都属内虚，虚则生风，上扰清空，向有头晕，晕甚为有根屡发。现在发而较平，痛或仍晕，耳鸣亦未平复。肝风之外，又挟肝气，侮于脾早有脘胀，刑于肺近为胸闷，甚至欲嗳不出，得食作酸。脉两手细突，舌光剥少液。再从熄养于和阴之中，参以调气。是否有当，即候政行。

西洋参 珠母粉 夜合花 奎白芍 新会叶 风霍斛 绿萼梅 抱茯神 炒丹参 炒淮膝 滁菊花 白蒺藜 竹二青 荷叶边

三复方：

诸风掉眩，皆属于肝。肝气挟痰，刑于肺，屡发咳呛，胸次窒塞；肝阳为热，扰于心，神烦不安，彻夜少寐，欲嗳不利，得太息较松，食入即胀。脉息弦减仍

---

① 呕：原作“腹”，据文义改。

滑，舌苔红退转润，再拟清养。

北沙参　川贝母　抱茯神　玉蝴蝶　东白芍　炒淮膝　竹二青　红皮枣　合欢皮　金石斛　远志肉　炒丹参　夜交藤　新会红　代代花　鲜莲心

四复方：北沙参　刀豆子　旋覆花　玉蝴蝶　光杏仁　鲜莲子心　金石斛　抱茯神　代赭石　川贝母　竹二青　枇杷叶　佛手花　远志肉　夜交藤　淮牛膝　红皮枣

五复方：

风气通于肝，高巅之上，惟风可到，是头痛属肝风为多。然痛连眉棱者，张子和谓足阳明胃经，似不得专责诸肝，又当兼责诸胃。夫胃与肝为表里，胃之经与胃之腑亦表里也。病情由表及里，即由经及腑，头痛止后，纳食从此呆钝，口中并为乏味。土愈虚者木愈强，胃系既属上逆，肝气从胃内侮，自脘宇上至胸膈抑塞鲜痛，欲嗳不出，转为呃忒，食物至咽，似乎格格不下。至于艰寐频仍，牵连而发，虽属心阴不足，心阳有余，亦未始不关肝火之旺肝。经不云乎人卧则血归于肝，胃不和则卧不安。以肝主藏魂，血虚则魂失安藏，惊悸不能交睫。胃居乎中，气弱则中愆常度，上下因之失济。历诊脉情，弦滑略减，六部皆见细软，舌苔红剥已平，略形滋润。目前调理，偏温燥，恐碍营虚，偏滋腻，有妨气滞，铢两于两营之间；拟柔肝和胃为主，佐以养心，兼以保肺，于干呛少痰亦能关涉。候政。

第一方：

北沙参　旋覆花　佛手花　夜交藤　枇杷叶　红皮枣　川贝母　代赭石　真獭肝　金石斛　竹二青　鲜莲子心　陈秫米　抱茯神　绿萼梅　炒淮膝　鲜橘叶

附加减：

如呃忒已平，去旋覆、代赭，加炒丹参、奎白芍①。

如头痛发热，平而复作，加元精石、杭菊花。

如咳呛较甚，吐痰不利，加光杏仁。

如自汗盗汗，汗出甚多，加炒淮麦或加糯稻根。

第二方：

西洋参　炒淮膝　夜交藤　新会红　红皮枣　元金斛　奎白芍　抱茯神　川贝母　忘忧草　潼蒺藜　炒丹参　佛手花　北秫米　竹二青

附加减：

如屡屡火升，夜寐不合较甚，加珠母粉。

如头部眩晕，行动即来，加明玳瑁。

如呃忒时来，喉间气逆，加旋覆花、代赭石。

如干呛少痰，胸次窒塞，加枇杷叶、光杏仁。

如口中不渴，呕吐清水，当脘懊侬，加仙露半夏。

如嗳气不爽，每每上泛作酸，舌苔不见光剥，口中不喜引饮，试加左金丸入药同煎，如见口渴舌剥，此丸即不能用。

第三方：

吉林须　潼蒺藜　抱茯神　奎白芍　竹二青　西洋参　白蒺藜　海贝齿　炒归身　代代花　滁菊花　合欢皮　新会皮　炒丹参

附加减：

如服后作胀，气升发嗳，用参须代水，磨乌沉香一分，冲药内服。服沉香后胀势仍少平复，只得不用参须，并沉香亦无须加入。

如服后面部大升，眩晕复来，方内亦去参须，加入盐水煅石决明八钱。

---

① 奎白芍：大白芍之别名。

如大便四五日不解，用瓜蒌仁三钱，不应再加入火麻仁三钱。若大便畅解，即当除去不用，恐太过反为便溏也。少食者便自少，与寻常停滞腑闭不同，一切攻下之剂均在禁例。

备感冒风寒挟滞方：如头痛头寒，脘胀泛恶，便溏纳呆，舌白脉细等证，暂服此方一二剂，平即不服。

黄防风　川郁金　白茯苓　粉前胡　老苏梗　新会皮　姜竹茹　佛手柑　厚朴花　焦建曲

备感冒风热挟痰方：如咳嗽头疼，身热汗少，口渴引饮，脉浮舌黄等证，暂服此方一二帖，平即不服。

冬桑叶　光杏仁　柔白薇　杭菊花　方通草　川贝母　白茯苓　蜜炙前胡　薄荷梗　枇杷叶

骨节痠痛艰寐谵语

张方复诊

示及病情，似乎轻减，尚未可恃。胸背早损，损则气营内亏，不能灌溉经隧，所以肢骱痠痛，屈伸不利，夜烦少寐，汗出谵语，面皖带青，舌苔青黑。种种营阴不足，气火有余，肝肾为虚，必肾精不摄挟痰，再驯龙雷而和络脉。

元生地　潞党参　黑料豆　川贝母　抱木神　川北仲　九制首乌　西洋参　左牡蛎　桑寄生　川续断　淮小麦　制丹参　淮山药　女贞子　潼蒺藜　红皮枣　竹二青

炒龟板胶、陈阿胶收膏。

积饮气痛经阻带下

某太太

大腹膨满，属气痹阴伤，中有积饮，挟肝气为扰，痛则块见，不痛块隐，面浮目糊，小溲短少。如气痛作甚，一饮一食俱不能下。种种虚不受补，而食补又难复元。现在经水涸阻，带下不断，未识向春能有灭无增否，再拟调气和营。

制香附　陈橼皮　白茯苓　生杜仲　沉香曲　福泽泻[1]　鸡血藤胶　生白芍　炒怀[2]膝　淡乌鲗　佛手花　海桐皮

试服金匮肾气丸，每日二钱。

头痛腹痛月经趱前

小姐膏方

禀体素虚，中西之学兼营并进，心气心阴未免受伤，主宰为虚，肝肺因之亦嫩。头痛腹痛属肝，涕多色皖属肺。前诊脉弦数，月事趱前，必致肝升太过，肺降无权，日后防潮热咳嗽，拟气阴并调。

元生地　潞党参　炒丹参　川贝母　沙苑子　白蛤壳　野於术　炒延胡　湘莲肉　怀熟[3]地　四制香附　抱茯神　佛手柑　川杜仲　苍龙齿　西绵芪皮　炙草　燕窝　阿胶　西洋参　合欢皮　生白芍　寸麦冬　制女贞　制萸肉　黄防风　陈皮　南枣

泻泄月经不行

俞山太太，甲辰十月初四日

屡诊脉情，细弱[4]为多，且泄泻濒仍，胃纳不开，气虚于阴，确是明证。但肺气已弱，肺阴亦亏，气阴两伤，遂至月事失行，头[5]热形重，喉音不亮，损怯情形，已见一斑。目前吃紧，总在脾胃两经，而咳嗽尤为此症之纲领。拟阴气并

---

① 福泽泻：产于福建的泽泻。
② 怀：原作“坏”，据文义改。
③ 熟：原作“热”，据文义改。
④ 弱：原作“清”，据文义改。
⑤ 头：原作“明”，据文义改。

调，养阴不用滋腻，补气不用湿渗[①]，用药不求有功，但求无过。

吉林参　於术人乳拌　炒夏曲　炒丹参　川贝母　西芪皮　枇杷叶　阿胶米粉炒　生白芍　炙甘草　新会白　冬虫草　黄防风　竹二青

风热喉痹

宪太太方

禀体肝旺，肝邪为热煽烁，娇脏又复挟痰挟风，以致喉痹多年，屡平屡发，轻则咽喉干燥，重则红肿作痛。肺不制肝，肝阳益炽，有升少降。头眩目花，两耳鸣响，其风痰热邪又复走窜络脉，肢节麻痹，脉息弦滑，甚于左关，舌苔有黄有白，每每厚腻非常。主以柔肝保肺，佐以熄风而化痰热。

羚羊尖　粉蛤壳　冬桑叶　苍龙齿　竹沥汁　炒僵蚕　川贝母　杭菊花　橄榄核　枇杷叶　块马勃　光杏仁　抱茯神　瓜蒌仁　鲜荷边

积　聚

某少太太

向有积聚，心下脐上，正当脘宇之间，夏秋必发胀满，由于脾胃升降失司，清浊为淤。中伤者厥阴必有气火，所以牙痛频仍，头常发晕，因虚为热，月事反为趱前。拟丸方用调气和营，藉以养三阴而和八脉。

炒夏曲　全当归　川杜仲　抱茯神　沙苑子　西潞党　制女贞　绿萼梅　东白芍　川续断　甘枸杞　西洋参　墨旱莲草　西砂仁末拌炒元生地　玫瑰花十朵，炒　於术人乳拌　制香附

上味生打粗末，晒燥，再研细末，水泛为丸。每服三钱，不拘早晚，开水送下。

癥　瘕

某姨太太膏方

考有形为癥，无形为瘕。界于癥瘕之间，每每腹旁攻胀。女科以肝为先天，所以病仍在于肝。凌心则心悸，侮胃则脘嘈，甚至纳谷式微，懊侬胀满。营气出于中焦，奇经因之枯少，转月后期者多。夏秋诊脉并无感冒，入冬更可进补。拟调气和营，中参以血肉有情者，可涉八脉而益三阴。

血蜡鹿茸　上红花　甘杞子　合欢皮　龙眼肉　吉林参　生白芍　川杜仲　元生地砂仁末打　月季花　鸡血藤胶　千张纸[②]　沙苑子　桑寄生　干鲍鱼　四制香附　绿萼梅　抱茯神　新会络　毛燕窝

足　肿

某太太

就述足部肿痛，有形高起，着热尤甚，恐是紫云风，又防脚肝气。总之血燥生风，拟清营阴，化痰熄风。

梧桐花　大生地　黄防风　川杜仲　宣木瓜　竹沥夏　香独活　羚羊片　怀牛膝　炒当归　五加皮　牛蒡子　丝瓜络

洗方：

扁柏叶　川黄柏　生大黄　紫荆皮　络石藤　西赤芍

加陈酒一杯同煎，洗患处。

以上女科。

---

① 渗：原作“惨”，据文义改。

② 千张纸：即玉蝴蝶。

后　编①

中风附风痰痿痛

中风偏左，左者为瘫，手足屈伸不利，抽搐无度，舌音不清，按脉细弦。治以温降熄风。

川桂枝　炙虎胫　天仙藤　伸筋草　梧桐花　羚羊片先煎　炙龟板　炒杜仲　竹沥夏　丝瓜络　全当归　海风藤　晚蚕砂　酒桑枝

中风门，瘫与懿，合风痹、偏枯，为四大证，多主温补。以外风病，温凉补泻，无不可行。现在见证，本非中脏中腑，而邪在筋络，所以足力弛软，腰不能支，手难提高，指有颤动。究之肝肾两经，无不见虚，以腰为肾府，肝主搐搦。惟痰湿禀体，又当夏令，滋腻温纳，确属难进也。

西党参　法半夏　生白芍　虎胫骨炙　左秦艽　九制首乌　梧桐花　炒当归　玄武板炙　片姜黄　炒杜仲　桑寄生　千年健　功劳叶去刺

久有风患，屈伸虽利，步履欠稳。湿由脾生，风从肝发，两者互扰，外则走窜经络，内则阻遏中宫，外偏于风，内偏于湿，新旧病皆根于此。

生白术　桑寄生　采芸曲　厚朴花　焦苡仁　宋制夏　木防己　香独活　晚蚕砂　新会皮　鲜佛手　功劳叶　干佩兰　千年健

复诊：气虚生痰，营虚生风，风邪挟痰走窜经络，偏左肢骱痠痛，手则不能高举，足则开步不利。脉右部滑大，左部细弦，舌苔黄腻，纳食欠旺，秉体丰腴，气分早亏，以脉合证，又属气虚于营。《经》云："卫气虚则不用，营气虚则不仁"。拟宗此旨，立方调理，谅无不合。

生於术　竹沥夏　晚蚕砂　梧桐花　海风藤　炒归身　桑寄生　炒杜仲　新会皮　木防己　炒怀膝　抱茯神　丝瓜络　竹茹玫瑰露炒

肝阴不足，肝阳有余，阳化内风，上扰清空。两目起星，渐近失明，关系者又在头眩屡发。厥阴冲犯阳明、太阴，呕逆泛痰，每每牵连并作。脉见细弦，舌苔中剥，气与阴亏，风与痰盛。久防类中，拟以和养。

西洋参　东白芍　杭甘菊　煅龙齿　潼白蒺藜去刺　宋半夏　元精石　抱木神　炒丹参　炒怀膝　甘杞子　荷叶边　竹茹玫瑰露炒

左臂瘦削，屈伸不利，痠痛延及肩项，甚至上连头额，属营虚生风，风入于络。久防偏枯，脉息细弦，治以和养。

炒当归　桑寄生　五加皮　厚杜仲盐水炒　杭菊花　香独活　梧桐花　海风藤　白蒺藜去刺　嫩钩藤　宣木瓜　威灵仙　丝瓜络　十大功劳

痿　痹

风寒湿合而成痹，寒胜者为痛痹。痛

① 后编：此标题原无，据体例补。

势由环跳及于盖膝，步履不仁，脉息沉弦，治宜疏和。

香独活　炙虎胫　天仙藤　生白芍　炒杜仲　桑寄生　酒当归　川桂枝　炒川断　五加皮　淮牛膝　新会络　丝瓜络

劳伤

咳嗽肉落，潮热，肢肿失血，由阴伤气，渐入劳怯。

炒党参　扁豆皮　川石斛　紫石英　川贝母　炙甘草　北沙参　白茯苓　东白芍　旋覆花包　炒夏曲　新会皮　枇杷叶　红皮枣

环跳痠痛，背脊酸软，尾闾尤甚，脉见弦数。最恐由损径而入劳径，有人身缩短之虞。

吉参须另煎，冲　生白芍　炙龟板　炒丹参　炒杜仲　桑寄生　九制首乌　炙虎胫　宣木瓜　炒当归　金狗脊炙，去毛　广陈皮　丝瓜络

肝升太过，肺降无权，当脘作胀，有时发嗳，咳嗽潮热，有时失血，脉见弦数，舌苔光剥。阴为伤而气为痹，由损成劳之势，拟以和养。

大沙参　冬虫草　炒丹参　东白芍　真獭肝　忘忧草　川贝母　合欢皮　光杏仁　绿萼梅　旋覆花　炒怀膝　新会皮　枇杷叶

脾肺两伤，上为咳嗽，下为便血，渐至肉削纳少，形寒潮热，势将由伤成劳，脉见弦滑，和养主之。

炒党参　炒丹参　炙款冬　焦楂炭　炒扁柏　白茯苓　炒红曲　生白芍　炙紫菀　炒杜仲　炙苏子　陈广皮　红皮枣

潮热出汗，咳嗽不已，进劳颇为直径，治以清降。

北沙参　生白芍　白茯苓　血燕根　粉蛤壳　光杏仁　西芪皮　冬瓜子　白石英　全福花　炒怀膝　枇杷叶　新会红　肺露

脉六部弦数，属禀体阴虚，虚则生热，肌灼口渴，舌苔光红，治以和养。

西洋参　东白芍　制女贞　炒丹参　炒杜仲　川牛膝　川石斛　黑料豆　银柴胡　抱茯神　桑寄生　新会皮　红皮枣

痰血后咳嗽不甚，吃紧在形寒潮热，一日数阵，属营卫造偏，营争为寒，卫争为热，防由虚入损，脉息滑数。拟以和养，养肺可以和肝，脘胀亦能照顾。

北沙参　川贝母　炒怀膝　生白芍　新会络　合欢皮　银柴胡　川石斛　金沸草　炒丹参　绿萼梅　枇杷叶　光杏仁　代代花

咳嗽为病之主脑，日晡潮热，汗出淋漓，目如火出，胸胁引痛。种种肝肺大伤，关系者又在纳呆便溏，越人所谓过中难治。秋分前后，能否支持？拟鼓舞中州，以和营卫而摄上下。

吉参须另煎，冲　人乳拌茯苓　元金斛　煅牡蛎　沙苑子　炙甘草　淡秋石　东白芍　炒淮麦　炒丹参　炒夏曲　枇杷叶　川贝母　上南枣

干咳起因，肺管受伤，喉咽哽痛，失音失血，渐至纳呆盗汗，肉随痰削，脉息弦数。春末夏初，与病尤为吃重。治以和养，能否由损出劳？

北沙参　冬虫草　淡秋石　叭哒杏[①]　川石斛　生白芍　川贝母　白柿霜　青果核　血燕根　冬瓜子　红皮叶　粉蛤壳　红皮枣　鸡子青冲

劳伤中气，表里不摄，表为汗出，里为溺多，脉象沉弦，和养主之。

生绵芪　炒淮麦　覆盆子　桑螵蛸蜜炙　炒川断　抱木神　东白芍　炒丹参

---

① 叭哒杏：即甜杏仁。

炒杜仲 花龙骨 沙苑子 新会皮 红皮枣

脱力挟湿，纳呆肢倦，按脉沉弦，治以疏和。

法半夏 焦建曲 白蔻仁 川郁金 佛手柑 新会皮 制小朴 粉萆薢 焦米仁 白茯苓 干佩兰 酒桑梗 西砂仁

积年劳伤，肝脾疏运无权。腹旁结瘩，渐及当脘，每发痛势为甚，脉息细弦。拟以温通。

淡吴萸 九香虫 炒当归 焦建曲 陈橼皮 佛手柑 东白芍 川楝子 大腹皮 炒香附 新会皮 白茯苓 西砂仁

肺肾两虚，且咳且喘，脉息细软，治以和养。

生绵芪 广蛤蚧 炙款冬 旋覆花 白石英 冬瓜子 北沙参 炙苏子 光杏仁 炒淮膝 东白芍 银杏肉

气逆为喘，痰升为咳，喘重于咳，清晨为甚，按脉濡细。现在体发瘾疹，虽有余邪，理无表散。治当清肺纳肾，于痔血亦能顾及。

生西芪 北沙参 叭杏仁 白石英 东白芍 白茯苓 广蛤蚧 川贝母 旋覆花包 炒怀膝 冬瓜子 新会皮 藕节炭

阳明之血，假道于肺，失血又发，夹痰而出，吐时牵连咳呛，脉见弦滑，治以清降。

大沙参 旱莲草 粉蛤壳 竹三七 冬虫草 生白芍 川贝母 茜根炭 冬瓜子 炒淮膝 川石斛 光杏仁 藕节

失血后肝肺两伤，咳呛绵延，痰胶肉削，脉息沉弦。防入怯门，亟宜保脉清阴。

北沙参 川贝母 旋覆花包 冬瓜子 血燕根 冬虫草 炒淮膝 叭杏仁 白石英 生白芍 新会红 川石斛 枇杷叶蜜炙 丝瓜络

喘而咳，咳而血，由肝肺内伤所发，脉弦大，治宜和养。

北沙参 旱莲草 白石英 川贝母 参三七 仙鹤草 炒淮膝 旋覆花包 生白芍 冬瓜子 光杏仁 新会络 藕节

失血后肝肺大伤，咳呛绵延，肉随痰削，属由损进劳之势，脉弦滑，治以和养。

北沙参 川贝母 冬瓜子 炒淮膝 白石英 冬虫草 光杏仁 东白芍 旋覆花包 新会皮 血燕根 粉蛤壳 枇杷叶蜜炙

臌胀附河白

肝脾内伤，已成膨胀，两便失利，上逆为咳，脉息细弦，治以和降。

安肉桂 黑牵牛 光杏仁 大腹绒 炒香附 黑车前 生白芍 炒川楝 陈橼皮 焦建曲 生怀膝 粉萆薢 陈麦柴

臌胀伤气易治，如耗阴者最不易调。膨脝①脐平，二便少行，脉左弦数，舌剥口渴。拟通关导水。

安肉桂去皮，后入 肥知母 野赤豆 焦建曲 炙鸡金 水炒川柏 生白芍 白茯苓 新会皮 炒川楝 炒丹参 炒淮膝 陈麦柴

臌胀受温，温则气通逐水，脉细弦。肝脾久伤，治以温通。

生於术 陈橼皮 汉防已 熟附子 粉萆薢 大腹绒 川椒目 生淮膝 炒泽泻 野赤豆 白檀香 陈麦柴

表里同病，臌胀外再有寒热发喘，不纳不便，如何支持。

茅术皮 绵茵陈 生白芍 黑车前 炒黄芩 炒川楝 焦建曲 冬瓜皮 大腹

---

① 膨脝：蛊胀的俗称。

皮　制小朴　焦米仁　粉萆薢　野赤豆　陈麦柴

痞散成臌，大腹发热，愈热愈大，脉芤无度。阴伤气痹，治之不易。

生於术　炙鳖甲　东白芍　陈橼皮　焦建曲　连皮苓　大腹绒　黑车前　炒淮膝　粉萆薢　新会皮　丝瓜络　野赤豆　荸荠干

单腹臌胀，属脾肾受伤，不同积邪水湿，通行即解，脉见沉弦，治以疏降。

制香附　小枳实　焦白术　九香虫　生淮膝　当归须　野赤豆　陈橼皮　连皮苓　炒川楝　新会皮　东白芍　陈麦柴

气臌渐成，肝脾受伤，属气痹营亏。若两便不走，恐臌满日增，拟疏降法。

制香附　炒川楝　新会皮　大腹皮　陈橼皮　焦建曲　东白芍　野赤豆　粉萆薢　炒泽泻　九香虫　连茯苓　陈麦柴

腹胀成臌，两便少行，积水上泛，又有咳呛，脉细弦，拟以通降。

川桂枝　焦建曲　大腹绒　川椒目　炙苏子　黑白丑　陈橼皮　车前子　九香虫　炒泽泻　生怀膝　连皮苓　陈葫芦壳　生姜皮

肿胀伤阴，痰多带血，茎囊俱肿，肿势上行颏下，须得两便通畅为吉，脉细弦，拟以疏导。

煨石膏　炒川楝　川贝母　炙桑皮　连皮苓　甜葶苈　生白芍　光杏仁　大腹绒　粉萆薢　炒泽泻　汉防已　荸荠干　红皮枣

向有哮嗽，饮邪化水外溢，肿势下部为甚，脉息濡细，治以温通。

川桂枝　汉防已　生怀膝　淡干姜　黑车前　焦建曲　连皮苓　川椒目　胡芦巴　法半夏　陈橼皮　陈麦柴

皮水屡发，溺闭即肿，肿势上中下三焦俱到，脉沉，治以通降。

生白术　焦苡仁　光杏仁　粉萆薢　炒泽泻　连皮苓　嫩滑石　广陈皮　汉防已　黑车前　茅术皮　炒黄芩　鲜荷梗

肿胀渐及四肢面部，胸次窒塞，大便艰涩。现在痰湿逗留，阻遏气道，若小溲通行，不至积水，急图疏化。

川桂枝　甜葶苈　制小朴　连皮苓　东白芍　新会红　法半夏　光杏仁　海桐皮　焦瓜蒌　生淮膝　陈麦柴　炒泽泻　生姜皮

水势狂溢，肿胀渐成，膨满腹大，囊肿色亮，泛滥之势上及高原，气喘有痰，脉见沉弦，拟通导沟渠。

川桂枝　炙苏子　白茯苓　炒淮膝　焦建曲　光杏仁　陈橼皮　生白芍　炒泽泻　广陈皮　焦苡仁　甜葶苈　大腹皮　生姜皮

臌胀筋露脐平，囊茎皆肿，积水不化，治以分导。

川桂枝　陈橼皮　大腹绒　炙桑皮　生白芍　黑白丑　连皮苓　川椒目　炒川楝　汉防已　炒泽泻　黑车前　磨冲沉香　陈麦柴　地栗干

气臌渐成，膨脝作胀，由气积水，再防肢肿溺短，脉息沉细，治以温通。

淡吴萸　制香附　川楝子　焦建曲　佛手柑　生白芍　九香虫　陈橼皮　大腹绒　炒当归　白茯苓　新会皮　西砂仁

痞散成臌，膨脝作胀，筋露溺短，脉细弦。肝脾内伤，难许调复。

制香附　九香虫　川楝子　黑车前　煨木香　焦楂肉　陈橼皮　大腹皮　新会皮　淡吴萸　生白芍　西砂仁

腹满肢肿，形黄神倦，按脉细弦。治以疏和，兼顾咳呛旧根。

川桂枝　连皮苓　生淮膝　川椒目　炙款冬　东白芍　汉防已　炒香附　炙苏

子　新会皮　焦建曲　大腹皮　西砂仁　生姜皮

复诊：两足仍肿，肿势由下升上，咳呛不爽，舌苔粉白，按脉濡细，再以温通。

熟附子　生白术　炙款冬　茯苓皮　法半夏　炙苏子　川椒目　甜葶苈　白芥子　新会皮　木防己　淮牛膝　西砂仁

寒热食荤，肢腹浮肿，将成河白，治以清泄。

木防己　连皮苓　大豆卷　川通草　粉萆薢　紫浮萍　黑车前　炒泽泻　黄防风　赤小豆　新会皮　焦建曲　地栗干　陈麦柴

噎膈附关格

随食随呕，名曰上膈，脉见细弦，治以通降。

旋覆花　左金丸　法半夏　焦建曲　炒当归　抱木神　代赭石　苹澄茄　戌腹粮　煨益智　生白芍　关虎肚　姜汁炒竹茹　红皮枣

随食随吐，谷粒不能下咽，酒客中气失司，有升少降，拟以苦辛通降法治之。

紫官桂　高丽参须　炙苏子　戌腹粮　炒当归　生白芍　元米炒川连　苹澄茄　淡干姜　代赭石　广陈皮　范志曲　伏龙肝　红皮枣

得食即呕，将成酒膈。

法半夏　焦建曲　苹澄茄　东白芍　粉葛花　左金丸　抱木神　远志肉　戌腹粮　枳椇仁　炒香附　陈广皮　玫瑰露炒竹茹

阴耗阳结，谓之关格。随食随吐，更衣艰涩，攻补不受。大致气与液两亏，痰与饮用事，脉见细涩，调理为难。

吉参须　关虎肚　生当归　苹澄茄　生谷芽　戌腹粮　宋半夏　炒丹参　新会皮　东白芍　范志曲　佛手花　姜竹茹　红皮枣

肝邪侮中，中有积饮，当脘作痛兼胀，吞酸吐沫，按脉细弦。中焦升降失调，厥阴遂为充斥，更衣不利，上格下关之势也。

淡吴萸　姜半夏　生当归　焦建曲　戌腹粮　上川连　生白芍　新会皮　苹澄茄　煨益智　炒丹参　抱木神　姜竹茹

肝邪内扰，积饮蓄痰，阻遏脾胃升降气道，谷食艰下，吞酸吐沫，必得大便通行，渐觉松动，属上格下关之象。高年患此，必须调理，尤宜颐养为功。

吉参须　关虎肚　生白芍　抱木神　法半夏　生当归　左金丸　戌腹粮　炒丹参　远志肉　苹澄茄　新会皮　炒竹茹　红皮枣

上格为呕逆，下关为便闭。上下不和，由于中焦窒塞，当脘满闷，时发懊侬。脉见弦涩，弦主阴耗，涩主气痹。大衍恐难调复，拟以通降。

左金丸　生当归　抱木神　炒丹参　戌腹粮　关虎肚　瓦楞子　远志肉　法半夏　东白芍　范志曲　竹二青　广陈皮

上呕不止，下便不利，是为关格。脉沉弦，老年阴耗阳结，难许调复。

左金丹　关虎肚　远志肉　炒丹参　白归须　戌腹粮　抱木神　新会皮　川楝子　炒香附　沉香曲　生白芍　姜竹茹

有出无入曰格，有入无出曰关。关格之象，上则咽哽不利，得食难下；下则大便不畅，数日一行。按脉沉弦，拟从调降。

吉参须　橄榄核　炒丹参　旋覆花包　炒淮膝　关虎肚　戌腹粮　抱木神　代赭石　东白芍　川贝母　新会皮　玫瑰露炒竹茹

咳 嗽

久有咳嗽，清肃为虚，以致卫分无权，有感即发，脉见细弦，治以清养。

北沙参 黄防风 川贝母 血燕根 白茯苓 西芪皮 炙苏子 光杏仁 冬瓜子 款冬花 冬虫草 东白芍 枇杷叶 银杏肉

咳嗽痰沫，务农而生虚症，良医棘手，无补也。

北沙参 炙苏子 白石英 冬瓜子 新会红 生西芪 旋覆花包 川贝母 白茯苓 光杏仁 粉蛤壳 花百合 炙款冬 枇杷叶 红皮枣

年轻最忌咳嗽，痰不利，气复逆，脉濡细。中气受伤，盖膝浮肿，虚中挟感，治宜兼理。

北沙参 炒夏曲 川通草 东白芍 冬虫草 川贝母 盐水炒苡米 冬桑叶 新会红 连皮杏仁 川朴花 白茯苓 炒竹茹 枇杷叶 红皮枣

因感起咳，咳而无痰，胁痛气逆，脉弦细。症情将转入内因，最防失血，拟以和养。

北沙参 川贝母 东白芍 淮膝炭 冬虫草 旋覆花包 甜杏仁 冬瓜子 粉蛤壳 白石英 血燕根 新会皮 枇杷叶蜜炙

复诊：咳呛较减，痰中转为带血，如丝如缕，属肝络所出，不独肺阴伤也，脉弦滑，再从清降。

大沙参 冬虫草 白石英 旱莲草 茜草根 真川贝 旋覆花包 新会红 血燕根 冬瓜子 淮膝炭 甜杏仁 丝瓜络 鲜荷叶

劳汗当风，风入肺脏，咳呛喉鸣，痰不爽吐，或寒或热，在清晨为多，脉沉弦，治以分泄。

甜葶苈 光杏仁 炙苏子 白茯苓 冬桑叶 细白前 炙款冬 新会络 淡豆豉 冬瓜子 白通草 薄荷梗 枇杷叶

咳呛之势有减无增，脉濡细，再调肝肺而和升降。

北沙参 冬虫草 炒淮膝 旋覆花 白石英 川贝母 川石斛 扁豆衣 奎白芍 冬瓜子 新会络 合欢皮 枇杷叶 红皮枣

潮热频仍，逢节必发咳嗽，肉随痰削，气逆纳呆，脉息弦滑。肝肺不和，势防失血，拟以和降。

北沙参 川贝母 炒淮膝 旋覆花 川石斛 炒杜仲 冬虫草 冬瓜子 白石英 银柴胡 叭杏仁 新会皮 丝瓜络 红皮枣

酒客郁热，肝肺两脏受伤，咳血虽平，两胁仍为引痛，脉象弦滑，再从清营和络。

北沙参 川石斛 制女贞 甜杏仁 粉蛤壳 血燕根 旱莲草 新会皮 冬虫草 川贝母 旋覆花 炒淮膝 丝瓜络

咳呛绵延，音嘶痰沫，肉落气逆，脉左细右弦。气虚见症为多，拟从和养。

北沙参 川贝母 光杏仁 新会络 冬瓜子 生西芪 冬虫草 炒淮膝 旋覆花包 白石英 白茯苓 奎白芍 枇杷叶蜜炙

风邪挟饮，肺失宣化，咳呛痰沫，吐而不利，每每呕逆，脉濡细，治以和降。

细白前 旋覆花包 炙苏子 炙款冬 甜葶苈 黄防风 代赭石 新会红 白茯苓 光杏仁 西芪皮 冬瓜子 银杏肉

肺与大肠为表里，上下不摄，咳呛气逆，每每遗矢，脉濡细，再以调养。

生西芪 广蛤蚧 炙苏子 冬虫草 炒杜仲 北沙参 炙款冬 奎白芍 新会

红 川贝母 半夏曲 薄荷尖 胡桃肉 红皮枣

久咳不已，三焦受之，上为气逆，下为足肿，中为腹膨，脉濡细，治以开降。

甜葶苈 川桂枝 东白芍 沉香曲 川椒目 白芥子 炙苏子 生淮膝 大腹皮 茯苓皮 汉防己 新会皮 生姜衣

肝升太过，肺降无权，咳呛绵延，气逆无痰，两胁每每引痛，痛时面部火升，势防天热失血，脉沉弦，治以清降。

北沙参 炒怀膝 白石英 新会红 新绛屑 粉蛤壳 川贝母 旋覆花包 叭杏仁 冬瓜子 生白芍 冬虫草 丝瓜络 肺露冲

咳嗽气逆，痰凝畏寒，骨节酸楚，脉弱。金水交亏，已臻衰象，节力少食为要。胡鸿舫诊

潞党参 五味子 炒苏子 广木香 炮黑姜 广陈皮 制於术 款冬花 炒枳壳 瓦楞壳 白茯苓 莱菔子 炙甘草 姜竹茹

肺主降气，肾主纳气，而脾为气之关键。肺肾两亏，降纳失职。咳呛不止，痰多而黏，五心烦灼，夜出盗汗，脉濡细。久恐成怯，静养为要。胡鸿舫诊

川贝母 川石斛 炙鳖甲 湖丹皮 香青蒿 炒苏子 地骨皮 北沙参 仙半夏 白茯苓 炒泽泻 款冬花 枇杷膏冲

吐血附鼻血

咳呛绵延，失血狂来，从此气怯痰沫，咽喉痛哽，脉濡细，治从和养。

北沙参 光杏仁 东白芍 金沸草 冬虫草 西芪皮 川贝母 炒淮膝 代赭石 冬瓜子 白茯苓 金石斛 枇杷叶 炒竹茹

咯血复发，肝脾为伤，属虚多邪少，治以清降。

番降香 旱莲草 参三七 光杏仁 炙苏子 川石斛 炙桑皮 生白芍 新会络 炒淮膝 白茯苓 炒藕节 炒丹参 丝瓜络 枇杷叶

咳久络伤，痰中失血，脉细弦，再从通降。

北沙参 番降香 炙苏子 川贝母 新会红 白茯苓 冬虫草 全福花包 白石英 光杏仁 仙鹤草 枇杷叶 炙桑皮 肺露冲

咳嗽绵延，血随气沸，近复呛吐溢甚，脉细弦。肝肺既伤，胃络亦有所损，治以清降。

北沙参 冬虫草 旋覆花包 光杏仁 淡秋石 新会红 生白芍 白石英 川贝母 石决明 炒淮膝 枇杷叶 粉蛤壳 红皮枣 肺露冲

勃然吐血，两胁作痛，脉象沉弦，治从和降。

番降香 仙鹤草 竹三七 炒丹参 光杏仁 淮膝炭 东白芍 全福花包 新会络 白茯苓 旱莲草 炒藕节 白归须 丝瓜络

血随气沸，勃然吐血，当脘发迸，两胁引痛，属内伤胃络显然，脉沉弦，拟从和降，兼顾腹痞多年。

番降香 旋覆花包 新绛屑 淮膝炭 参三七 白归须 仙鹤草 炒丹参 奎白芍 鹿衔草 白茯苓 新会络 焦藕节 丝瓜络

阳络受伤，鼻衄狂溢，薄而色红者，属热为多，脉弦，治以清降。

北沙参 竹三七 侧柏炭 生白芍 旱莲草 白茅花 茜草根 池菊炭 新会皮 炒荆芥 淮膝炭 炒丹参 焦藕节

鼻衄狂溢，营伤气痹，两胁作胀，当脘发迸，按脉沉弦，治从和养。

番降香 旋覆花包 淮膝炭 白归须 仙鹤草 新绛屑 炒丹参 新会络 东白芍 桑寄生 光杏仁 白茯苓 焦藕节 丝瓜络

营阴不足，气化有余，鼻衄间发，咳嗽耳鸣，脉偏弦数，拟以清降。

西洋参 炒淮膝 叭杏仁 海贝齿 黑料豆 杭菊花 东白芍 制女贞 抱木神 粉蛤壳 新会络 炒丹参 藕节 枇杷叶

鼻衄屡发，颐肿咳呛，脘闷肢倦，脉细弦，治以清泄。

冬桑叶 炒天虫 粉前胡 瓜蒌仁 白茅花 薄荷梗 光杏仁 炒荆芥 新会红 象贝母 柔白薇 方通草 枇杷叶 鲜荷叶

阳络受伤，鼻衄倾注，甚至痰中亦有，脉细弦。不加咳呛，总可调复。

北沙参 白茅花 仙鹤草 鹿衔草 新会络 番降香 竹三七 淮膝炭 丹参炭 生白芍 光杏仁 池菊炭 丝瓜络 炒藕节

上为失血，下为经漏，两患绵延，或此作彼平，或相因而发。营阴大耗，不主养肝，肝升太过，肺降遂为无权。咳嗽朝甚于暮，气逆痰黏，每每形寒潮热，自汗火升，脉六部芤弦。炎夏酷热与病情不合，势防由损成劳，拟从和养。

北沙参 参三七 莲房炭 甜杏仁 旋覆花包 冬虫草 川贝母 花龙骨 生白芍 白石英 旱莲草 冬瓜子

复诊第二方：

西洋参 花龙骨 川贝母 奎白芍 光杏仁 炒阿胶 蚕茧炭 抱茯神 陈棕炭 旋覆花 白石英 参三七

阳明为多气多血之经，血随气沸，忽然倾吐，先紫后红，皆属整口。久防损及肝肺，传为咳呛，脉弦滑，治宜清降。

细生地 黑地榆 制女贞 新会络 参三七 川石斛 旱莲草 东白芍 抱木神 盆秋石 粉蛤壳 光杏仁 鲜藕肉

鼻衄未止，腹痞胀满渐减，脉沉弦。内伤肝脾，再从疏和。

炒当归 九香虫 番降香 炒丹参 陈橼皮 炒香附 川楝子 奎白芍 炒荆芥 炒川断 新绛屑 炒杜仲 炒侧柏 西砂仁 鲜藕肉

酒客肝肺郁热，升降不调，咳呛痰胶，气逆迸痛，早经失血，脉弦滑，拟以清降。

北沙参 川贝母 旋覆花包 冬瓜子 冬虫草 光杏仁 炒淮膝 白石英 粉蛤壳 鸡椇仁 新会皮 生白芍 枇杷叶蜜炙

哮喘

哮嗽有根，与年俱进，每发先为寒热。属气虚积饮，肺失卫外，以致气喘痰沫，屡屡发呕，脉沉弦，治从和降。

炙苏子 黄防风 炒淮膝 旋覆花包 川贝母 西芪皮 炙款冬 白茯苓 代赭石 宋半夏 新会皮 光杏仁 枇杷叶 姜竹茹

封藏久虚，与心不交为艰寐，与肺不纳为咳呛。现在怔忡较轻，喘逆转甚，脉细弦，拟以清上摄下。

北沙参 生西芪 广蛤蚧炙，去头足 旋覆花包 紫石英 新会红 炒淮膝 淡秋石 川贝母 东白芍 炒丹参 抱木神 沉香磨冲 枇杷叶 紫胡桃肉

肺肾两虚，喘重于咳，痰薄不利，胸痹气逆，按脉濡细，姑拟和降法。

生绵芪 北沙参 白石英 炙苏子 新会红 广蛤蚧 旋覆花包 炒淮膝 炙款冬 光杏仁 冬瓜子 白茯苓 沉香末

冲 枇杷叶 银杏肉

痰沫涌吐，哮嗽日进日深，脉细弦，拟从和降。

细白前 光杏仁 白石英 沉香屑 甜葶苈 炙苏子 金沸草 新会红 白茯苓 炙桑皮 川贝母 制小朴 海浮石 枇杷叶 红枣

哮嗽重发，即为肺胀，喉痰鸣鸣，未能爽吐，脉沉弦，治以疏降。

甜葶苈 炙苏子 川贝母 新会红 炙款冬 莱菔子 光杏仁 白茯苓 白芥子 冬桑叶 冬瓜子 白通草 红枣

复诊：肺胀频乘，咳痰稍松，脉沉细，宣肺气而豁痰饮。

甜葶苈蜜炙 真川贝 白茯苓 炙款冬 莱菔子 杜苏子蜜炙 细白前 方通草 新会络 光杏仁 冬瓜子 红枣

遗泄附淋浊尿血及小便不利

遗泄有梦属心，无梦属肾。心虚于肾，梦泄频乘，有时艰寐，有时惊悸，诸恙交集，多属心肾两亏，脉弦滑，拟以清养。

西洋参 夜交藤 乌芝麻 连心麦冬 黑料豆 白莲须 生白芍 制女贞 辰茯神 煅龙骨 煅牡蛎 新会皮 炒丹参 红枣

精关不固，梦泄复发，甚至小便不禁，脉细弦，治以和养。

西洋参 白莲须 黑料豆 抱木神 煅龙骨 生白芍 川石斛 炒丹参 广陈皮 煅牡蛎 制女贞 沙苑子 红枣

有梦属心，无梦属肾。遗泄阴伤，阳虚上冒，头蒙口渴，肢体酸软，拟从和养。

西洋参 川石斛 白莲须 法半夏 煅牡蛎 夜交藤 制女贞 白茯苓 陈秫米 煅龙齿 生白芍 辰灯心 红枣 金樱膏冲

肾关不固，昼夜皆滑，属气不摄精。最关系尤在咳嗽，治宜和养。

生白术 云茯神 川石斛 生谷芽 杭菊花 炒夏曲 盐水炒米仁 夜交藤 黑料豆 新会皮 炒丹参 制女贞 二竹茹 红枣

遗泄屡发，内热溺赤，脉见弦大，治以清养。

西洋参 生白芍 煅牡蛎 白莲须 炒丹参 川黄柏 煅龙骨 抱木神 新会皮 黑料豆 制女贞 金樱子 红枣

五淋中之劳淋，劳伤气逆，发为淋浊。赤白交下，每解痛苦非常，脉沉弦，治以和养。

生绵芪 凤凰衣 炒丹参 血余炭 炒侧柏 元生地 甘草梢 小蓟炭 蒲黄炭 白茯苓 新会皮 生白芍 净瞿麦 丝瓜络

溺数无度，卧着即流，不特膀胱为患，属肾失关键。

生西芪 炒菟丝 沙苑子 东白芍 炒夏曲 煨益智 抱木神 覆盆子 夜交藤 炒川楝 炒丹参 黑料豆 荷蒂 沉香磨冲

精溺未得分清，小便色浊，每解似有阻隔，脉弦，拟用清解。

西洋参 炒知母 抱茯神 白苡仁 川石斛 白莲须 生白芍 煅牡蛎 制女贞 黑料豆 炒丹参 鸡肫皮 海参肠 红枣

迸伤为淋，便痛茎肿，囊筋牵制，脉弦细，治以清养。

粉萆薢 萹蓄草 嫩滑石 川黄柏 净瞿麦 龙胆草 焦山栀 白茯苓 生甘草 嫩石韦 忍冬花 新会皮 辰灯心

精溺混淆，小便不禁，且带白垢，脉弦滑。虚多邪少，治宜和养。

生西芪　东白芍　花龙骨煅　煅牡蛎　制女贞　西洋参　抱茯神　覆盆子　黑料豆　潼蒺藜　白莲须　广陈皮　金樱膏冲　红枣

尿血与血淋诸症有别，考此证多属腑病，由小肠之热瘀注膀胱，惟病久而由腑及脏。心与小肠，肾与膀胱，本关表里，故致数年来溺血频仍，血色不一，紫黑鲜红，日夜无度。大致紫黑者出于管窍，鲜红者随溢随下，精溺管异路同门，势当混淆，甚至茎梗发酸，毛际隐痛，或似精泄，或似溺迸。至于头眩目花，胁胀腰酸，亦为应有之义。心与肝本同气，肾与肝本同源，从中肝邪尤为之煽烁。用药之义，腑泻而不藏，藏而不泻，极多牵制，照病处方，温气兼以潜阳，滋阴更须利窍，与中虚呃逆亦有照顾。

九制熟地　安玉桂　生甘草　凤凰衣　东白芍　吉参须　西琥珀　熟甘草　冬葵子　西赤芍　抱木神　白莲须　黄绢灰冲　乱头发

高年阳盛阴热，向来便血，近复血渗膀胱，渐成尿血，连发未止，脉细数，治从清养。

小蓟炭　沙苑子　川石斛　东石芍　煅牡蛎　西洋参　炒丹参　煅龙骨　抱木神　黑料豆　旱莲草　炒侧柏　制女贞　鲜藕汁

膀胱气迸，小便不利，防成癃闭。

萹蓄草　粉萆薢　生草梢　新会皮　炒川楝　冬葵子　白茯苓　黑车前　炒香附　梗通草　炒泽泻　焦米仁　西砂仁

怔忡

气喘肢肿，中挟痰湿，湿去痰留。心脾两损，夜不能寐，将成怔忡，治以和养。

法半夏　东白芍　苍龙齿　生於术　炒丹参　新会皮　陈秫米　杭甘菊　夜交藤　珠母粉　抱木神　竹二青　远志肉　红枣

艰寐频仍，惊悸多梦，心肾不交。由黄婆[1]不能谋合，所以纳食甚少，脘满作胀，脉细弦。防成怔忡，拟从和养。

法半夏　炒丹参　抱木神　新会叶　制胆星　炒牛膝　陈秫米　夜合花　远志肉　珠母粉　东白芍　炒竹茹　真獭肝　竹沥代水磨冲沉香

心阴不足，肝阳有余，两耳发鸣，头蒙肢麻，多梦少寐，心悸肉瞤。证属怔忡，脉左弦细，右滑，从中积蓄饮，拟以镇养。

西洋参　制胆星　潼白蒺藜　宋半夏　海贝齿　新会皮　珠母粉　夜交藤　抱木神　陈秫米　生白芍　苍龙齿　炒丹参　玫瑰露炒竹茹

艰寐心悸，言语喃喃，甚则奔走不定，久防癫狂，脉弦滑，治以清镇。

生磁石　制胆星　抱木神　夜交藤　西洋参　黑料豆　块辰砂　煅龙齿　炒丹参　珠母粉　生白芍　新会皮　玫瑰露炒竹茹

病经匝月，心气大伤，每每神烦无主，夜寤少寐，且自言自笑。言为心声，心虚则语言庞杂，脉沉弦。治以和养，以冀不成怔忡。

法半夏　生白芍　夜交藤　陈胆星　煅龙齿　炒丹参　北秫米　抱茯神　珠母粉　炒淮膝　真獭肝　新会皮　玫瑰露炒竹茹

---

① 黄婆：代指脾脏。道教炼丹的术语。宋·苏轼《与孙运勾书》：“脾能母养余脏，故养生家谓之黄婆。”

癫痫

癫痫复发，仍言语喃喃，有时默默，彻夜不寐，脉细弦。属痰热内蒙，机关失利，治以镇养。

辰砂拌磁石　明玳瑁　抱木神　夜交藤　生白芍　炒丹参　宋半夏　陈胆星　远志肉　陈秫米　新会皮　石决明　洋青铅　玫瑰露炒竹茹

界乎痴狂谓之痫。有根屡发，发则神迷喉鸣，言语反常，属痰邪挟热，蒙蔽机关，脉弦滑。拟从镇养，先冀艰寐得和。

法半夏　磁朱丸　制丹参　生白芍　夜交藤　杭甘菊　陈秫米　抱木神　远志肉　制胆星　珠母粉　新会皮　炒竹茹

癫症将成，神呆不语，宜以宣窍开痰。

法半夏　细菖蒲　抱木神　青礞石　开口花椒　白僵蚕　制胆星　路路通　远志肉　天竺黄　炒丹参　新会皮　玫瑰露炒竹茹

痫厥向有旧根，每发则神迷手痉，喉鸣痰涌，脉弦滑，属五痫之一，治宜熄风开痰，以宣心窍。

青礞石　路路通　炒枳实　白僵蚕　杭菊花　川贝母　瓦楞子　天竺黄　莱菔子　白蒺藜　抱木神　竹卷心　远志肉　荷叶边

消渴

饮一溲二，上渴下消，从此肉落肌灼，脉[1]舌红，治宜清养。

西洋参　煨石膏　寸麦冬　左牡蛎　桑螵蛸　元生地　川石斛　黑料豆　生白芍　制女贞　京玄参　肥知母　糯米　红枣

消渴绵延，饮无度，溺亦无度，脉数。拟清上以和阴，摄下以固窍。

元生地　寒水石　生白芍　白莲须　淡天冬　寸麦冬　西洋参　川石斛　左牡蛎　桑螵蛸　黑料豆　制女贞　红枣

痞满

少腹结痞，左攻作痛，脉细弦，治以疏和。

淡吴萸　制小朴　白茯苓　炒当归　新会皮　姜川连　炒川楝　焦建曲　白蔻仁　制香附　炒丹参　九香虫　佛手柑　丝瓜络

咳嗽稍减，胀满未除，脘腹结痞膨脝，脉沉弦，疏和主之。

生於术　东白芍　大腹绒　炒淮膝　连皮杏仁　炒枳壳　佛手花　炙苏子　沉香曲　白茯苓　川贝母　新会皮　姜竹茹

左胁结痞，当脘胀满且痛，脉沉弦，治以温通。

紫官桂　生白芍　炒当归　炒丹参　煅瓦楞　姜半夏　九香虫　新会皮　范志曲　煨益智　炒香附　姜竹茹　白檀香

痢伤肝脾，少腹从此起痞，攻胀且痛，形寒潮热，汗出肢清，脉细弦，治以和养。

高参须　炒当归　鸡血藤膏　炒丹参　九香虫　野於术　东白芍　佛手花　制香附　广陈皮　炒杜仲　姜竹茹　白檀香

左胁之下，迸结若痞，脱力气痹，治以疏和。

淡吴萸　焦建曲　炒川楝　桑寄生　炒当归　东白芍　炒香附　香独活　九香虫　青木香　川杜仲　新会皮　丝瓜络

积年劳伤，久有腹痞，形黄神倦，肢腰酸软，腹部胀满，纳食作胀，正虚邪实，势将痞散成臌，按脉细弦，拟先温通。

---

[1] 脉：此后疑脱“数”字。

淡吴萸 制香附 焦建曲 陈橼皮 酒桑梗 姜半夏 奎白芍 九香虫 炒川断 大腹皮 新会皮 炒杜仲 西砂仁

腹痞偏左，攻动作痛，便中并带血溢，肝脾内伤，治从疏和。

炒香附 炒红曲 炮姜炭 九香虫 地榆炭 焦楂炭 煨木香 生白芍 新会皮 川楝子 淡吴萸 大腹皮

中焦气痹，积痰蓄饮，当脘屡屡作痛，两痞交攻，溏泄亦因之而发，脉息沉细。久防痰饮常扰，再加呕吐，拟以温通。

法半夏 荜澄茄 范志曲 奎白芍 抱木神 川楝子 九香虫 新会皮 炒香附 远志肉 煨木香 陈橼皮 姜竹茹 西砂仁

肝脾肺三者俱伤，肝为胁痛，脾为痞胀，肺为咳呛，脉沉弦，拟疏和法。

炒香附 焦建曲 奎白芍 新会皮 款冬花 新绛屑 九香虫 陈橼皮 川楝子 炙苏子 大腹皮 白归须 丝瓜络 西砂仁

诸 痛

头痛，目蒙带赤，脉细滑，拟从熄养。

元生地 黑料豆 苍龙齿 冬桑叶 草决明 石决明 杭菊花 元精石 虱胡麻 白蒺藜 钩藤钩 蔓荆子 生白芍 荷叶边

胃脘痛，嘈杂发呕，脉沉弦，治宜和养。

左金丸 生白芍 远志肉 焦建曲 九香虫 法半夏 抱木神 荜澄茄 新会皮 炒丹参 炒当归 炒香附 姜竹茹

腰胁及臀，皆为疼痛，脉细弦，治宜疏和。

金沸草 香独活 白归须 五加皮 木防己 新绛屑 宣木瓜 新会皮 川郁金 佛手柑 白茯苓 丝瓜络

肝阳胃热挟风扰动，牙痛甚发，连及头额。现在痛势虽平，尚牙龈浮肿，齿亦动摇，脉弦数。半虚半实，虚属阴分素亏，实为余邪未净，拟以清泄。

西洋参 旱莲草 白蒺藜 蜜炙桑叶 黑料豆 杭甘菊 制女贞 霍石斛 新会皮 炒僵蚕 生白芍 卷竹心 荷叶

头风眩蒙，呕逆无度，治以镇养。

法半夏 桑麻丸 煨天麻 炒淮麦 白藁本 生白芍 潼白蒺藜 元精石 黄菊花 双钩藤 石决明 新会皮 姜竹茹 荷叶边

少阴不足，阳明有余，牙痛屡发，齿浮剥落，按脉细弦。属虚多邪少，兼有脘胀肝邪，治以和养。

西洋参 炒夏曲 真獭肝 二至丸 生白芍 杭甘菊 黑元参 炒丹参 炒川楝 佛手柑 新会皮 抱木神 姜竹茹 荷梗

心悸头蒙，最关系腰痛屡作，营亏气痹，脉细弦，治宜和养。

西洋参元米炒 金狗脊 制香附 抱木神 炒丹参 法半夏 东白芍 炒菟丝 炒杜仲 炒当归 焙杞子 炒竹茹 新会皮 丝瓜络 龙眼肉

胃脘痛，痛久中伤，厥阴浊邪有升少降，更衣失利，遂至纳食减少，脉息沉弦，拟以通降。

米炒洋参 荜澄茄 焦建曲 煨益智 炒丹参 左金丸 戌腹粮 东白芍 全当归 九香虫 制香附 新会皮 姜竹茹 伏龙肝

头风犯中，漾漾欲吐，形寒手麻，血虚挟风，和养主之。

香独活 法半夏 东白芍 白藁本 双钩藤 桑寄生 杭菊花 白蒺藜 煨天

麻　新会皮　抱木神　煅龙齿　姜竹茹　荷边

真水素亏，肝邪上扰，头痛与牙痛常时作而时伏，脉左弦于右，属木凌土位，纳呆神倦，有由来也，拟以和养。

桑麻丸　东白芍　川贝母　旱莲草　杭甘菊　西洋参　黑料豆　煅龙齿　川石斛　双钩藤　新会皮　抱木神　荷叶边　湘莲肉

左颊痠痛，牙床开阖不利，脉细滑，治以和养。

石决明　黑料豆　杭菊花　炒僵蚕　白蒺藜　北沙参　川石斛　蜜炙桑叶　制女贞　生白芍　新会皮　煅龙齿　嫩钩藤　荷边

腹痛便溏，脉息濡细，舌白，拟以温养。

淡吴萸　酒炒白芍　广木香　焦建曲　佛手柑　淡姜渣　法半夏　制香附　炒川断　炒陈皮　九香虫　炒杜仲　西砂仁

风冷入腹，绕脐作痛，痛无定时，脉象濡细，治宜和养。

生白术　酒白芍　炒香附　沉香曲　炒当归　川桂枝　九香虫　新会皮　川楝子　陈橼皮　大腹皮　炒丹参　西砂仁

诵读太严，肝脾受伤。向有头眩耳鸣，屡屡发动；近加脘胀腹痛，时平时作，属肝阳上升，脾失健运，合脉细弦。治以调降。

白蒺藜去刺　炒杭菊　抱木神　法半夏　佛手柑　苍龙齿煅　双钩藤后入　生白芍　沉香曲　白僵蚕　炒香附　新会皮　荷边

痰　饮

脉二手弦滑，属肝邪犯中，中焦积痰蓄饮，气痹失宣，当脘胀满，轻则吞酸泛沫，重则呕逆无度。绵延两年，未得平复。其痰饮之邪由胃凌肺，清晨又加咳嗽，拟以和养。

左金丸　川贝母　旋覆花包　炙苏子　沉香曲　法半夏　炒丹参　代赭石　光杏仁　炒淮膝　抱木神　远志肉　玫瑰露炒竹茹

下虚生饮，气虚生痰。喘肿多年，痰不从咳而化，饮不从便而达，以致肢面皆肿。先为胁痛，由络脉泛滥肌肤，高年防气不归元也。

木防己　光杏仁　冬瓜子　粉萆薢　天仙藤　茅术皮　川贝母　炙桑皮　焦米仁　白茯苓　新会皮　炙苏子　生姜皮　陈麦柴

下焦生饮，上焦生痰。痰饮内扰，咳嗽有重有轻，甚则喘逆，脉细滑，属阴虚而生，拟以培养。

吉参须　北五味　白茯苓　冬瓜子　光杏仁　广蛤蚧　明玳瑁　炒淮膝　川贝母　冬虫草　东白芍　新会皮　磨冲沉香

肝邪犯中，中焦升降失职，积痰蓄饮，当脘窒塞，屡屡痛胀。痰饮之邪由中扰上，近加咳呛，呛甚发喘，坐卧皆为不宁，关系者尤在两脉弦大。病在气分，虚在营热，防向春肝旺肺弱，再为失血，拟以和养。

北沙参　光杏仁　白石英　奎白芍　玉蝴蝶　川贝母　旋覆花包　炒淮膝　冬虫草　新会络　抱木神　远志肉　姜竹茹　枇杷叶　人乳磨沉香冲

病体本虚，感受寒邪，肺叶积饮发胀，哮嗽始重，痰如曳踞，咽喉窒塞。入后防失血，治以开降。

蜜炙麻黄　炒牛膝　川贝母　旋覆花包　白茯苓　煨石膏　光杏仁　新会红　白石英　炙苏子　炙桑皮　生白芍　银杏肉　枇杷叶　磨冲沉香

肝为起病之源，肺脾为受病之所。脾失健运，肺失清肃，每每当脘痛胀。近复咳呛痰多，皆由肝邪充斥，挟痰挟饮。既为刑肺侮脾，又复冲气失镇，以致行动喘促，头痛牙痛，此平彼作，脉细弦，右部较大。久防失血成损，拟清上摄下，参以鼓舞中州，冀其纳食渐增。

北沙参　炒淮膝　川贝母　白石英　杭菊花　冬虫草　海贝齿　东白芍　金沸草　抱木神　光杏仁　新会叶　姜竹茹　枇杷叶　人乳磨沉香冲

肺肾不纳，痰饮内扰，凌于上则为咳嗽喘，注于下则为足肿，脉象濡细，治以和降。

吉参须　菟丝子　紫石英　川贝母　光杏仁　广蛤蚧　旋覆花包　炒淮膝　云茯苓　冬瓜子　炒杜仲　炙款冬　枇杷叶

肺虚生痰，肾虚生饮。痰饮内扰，咳嗽绵延，渐加气怯，上下摄纳无权，中焦亦少砥柱，纳食欠旺，两足浮肿，脉息沉弦，拟以和养。

野於术　川贝母　紫石英　炙苏子　元金斛　法半夏　旋覆花包　炙款冬　炒白芍　新会皮　炒杜仲　冬瓜子　枇杷叶　银杏肉

封藏有亏，水不涵木，木邪扰中，中焦积痰蓄饮，以致脐腹间似痞非痞。有时下陷，转而上升，即为胸次窒塞。又复凌心，心悸艰寐，迫肾为之梦遗。种种升降失调，阴阳造偏，头眩耳鸣，鼻衄疝坠，脉细弦，舌苔滑腻。虚中夹实，实即痰饮，拟交坎离而调木土。

法半夏　煅瓦楞　乌芝麻　生於术　代赭石　秫陈米　夜交藤　西洋参　旋覆花包　大丹参鸭血炒　炒白芍　新会皮　竹二青

脾胃病

脘痛多年，肝邪充斥，胃受之则吞酸吐沫，脾受之则临晨作泻，脉细弦，和养主之。

西党参　范志曲　炒白芍　戌腹粮　佛手花　野於术　制香附　左金丸　荜澄茄　新会皮　煨益智　姜半夏　炒竹茹　磨沉香冲

脘胀腹痛，形黄肢痛，霉令侮中，脾胃又为积湿，纳呆神倦，治先和中。

生白术　白茯苓　焦米仁　佛手花　炒白芍　川朴花　法半夏　川石斛　越鞠丸　新会皮　川郁金　全当归　姜竹茹

能食无力，大便屡解，有时当脘作痛，痛行臀部，得一转矢气，较为松爽，脉沉细，治以调养。

生白术　姜半夏　炒香附　炒杜仲　左金丸　炒党参　广陈皮　焦建曲　九香虫　煨益智　荜澄茄　炒白芍　姜竹茹　老檀香

《经》云：“水火者，阴阳之征兆也；左右者，升降之道路也。”水火失济，火炎上则牙龈发胀，水化湿则髁骨为浮；升降无权，清气虚则纳谷减少，浊邪阻则更衣艰涩。诸症均起于吐血之后，不特心肾为亏，肝肺不调，中焦之受伤尤甚，遂至脾不为使，胃不为市，不克输精而转化湿。考胃主肌肉，脾主四肢，所以两足浮肿，朝轻暮重，推摩揩洗，每见红晕。气为之陷，阴亦为虚，因之气虚而化湿，阴虚而生热。正与邪自当兼理，营与血亦当兼顾，脉参差不同，有时静软，有时弦滑，又随时邪之动静为转移，能于霉令前纳增肿退，日渐向安，拟二方候正。

木防己　粉丹皮　光杏仁　桑寄生　西洋参　霍石斛　京元参[①]　左秦艽　炒泽泻　冬瓜皮　夜交藤　焦苡米　金狗脊　白茯苓　炒竹茹　野於术　丝瓜络

第二方：

吉参须　元金斛　炒杜仲　生归身

---

① 京元参：元参体大者。

云茯苓　野於术　黑车前　东白芍　炒淮膝　炒菟丝　乌芝麻　新会皮

寒热之后，胃阴不复为舌光，脾阳不复为肢倦，邪实渐清，拟以和养。

生於术　元金斛　炒杜仲　奎白芍　桑寄生　炒夏曲　环粟子　新会皮　炒丹参　抱木神　木防己　生谷芽　炒竹茹　红枣

脾气胃阴，两属受伤，气不振则纳呆，阴不足则口渴，脉象濡细，舌苔光滑，拟和养法。

北沙参　黑料豆　炒杜仲　炒当归　制女贞　川石斛　抱木神　生谷芽　炒牛膝　桑寄生　新会白　炒白芍　党参胶

寒热已止，纳食渐旺，舌苔略带微白，合脉濡细，拟以调中，兼化余湿。

生於术　法半夏　酒桑梗　炒川断　干佩兰　新会皮　炒党参　炒杜仲　白茯苓　木防己　焦六曲　鲜佛手　姜竹茹　鲜荷叶

疟疾

间日发疟，寒热满闷，咳嗽恶心，脉细弦，治以分疏。

大豆卷　焦建曲　干佩兰　白蔻仁　粉前胡　制小朴　焦米仁　新会皮　柔白薇　光杏仁　方通草　鲜佛手　姜竹茹　荷叶

间日发疟，寒少热多，烦闷非常，表未解则汗不多，里不达则大便结。九窍不和多属胃病，胃不和则卧不安也。至于骨痛、肢麻、舌剥等症，且从缓治，姑拟以分疏先之。

大豆卷　炒淡芩　制小朴　范志曲　干佩兰　香青蒿　炒蒌皮　炒枳壳　川石斛　鲜佛手　白通草　抱茯神　荷叶

旧疟未清，新疟重感，寒热汗多，脘满肢倦，痁[1]班更甚，脉有弦象，治以分泄。

香青蒿　焦苡仁　生谷芽　川郁金　省头草　炒淡芩　制小朴　粉萆薢　范志曲　新会皮　柔白薇　方通草　荷叶　红枣

疟母攻胀，肢酸脘满，脉息细弦，治以疏和。

焦茅术　戈半夏　连皮苓　川萆薢　川郁金　制小朴　焦建曲　广陈皮　焦苡仁　白蔻仁　大腹皮　鲜佛手　荷梗

疟母内捐，头眩肢倦，便溏带血，按脉细弦，恐其成劳。

生白术　大腹皮　楂肉炭　干佩兰　炒米仁　焦建曲　制小朴　新会皮　佛手柑　东白芍　野赤豆　炒泽泻　荷蒂　红枣

三疟阵乱，寒少热多，盗汗纳少，脉沉弦，治宜和养。

法半夏　炙龟甲　炒苡仁　银柴胡　左秦艽　柔白薇　真甜茶　炒当归　白茯苓　川朴花　范志曲　新会皮　姜竹茹

三疟绵延，寒多热少，盗汗淋漓，关系者尤在腹痛便溏，渐加足肿，脉细弦。营卫既属失协，脾肾又为两亏，拟和养主之。

生芪皮　生於术　范志曲　煨木香　柔白薇　黄防风　新会白　炒谷芽　法半夏　炒杜仲　白茯苓　奎白芍　西砂仁　红枣

三疟后营卫受伤，形寒潮热，盗汗淋漓，脉濡细。虚多邪少，拟和脾调肺，以顾咳嗽便溏。

西芪皮　生白术　白茯苓　川贝母　川石斛　黄防风　炒白芍　炙款冬　炒夏曲　柔白薇　炒淮麦　新会皮　荷叶　红枣

---

① 痁：多日疟。

三疟阵乱，呕泻仍作，脉沉细，治以疏和。

法半夏　焦建曲　新会皮　白蔻仁　佛手柑　制小朴　大腹绒　川郁金　焦苡仁　川桂枝　白茯苓　炒白芍　姜竹茹

发疟三日一班，邪势乘虚而入封藏，遗泄频仍，脉细色皖，肢酸头痛。治宜疏和。

西芪皮　川朴花　法半夏　连皮苓　白莲须　黄防风根　生白术　焦建曲　新会皮　佛手花　川贝母　川石斛　姜竹茹

劳倦成疟，是为劳疟。微寒微热，盗汗纳少，按脉濡细。拟和表里，并顾咳嗽。

西芪皮　光杏仁　柔白薇　炙苏子　新会红　黄防风　酒当归　银柴胡　炙款冬　白茯苓　焦米仁　方通草　姜竹茹

劳疟阵发，寒热不重，咽红失血。旧伤与新邪并作，治宜分泄。

蜜炙桑叶　焦米仁　炒丹参　白茯苓　川石斛　柔白薇　北沙参　新会皮　生谷芽　仙鹤草　炒白芍　方通草　荷叶　红枣

三疟五年，劳动即发，寒热从中，营卫受伤，脉来濡细。属虚而非实，拟以和养。

西芪皮　生白术　半贝丸　银柴胡　炒川断　黄防风　酒当归　柔白薇　炒杜仲　新会皮　炒丹参　酒桑梗　元红枣　生姜

久疟脉细，虚而非实，属营卫偏胜，营争为寒，卫争为热。与寻常感冒不同，当调营卫而和表里，兼化中州痰湿。

法半夏　炒当归　西芪皮　炒丹参　柔白薇　川贝母　银柴胡　黄防风　细甜茶　新会白　抱木神　盐水炒竹茹

痢　疾

酒客湿热伤营，每便干结，带下赤痢，脉来濡细。由阳明而损肝脾，渐为腹痛形黄，拟以和养。

脏连丸　炒红曲　大腹绒　炒荆芥　黑车前　炒侧柏　焦楂炭　煨木香　黑地榆　炒香附　新会皮　炒泽泻　野赤豆

复诊：赤痢渐止，便干渐润，惟肛门气坠未和，脉细弦。再和阳明而调肝脾，虚实均可照顾。

生白术　脏连丸　炒荆芥　炒侧柏　生白芍　黑车前　炒红曲　焦楂炭　黑地榆　野赤豆　广陈皮　煨木香　焦荷蒂

肝脾内伤，赤白痢久而未止，脉来细弦，治以和养。

生白术　生白芍　大腹皮　焦楂炭　炒香附　炒党参　焦红曲　炮姜炭　黑地榆　炒杜仲　炒川断　煨木香　焦荷蒂　红枣

肝脾失协，赤痢屡发，少腹迸痛，得食欠运，脉来细弦，治宜疏和。

香连丸　制香附　粉萆薢　黑地榆　新会皮　东白芍　焦赤曲　大腹绒　炮姜炭　炒泽泻　楂肉炭　炒荆芥　扁豆花

霍乱后痹淡，又发痢疾，舌剥噤口，如何支持？

西洋参　忍冬花　赤白芍药　新会皮　抱木神　黑地榆　甘中黄　霍石斛　焦赤曲　绿豆衣　野赤豆　炒丹参　卷竹心　鲜稻叶

休息久痢，新积色白，脉沉弦，拟以苦辛固养。

驻车丸　东白芍　侧柏炭　扁豆衣　焦米仁　焦楂炭　黑地榆　白茯苓　炒川楝　方通草　新会皮　福泽泻　红枣

赤白痢减，肛坠里急，脉来细弦，拟升清降浊。

炒党参　元米炒川楝　炙升麻　焦建曲　炒泽泻　焦茅术　白茯苓　东白芍　野赤豆　广木香　广陈皮　楂肉炭　炒荷蒂　红枣

赤痢久而不止，腹痛肛痛，肢肿纳少，脉细弦，拟以温养。

生白术　炮姜炭　煨木香　炒杜仲　炒菟丝　炒党参　淡吴萸　黑地榆　补骨脂　炒香附　酒白芍　黑车前　焦荷蒂　红枣

休息痢有赤无白，腹痞攻痛，按脉濡细，阴虚之体，舌苔光剥，拟以和养。

生於术　制香附　艾绒炭　黑地榆　煨木香　炒党参　炮姜炭　炒丹参　炒杜仲　东白芍　炒红曲　炒侧柏　炒黑荷蒂　红枣

肠风

便燥带血，属肠风为多，久则损及肝脾，形黄腹痛，脉沉弦，拟以和养。

元生地　地榆炭　东白芍　炒扁柏　炒杜仲　黑料豆　川石斛　荆芥炭　焦红曲　新会皮　白茯苓　炙甘草　焦荷蒂　红枣

早有痰血，脏热移腑，传为肠风，血下如注，大便艰涩。由阴伤气，渐至纳少神疲，气逆肢倦，脉弦滑。虚多邪少，和养主之。

珠儿参　黑地榆　制女贞　东白芍　广陈皮　川石斛　黑鲁豆　乌芝麻　炒侧柏　生熟谷芽　白茯苓　炙甘草　红枣

痔血受伤，营虚热炽，阳明传送无权，大便坚结，数天一行，行而不畅，脉来弦大，舌苔光红，拟以清养。

珠儿参　旱莲草　生当归　黑地榆　瓜蒌仁　火麻仁　黑料豆　东白芍　炒丹参　制女贞　京元参　新会皮　松子肉

复诊：阳明郁热，痔血频仍，大便每每艰行，脉弦。虚多邪少，再从清养。

西洋参　黑料豆　旱莲草　东白芍　生当归　乌芝麻　川石斛　黑地榆　新会皮　炒丹参　柏子仁　制女贞　松子肉

肝脾久伤，便血无度，形黄纳少，肢面俱为浮肿，脉弦，治以疏和。

淡吴萸　炒红曲　炮姜炭　黑地榆　焦楂炭　东白芍　炒香附　炒杜仲　炒川断　广陈皮　煨木香　黑车前　西砂仁　焦荷蒂

便血绵延，脱肛腹痛，脉息濡细，拟疏和法。

制香附　东白芍　生於术　煨木香　炒扁柏　炒红曲　西党参　新会皮　炒丹参　炮姜炭　黑地榆　焦楂炭　西砂仁　焦荷蒂

肝脾内伤，便溏带血，腹膨作胀，脉来沉细，拟疏和法。

淡吴萸　九香虫　川楝子　炒红曲　黑地榆　炒白芍　炒香附　焦楂炭　炮姜炭　大腹皮　煨木香　广陈皮　西砂仁

劳倦伤中，能食无力，血从便出，脉濡细，治以清养。

生白术　炒红曲　焦楂炭　炮姜炭　吴茱萸　炒党参　炒香附　煨木香　黑地榆　东白芍　炒川断　新会皮　西砂仁

便血无度，形黄肢倦，脉见濡细，当温煦肝脾。

淡吴萸　炒香附　炒白芍　焦楂炭　炒杜仲　炮姜炭　黑地榆　生白术　炒川断　新会皮　煨木香　炒红曲　荷叶　红枣

复诊：肝脾内伤，便血减而未和，腰酸肢软，再从和养。

生白术　炮姜炭　炒木香　炒红曲　炒香附　炒党参　紫官桂　黑地榆　新会

皮 炒白芍 炒杜仲 炒川断 焦荷蒂 西砂仁

泄 泻

久泻不止，由脾及胃，胃纳作胀。土衰关乎火弱，舌剥肢肿，咳呛气急，脉细弦，治以疏和。

生於术 制香附 炒菟丝 连皮苓 炒栗壳 补骨脂炒 焦建曲 石莲子炒 大腹绒 黑车前 炙甘草 新会皮 伏龙肝 红枣

腹痛泄泻，经月未止，脉见细弦，拟之和脾化湿。

生白术 范志曲 白茯苓 福泽泻 大腹皮 制小朴 煨木香 黑车前 干佩兰 炒谷芽 新会皮 鲜佛手 扁豆花

久泻不止，大腹膨满，得食作胀。向有遗泄便溏，由阴伤气，现在病寓中焦，脉细弦，拟以调养。

生白术 炒白芍 范志曲 黑车前 生谷芽 金石斛 白茯苓 煨木香 炒泽泻 焦苡仁 炒香附 广陈皮 荷蒂 红枣

由血转痢，由痢转泻，纳呆舌光，脉沉弦，拟以和养。

生白术 东白芍 生谷芽 新会皮 大丹参 川石斛 白茯苓 焦苡米 炒泽泻 干佩兰 焦楂炭 鲜佛手 扁豆花 焦荷蒂

脘满作泻，腹痛肢倦，治以疏和。

西羌活 黄防风 大腹绒 川郁金 炒川楝 制小朴 鸡苏散 干佩兰 炒白芍 白茯苓 焦米仁 新会皮 荷叶

洞泻无度，舌糙如苔，寒湿水毒，一时充斥阳明，拟疏和法。

焦茅术 连皮苓 广藿香 大腹绒 粉萆薢 制小朴 黄防风 焦建曲 黑车前 福泽泻 鲜佛手 广陈皮 扁豆叶

脘痛未止，便溏神倦。宗《内经》劳者温之。

生於术 酒白芍 炒香附 酒桑梗 炒杜仲 淡吴萸 煨木香 炒川断 九香虫 焦建曲 川楝子 新会皮 西砂仁

腹痛便溏，头眩咳呛，诸恙未见平复，脉细弦，舌苔滑腻，再以疏和。

生白术 炙款冬 广蛤蚧 川贝母 炒党参 炒淮膝 炒夏曲 新会络 炒杜仲 制香附 云茯苓 姜竹茹 生熟谷芽 西砂仁

生冷伤中，中焦积滞，腹部隐痛，便溏纳呆，防转为痢疾，脉来沉细，治宜疏和。

炒香附 大腹绒 煨木香 白蔻仁 新会皮 制小朴 焦建曲 炒米仁 干佩兰 川郁金 白茯苓 方通草 荷叶

小孩暑邪内蕴，风邪外束，寒热而兼泄泻，治以分疏。

黄防风 天水散荷叶包 干佩兰 五谷虫 黑车前 荆芥穗 炒麦芽 炙鸡金 大腹皮 白扁豆花

泄泻渐止，脘闷纳呆，脉沉细。属半虚半实，拟以调中化邪，兼顾纳食呆钝。

生白术 制小朴 大腹绒 煨木香 佩兰叶 炒香附 法半夏 焦建曲 鲜佛手 生熟谷芽 新会皮 白通草 鲜荷叶

汗 症

自汗盗汗，久而未止，脉见细弦，治以固养。

西芪皮 麻黄根 炒丹参 煅龙骨 防风根 炒白芍 炒夏曲 煅牡蛎 抱木神 炙鳖甲 左秦艽 炒淮麦 新会皮 红枣

脚 气

脚气属脾肾两虚，寒湿内滞，两足浮肿，颇有上行之势，二便少行，最恐冲心犯胃，手指麻痹。拟以和解，藉以通利机关。

生白术　花槟榔　粉萆薢　海桐皮　白茯苓　川桂枝　汉防己　五加皮　建泽泻　野赤豆　天仙藤　新会皮　生姜皮

脚气疲软，朝退暮重，少腹发麻，气已上升，脉见沉弦，拟以通阳益气。

西党参　安肉桂　木防己　炒菟丝　生於术　生牛膝　黑车前　五味子　蜜炙干姜　白茯苓　炒苡仁　白茯苓　干松节　酒桑梗　磨沉香冲

干脚气两足软不能行，手亦发麻，颇有上升之势，犯肺冲心，皆能传变，脉见沉细，急须调理。

川桂枝　生白术　粉萆薢　炒杜仲　北细辛　川牛膝　木防己　制小朴　五加皮　新会皮　天仙藤　丝瓜络　炒当归　姜皮

脚气疲软难行，两手亦麻，脘闷纳呆，脉细弦。属脾肾致虚，风寒湿袭入络脉，仍从温养。

川桂枝　花槟榔　宣木瓜　天仙藤　老苏梗　木防己　川萆薢　海风藤　法半夏　新会皮　五加皮　丝瓜络　制小朴　杉木节

脚气将成，恐上升为变，脉见细弦，拟去寒湿。

九制茅术　生牛膝　粉萆薢　汉防己　川桂枝　宣木瓜　天仙藤　五加皮　海桐皮　千年健　炒苡仁　丝瓜络　花槟榔　黄松节　制小朴　海风藤

脚气暴起，两足已见肿亮，手麻腹麻，有积水上冲之势，右脉浮弦，拟先开降。

川桂枝　粉革薜　汉防已　生淮膝　甜葶苈　连皮苓　生瓜蒌　花槟榔　炙桑皮　炒泽泻　炒枳壳　生姜皮　光杏仁　陈麦柴

足膝酸软，神疲纳少，治以疏和。

西羌活　酒桑皮　川萆薢　五加皮　天仙藤　晚蚕砂　香独活　木防己　炒杜仲　炒淮膝　法半夏　丝瓜络

脚气将升，软弱不知，少腹手指皆为发麻，恐有上冲为变，脉见沉细，治以和养。

香独活　青木香　生淮膝　花槟榔　桑寄生　炒当归　嫩苏梗　五加皮　木防己　新会络　宣木瓜　丝瓜络　天水散包　杉木节

疝　气

狐疝出没无常，少腹牵引痛，痛而且胀，脉象沉弦，治宜疏和。

全当归　炒川楝　甘杞子　炒杜仲　鹿角霜　小茴香　制香附　九香虫　荔枝核　山楂核　炒丹参　焦茅术　炒橘核　炒白芍　丝瓜络

右部睾丸坚结不和，渐成㿗疝。惟目赤屡发，肝家素有郁热，一切过温之药似在禁例，脉见弦滑，拟以清养。

左金丸　炒丹参　广橘核　东白芍　炒当归　炒杜仲　川楝子　川青皮　桑寄生　西洋参　山楂核　九香虫　荔枝核　丝瓜络鳖血炒　炒枳壳

七疝中之狐疝，出没无常，其声呜呜然，属肝肾内虚，气为下陷，脉弦，治以和养。

西党参　菟丝子　炒白芍　淡吴萸　酒桑皮　炒当归　焙甘杞　炒杜仲　制香附　广橘核　荔枝核　山楂核　丝瓜络

狐疝旧根，出没无常，立则坠而卧则收。温养主之。

西党参　炒菟丝　炒杜仲　安肉桂　白茯苓　炒当归　焙杞子　炒白芍　沙苑子　广橘核　荔枝核　山楂核　丝瓜络

水疝胀大出水，脉见濡细，治以

疏和。

生白术　淡吴萸　制香附　鹿角霜　焙杞子　制半夏　连皮苓　焦建曲　紫官桂　煨木香　酒白芍　新会皮　青荷叶

疝气二月未止，恐成㿗疝。尾闾结核，亦属湿痰，脉象细弦，拟用疏和。

川楝子　九香虫　荔枝核　炒杜仲　炒枳壳　制香附　焙杞子　全当归　川萆薢　炒夏曲　煨木香　广陈皮　丝瓜络

冲疝下坠至囊，上冲呕逆，冲甚欲厥，拟以温养。

安肉桂　制香附　川楝子炒[①]　沉香曲　荔枝核　炒白芍　炒当归　九香虫　煨木香　炒杜仲　白茯神　新会皮　丝瓜络

疝胀屡发，色红而热，七疝中之血疝。拟以和养，一切内热盗汗、口渴便艰，均须照顾。

左金丸　炙鳖甲　银柴胡　山楂核　九香虫　炒川楝　炒当归　广橘络　川青皮　炒党参　炒枳壳　炒白芍　丝瓜络

肾[②]囊肿痛，疝气起因，将变子痈，形寒形热，蒸脓之势，脉沉弦，治宜疏和。

炒川楝　炒牛膝　炒延胡　广橘核　青木香　西赤芍　川青皮　当归尾　炒枳壳　制香附　炒桃仁　晚蚕砂　丝瓜络

肝　气

操烦过度，肝邪偏旺，虚阳化气化风。上扰为头痛，偏左耳鸣火升，旁窜为两足麻痹，肢骱不和，且牵连脘痛胸痛，必得上为发嗳，下即矢气，始形松动，脉弦滑。拟柔肝之体，和肝之用。

西洋参　东白芍　煅龙齿　川贝母　抱木神　杭菊花　元精石　法半夏　瓦楞子　远志肉　白蒺藜　桑寄生　代代花　炒竹茹　荷边

肝体不足，肝用有余。阳扰于上，头痛耳鸣；气侮于中，脘胀发嗳；又复化风入络，两足麻痹，有时舌根亦为发麻，种种见症，皆偏左部为多。按脉弦滑，舌苔滑腻，从中又挟痰饮，治宜兼顾。

西洋参　法半夏　潼蒺藜　杭菊花　煅龙齿　左金丸　白蒺藜　川贝母　抱木神　东白芍　双钩藤　佛手花　竹二青玫瑰露炒

营失养肝，肝邪偏旺。冲犯中焦，似痞非痞，无形胀满；气复化风，上扰清空，头目为之眩晕；旁窜经坠，肢节为之麻跳，甚至神迷口噤，似乎厥逆，脉见弦滑。由产后而起，营亏气郁，厥阴尤为鸱张，心脾亦失营养，胃纳欠旺，有时艰寐。拟养阴以熄内风，调气以和络脉。

西洋参　煅龙齿　抱木神　合欢皮　梧桐花　白蒺藜　桑寄生　杭菊花　炒丹参　远志肉　新会皮　代代花　丝瓜络　荷边

气攻无度，上至当脘，下及少腹，甚至旁及腰背，便溏嗳腐，辘辘腹鸣。属肝邪充斥，脾胃两受其侮，拟用疏和。

炒香附　荜澄茄　炒杜仲　炒丹参　抱木神　法半夏　佛手柑　桑寄生　东白芍　远志肉　新会皮　玉蝴蝶　西砂仁

呕逆与咳呛渐减，惟当脘仍为窒塞，时痛时胀，按之坚结，脉息濡细。再调肝肺而化痰饮，兼理肝邪。

法半夏　炒淮膝　沉香屑　旋覆花包　制香附　川贝母　抱木神　远志肉　代赭石　新会皮　荜澄茄　炙苏子　姜竹茹　西砂仁

气郁动肝，肝邪充斥，中焦受侮。当脘作痛，痛势扰腰及背，皆为牵引，脉细

---

① 炒：原作“砂”，据文义改。
② 肾：原作“贤”，据文义改。

弦，治以调降。

左金丸　合欢皮　炒丹参　抱木神　玉蝴蝶　炒杜仲　东白芍　佛手花　远志肉　桑寄生　新会皮　玫瑰露炒竹茹

劳伤肝肺，头眩咳呛，两目昏花，脉息弦大，治以清降。

北沙参　杭菊花　川贝母　黑料豆　制女贞　石决明　苍龙齿　淮牛膝　抱木神　光杏仁　白蒺藜

呃逆

当脘满闷，屡屡发嗳，多纳即为作胀。属脾失其使，胃失其市，中焦升降失职，水谷不化精华而生痰饮，久防反胃，脉沉弦，治以调降。

左金丸　生白芍　炒丹参　代赭石　远志肉　法半夏　佛手花　金沸草　抱木神　范志曲　荜澄茄　新会皮　制小朴　玫瑰露炒竹茹

风温

身热不解，头痛口渴，温邪郁蒸，势将发痦，脉见浮弦，治以分泄。

冬桑叶　薄荷尖　粉前胡　净蝉衣　光杏仁　淡豆豉　荆芥穗　淡竹叶　杭菊花　柔白薇　新会皮　白通草　干荷叶　红蔗皮

风温之邪首先犯肺，郁热蒸痰，煽烁不解，咳呛喉鸣，气逆胁痛，关系尤在舌苔罩灰，质红起腐，势将劫津为变，脉两手弦数，拟以清解。

南北沙参　粉蛤壳　川贝母　蜜炙桑叶　鲜石斛　瓜蒌仁　光杏仁　旋覆花包　代赭石　新会络　白茯苓　方通草　莱菔汁　荸荠汁　枇杷叶

身热微寒，汗少脘闷，脉浮舌红，势防昏陷变端，拟以分泄。

淡豆豉　冬桑叶　荆芥穗　柔白薇　淡竹叶　黑山栀　薄荷尖　黄防风　川通草　北沙参　鲜石斛　白茯苓　荷叶

身热有汗，脘痛便秘，表解而里未通，仍防神志昏迷，脉浮，拟以清泄。

淡豆豉　冬桑叶　光杏仁　炒枳壳　川通草　黑山栀　粉前胡　炒瓜蒌　荆芥穗　柔白薇　淡竹叶　辰茯神　荷叶

身热无汗，咳呛口渴，入夜谵语，防冬温内陷为变，脉浮弦，治以辛凉。

淡豆豉　薄荷尖　连皮杏仁　白茯苓　蜜炙桑叶　冬桑叶　粉前胡　川通草　冬瓜子　净蝉衣　蓬大海[①]　炙款冬　枇杷叶

冬温郁蒸，表里解而不解，有汗不多，大便旁流。呃忒口渴，当脘胀满，邪势方张，津液渐为劫烁。舌苔质红色灰，薄如烟煤，脉两手滑大，左右寸重按模糊。温邪愈趋愈深，入犯胞络，已有神昏之象，引动肝风，又将痉厥。高年正虚邪炽，势防内闭外脱，拟清阴泄邪，以图弋获。

西洋参　冬桑叶　光杏仁　淡竹叶　羚羊尖　鲜石斛　鲜生地　淡豆豉同打　全瓜蒌玄明粉拌　朱茯神　炒枳实　活水芦根　黑山栀　干荷叶

温邪袭肺，咳嗽痰黏，口渴，脉弦滑，治以清泄。

南沙参　川贝母　白茯苓　杭菊花　蜜炙桑叶　光杏仁　川通草　淡竹叶　净蝉衣　薄荷梗　新会红　红蔗皮　粉蛤壳　干荷叶

湿温

脱力感邪，寒热常常发作，头蒙肢酸，脉弦滑。伏湿着留气分，治以分泄。

大豆卷　制小朴　焦苡米　炒泽泻

---

① 蓬大海：即胖大海。

新会皮 干佩兰 白茯苓 鸡苏散包 川通草 元金斛 柔白薇 炒夏曲 荷叶 红枣

湿热郁遏，寒热不扬，溺赤便闭，形黄脘满，脉见沉细，分泄主之。

大豆卷 干佩兰 制小朴 焦苡米 法半夏 炒蒌皮 块滑石 柔白薇 白茯苓 川通草 新会皮 荷叶

身热少汗，五日不解，胸脘满闷，并作恶心，神昏谵语，舌胖言强。外受风寒，内热湿温，郁邪无从出路，表汗不多，里便不爽，三焦弥漫，势防痉厥。脉息濡细，若隐疹不透，证非稳当。

大豆卷 法半夏 连翘心 全瓜蒌 细菖蒲 制小朴 川郁金 抱木神辰砂拌 肥知母 光杏仁 干佩兰 益元散包 炒竹茹 辰砂拌灯心 荷叶露冲

脱力郁湿，湿复挟风，身热有汗，肢骱痠痛，咳呛纳呆，脉浮弦。治以疏和。

冬桑叶 粉前胡 省头草 川郁金 新会皮 光杏仁 川通草 制小朴 柔白薇 范志曲 炒米仁 鲜佛手 荷叶

湿郁表里，身热不扬，脘闷气逆，脉见沉弦，拟疏和法。

法半夏 干佩兰 佛手柑 川郁金 大豆卷 制小朴 焦建曲 白蔻仁 焦苡仁 新会皮 薄荷尖 黄防风 省头草 竹二青 粉前胡

疹 瘖

疹瘖化毒，粒粗发痒，油汗脉弦，治以分化。

香青蒿 焦苡仁 九制茅术 川通草 川石斛 淡黄芩 白茯苓 新会皮 益元散包 西芪皮 防风根 川郁金 荷叶

白瘖连发，肺胃受伤，脉见细弦，脘满咳呛，以分疏主之。

香青蒿 大豆卷 干佩兰 白茯苓 川通草 炒淡芩 新会皮 焦米仁 佛手柑 光杏仁 川朴花 姜竹茹 枇杷叶

瘖后内热未除，口渴纳少，脉息沉弦，治川通草和养。

北沙参 柔白薇 炒淡芩 生谷芽 川石斛 香青蒿 白茯苓 川通草 环粟子 黄防风 焦苡仁 荷叶 西芪皮 红枣

痢后感邪，寒热发瘖，拟用分泄。

大豆卷 炒黄芩 干佩兰 山楂炭 益元散包 制小朴 东白芍 焦苡米 广陈皮 粉萆薢 川通草 柔白薇 鲜莲叶

身热出瘖，脘闷便溏，脉浮弦，治宜分泄。

柔白薇 焦苡米 川通草 大豆卷 焦建曲 干佩兰 川郁金 白茯苓 制小朴 新会皮 鲜佛手 益元散包 扁豆花

身热白瘖，先起呕逆，脉见细弦。肺胃受病，拟以分泄。

柔白薇 光杏仁 川朴花 白蔻仁 冬桑叶 焦苡米 炒黄芩 白茯苓 新会皮 焦麦芽 焦建曲 炒竹茹 荷梗

疹瘖密布，脘闷神烦，寒热或轻或重，按脉细弦，治宜分泄。

冬桑叶 焦蒌皮 益元散包 焦苡米 川石斛 肥知母 柔白薇 光杏仁 连翘心 川通草 连皮苓 炒竹茹 鲜佛手 荷叶

寒热连日未解，脘闷气急，上为呕逆，下为溏稀，邪势仍未宣化。脉数而滑，两寸独不应指，上焦不能宣扬。虽有疹瘖，未能由里达表，治宜清泄。

大豆卷 制小朴 连皮杏仁 新会红 焦苡仁 鲜佛手 冬桑叶 益元散包 川郁金 柔白薇 川通草 炒竹茹 黄防风 鲜佩兰

身热有汗，瘖毒满布，邪从肺达，又有咳呛，拟以分泄。

冬桑叶 荆芥穗 淡竹叶 块滑石 新会红 光杏仁 净蝉衣 川通草 赤苓皮 淡豆豉 炙牛蒡 象贝母 荷叶

红疹白瘖，夹杂而出，当脘仍有满闷，舌苔黄腻未化，脉六脉芤弦细软为多。余邪未清，正气久虚，防其变端，治以和化。

柔白薇 连皮杏仁 川通草 生谷芽 干佩兰 冬桑叶 净蝉衣 焦米仁 赤苓皮 薄荷尖 新会皮 川郁金 鲜佛手 荷叶

时疫

上吐下泻，汗冷肢清，脉细兼弦，治以疏和。

制小朴 连皮苓 焦建曲 白蔻仁 佛手柑 新会皮 广藿香 焦苡米 大腹绒 益元散包 黄防风 姜汁炒川连 荷梗

挥霍扰乱，泻泄而兼呕，脉息细弦，治以苦辛通降。

姜汁炒川连 姜半夏 连皮苓 川通草 益元散 干佩兰 制小朴 焦建曲 大腹绒 焦米仁 鲜佛手 姜竹茹 宣木瓜 扁豆花

挥霍扰乱，勃然上吐下泻，当脘懊侬，汗多肢清，脉见沉细，分疏主之。

法半夏 焦建曲 连皮苓 白蔻仁 鲜佛手 炒香附 制小朴 干佩兰 大腹绒 焦苡米 川郁金 姜竹茹 新会皮 方通草

呕泻后胃液受伤，里邪虽从表达，有寒有热，不能作汗，脉来弦数，舌苔淡灰，口渴无度，拟和阴泄邪。

北沙参 鲜石斛 淡竹叶 冬桑叶 连皮杏 净蝉衣 柔白薇 块滑石 连皮苓 薄荷尖 荆芥穗 杭菊花 红蔗皮

调经

经事向来后期，忽又先期，总由冲任不摄，未能生育，脉见细弦，治以和养。

四制香附 炒夏曲 焦艾绒 炒川断 黑料豆 炒川芎 东白芍 炒当归 炒杜仲 银柴胡 炒丹参 新会皮 丝瓜络

尊年奇脉不摄，月事转旺，带脉不固，皆由肺虚而发。肝脾为损，虚火有升少降，吐血频作，渐至口干头蒙，心悸足瘰，牵连者均属虚而偏热，拟以清养。

大生地 黑料豆 东白芍 新会红 桑寄生 白茅花 北沙参 淡乌鲗炙 抱木神 金石斛 煅龙齿 炒扁柏 制女贞 红枣

昔肥今瘦，中有痰饮，遂至肝升肺降，两失所司。久有脘痛，经事又艰，咳呛沉弦，形寒潮热，恐转入怯门，拟以调降。

左金丸 玉蝴蝶 远志肉 炒杜仲 炒淮膝 代代花 绿萼梅 抱木神 桑寄生 法半夏 旋覆花包 新会皮 合欢皮 枇杷叶

气痹营滞，腹部胀满，经事五月未行，脉弦，治以疏和。

制香附 焦建曲 鸡血藤膏 远志肉 新会皮 法半夏 炒丹参 茺蔚子 抱木神 鲜佛手 陈橼皮 西砂仁

经事不调，或一二月一行，或四五月一行。营滞由于气痹，脘胀腰楚，形黄肢肿，脉来濡细，拟用疏和。

制香附 炒延胡 炒当归 炒川断 炒川芎 新会皮 炒夏曲 制丹参 茺蔚子 炒杜仲 抱茯神 月季花 远志肉 西砂仁

形寒潮热，纳少咳呛，由营卫而兼肺脾，虚非旦夕，脉细弦，治以和养。

北沙参　炒当归　川石斛　西芪皮　冬瓜子　光杏仁　银柴胡　炒丹参　抱木神　黄防风　东白芍　淮小麦　元红枣

腹痛减而未止，欲除痛根，先调经事，脉沉弦，拟以疏和。

炒香附　九香虫　茺蔚子　炒川楝子　炒当归　新会皮　元红花　炒延胡　陈橼皮　炒丹参　炒淮膝　东白芍　西砂仁

月事虽属准期，色淡后块，到时少腹坠痛，到后当脘作胀，纳呆泛水，脉濡，治以疏和。

炒香附　炒当归　炒丹参　新会皮　炒杜仲　桑寄生　川扶芎　抱茯神　远志肉　法半夏　炒川断　炒延胡　东白芍　西砂仁

肝阴不足，中气不和，脘痛腹胀，癥瘕上攻，作恶纳少，经行不畅，脉来紧滞，治以辛养和中。

左秦艽　炒丹参　茺蔚子　左金丸另服　炒川楝　砂仁壳　当归身　小茴同炒东白芍　炒延胡　台乌药　四制香附　代代花　白茯苓　陈香橼　姜竹茹

淋带

奇经内亏，大约三阴为损，经崩带多，连连不止，肢酸腰楚，平常又为胀满，脉细弦，治以和养。

吉参须　东白芍　沙苑子　炒丹参　玉蝴蝶　制香附　炒杜仲　焦建曲　抱木神　陈棕炭　新会皮　佛手花　焦荷蒂

水湿入于营分，经漏之后，又放白带，前阴翻大，遂至膨胀有增无减，脉见细弦，宜虚实兼顾。

生於术　煅牡蛎　炙乌鲗　胡芦巴　黑车前　野赤豆　新会皮　炒川楝　酒桑梗　冬葵子　凤凰衣　陈橼皮　炒泽泻　川萆薢　玫瑰露炒竹茹

复诊：经漏兼带，零零落落，甚至子宫下坠，外翻有形，膨胀依然，攻补两难措手。

生白术　陈橼皮　东白芍　炒当归　九香虫　金铃子　西洋参　姜竹茹　炒夏曲　白茯苓　炒杜仲　柔白薇　制香附　酒桑梗

带下致虚，腰酸肢倦，脉见沉弦，治以和养。

生白术　抱木神　炒夏曲　东白芍　炒杜仲　淡乌鲗　煅龙骨　炒川断　沙苑子　川石斛　桑寄生　新会皮　玫瑰露炒竹茹

崩漏

连次崩放，现在头眩肢酸，脉息细弦。治以和养。又产后久肿，亦宜兼顾。

西羌活　制小朴　陈棕炭　东白芍　炒苡仁　炒扁柏　川郁金　焦荷蒂　黄防风　法半夏　新会皮　炒当归　佛手柑　红枣

操劳过度，有伤奇经，经漏三月，绵延不止，以致统藏不摄，血海愈涸，脉见细弦。当温养八脉，兼补气血，栽培火土，以固其根本，涵养乙癸，以充其渊源，俾得阴顺阳和，天癸有恒，拟以温养。

安肉桂去粗皮　西党参　蕲艾炭　炒杜仲　煅龙骨　陈阿胶蒲黄炭炒　东白芍　新会皮　抱木神　赤石脂醋煅，包　陈棕炭　血余炭　红枣

崩势少停，零零落落，红白交见，奇经大损，肢腰痠痛，和养主之。

炒阿胶　沙苑子　煅龙骨　陈棕炭　制香附　西党参　炒夏曲　炒白芍　新会皮　艾绒炭　煅牡蛎　炒侧柏　红枣

停经见红，数日未止，似小产而不下，头眩腰痛，腹亦迸痛，治以和养。

大生地　东白芍　炒川楝　炒艾绒

炒荆芥 新会皮 炒丹参 炒荷蒂 鸡血藤膏 黑料豆 炒当归 沙苑子 抱木神 红枣

小产后血放不止，牙痛亦宜兼顾。

蒲黄炒阿胶 羚羊尖 陈棕炭 扁柏炭 蜜炙桑叶 西洋参 血余炭 池菊炭 荆芥炭 炒丹参 法半夏 新会皮 炒藕节

停经见红，每日不止，恐非偏产，而为崩漏，治以和养。

制香附 炒当归 炒杜仲 沙苑子 川石斛 抱木神 大生地 鸡血藤膏 炒艾绒 黑料豆 东白芍 新会皮 藕节炭

经漏三月，腰酸腹痛，心跳头蒙，种种营亏气痹，脉沉弦，治宜和补。

炒党参 炒阿胶 陈棕炭 炒丹参 炒莲房 东白芍 制香附 血余炭 焦楂炭 煅龙骨 炒侧柏 炒川断 抱木神 焦荷蒂

小产后少腹攻痛，且带下赤白，脉弦滑。营亏气痹，治宜调养。

左金丸 炒杜仲 炒当归 九香虫 沉香曲 新会皮 炒丹参 炒白芍 制香附 炒川断 真獭肝 合欢皮 丝瓜络

奇经不摄，崩放后又为经漏，应月淋漓多日，遂至营阴受伤，诸虚杂出，头眩耳鸣，心悸腰楚，脉见弦滑，治宜和养。

炒党参 炮姜炭 煅龙骨 陈棕炭 炒莲房 炒侧柏 炒阿胶 炒白芍 血余炭 川杜仲 抱木神 广陈皮 炒香附 吉林须另煎

老年崩放，绵延不止，脉见濡细，冲海不摄，气营两亏，脘胀气怯，咳呛纳呆，和养主之。

炒党参 炒香附 抱茯神 沙苑子 血余炭 炒白芍 炒阿胶 莲房炭 煅龙骨 炒杜仲 炒侧柏 陈棕炭 新会皮

复诊：崩放减而未止，向有失血，老年营阴不摄，内络已损，脉见芤细。炎夏最宜调和。

炒阿胶 莲房炭 煅龙骨 炒香附 炒杜仲 炒侧柏 炒党参 抱木神 蚕茧灰 陈棕炭 血余炭 新会络 炒白芍 藕节炭

护 胎

营阴素亏，亏则生热，大肠为津液之腑，遂为结燥艰行，每每五六日一解，解时脱而外翻，脉见细滑，怀孕值脾胃司胎，拟以清养。

西洋参 郁李仁 生当归 炒地榆 桑寄生 陈广皮 火麻仁 脏连丸 炒蒌皮 炒槐米 元金斛 制女贞 松子肉

痈 症

肠痈将成，少腹肿痛，大便不行，按脉沉弦，治以通降。

败酱草 炒枳壳 炒建曲 牛蒡子 炒桃仁 炒川楝 花槟榔 川青皮 西赤芍 当归尾 生米仁 广陈皮 丝瓜络

肠痈脐凸红肿，腹膨作痛，大便已通，能否不为外溃？脉数，内热，治以清降。

炒川楝 花槟榔 冬瓜子 炙鸡金 生米仁 推车虫 生当归 新会皮 全瓜蒌 败酱草 炒枳壳 川青皮 陈橼皮 榧子肉

腿痈蒸脓，势难消退。

生西芪 当归尾 西赤芍 生牛膝 新会皮 牛蒡子 川青皮 生甘草 炙甲片 细角针

肛门结块，痛时发坚，将成肛痈，能否消退？

珠儿参 炒槐米 制女贞 炒米仁

白茯苓 黑料豆 黑地榆 炒泽泻 焦山栀 川萆薢 炒黄芩 新会皮 松子仁

咳嗽暴起，娇脏顷刻腐烂，秽气直冲，红痰不止。肺痈之象，拟以清降。

马兜铃 生米仁 光杏仁 川贝母 生白芍 白茯苓 冬瓜子 地骨皮 枇杷叶 新会皮 炒竹茹 粉蛤壳 炙桑皮 茜草根 肺露冲

肺痈溃烂，先血后脓。现在虽减未除，最恐炎夏反复。

北沙参 炙桑皮 地骨皮 川通草 白茯苓 生甘草 新会皮 活芦茎[①]去节 冬瓜子 光杏仁 白苡仁 真川贝 粉蛤壳 肺露冲

久嗽伤肺，痰有黄沫，且带血溢。肺痈渐成，治以清降。

北沙参 冬瓜子 旱莲草 川贝母 生白芍 炙桑皮 光杏仁 茜草根 新会皮 粉蛤壳 竹三七 地骨皮 枇杷叶

吐血连次，肺热移于大肠，痈象将成，治宜清养。

珠儿参 黑料豆 炒槐米 川石斛 瓜蒌仁 生甘草 黑地榆 东白芍 川贝母 光杏仁 新会红 枇杷叶 火麻仁 炒藕节

小肠痈，腹胀溺短，能否消退？

败酱草 川青皮 西赤芍 赤茯苓 粉萆薢 木防己 炒川楝 炒香附 当归尾 大力子 青木香 炒枳壳 丝瓜络

乳痈蒸脓，色红兼肿，脉浮舌白，并有表症，微寒微热，治宜疏和。

黄防风 牛蒡子 当归尾 生麦芽 川青皮 薄荷尖 荆芥穗 炙山甲 西赤石 王不留行 焦苡仁 新会皮 炒藕节

牙 疳

咬牙疳，满口腐烂，并有寒热，治以辛凉。

淡豆豉 薄荷尖 荆芥穗 炒天虫 黄防风 经霜桑叶 牛蒡子 生甘草 忍冬花 干荷叶

腿部青色退而未尽，现在牙疳腐烂，或轻或重，总未平复，脉象数滑，舌苔滑腻，拟清阴而化湿热。

西洋参 杭菊花 白茯苓 黑料豆 生米仁 白茅花 南花粉 绵茵陈 二至丸 肥知母 广橘络 川石斛 木防己 白灯心

咽喉病

喉痹将成，头眩肢麻，包罗病情太多，治宜清泄。

冬桑叶 川贝母 生白芍 天花粉 大黑豆 生甘草[②] 光杏仁 杭甘菊 新会皮 白柿霜 制女贞 川石斛 枇杷叶

咽红发哽，脉息浮弦，治以清养。

北沙参 粉蛤壳 瓜蒌仁 冬桑叶 块勃 净蝉衣 光杏仁 象贝母 白茯苓 杭菊花 金果榄 山豆根 枇杷叶

将成喉痹，咽哽音嘶，脉见弦滑，治以和养。

北沙参 橄榄核 冬瓜子 淡秋石 白茯苓 东白芍 白柿霜 光杏仁 粉蛤壳 川贝母 瓜蒌仁 炙桑叶 枇杷膏冲

喉关较通，蒂丁未曾收敛，肝肺不和，脉见细弦。郁热尚未清楚，所以汗出津津，拟以和养。

西洋参 生白芍 粉蛤壳 橄榄核 光杏仁 血燕根 川贝母 冬虫草 生甘草 白茯苓 川石斛 广陈皮 枇杷叶 红枣

湿去热存，阴分受伤，咽喉为之痛

---

① 活芦茎：即鲜芦根。

② 草：原作“仁”，据文义改。

哽。得饮冲鼻，肺阴伤而蒂丁病。拟以清降，再调补心悸头眩。

北沙参 橄榄核 代赭石 光杏仁 新会皮 白柿霜 金沸草 川贝母 冬瓜子 炙桑叶 川通草 白茯苓 枇杷叶

鼻病

鼻渊屡发，洋人所谓伤脑气筋也。清降主之。

经霜桑叶 白茅花 川通草 炙紫菀 黑料豆 光杏仁 东白芍 川贝母 炒荆芥 鱼脑石 枇杷叶 杭菊花 红枣

鼻渊复发，风邪挟湿，上蒸清窍，治宜清降。

嫩辛夷 北沙参 白茯苓 炒川柏 双钩藤 金石斛 鱼脑石 焦山栀 枇杷叶 生甘草 绿豆衣 湖丹皮 薄荷尖 荷边

复诊：鼻渊少减，咳嗽有痰，头蒙腰楚，脉息细弦。治宜清养。

西洋参 南花粉 鱼脑石 黑山栀 益元散包 川贝母 陈广皮 嫩辛夷 枇杷叶 肥知母 生甘草 双钩藤 川通草 荷边

耳病

五聤者，脓分五色，总名谓之耳聤。现在并无血出，青脓白脓交溢，脑髓受伤，肝阳为炽，渐至颊车闭而难开，颈项头目皆牵引为痛，清空之虚难于着枕，脉细弦。体本丰腴，内痰与内风有升少降，拟以镇养。

西洋参 东白芍 潼白蒺藜 抱木神 炒僵蚕 杭菊花 鱼脑石 煅龙齿 炒丹参 黑料豆 象牙屑 荷边

耳聤溢血，血止又复溢脓，脓薄如水，或多或少，以致清空受伤，头部鸣响，额间作痛，牵连诸虚，喉痹哽痛，脘满纳少，有时腹痛，有时便溏，脉弦滑，治宜和养。

西洋参 鱼脑石 炒白芍 海贝齿 象牙屑 川贝母 元金斛 杭甘菊 抱木神 白蒺藜 合欢皮 橘叶 橄榄核 荷边

耳菌溃烂，脓血交溢，久防失聪，脉见细弦，治宜清化。

石决明 炒天虫 净连翘 炒丹皮 冬桑叶 新会皮 杭菊花 炒川柏 炒泽泻 焦米仁 嫩滑石 赤茯苓 卷竹心

目病

目属肝窍，眼眶上下发红，属脾湿肝风所致，脉来细弦，治宜清泄。

霜桑叶 炒丹参 左秦艽 石决明 白茯苓 川石斛 黑料豆 北沙参 焦苡米 生白芍 新会皮 制女贞 卷竹心 荷叶

两目蒙赤，属肝风所致，拟以镇养。

石决明 青葙子 左秦艽 连翘心 黑料豆 钩藤钩 霜桑叶 谷精珠 夜明砂 元精石 白蒺藜 辰灯心 蕤仁霜 荷边

劳伤肝肺，头眩咳呛，两目昏花，脉见弦细，治宜清降。

北沙参 生白芍 抱木神 川贝母 黑料豆 白蒺藜 石决明 煅龙齿 炒淮膝 光杏仁 制女贞 杭甘菊

舌病

重舌形小而尖，现在舌底胀大，屡破涎血，浮胖时平时作，久恐成为郁火，毒坚结翻大，即属难治。早有腹膨作泻，转而上扰心脾为患，挟湿火内燃。治以[1]：

北沙参 光杏仁 白茯苓 淡竹叶

① 治以：此下疑有脱文。

煅瓦楞 炒丹参 天竺黄 冬瓜子 川贝母 炙桑叶 连翘心 生白芍 新会白 枇杷叶

瘰疬

禀体阴虚，郁热蒸痰，阻于络脉，项筋牵引，结核虽小，防久而成瘰，脉见弦滑，治宜清养。

西洋参 白海粉 新会皮 抱木神 淡昆布 夏枯花 天竺黄 桑寄生 淡海藻 炒僵蚕 盐水炒杜仲 杭甘菊 丝瓜络

操劳过度，舌久发剥。现复心生热，肝生风，风热蒸痰，颈项起瘿，似乎发胀。入后风痰用事，防为中累。

西洋参 煅瓦楞 橄榄核 白茯苓 潼、白蒺藜 白柿霜 川贝母 生白芍 血燕根 光杏仁 广陈皮 炒竹茹 枇杷叶 鸡子清冲

湿热挟风，外达肌表，发为游风，起瘰发痒，脉见沉弦，治以泄化。

炙桑叶 炙豨莶 赤苓皮 炒扁柏 地肤子 黄防风 净蝉衣 焦米仁 新会皮 白鲜皮 荆芥穗 杭菊花 西砂仁

流痰

痰注不一，眼细中空，久而不敛，渐至营卫受伤。营争为寒，卫争为热，寒热频仍，防成疮劳。脉见弦滑，治以和养。

西洋参 黄防风 黑料豆 炒当归 川石斛 西绵芪 银柴胡 制女贞 东白芍 青蒿子 炒丹参 新会皮 丝瓜络

腰为肾腑，肾俞流痰，蒸蒸已熟，势将穿溃。所恐者，纳呆肉削，元气难支。

西党参 全当归 法半夏 炙鳖甲 煨葛根 生绵芪 川青皮 牛蒡子 生甘草 白茯苓 生白术 新会皮 细角针

流痰发于臂部，高肿色变，势难消退，脉见弦滑，治以疏和。

香独活 晚蚕砂 大力子 炒当归 木防己 竹沥夏 桑寄生 川青皮 西赤芍 粉萆薢 青木香 广陈皮 丝瓜络

流注溃处不一，现存两眼未收，疮由虚发，营液从此受伤，两足软弱，络脉拘挛，脉见弦滑，治宜和养。

西洋参 宣木瓜 炒杜仲 东白芍 桑寄生 黑料豆 炒当归 炒淮膝 新会皮 川石斛 制女贞 左牡蛎 丝瓜络

流注三处，曲池已溃，腋下臂上亦欲蒸脓，按脉细弦，治以宣化。

西羌活 小青皮 玉桔梗 生甘草 象贝母 大力子 西赤芍 当归尾 新会皮 丝瓜络

环跳流痰，高肿之势潜滋暗长，久防蒸脓穿溃，脉见细弦，治宜疏化。

香独活 西洋参 生甘草 川青皮 竹沥夏 炒杜仲 桑寄生 炒当归 新会皮 大力子 晚蚕砂 西赤芍 丝瓜络

环跳流痰，筋骨发赤，成则累月难痊，治以疏和。

竹沥夏 九制熟地 白芥子 新会皮 大力子 丝瓜络 汉防己 川萆薢 青木香 川石斛 炒黄芩

股阴毒右面结核，按之作痛，步履皆为不利。属气痹凝痰，痰留于络，疏和主之。

香独活 晚蚕砂 当归尾 竹沥夏 木防己 淮牛膝 酒桑梗 西赤芍 炒牛蒡 法半夏

陈莲舫医学学术思想研究

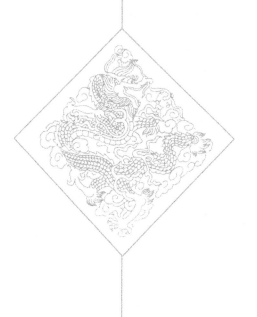

一、陈莲舫先生生平

陈莲舫（1840—1914），名秉钧，别署庸叟，又号乐余老人，清代上海青浦县人。世代业医，其祖上名医辈出，陈莲舫为第19代传人，后自称为“十九世医陈”。其曾祖父陈佑槐（字学山）为清代著名外科医生。其祖父陈焘，父陈垣，亦皆以行医为业。陈氏自幼学习儒业，同时随其祖父陈焘习医。进学至廪生，补生员，据黄寿南称：“莲舫亦诸生，曾入龙门书院读书。”后纳赀为官，入京任刑部主事，因仕途坎坷不顺，回归故里，潜心医学。

由于家学深厚，加之陈莲舫先生幼承庭训，勤奋好学，遂尽得家传，熟经方，晓脉理，精通内、外、妇、儿诸科，尤其是祖传外治法多有奇效。光绪中叶起悬壶于青浦珠溪镇（今上海市朱家角镇）。中年时期，其医疗水平日渐精湛，四方求医者纷沓而至。远近病人有求者，他即前行，临诊的足迹遍及粤、鄂、皖、湘、浙等省。上至王公大臣，下至平民百姓，求治者甚众，多是药到病除，效如桴鼓。光绪二十四年（1898），德宗因病虚劳，屡治不效，下诏曰“京外有精通医理之人，即着内外大臣切实保荐候旨。”后由盛杏荪、刘坤一、张之洞等推荐入京应诊视疾。由于他处方用药平实允当，温和稳妥，颇得德宗的赏识。其后十年间，陈莲舫先生奉召五入京城，敕封为三品刑部荣禄大夫，充御医，受命当值御药房，为表彰其功，朝廷曾赐“恩荣五召”匾作为嘉奖，德宗死后，陈莲舫先生以“年老惮居北土”为由，乞归南方，后迁居上海，受洋务派首领盛杏荪的邀请，在斜桥邸中开设诊所，因有御医名号求诊者甚多。晚年在上海行医时曾任上海广仁堂医务总裁以及各善堂施诊所董事等职。千金延聘、盛宴邀诊者纷至沓来，大吏巨商有“小恙辄远道延效，以其号称御医，得一诊以为光宠”。“遇有病家要诊，辄徒步不御舆，贫者却其财”。由此可以看出陈莲舫当时的名望。光绪二十八年（1902），正值西洋医学盛极时期，面对“世宙日新，古学不振”的情景，他联合俞伯陶、李平书、黄春圃等，创办我国中医界最早的学术团体——上海医会，提出编写中医教材，开办中医学校，筹办医院，并向工部局提请兴办卫生事业。此后，他专心致力于中医教育事业，并以经典著作为素材，通过加按语、眉批的方式，编辑成授课教材，先后课徒300余人，为中医教育的开拓、中医学术的传承发展，做出了卓著的贡献，成为后世中医教育的典范。

陈莲舫先生秘制丹药，必定亲手修合，不假于人，以致积年药毒污染，1914年因疽发于手而去世，享年74岁。先生一生弟子众多，北至黑龙江，南到两广，桃李遍及全国。其弟子陈蓉舫悬壶上海三家园，其子陈山农（字承睿）等皆承家业，亦有医名。

陈莲舫先生精通医理，富临证经验，擅治杂病。立案处方配合灵妙，用药轻灵平稳。丁福保评述其“按语之中庸，用药之渊博，于长沙以下，乃至金元四家、王海藏、张隐庵诸大家之外，别开生面”。现存著作主要有《加批校正金匮要略心典》《加批时病论》《女科秘诀大全》《陈莲舫先生医案》《陈莲舫先生医案秘钞》等。此外《黄寿南抄辑医书——七家会诊张越阶方案》《清代名医医案精华》等皆收有陈莲舫的医案。另有《恩荣五召堂医案全集》《瘟疫议》《风痨臌膈四大证论》《庸庵课徒草》《医言》《加批伤寒集注》等均佚失不存。

二、陈莲舫先生主要著作内容、价值及版本

1.《加批校正金匮要略心典》

《金匮要略心典》，清·尤怡著，成书于1729年。全书共3卷，于编集前贤诸书的基础上，结合多年的学习心得和临床经验，对《金匮要略》精求深讨，务求阐发仲景原义。上卷为《脏腑经络先后病脉证第一》至《肺痿肺痈咳嗽上气病脉证第七》，中卷为《奔豚气病脉证治第八》至《水气病脉证并治第十四》，下卷为《黄疸病证并治第十五》至《妇人杂病脉证并治第二十二》。此书较好地阐发了仲景奥义，从而成为注本中的范本。陈莲舫先生认为历代《金匮》注家，“自有明以迄于今，不下数十家，各有心得，初无待余之轩轾。然就目光所及当推《金匮心典》一书为巨擘，是书系古吴尤在泾先生所著，精审确当，剀切详明，洵足启前人之秘论，为后学之津梁，加惠医林，功匪浅鲜。”因而“用此以课徒”。对于其中“或有胜义及有未尽善处，则兼采他家评注，择其惬心者补之，批列简端，藉资商榷，且于每节之上挈领提纲，点清眉目”。

先生书中所加眉批的主要内容与价值如下：①指出内容要点，提示阅读。如卷中《奔豚气病脉证治第八》眉批“此节言奔豚之轻证，并详治法以调血散逆为主”。②提示不同篇章内容之间的联系，指出阅读过程中应注意的问题。如卷上《血痹虚劳病脉证并治第六》眉批“此节言虚劳之证候及其治法。合下六节，皆论虚劳各有所主之方。虚劳之证虽不一，而推究病原，均由阴阳不和营卫失调所致。故用建中法以调和之”。③引经据典，进一步阐发《金匮要略》的旨归。如卷上《脏腑经络先后病脉证治第一》眉批“此节论脏腑不仅指肝而言，特借肝病治法以为例耳。肝病属风，风为百病之长，故次节不言他证，亦举风气以为例。徐彬曰：假如肝经之病，肝木胜脾土，知邪必传脾经，治宜实脾为先，此脾未病而先实之，所谓治未病也。不忧本脏之虚，而忧相传不已，其病益深，故先以实脾为急务也。高世栻曰：实脾专为制水，使火盛金衰，肝不受制，则肝自愈，其理甚精微，故曰治肝补脾之要妙也”。再如“此节言病有新旧而治亦有先后。沈明宗曰：此有旧疾，复感新邪，当分先后治也。痼者邪气坚固，难拔，卒者邪气骤至而易去也。若病者素有痼疾，而忽加卒病，务当先治卒病，不使邪气相并，转增旧疾，但久病乃非朝夕可除，须当缓图，所以后乃治其痼疾也”。④指出前人所论不详之处，并指明深入学习应读的经典。如卷上《脏腑经络先后病脉证治第一》眉批“此节言气色主病，不过大略而已，欲得其详，当从《内经》中求之，外分五色，内主五脏，并合乎五行生克之理，故医家治病，当以辨别气色为第一要义”。⑤指出前人在校读《金匮要略》过程中出现的错误。如《脏腑经络先后病脉证治第一》眉批“此节言声音主病之大略，殊欠完备，亦当参看《内经》，以求其详。上言望气色，此言闻声音，可见望、闻二字，均为医家治病之要素。‘头中病’之‘病’字，一作‘痛’字，又《金鉴》易‘头’字为‘腹’

字，则未免臆断矣”。

《加批校正金匮要略心典》现存主要版本有1914年、1923年、1928年、1931年、1932年、1935年上海广益书局石印本。

2.《加批时病论》

《时病论》是首部以《内经》运气理论系统阐述外感病的专著。清·雷丰撰于1882年。本书以四季分类，每季分为新感病邪即发和前季感邪越季而发两部分，共分为八卷，另附13篇医论。以《素问·阴阳应象大论》中“冬伤于寒，春必病温；春伤于风，夏生飧泄；夏伤于暑，秋必痎疟；秋伤于湿，冬生咳嗽”为理论基础，分述春温、风温、温毒、伤风、泄泻、痢疾、中暑、疟疾、湿温、秋燥、咳嗽、伤寒、冬温等各种时令疾病的病因、病机、症状特点，以及辨证立法的依据，后列作者自拟诸法及选用古方。陈莲舫先生认为“《时病论》一书，遵经训以立言，按时令以审证，伏气、新感辨别精详，学识贯夫天人，方法通乎今古”，“因是书简明浅显，深合乎时，间尝作课徒之本”。

书中陈莲舫先生所加批注逾万字，主要内容与价值如下：①引述历代名家所述，羽翼原书之论。如“《金鉴》云所谓伏气之病，即四时令气正病，非四时不正之邪与非常异气之疫邪也。又云：所谓伏气者如感冬令之风寒，其重者伤于荣卫，即时而发者名为中风、伤寒是也。其感之轻者，伏藏于肌肤，过时而发名为温病是也”。②指明前人对经义的误读。如“汗出则腠理疏，寒邪即因汗而入则仍是冬伤于寒也。何必改寒为汗哉”。③结合临证经验，提出个人见解。如“是法为时医最流行之剂，惟愚以为桔梗宜慎用，不若用苏梗之为妙也”。④点明中心旨意启迪后学深思。如“若用此方，须着眼在‘表实汗少’四字”。

《加批时病论》现存有1914年、1923年、1928年、1931年、1932年、1935年上海广益书局石印本。

3.《女科秘诀大全》

《女科秘诀大全》是陈莲舫先生鉴于“妇人之病难治”，采取先贤之精义，匡补一己之不逮，孜孜兀兀，历有年述妇女病原，纲举目张，细大不捐，悉从根本着想，条分缕晰，朗若列眉，使后之学者得以升所，至耄不倦，凡有所得，辄笔之于书，分门别类，厘定成编而成。于宣统元年（1909）重行修纂，分作五卷。上海广益书局从1914年~1935年6次独家石印刊行。

全书共分5卷。卷一为调理经脉秘诀，卷二为护养胎前秘诀，卷三为保护临产秘诀，卷四为安全产后秘诀，卷五为诊治杂证秘诀。卷一包括经候、经水先期而来、经水过期而来、经水过期不止等34则；卷二包括胎候、胎脉、胎前所宜、胎前所戒等14则；卷三包括临产大要、保产须知、难产、正产等13则；卷四包括产后大要、产后治法、产后脉法、产后血晕等47则；卷五包括气、肝经病、治气应用各方、郁等24则。全书5卷共132则，所述皆为妇人经、带、胎、产疾病及杂证。每则下汇萃先贤论说，而又参加按语发明精义。本书内容丰富，论述简明扼要，博古达今，对后世医家尤其是江浙妇科医家的影响深远。

《女科秘诀大全》现存有1914年、1923年、1928年、1931年、1932年、1935年上海广益书局石印本。

4.《陈莲舫先生医案》

《陈莲舫先生医案》成书于1914年，共分为3卷，载医案88则。卷上主要包括中风类、历节风类、湿温类、痱疹类、秋燥、霍乱等42种病证的医案；卷中主要包括痢疾类、肠风类、痔血类、便血类、泄泻类、痰饮类等45种病证的医案；卷下主要包括咽喉类、失音类、痫类等40种病证的医案。所载病案复诊较多，并常附有按语，主要阐发了陈氏丰富的辨证施治经验，具有较好的临床指导价值。

现存主要版本为上海中医药大学图书馆藏抄本。

5.《陈莲舫先生医案秘钞》

《陈莲舫先生医案秘钞》由陈莲舫门生董韵笙（字人鉴）校订，成书于1921年。董韵笙系陈莲舫先生的学生，其在序中曰“久侍绛帐，随同门诸贤后，择经验诸方，录而珍之，视为枕中之宝，未尝流传于世。庚申孟冬，鲁君云奇偶过余，见案头置有吾师方案，读而赏之，请付梨枣，以惠医林。”本书卷前载丁福保、余伯陶、陈士雄、董人鉴序，其后为“八大特色”。“八大特色”概括了陈莲舫先生治学临证的主要特点。全书分前后两编，前编卷首载诊治光绪皇帝医案数则，后载瘟疫论及方治、痰饮、痰湿内风证等52种病证的医论及医案，各类例案共计百余则；后编主要包括中风、痿痹、劳伤、臌胀等32种病证，每一病证列举不同证候，指明治法及方药。本书所载医案，既有病者脉证的信息，又有先生随案所发的理论分析，还有精准详尽的治疗方案，充分反映了先生辨证论治的经验与特色，具有较好的临床指导价值与学术研究价值。

现存1927年中华图书集成公司铅印本。

三、主要学术思想及成就

（一）治学思想

1. 继承家学，博采众长

陈家世代业医，其祖上名医辈出，陈莲舫为第19代传人，后自称为“十九世医陈”。其曾祖父陈佑槐（字学山）为清代著名外科医生。其祖父陈焘，父陈垣，亦皆以行医为业。陈家以善用刀针治疡科出名。先生积极继承家学，常用家传绝技救人于危急之中，同时又勤于思考，博采众长，不断汲取先辈之经验，在内科、外科、妇科、儿科均有见地，对疑难杂证、急症、瘟疫等亦有丰富的治疗经验。如对瘟疫外证的治疗，仅于咽喉部位之外证就列出4种治疗方法。对于喉痰难吐者用斑蝥等药研末做成膏药，贴于喉结两旁，待皮肤起泡挑破，临床屡用屡效。晚年专心致力于中医教育事业，并以经典著作为素材，通过加按语、眉批的方式，编辑成授课教材，先后课徒300余人，为中医教育的开拓、中医学术的传承发展，做出了卓著的贡献，成为后世中医教育的典范。

2. 经世致用，师古不泥

先生提倡“守经尤贵达变”的治学方法，一方面极为重视对历代文献的研习，从中汲取先贤丰富的治疗经验。如《女科秘诀大全》中每一病均先搜集朱丹溪、王肯堂、戴元礼等诸家论说，考证妇女之病原，并结合自己的临床实践加以评按。另一方面在研习运用经典时能够参以己见，灵活应变，不落窠臼。明确提出“医之为道，非可执一，古今异宜，贵通其变”“泥古而不能通今者，迂儒也；守常而不能济变者，庸医也”。其立案处方，法于古而衡乎今，一方之中君臣佐使配合灵妙，遂能兼治诸证，一剂回春。如在《加批时病论》中曾结合临证经验，对前人方药提出个人见解提出“是法为时医最流行之剂，惟愚以为桔梗宜慎用，不若用苏梗之为妙也”。在“痰饮”案中提出“痰饮之症，莫详于《金匮》，但治虚为少，治实为多，不能尽步成法。叶氏详义亦言外饮治脾，内饮治肾，言饮而未言痰。拙见以为饮从肾出，痰从肺生，所以治法略有变通，不能尽用燥药。为肺为娇脏，专从辛温甘缓调治，入后必为失血，不能不预为防维。”故陈雄赞曰：“所立方案，无一病不穷究其因，无一方不洞悉其理，无一药不精通其性；遇大病以大药制之，遇小病以小方处之；施治有时，先后有序，大小有方，轻重有度，纯而不杂，整而不乱；所用之药，所处之方，极精极当，而寓以巧思奇法，深入病机，不使扞格。”门人董人鉴赞其“立案处方法乎古，而又衡乎今，有神化之妙”。

（二）临证特点

1. 权衡达变，防患未然

通过医案可以发现，其立案处方着重照顾证情、时令、体质等三方面的因素。“设法将病之原委，参体之虚实录方”，“总核病机，按以时令”，“用药处方，所谓无伐天和，方为合式”。如对“头胀兼马刀痈证”根据病情进展开列轻、重两方轮流进服；并明见先机，列“现在之证”用方、“未来之证”用方、后期调养之方、备用之方，汤剂方、丸剂方或“食用酌用”等多种方法。对“心虚艰寐”除指明病证治法方药外，还提出“大便通润可加湖广於术钱半。大便燥结，不用於术，加火麻仁”等后期根据病症表现不同而加减变化的治疗方案。对“眩晕兼足弱证”患者初诊时为“上重者属热，心肝必有郁火；下轻者属寒，脾胃又为两亏”，因病患上热下寒，用药极其牵制，非铢两病端，故拟煎丸并用，煎主熄养其上，丸主温纳其下，调理分服。再诊时因“已届冬至节令，调理之法宜与前法变通，上焦宜清不宜温，下焦宜温不宜清，中焦必得升降其间，令痰邪得有出路，不与风火互扰，乃与诸病均有关涉”。故拟煎剂、丸剂两方，次第服之。如在“痰饮”案中曰：“降病原再三推详，拟三方次第调复，当卜获效，当请法家政行”。接着，他开出了三则处方：第一方“如停滞受感脘腹胀满，两便失利，痰饮初发，服此方五六剂不等，平即服后方”，随开了生白术、焦神曲等 14 味药。第二方“如胀满稍减，两便通利，清浅调理，服此方一二十剂”，随开了党参、白茯神等 14 味药。第三方“如无停滞感冒诸症，痰饮亦不见重，尽可服之，此方藉以养心肾、协肝脾，并可卜得麟之庆。如艰寐沫多，心烦神倦，阳刚不振，均能照顾，此补剂之重者也。合适服至春二月为止”，随开了人参须、肉苁蓉等 15 味药。

因时制宜是中医学重要的治疗原则之一。陈先生临证非常注重根据不同季节气候的特点，确定治法用药的原则，提出“冬季宜填养，春夏间当调气不用辛燥，和阴不用滋腻”，“天寒必能受补，不计帖数”。病案中常见对经年不愈的慢性疾病，则设春季方、夏季方、冬季方等，随季节变化而更迭实用。这些组方以及给药方法，充分体现了先生因时制宜的治疗理念。

因人制宜是中医学重要的诊疗特点。体质不同，对疾病的易感性就不同，感受相同病因发病后的证候表现就不同，患病后的病变趋向就不同，所以辨识患者的个体体质对于疾病的预防与治疗具有重要的意义。陈先生在临证诊疗过程中，非常注重对患者体质特征的分析，在疾病治疗阶段辨体施治，在疾病恢复阶段辨体施养，体现出因人制宜的学术特点。如对“眩晕兼足弱证”患者指出“湿痰禀体，无不阳虚”。对“心虚艰寐证”患者指出

“尊体之证，重在阳不交阴，不全属阴不纳阳，虽不寐之证，以阴阳混言，用药尤须分重在阴、重在阳”。在“肿胀偏中”案中指出“舌苔有黄有灰，脉前诊或滑或数，用药不易设法，将病之原委，参体之虚实，录方候政”。在“头痛腹痛月经趱前”案中指出患者发病原因为“禀体素虚，中西之学兼营并进，心气心阴未免受伤，主宰为虚，肝肺因之亦嫩”。同时还指出患者“月事趱前，必致肝升太过，肺降无权，日后防潮热咳嗽”。在“癖疾兼腰痛肛患证”案中载有以“参茸丸方……自冬至服起，至立春为止，四十五天不可间断”进行体质调理，防止旧病复发。

2. 论病精当，经验丰富

（1）治痰饮从肺脾肾三脏入手

痰饮是水液停积，不得输布，停留于局部的一种疾病。张仲景在《金匮要略》中明确提出了痰饮病的概念、分类、病因病机，并确立了“病痰饮者，当以温药和之”的治疗大法，为后世痰饮学说的发展奠定了坚实的基础。陈先生在治疗痰饮时，既遵从《金匮要略》的经旨，又结合个人临床实践提出了特色鲜明的治痰大法。指出仲景治痰饮时实证为多，虚证偏少；叶天士治痰饮时详于饮而略于痰，主张内饮治肾，外饮治脾，并未言及如何治痰。他融古今众家之长，提出痰由肺生，饮从肾出，痰饮的治疗不能尽守古法全以燥温之药。因肺为娇脏，若过用温燥之品，必然灼伤肺阴，出现咯血，故而应在燥湿化痰之时酌加滋阴生津之品，专从辛温甘缓调治。

（2）治咳嗽以理气为要

经云：“五脏六腑皆有咳嗽……而无不聚于胃关于肺。”《医源》谓：“肺为脏腑之华盖而气为之主，胃为脏腑之海而气为之统。气之出入在于肺，气之枢机在于胃。咳嗽虽有五脏六腑之分，内伤外感之别，而咳嗽之因大要有三：一由气之滞而不宣，一由气之逆而不顺，一由气之虚而不固……总以气之未动者无扰已动者得平，不碍其气之出入为治咳第一关键。”陈先生充分汲取前世诸家的经验，从调理气机入手，或责之于肺胃，或责之于肝，或责之于肾，根据具体病情确立了降肺胃之气止咳、平肝气止咳、纳肾气止咳的辨证论治思路。若病属痰饮上犯，肺气失宣而咳嗽，陈先生多用旋覆花清降肺胃之气，化痰镇咳，同时佐加杏仁、枇叶清降肺胃之气，粉蛤壳、白石英化痰降气，茯苓、橘红健脾胃理气，杜生痰之源；若病属肝升太过，或肺降不及，则多致气火上逆，亦可出现咳逆上气，甚则咯血等病理表现。陈先生治此类咳嗽多用“平肝顺气，降逆止咳”之法，方中常用“生白芍”。《本草经疏》认为白芍“酸寒能泻肝，肝平则脾不为贼邪所干，脾健则母能令子实，故安脾肺……肝脾之火上炎，则肺急胀逆喘咳，酸寒收敛，泻肝补脾，则肺自宁，急胀逆喘咳之证自除”。与白芍相配常用北沙参。《本草从新》曰白沙参“专补肺阴，清肺火”，实寓养金制木之意，肝能有制而得养，则肺胃可以醒复，痰之源则可杜绝，咳嗽自能愈矣。若久咳不愈，多属肾虚不摄纳，肺气无根之证。陈先生多用“补益肺肾，纳气止咳”之法，以冬虫夏草入方补肺益肾，配以沉香、蛤蚧、紫胡桃纳气止咳。

（3）治女科注重调理气血

陈先生治疗女科病时，特别注重从调理气血入手。如对于月经病，《女科秘诀大全》曰“调经之法，莫先于顺气开郁。经云百病生于气，而于妇人为尤甚。妇人之病，先于经候不调。但妇人以血用事，经水虽属血病，若竟从血分求治，未得病机之要者也。若从气分求责，而调经知所本矣”。

此外，《女科秘诀大全·诊治杂证秘诀》首列“气”，引用《素问·举痛论》等经典文献，曰“余知百病生于气也，怒则气上，喜则气缓，悲则气消，恐则气下，寒则气收，炅则气泄，惊则气乱，劳则气耗，思则气结”，分述女科因气而生的诸类病证。其后列“治气应用各方”。如治疗女科病常用功专理气调经的香附，并论其配伍机理为“得参、术则益气，得归、地则调血；得木香则疏滞和中，得陈香则升降诸气；得芎䓖、苍术则总解诸郁；得黄连则降火清热；得茯苓则交心肾；得半夏、厚朴则决壅消胀；得紫苏、葱白则解散邪气；得艾叶则治血气、暖子宫；乃气病之总司，女科之主药也。”

对于产后病，先生特别重视从理血入手。对于“新产恶露”，提出“属养胎余血，杂浊浆水。儿既产，如气血旺者，恶露随着而下；如气血弱者，阻碍小腹为病，上攻则为血晕闷绝，蓄瘀则为儿枕痛、心腹痛、癥瘕积聚、四肢肿满、血鼓诸证”。对于“产后头痛”，提出“若产后头痛，虽有风寒，而本之血虚者，其病源也。惟大剂芎、归养血，血行则风自灭”，对于“产后腹痛”，提出“产后腹痛，有虚实之分。实者，有恶露不尽，有干血瘀滞，有食伤裹血；虚者，有气弱阻寒，有血虚空痛，自当审因施治”。对“产后浮肿”，提出“浮肿虽有风寒湿热外邪之感，若产后，则属气血虚，而脾土不运，肺气不输者多”。对“产后发热”，提出“产后发热，有风寒，有伤食，有瘀血，有蒸乳，此外大抵属阴血虚而阳浮外，故当以辛温从治，戒用寒凉。若肝虚血燥，则宜补血，逍遥散清火，亦宜慎用。阴血大脱，又当益气，毋用补血，此又用药之权衡也。若寒热往来，为少阳经病，产后见之，明属阴阳两虚、营卫不和之候，当遵丹溪大补气血为治，非小柴胡可例也”。

（4）治老年病重在调理脾肾

陈先生深谙经训，穷究医理，临床又能悉心体验，洞察证情，故论病精当，每多灼见，主张老年病重在调理脾肾。如在“肝木侮土腹痛证”案中提出“赋禀未尝不厚，花甲尊年未免由下虚上，种种见证无非肾不涵肝，肝邪侮土，积湿生风，太阳、阳明为所受困。用药之义，胃主容纳，脾主输运，调补中须化湿滞；肾主蛰藏，肝主柔顺，养阴须熄风燥。”本案乃高年肝木侮土腹痛，先生认为“肾不涵肝，肝邪侮土，土虚生湿”是其主要病机，拟“清理方”平肝健脾化湿，同时拟“调理方”补肾健脾，并嘱“调理方”当“腹痛小发可服，不发亦可服，大合四季调理”。再如在“心虚艰寐证”案中，先生认为“尊年水火失济，左右失协”，再加之“大致运谷失职，输精无权，每每积痰郁热触动肝邪，两三日必发艰寐之疾，发则彻夜不寐”。故治疗时既着眼于“心肾”，又关乎“脾胃”，强调“中焦运化不灵，用药当照顾其间”。处方以生地、苁蓉、红旗参、阿胶、龟板温肾气，滋肾阴，佐党参培中益气，伍半夏之辛、范曲之消，运脾化痰，并以健脾补肾之膏方长服调理体质，防止旧病再发。

3. 用药平和，注重配伍，特色鲜明

陈先生处方用药平和，注重配伍，有其独特的经验。如常用桑叶、桔梗、连翘、玫瑰、菊花等清轻疏宣之品；组方药味较少，医案中不足十味药的小方常见，既使膏方亦可见十五味左右者；各药多以少量入方，轻者八分，至多一钱，取其轻而去实。又如对虚极之人，即使用一剂十全大补汤，也要分三日服进，以免虚不受补之虞。“以为轻剂，无济于事，不亦慎乎?”先生还强调“用药尤须分重在阴、重在阳，用阳药忌温燥，忌升举，为照顾阴分也；用阴药忌滋腻，忌填纳，为照顾阳分也”。即便是治癖血内结之疟母，亦不外补虚疏肝，扶助其正气，正气既旺，则邪气自能潜消。先生取药平和，但并非一概摒弃峻烈之品，关键在于“识得病源，用药自效”。如尝谓“疫来如豕突狼奔，用药须长枪大戟，若迟回瞻顾其间，即难挽救”。由众多医案均可以看出先生治法偏于调理、滋补，用药平稳，不尚峻烈之品，以轻灵取胜。

先生立方除用药精准外，注重配伍亦是其突出特点。如对脾虚运迟之人，若服熟地，必须连茅术服；若服黄芪，必须与防风服，以使补而不滞。疗老年虚证，因气不温则无以运行，故补气每以附子佐之；营不摄则无以流动，故养营多以白芍佐之。心脾湿热，口舌糜烂证，谓“犀角通灵，解心经之热，且平相火；黄连色黄，去脾家之湿，并能解毒”，两药相伍甚妙。再如治德宗内虚证，虑其先天之本虚、后天之气弱，向来虚不受补，斟酌于虚实之间，而从中焦脾胃着眼，以炒夏曲、野於术、扁豆衣、陈橘络、阳春砂仁等健脾和胃之品以运水谷之精华，取潞党参、白茯苓、生白芍、黑料豆等平补脾肾之药以调气营之敷布，令阴平阳秘，精神乃复。他认为“肺主降气，肾主纳气，而脾为气之关键”，故治咳喘之证每伍以半夏、茯苓等益脾和胃之品。治肝胃(脾)不和证强调“治肝木以柔克刚，调脾胃以通为补”，柔肝木多用白芍、白茯苓、绿萼梅、阿胶，调脾胃每取白茯苓、沉香曲、姜半夏、陈皮等。

先生用药有其独特的经验，既常用橄榄枝、玫瑰露炒竹二青、人乳拌制香附、人乳拌於术、鲜稻露代水煎药等江南医家常用的药材，也选用羚羊角、明玳瑁、珍珠粉、干鲍鱼、毛燕窝、真獭肝等一般医家较少用的药品。另一大特色就是善用“参”，他在很多病证的治疗中都常用西洋参、人参、党参入方，如风湿、痰浊、冬温、嗳气、呃逆、眩晕、不寐、腹痛、癖疾、足肿、疝气、痰饮、痰湿、咳嗽、心悸、肝厥、多怒、腰痛、调经、积聚等，上述医案中既有单用一参者，如治“眩晕兼足弱证”用吉林参、“痰饮”案调理方用西洋参等；也有两参同用者，如治“肝病多怒”西洋参与党参同用。先生用参者病机中多有气虚、营阴不足、津血两亏的因素，临床可见神疲乏力、饮食不化、遗精崩漏、腰酸脚弱、脉细或脉微无力等虚弱之象，以“参”入方多图益气养阴之功。如“类中”案以西洋参入方，先生诊其病机为“气与阴亏，风与痰盛”，当治以“和养”；“历节风”案以西洋参入方，先生诊其病机为“营虚生风，气虚生痰”；“噎膈”案以吉林参须入方，先生诊其病机为“气与液两亏”。

正如丁福保所言“案语之中庸，用药之渊博，于长沙以下乃至金元四家，乃至王海藏、张隐庵诸大家之外，别开生面”，陈莲舫先生家学深厚，博古通今，精通医理，是我国近代著名的中医学家。其贫贱不弃的高尚医德、师古不泥的学术作风、细腻周到的诊疗经验、精准平和的用药特色，都是我们应该继承的珍贵财富。其办医会，建学校，编教材，带学生，热心于中医教育事业的事迹，更是为中医学术的传承发展做出了卓著的贡献，堪为后世中医教育的典范。

陈莲舫医学研究论文题录

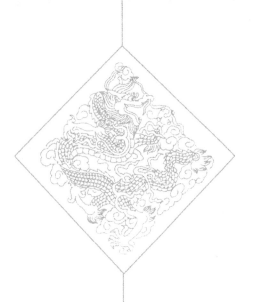

［1］项平．清代名医陈莲舫医疗经验举要．江苏中医杂志，1983，16（03）：10－12．

［2］包来发．清代御医陈莲舫．上海中医药杂志，1989，17（07）：34．

［3］刘辉．清代名医陈秉钧传略．中医药学报，1989，17（04）：36．

［4］何任．读《七家诊治伏邪方案》摭记（续）．浙江中医学院学报，1992，16（06）：37．

［5］何任．读《七家诊治伏邪方案》摭记．浙江中医学院学报，1992，16（05）：40．

［6］何任．略论陈莲舫临诊处方之特色．浙江中医学院学报，1994，18（04）：37－38．

［7］焦庆华，戴世平．陈莲舫治咳经验浅析．安徽中医临床杂志，1996，8（01）：7－8．

［8］刘光明，俞宝英．陈莲舫手札．医古文知识，1997，12（03）：21．

［9］焦庆华，何平，张奋蕾．陈莲舫治咳用药经验谈．中医文献杂志，1999，17（03）：15．

［10］徐江雁．擅述医理，治法圆机，用药轻灵——记清代御医陈莲舫．北京中医，2005，24（01）：11－13．

［11］邸若虹，鲍健欣，熊俊，等．陈莲舫《女科秘诀大全》及其经带胎产辨治特色．上海中医药大学学报，2010，44（03）：26－28．